ABRÉGÉ PRATIQUE

DES

MALADIES DE LA PEAU.

BORDEAUX. .... Lawall.

LYON. ...... { Maire.
Baboeuf.
Millon cadet.

MARSEILLE .. { Camoins.
Chaix.

MONTPELLIER. { Sevalle.
Pomathiot.

STRASBOURG.. { Fevrier.
Levrault.

TOULON .... { Bellue.
Lorent.

TOULOUSE ... { Senac.
Vieusseux.

PARIS. — IMPRIMERIE DE COSSON,
RUE SAINT-GERMAIN-DES-PRÉS, N° 9.

ABRÉGÉ PRATIQUE

DES

MALADIES DE LA PEAU,

D'APRÈS LES AUTEURS LES PLUS ESTIMÉS,

T SURTOUT D'APRÈS DES DOCUMENS PUISÉS DANS LES LEÇONS CLINIQUES

DE M. LE DOCTEUR BIETT,

MÉDECIN DE L'HOPITAL SAINT-LOUIS.

PAR ALPHÉE CAZENAVE ET H. E. SCHEDEL,

DOCTEURS EN MÉDECINE,

ANCIENS INTERNES DE L'HOPITAL SAINT-LOUIS, ETC., ETC.

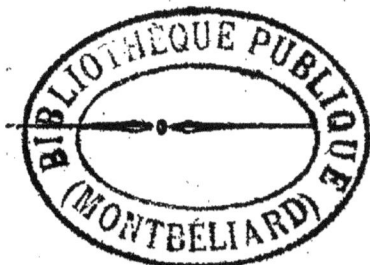

A PARIS,

CHEZ BÉCHET JEUNE,

ᴇx-LIBRAIRE DE L'ACADÉMIE ROYALE DE MÉDECINE,
PLACE DE L'ÉCOLE DE MÉDECINE, N° 4,

A BRUXELLES, AU DÉPÔT GÉNÉRAL DE LA LIBRAIRIE MÉDICALE FRANÇAISE.

1828.

A L. T. BIETT,

DOCTEUR EN MÉDECINE,

MÉDECIN DE L'HOPITAL SAINT-LOUIS,

MEMBRE DE L'ACADÉMIE ROYALE DE MÉDECINE, ETC.; ETC.

En dédiant cet ouvrage au profond observateur, au savant pathologiste, qui par ses travaux et ses recherches, modestement émises dans ses précieuses leçons, a tant contribué à éclairer l'étude des maladies de la peau, nous ne nous dissimulons pas l'exiguité de notre hommage ; mais puisse-t-il y voir l'expression de la reconnaissance la plus sincère et de l'attachement le plus inviolable de ses élèves

ALPHÉE CAZENAVE. H. E. SCHEDEL.

INTRODUCTION.

Bien que les maladies de la peau constituent une des branches les plus importantes de la médecine, tant par leur fréquence, par les formes variées qu'elles revêtent, que par les divers moyens thérapeutiques qu'elles réclament, leur étude n'en est pas moins restée long-temps abandonnée en France ; peut-être faut-il en chercher la cause dans les difficultés nombreuses qui l'environnent, et dans cette paresse de l'esprit humain, qui fait trop souvent dédaigner ce qui coûte quelque peine à apprendre. Lorry avait rassemblé dans son élégant traité tout ce que les anciens nous avaient laissé sur les maladies de la peau ; mais il était réservé à M. le professeur Alibert d'appeler l'attention sur un sujet aussi intéressant, par des ouvrages qui portent l'empreinte d'un talent dans toute sa force, et un enseignement remarquable par des formes piquantes et spirituelles. Il faut le dire, c'est à cet illustre pathologiste que l'hôpital Saint-Louis doit une grande partie de la célébrité qu'il a acquise dans l'Europe. Avant lui ce bel établissement languissait dans un oubli presque complet ; on s'était habitué à le considérer comme un réceptacle d'infirmités sans remèdes. L'intérêt puissant excité par ses premiers travaux fit bientôt sentir à l'administration toute l'importance qu'il présentait par sa position salubre, et les ressources nombreuses qu'il pouvait offrir à une foule de malades rejetés de tous côtés. Dès-lors de nombreuses améliorations, augmentées chaque année, l'ont placé parmi les hôpitaux les plus importans de la capitale. On y afflue de tous les points de la France, et même des autres parties de l'Europe. Les maladies de la peau, classées avec soin, s'y présentent sous des formes que modifient de mille manières l'âge, le sexe, le tempérament, etc.

C'est au milieu de ces faits si nombreux qu'un autre pathologiste, M. Biett, a commencé depuis neuf ans un enseignement clinique qui attire chaque année à l'hôpital Saint-Louis de nombreux élèves, et même des médecins célèbres, qui s'empressent d'assister à ses savantes leçons, où il enseigne avec une clarté toute nouvelle les points les plus obscurs de la pathologie cutanée : leçons qui, pour le dire en passant, ont été évidemment mises à profit dans un ouvrage récemment publié. C'est là que, ne repoussant aucune des méthodes, y puisant au contraire, ou en rejetant avec impartialité ce que l'expérience lui a fait connaître de bon ou de nuisible, il applique, avec une habileté remarquable, à la pratique, qu'il éclaire chaque jour de ses découvertes nouvelles, ce qui n'existait presque encore qu'en théorie ; c'est là que, traçant le diagnostic avec une rare précision, il indique la véritable route à suivre pour procéder à la connaissance de ces affections si variées : il expose le résultat de ses expériences aussi nombreuses que prudentes auxquelles on doit les véritables bases de la thérapeutique de ces maladies ; enfin c'est là que chaque année il répand un nouvel intérêt sur la pathologie cutanée, à l'étude de laquelle il a imprimé une si heureuse impulsion.

Il nous a semblé que l'on manquait de guide pour faciliter cette étude, et nous avons pensé qu'un ouvrage qui présenterait sous un volume peu considérable ces affections classées d'après les méthodes les plus claires, et qui, dépouillé de toute vaine théorie, serait basé sur des vues essentiellement pratiques, pourrait offrir quelque intérêt et surtout n'être pas sans utilité. S'il s'était agi de composer un traité nouveau, certes nous aurions reculé devant l'entreprise, mais nous nous sommes proposé de publier un abrégé pratique d'après les auteurs les plus estimés ; nous avons surtout été encouragés par l'idée de pouvoir éclaircir quelques points obscurs en mettant à profit des documens puisés dans la clinique de M. Biett, ainsi que ceux que nous tenions de ses bienveillans entretiens ; aussi nous empressons-nous de dire ici publiquement que souvent nous parlons d'après ses propres idées, et qu'imbus de ses précieux principes, nos descriptions se ressentent à chaque instant de ses doctrines.

Il nous eût été facile de grossir ce volume en y consignant, comme on l'a fait dans un traité récent, une foule d'observations ; nous n'aurions eu qu'à puiser dans une collection nombreuse, sans autre difficulté que celle de l'embarras du choix ; mais nous avons pensé qu'un ouvrage comme celui-ci devait avoir au moins le mérite de la briéveté.

Nous aurions désiré y joindre quelques planches ; mais pour qu'elles pussent être utiles, il faudrait qu'elles fussent faites sur un plan que ne comporte pas celui de cet ouvrage, comme celles du traité de M. le professeur Alibert, par exemple ; car autrement, pour les faire à l'instar de celles que l'on trouve dans quelques traités, dans celui de Bateman, de M. Plumbe, et qui ont été reproduites tout nouvellement, ce seroit offrir des dessins inutiles, et le plus souvent tout-à-fait inintelligibles, même pour ceux qui sont le plus habitués à reconnaître les maladies de la peau.

Nous espérons que les médecins, que les nombreux élèves qui suivent la clinique de l'hôpital Saint-Louis, accueilleront avec indulgence ce premier essai, que nous n'avons entrepris que dans le seul but d'être utiles. On nous reprochera peut-être d'avoir écrit sur un sujet si difficile sans l'avoir pu suffisamment approfondir; sans doute il est impossible à notre âge de s'appuyer sur une longue expérience, mais qu'il nous soit permis du moins de rappeler que l'un et l'autre nous avons été attachés pendant plusieurs années dans les divisions de M. Biett, à l'hôpital Saint-Louis, tant au dispensaire ou traitement externe, vaste théâtre d'une observation toujours animée par les faits les plus rares et les plus intéressans, que dans le service intérieur, non moins important par les sujets d'études comparatives, et les résultats si variés des expériences thérapeutiques.

PROLÉGOMÈNES.

———◆———

Il n'y a point de maladies qui aient été et qui soient encore entourées d'autant d'obscurité que celles qui constituent la pathologie cuta-née, cela doit paraître d'autant plus extraordi-naire qu'il n'en est point d'une autre part dont les phénomènes soient plus faciles à reconnaître, puisqu'elles se manifestent par des caractères constamment appréciables à la vue, et qu'enfin elles sont tellement fréquentes qu'elles se présen-tent à chaque instant à l'observation; mais n'est-ce pas dans cette fréquence elle-même, et dans la facilité avec laquelle on peut constater leur exis-tence, qu'il faut chercher la cause du chaos dans lequel ce genre de maladies est resté plongé si long-temps. Ici comme dans beaucoup d'autres parties de la médecine la multiplicité des faits n'a servi qu'à encombrer la science; pouvait-il en être autrement de l'histoire des mêmes mala-dies observées à différens états et décrites comme des affections dissemblables, suivant qu'on les rapportait à telle ou telle classification, le plus souvent vicieuse, ou même qu'on les recueillait

Pourquoi les maladies de la peau sont restées si long-temps entourées d'une grande obscuri-té.

sans ordre, sans méthode, sans chercher à les grouper, etc., etc.?

Pour donner ici une idée de l'obscurité qui a dû résulter nécessairement de l'application des mêmes termes à des affections tout-à-fait différentes; le mot *lèpre*, donné à une foule de maladies diverses, a traversé plusieurs siècles sans présenter avec lui l'idée d'une dénomination exacte. Tantôt c'est une affection tuberculeuse (*éléphantiasis des Grecs*) , tantôt c'est une maladie à laquelle, rigoureusement parlant, la peau est tout-à-fait étrangère, au moins dans le principe, et qui est surtout constituée par une tuméfaction considérable du tissu cellulaire sous-cutané (*éléphantiasis des Arabes*) ; ici c'est une inflammation squammeuse (*dartre furfuracée arrondie*) , ou bien encore c'est une réunion de maladies diverses (*eczema*, *psoriasis*, *lichen*) que nous voyons au milieu de Paris au XIIe siècle être reçues dans un hôpital particulier destiné *aux lépreux*, hôpital qui en 1600, et même plus tard, avait encore cette destination. Et, pour choisir un exemple plus récent : de nos jours quel vague le mot *dartre* ne laisse-t-il pas dans l'esprit ? et cependant à chaque instant nous le voyons employer seul dans le langage médical ; on cherche même à le définir, comme si le mot *dartre* par lui-même n'était pas vide de sens, et comme s'il signifiait autre chose que *maladie de la peau, éruption*, dont il est synonyme !

Le défaut de classification et plus tard des classifications très-vicieuses ont aussi puissamment contribué à jeter beaucoup d'obscurité sur l'étude importante des maladies de la peau. *Les classifications nombreuses peuvent se rapporter à trois principales.* Cependant au XVIIe siècle, à la fin du XVIIIe, et au commencement du XIXe, plusieurs auteurs ont rassemblé avec plus de méthode la foule de formes diverses sous lesquelles ces maladies peuvent se présenter ; ils en ont fait des groupes plus ou moins distincts, et ont commencé à jeter un peu de jour sur cette branche importante de la pathologie. Toutes ces classifications peuvent surtout se réduire à trois principales :

L'une, à laquelle M. Alibert a attaché son nom dans ces derniers temps, a été introduite par Mercuriali, et plus tard admise par Turner. Elle a pour base fondamentale de diviser les mala- *Mercuriali. (1623.) Turner. (1736.) Alibert. (1806.)* dies de la peau en deux groupes principaux, suivant qu'elles se manifestent à la tête ou sur le reste du corps. Mais ce savant professeur, tout en adoptant ces distinctions et en donnant le nom de *teignes* aux maladies de la tête, de *dartres* à celles des autres parties, ne s'est pas contenté de ces premières divisions, il a fait des espèces et des variétés ; il fallait alors des caractères distinctifs ; il les trouva tantôt dans les produits même de l'inflammation, tantôt dans ses différens états, dans les nuances de forme, etc., etc. Ainsi, rencontrait-il une éruption accompagnée d'une desquammation écail-

leuse, il la rangeait dans la dartre squammeuse,
puis il y ajoutait le nom d'*humide*, d'*orbiculaire*,
etc., etc., suivant qu'elle s'accompagnait habituellement d'une exhalation de sérosité, ou
qu'elle affectait une forme en cercle, en anneau. Toutes les fois qu'il rencontrait des *croûtes*,
il groupait cette maladie autour d'une espèce
commune à laquelle il donnait le nom de *dartre
crustacée*, etc., etc.; enfin il fit une foule de
sections différentes pour des maladies qui ne lui
semblèrent pas devoir être groupées autour de ces
autres ordres. Ainsi, indépendamment des *teignes*,
qu'il décrivit au nombre de cinq, des *dartres*,
dont il admit sept espèces, il donna aussi l'histoire des *pliques*, des *éphélides*, des *cancroïdes*,
des *lèpres*, des *pians*, des *icthyoses*, des *syphilides*, des *scrophules*, des *psorides*. Ce plan,
aussi vaste qu'il a été habilement traité par ce
savant pathologiste, est loin d'être à l'abri de
tous reproches, et peut-être ne serait-il pas un
guide bien sûr dans l'étude des maladies de la
peau. En effet, d'abord ce reproche qu'on a fait
à Mercuriali et à Turner d'avoir séparé des maladies tout-à-fait identiques, par cela seul qu'elles
avaient un siége différent, M. Alibert l'a assumé
tout entier, en adoptant cette distinction
comme base de son ouvrage; et il est d'autant
mieux fondé qu'il n'y a peut-être pas d'*éruption*
qui ait un siége tellement spécial qu'elle ne
puisse jamais se rencontrer dans d'autres régions

avec des caractères analogues. Mais en outre, en groupant les maladies suivant les produits de l'inflammation, cet illustre professeur a couru le risque de rapprocher des affections différentes, d'en séparer d'analogues, et c'est en effet ce qui est arrivé : nous voyons sous ce terme générique de *dartre squammeuse* des inflammations essentiellement dissemblables par leurs élémens, par leur marche, par leurs symptômes et par les moyens de traitement qu'elles réclament. Certes, on n'aura jamais une idée exacte de la *dartre squammeuse lichenoïde* et de la *dartre squammeuse humide* tant qu'on les groupera autour d'un ordre commun, tant qu'on leur assignera les mêmes caractères ; dans la *dartre squammeuse humide* elle-même, prise isolément, on ne verra jamais qu'une certaine *période* d'une inflammation qui peut cependant revêtir des formes élémentaires, diverses, et constituer des maladies qu'il est tout-à-fait important de distinguer. D'une autre part, nous trouvons dans cette classification des éruptions entièrement identiques rangées dans des espèces différentes. Ainsi la *dartre furfuracée arrondie* est tellement analogue sous tous les rapports à la *dartre squammeuse lichenoïde*, qu'elle reconnaît les mêmes élémens, suit la même marche, réclame les mêmes moyens de traitement, enfin ne diffère de cette dernière absolument que par la forme de ses plaques, qui peut tout au plus, dans ces cas, constituer une variété. Malgré ces vices de classification, vices inhérens au sujet, l'ouvrage de M. Alibert n'en est pas moins un monument précieux et durable par la clarté qu'il a contribué à répandre en France sur cet ordre de maladies, par l'énergie de son style, par la vérité de ses descriptions ; et s'il s'agissait de répondre aux reproches qui lui ont été faits par un auteur étranger, il nous suffirait de renvoyer entre autres à l'histoire qu'il nous a donnée de la dartre rongeante, des syphilides, etc., qui atteste surtout hautement le mérite de ce savant pathologiste.

Plenek(1796).
Wilson.
(1798.)

Une autre classification établie sur des bases différentes c'est celle de Plenck, si heureusement perfectionnée par Willan. Le premier, rejetant toute division topographique, classa les maladies de la peau d'après leurs caractères extérieurs ; mais à côté de véritables lésions anatomiques élémentaires, il rangea des produits de l'inflammation ; et parmi les quatorze classes qu'il adopta, on voit, à côté de celles qui sont constituées par des *vésicules*, des *pustules*, etc., des sections distinctes basées sur des *croûtes*, des *ulcères*, comme si ces *ulcères* et ces *croûtes*, symptômes consécutifs, ne succédaient pas à des *pustules*, etc., et comme s'il était si léger cet inconvénient inévitable alors, de faire deux ou trois affections différentes d'une seule même maladie, suivant qu'elle existe à l'état pustuleux, à l'état crustacé, à l'état d'ulcère.

Willan s'empara de cette base fondamentale, et établit une classification, qui si elle n'est pas exempte d'erreurs, est au moins dans l'état actuel de nos connaissances, celle qui présente le plus de clarté, de précision, d'exactitude dans l'étude des maladies de la peau. Il rejeta tous les produits de l'inflammation, et n'admit pour caractère de ses *ordres*, que les lésions élémentaires proprement dites; il en trouva huit bien distincts : 1° *papulæ*; 2° *squammæ*; 3° *exanthemata*; 4° *bullæ*; 5° *vesiculæ*; 6° *pustulæ*; 7° *tubercula*; 8° *maculæ*. Un d'eux, il est vrai, l'ordre des *squammes*, est basé aussi sur les produits de l'inflammation p'utôt que sur la lésion élémentaire, mais les caractères qui le constituent sont extrêmement tranchés et appartiennent exclusivement aux maladies qu'il y a rangées : ils forment un groupe tout aussi distinct que les autres ordres. Aussi cette classification, envisagée en général, présente-t-elle la plus grande exactitude. Cependant, si nous descendons aux détails, nous verrons qu'elle est loin de ne rien laisser à désirer, sans même que nous ayons besoin de relever des erreurs, qui ne sont que des applications vicieuses, et qui par conséquent ne sauraient infirmer l'utilité de la méthode : nous voulons parler ici de la présence du purpura dans les *exanthèmes*, de l'érysipèle dans les *bulles*, de la gale dans les *pustules* de l'acné, du sicosis-menti (mentagre) dans les *tuber-*

cules, etc. Ainsi non-seulement il est singulier de trouver à côté les unes des autres des maladies si différentes dans leur nature et dans leur marche, seulement parce que leurs lésions élémentaires sont jusqu'à un certain point analogues, la *variole*, par exemple, à côté de la *teigne*, ou de l'*impétigo* (dartre crustacée), mais encore la nature ne se prête pas toujours aussi facilement aux divisions artificielles. Ainsi, souvent entre la vésicule et la pustule, il n'y a qu'une nuance bien légère ; la bulle du *rupia* se rapproche bien dans une foule de circonstances de la pustule phlysaciée de l'*ecthyma*. Enfin plusieurs maladies ne sauraient être groupées autour des huit ordres admis par Willan : le *purpura*, par exemple, est tout aussi étranger aux exanthèmes qu'aux vésicules, aux squammes, etc. ; le *lupus* n'est pas toujours une maladie tuberculeuse, etc., etc. Malgré toutes ses imperfections, la classification de Willan offre sans contredit beaucoup de facilité et de précision, et cela parce qu'elle repose sur les élémens des maladies eux-mêmes, élémens invariables, et que l'on peut toujours retrouver, à toutes les périodes de l'éruption.

Retz (1790.)
Derien (1804).
J. Franck
(1821).

Une troisième classification qui présenterait beaucoup d'attraits si elle était applicable, est celle de Joseph Franck, qui, suivant celles de Retz et de Derien, a divisé les maladies de la peau en aiguës et chroniques. Cette distinction semble tout-à-fait naturelle au premier abord, et l'on trouve tout simple de séparer entièrement la *rougeole*, du *psoriasis* (dartre squammeuse lichenoïde), de la *gale*, du *prurigo*, etc. ; mais en y réfléchissant, on voit qu'elle est tout-à-fait impraticable. Comment en effet diviser un ouvrage en deux parties, et dans l'une donner la description d'une maladie à l'état aigu, tandis que l'histoire de cette même maladie à l'état chronique sera renvoyée à la seconde, à moins d'admettre avec J. Franck que telle éruption est toujours aiguë, et que telle autre est toujours chronique ; ce qui est vrai pour un certain nombre, mais nullement applicable pour la plupart, et surtout pour celles que cet auteur regarde comme étant toujours à ce dernier état ? Ainsi ces distinctions, qui sont de la plus haute importance pour chaque description en particulier, ne sauraient former la base d'une classification générale.

Telles sont les trois méthodes principales suivant lesquelles on a classé les maladies de la peau. Comme on le voit, aucune ne présente assez de précision, assez de clarté pour ne rien laisser à désirer dans l'étude de la pathologie cutanée ; mais c'est dans la matière même qui fait le sujet de ces classifications qu'il faut trouver la cause de ces imperfections inévitables. En effet, ce genre d'affections se montre à nous, par des caractères appréciables à la vue ; mais les tissus où elles ont leur siège ne sont pas

Pourquoi toutes les classifications sont imparfaites.

encore assez bien connus pour que l'on puisse
établir des divisions précises et durables ; et
même il est permis de dire que la seule classification des maladies de la peau qui pût être
exempte de vices serait celle qui aurait pour
base le siége spécial de chaque lésion élémentaire, et tant que l'anatomie du système dermoïde ne se sera pas enrichie de connaissances
plus positives, nous n'aurons jamais une par-

S. Plumbe
(1824).

faite classification de ses maladies. Dans l'état
actuel de nos connaissances n'est-ce pas une
tentative vaine et illusoire que de chercher à
grouper ces espèces si nombreuses d'après les
causes qui les produisent. M. Plumbe, qui a voulu
adopter cette classification bizarre dans un ouvrage publié récemment, aurait plutôt ajouté
de nouvelles difficultés à celles qui existent déjà
dans cette branche de la pathologie, si un ouvrage fait dans cet esprit, pouvait exercer quelque influence sur la science.

Plan de l'ou-
vrage.

Nous avons dû choisir parmi ces méthodes
celle qui nous a semblé la plus favorable à
l'étude de ces maladies, et nous avons adopté
celle de Willan, sauf les modifications que
M. Biett a introduites dans les applications in-
dividuelles ; toute fois comme la classification
de M. Alibert partage avec celles des pathologistes anglais, le domaine de cette étude,
comme ses dénominations sont importantes
à connaître, nous avons eu le soin de les

rapprocher de celles auxquelles elles correspondaient dans la classification de Willan, et même, à la tête de chaque description nouvelle, nous avons indiqué succinctement les principales divisions analogues, admises par le savant pathologiste français.

Ainsi, nous avons classé les maladies de la peau, comme on le voit dans le tableau suivant, d'après leurs formes extérieures, leurs lésions élémentaires, et en renvoyant à autant de chapitres différens quelques-unes qui nous ont semblé ne se rapporter à aucun des huit ordres principaux.

Ordre suivant lequel nous avons classé et décrit les maladies de la peau.

ORDRE I. **EXANTHÈMES.**
    Erythème.
    Erysipèle.
    Roséole.
    Rougeole.
    Scarlatire.
    Urticaire.

ORDRE II. **VÉSICULES.**
    Miliaire.
    Varicelle.
    Eczéma.
    Herpes.
    Gale.

ORDRE III. **BULLES.**
    Pemphigus.
    Rupia.

ORDRE IV. **PUSTULES.**
    Variole.

Vaccine.

Ecthyma.

Impétigo.

Acné.

Mentagre.

Porrigo.

ORDRE V. PAPULES.

Lichen.

Prurigo.

ORDRE VI. SQUAMMES.

Lèpre.

Psoriasis.

Pytiriasis.

Icthyose.

ORDRE VII. TUBERCULES.

Eléphantiasis des

Grecs.

Molluscum.

Framboesia.

ORDRE VIII. MACULES.

Colorations.

Teinte bronzée.

Ephélides.

Nœvi.

Décolorations.

Albinisme.

Vitiligo.

Maladies qui par leur nature ne peuvent se rapporter à aucun des ordres ci-dessus.

ORDRE IX.   LUPUS.

ORDRE X.   PELLAGRE.

ORDRE XI.   SYPHILIDES.

ORDRE XII.   PURPURA.

ORDRE XIII.   ÉLÉPHANTIASIS DES ARABES.

ORDRE XIV.   MALADIES DES FOLLICULES SÉ-
BACÉS.

ORDRE XV.   KÉLOIDE.

Les maladies de la peau, comme on le voit dans ce tableau, peuvent être rapportées presque toutes à un certain nombre de lésions élémentaires. Ces lésions sont constantes pour toutes les éruptions de chaque ordre. A quelque état, à quelque période que l'on observe l'inflammation cutanée, dans tous les cas on peut les retrouver plus ou moins intactes, plus ou moins dénaturées, mais le plus souvent toujours appréciables avec un peu d'attention, soit au centre même des surfaces malades, soit aux confins de l'éruption. Toutes se présentent avec des caractères spéciaux, toutes ont une valeur individuelle bien importante à étudier, et c'est parce qu'on l'a constamment méconnue que nous voyons dans des descriptions employer à chaque instant le mot *bouton*, dénomination vague et vide de sens, ou bien encore que l'on applique le nom de *pustules* à une foule de lésions différentes.

EXANTHÈMES (*exanthemata*). On désigne sous ce nom des taches plus ou moins rouges, de formes diverses, plus ou moins étendues, disparaissant sous la pression du doigt, se terminant par délitescence, par résolution ou par desquammation.

VÉSICULES (*vesiculæ*). On entend par vésicules de petits soulèvemens de l'épiderme, formés par la collection d'un liquide séreux et transparent, qui, dans quelques circonstances, peut devenir opaque, et même séro-purulent. La résorption du liquide épanché, une desquammation légère, ou bien encore quelques excoriations ou de petites croûtes très-minces peuvent succéder aux vésicules.

Bulles (*bulæ*). Ces lésions, en général, ne diffèrent des précédentes que par leur volume qui est beaucoup plus considérable ; ce sont de véritables petites tumeurs superficielles, formées par de la sérosité épanchée sous l'épiderme.

Pustules (*pustulæ*). Cette dénomination peut être exclusivement appliquée aux collections purulentes, formées à la surface du corps muqueux enflammé. Le liquide qu'elles contiennent donne lieu à des incrustations plus ou moins épaisses ; elles laissent après elles ou des indurations chroniques, ou des ulcérations, ou seulement des surfaces rouges enflammées, et quelquefois légèrement excoriées.

Papules (*papulæ*). Les papules sont de petites élévations pleines, solides, résistantes, ne renfermant jamais aucun fluide, susceptibles seulement de s'ulcérer quelquefois à leur sommet, mais se terminant le plus souvent par résolution ou par une desquammation furfuracée.

Squammes (*squammæ*). On désigne ainsi des lames ou lamelles d'épiderme altéré, le plus souvent épaissi, sèches, blanchâtres et friables, qui surmontent de petites élévations comme papuleuses, plus ou moins rouges, plus ou moins enflammées. Elles sont susceptibles de se détacher et de se reproduire pendant un temps infini par des desquammations successives.

TUBERCULES (*tubercula*). On entend par tubercules, dans la pathologie cutanée, de petites tumeurs dures, plus ou moins saillantes, circonscrites et permanentes, pouvant s'ulcérer à leur sommet ou suppurer partiellement. Ici, les tubercules sont considérés comme lésions élémentaires, et comme n'ayant été précédés d'aucune collection purulente.

MACULES (*maculæ*). Les macules sont des colorations ou des décolorations permanentes de quelques points de la peau seulement, ou de l'enveloppe cutanée toute entière, qui ne sont liées à aucun trouble général de l'économie.

A ces huit ordres, nous avons pu rapporter a plupart des maladies de la peau, qui, ainsi groupées, présentent entre elles de grandes analogies, au moins de forme. Nous avons cru devoir faire quelques changemens dans le classement des espèces. Ainsi, le *pemphigus* et le *pompholix* nous ont semblé ne constituer qu'une seule et même maladie. L'*acné* n'est point évidemment une éruption tuberculeuse ; aussi l'avons-nous rangée parmi les *pustules* qui en constituent véritablement les lésions élémentaires. L'*érysipèle* appartenait évidemment aux exanthèmes, la *gale* aux vésicules, etc. : nous les y avons rapportés. Quant à certaines maladies, qui forment les sept derniers ordres, elles ne peuvent cadrer, pour la plupart, avec aucune de ces sections, soit parce que leurs lésions élémentaires ne peuvent se rapporter à aucune des précédentes, soit parce qu'elles se développent sous une influence spéciale, et avec des symptômes *sui generis* ; aussi avons-nous préféré en faire autant de descriptions séparées.

On ne s'étonnera point de ne pas trouver ici cette réunion d'altérations qui sont consignées dans un traité récent, telles que l'*anthrax*, la *brûlure*, la *cyanose*, etc., etc., toutes lésions étrangères au sujet. D'abord le plan de cet ouvrage ne le comporte pas, et d'ailleurs nous aurions craint de passer pour avoir cherché à le grossir, en y accumulant une foule de maladies qui nous semblent, du reste, aussi déplacées dans un *traité* complet que dans un abrégé pratique. Il n'y a pas de raison alors pour ne pas décrire toutes les fistules, les plaies, qui sont peut-être encore plus du ressort de la pathologie cutanée, que l'*anthrax*, qui appartient entièrement au tissu cellulaire sous-cutané, etc., etc.

Les éruptions s'accompagnent quelquefois de simptômes généraux.

Les symptômes spéciaux des maladies de la peau peuvent se compliquer entre eux, et l'on rencontre fréquemment plusieurs lésions élémentaires différentes sur le même individu, surtout pour

s maladies aiguës. Souvent aussi elles s'accom-
agnent de symptômes généraux, et surtout de
hénomènes qui annoncent une irritation plus
u moins vive de la muqueuse des voies aé-
ennes, et principalement de l'appareil digestif.
Iais un grand nombre d'éruptions suivent une
iarche chronique, durent des mois et des
nnées, sans être compliquées d'aucun trou-
le général, sans le moindre dérangement in-
rieur.

Du reste les lésions cutanées sont suscep-
bles d'une foule de modifications, soit dans
ur marche, soit dans leur coloration, soit dans
ur terminaison, suivant la constitution, l'âge
es malades, les conditions hygiéniques dans les-
uelles ils se trouvent, suivant la complication de
elle ou telle phlegmasie interne. Ainsi, par exem- *Influences*
le, il est très fréquent de voir, sous l'influence *des phlegma-*
'une irritation gastro-intestinale accidentelle, *sies intérieu-*
res sur les in-
ne éruption, même une éruption chronique qui *flammations de*
la peau.
urait déjà depuis plusieurs mois, se flétrir, quel-
uefois même se dissiper peu à peu et dispa-
aître entièrement, pour se reproduire de nou-
eau, se reformer lentement, aussitôt que
e malade entre en convalescence. L'on ne
nanque pas de dire alors, prenant l'effet pour
a cause, que *l'éruption est rentrée, et s'est portée*
ur des organes importans... Cependant la phleg-
nasie intérieure a évidemment précédé la disparition de l'éruption; le retour de cette der-

nière n'a eu lieu que lentement, et lorsque déjà tous les organes antérieurement enflammés ne présentaient plus aucun phénomène morbide. Sans vouloir décider ici la question des répercussions : au moins pour les maladies de la peau il faut dire que les choses se passent constamment ainsi, et que si elles ne sont pas toujours aussi facilement appréciables, si la disposition de l'éruption a semblé quelquefois coïncider avec le développement de l'inflammation intérieure, ces cas sont rares, et ne prouvent rien, car on sait très-bien, qu'un organe peut être déjà malade et enflammé depuis quelques jours, avant qu'il n'ait produit aucun phénomène morbide appréciable. Pourquoi donc chercher des explications forcées quand la physiologie nous en offre qui sont toutes naturelles ?

L'étiologie des maladies de la peau n'est pas un des points les moins obscurs de leur histoire.

Les maladies de la peau peuvent se développer sous une foule d'influences tout-à-fait différentes, et leur étiologie n'est pas un des points les moins obscurs de leur histoire.

Quelques-unes se manifestent évidemment à la suite de causes directes, facilement appréciables dans une foule de cas. Par exemple, on ne saurait méconnaître l'influence des applications stimulantes, de quelques professions, de certaines conditions hygiéniques, etc., etc. Ainsi il n'est pas rare de voir se développer une éruption le plus souvent vésiculeuse, ou vésiculo-pustuleuse, à la suite de vésicatoires, de frictions, de lotions irritantes; il est fréquent de les rencontrer aussi chez ceux qui manient habituellement des substances pulvérulentes, qui, par métier, sont constamment exposés à un foyer ardent. Plusieurs exanthèmes peuvent être le résultat de corps excitans appliqués sur la peau; le *prurigo* se développe au milieu de la malpropreté, etc., etc.

Mais, bien qu'un certain nombre d'éruptions se manifestent à la suite de causes directes, il faudrait bien se garder de vouloir les localiser d'une manière générale, car, d'un autre côté, il arrive souvent que les inflammations cutanées se trouvent liées jusqu'à un certain point avec quelque dérangement de l'économie, avec l'altération de quelque organe intérieur. Ainsi le *pemphigus chronique* se déclare surtout dans la vieillesse, au milieu de la misère et des privations de toute espèce; l'*érythème,* le *couperose,* le *purpura simplex,* etc., coïncident souvent avec un état pléthorique, avec un dérangement de la menstruation chez les femmes; la *roseole,* quelques cas d'*urticaire,* etc., etc., accompagnent souvent des accès fébriles; quelques autres enfin, et surtout *la pélagre,* paraissent étroitement unies avec une irritation gastro-intestinale. Mais il est bon de faire observer ici, que s'il est vrai de dire que l'inflammation des voies digestives se rencontre quelquefois avec les maladies de la

On ne saurait localiser les maladies de la peau.

De l'influence des irritations gastro-intestinales.

peau, les cas où celles-ci ne sont que des phénomènes sympatiques des premières, sont extrêmement rares et le plus souvent, ce sont deux
maladies qui se compliquent plutôt quelles ne
dépendent l'une de l'autre. Cela est si vrai, que,
d'une part, le plus souvent chez les individus
atteints de maladies de la peau, l'appareil digestif est très-sain, et même que dans un grand
nombre de cas, c'est vers lui qu'on dirige une médication énergique, et que de l'autre on voit très-
fréquemment une inflammation de la muqueuse
des intestins faire disparaître une maladie de
la peau, et celle-ci se manifester de nouveau
immédiatement après la guérison de la phlegmasie intérieure.

Mais si, comme nous venons de le dire, dans
un grand nombre de cas, les inflammations cutanées se manifestent à la suite de causes
directes, ou au moins appréciables, il est évident aussi que souvent elles apparaissent sans
qu'on puisse soupçonner l'influence sous laquelle elles se développent ; qu'elles sont quelquefois évidemment héréditaires ; qu'il est des
individus chez lesquels elles se renouvellent très-
fréquemment, soit à certaines époques fixes,
aux changemens de saison par exemple, ou
après le moindre écart de régime, le moindre
excès, la moindre émotion morale. Dans ces cas
qui sont surtout très-remarquables pour une foule
d'inflammations chroniques, la *lèpre* (*dartre fur-*

Elles paraissent souvent reconnaître un principe, caché, héréditaire, etc.

furacée arrondie), et en général les affections squammeuses, le *lichen*, quelques maladies pustuses, etc., etc., il est impossible de ne pas reconnaître une cause cachée, un principe particulier, jusqu'à un certain point transmissible, et dont la succession héréditaire est souvent irrécusable.

Enfin, il y a des éruptions essentiellement contagieuses, quelques espèces de *teignes*, la *gale*, etc. Il y en a qui, non-seulement peuvent se transmettre par une contagion plus ou moins directe, mais encore portent avec elles un cachet particulier, se développent sous une influence spéciale, constamment identique : *la variole*, la *syphilide*. D'autres affectent certains climats : l'*éléphantiasis des Grecs*, le *frambœsia*, le *molluscum*, etc., etc. Quant à la cause spéciale, celle qui préside aux formes diverses, en vertu de laquelle un excitant quelconque étant donné, l'inflammation cutanée se manifeste plutôt par une *vésicule* que par une *papule*, et se présente plutôt avec des *plaques arrondies* et déprimées au centre, qui, sous l'aspect de petits disques squammeux, ressemblent assez bien à des gouttes d'eau qu'on aurait projetées sur la peau, il est inutile d'ajouter qu'elle est entièrement inconnue ; sans doute, un jour la structure intime et les fonctions du système dermoïde seront mieux connues, et alors, mais aussi seulement alors, on pourra probablement se rendre compte de ces différens phénomènes.

La cause spéciale est inconnue.

Il faut ajou-
ter une grande
importance au
diagnostic.
Le diagnostic différentiel des maladies de la
peau est sans contredit une des parties de leur
étude qui demande le plus grand soin ; il se lie à
tous les autres points de leur histoire ; sans lui,
comment porter un jugement ? A quel moyen de
traitement avoir recours? C'est parce qu'il est le
plus souvent nul dans presque tous les auteurs
qui ont traité de ce genre d'affection, c'est
parce que souvent on a enveloppé dans une
masse informe la plupart des éruptions en les
désignant sous le nom banal de *dartre*, sans attacher la moindre importance aux individua-
lités, que l'on voit encore tous les jours un médecin porter le trouble et l'inquiétude dans une
famille, en déclarant que telle éruption est la
gale, quand c'est un *lichen*, un *prurigo*, un
eczema; un autre en annonçant que telle maladie est de nature vénérienne, et en l'exaspé-
rant souvent par des préparations mercurielles,
quand la *syphilis* n'y est pour rien ; celui-ci en
laissant faire des ravages à une *syphilide* qu'il
a méconnue ; celui-là en pratiquant des exci-
sions, des cautérisations pour une affection
toute simple qu'il a prise pour une maladie re-
doutable, une *dartre rongeante* ou autre, etc.,
et qui aurait cédé à une médication émolliente.

Les règles du
diagnostic sont
en parties cel-
les qu'il faut
Il est donc de la plus haute importance de
se livrer avec le plus grand soin au diagnostic.
D'ailleurs, c'est en lui que réside toute l'étude

des maladies de la peau. Voyons quelle voie il suivre pour étudier les maladies de la peau. faut suivre pour y parvenir ; essayons de tracer quelques règles générales, au moins pour la plupart des cas.

Le point important est de reconnaître la lésion élémentaire primitive, soit qu'elle n'ait point été dénaturée, soit qu'elle ait été masquée jusqu'à un certain point par des altérations secondaires. Une fois ce but atteint, il ne restera plus qu'à comparer la maladie que l'on observe, avec le petit nombre de celles qui, comme elle, reconnaissent les mêmes élémens.

Importance qu'il y a à bien connaître les lésions élémentaires.

Si nous supposons que les lésions élémentaires soient intactes et n'aient subi aucune modification, il ne s'agira que de décider si l'éruption qui se présente est constituée par des *papules*, des *vésicules* ou des *squammes*, etc.; et pour cela, le plus souvent il suffira de la moindre inspection. Mais une fois la lésion primitive connue : il faudra encore décider si elle appartient à telle ou telle espèce, et, dans ce cas, on aura recours à quelques considérations secondaires importantes qui constituent tel ou tel genre, telle ou telle variété, *à la forme, au siège, à la marche*, etc., etc., etc.

Ainsi, par exemple, s'agit-il d'un malade qui offre à la partie interne des bras, dans l'intervalle des doigts, au ventre, des *petites collections séreuses*, discrètes, acuminées, transparentes au sommet, accompagnées de prurit, etc.,

ç

en examinant avec attention, on se convaincra
bientôt que cette petite collection ne contient
point de pus : que ce n'est point une élévation
solide, résistante : une induration circonscrite :
encore moins une élévation papuleuse recouverte d'une squamme sèche et dure : ni une injection plus ou moins prononcée disparaissant
sous la pression du doigt : c'est-à-dire que ce
n'est ni une pustule, ni une papule, ni un tubercule, ni un disque squammeux, ni une
plaque exanthématique, mais bien une *vésicule.* Maintenant il ne s'agira plus que de décider
à laquelle des affections vésiculeuses cette lésion
appartient, et en procédant encore par la voie
d'exclusion, on arrivera bientôt à un diagnostic
positif. Ce n'est point la *miliaire* ni la *varicelle,*
car ces deux maladies s'accompagnent de phénomènes généraux, et d'ailleurs, dans l'une, les
vésicules sont globuleuses, innombrables ; dans
l'autre, elles sont plus larges, plus enflammées ;
ce n'est pas l'*herpes,* car il est caractérisé par
une réunion de vésicules en groupe, et ici elles
sont éparses. Il ne reste donc plus que l'*eczéma*
et la *gale :* les vésicules de l'*eczema* sont aplaties, ici elles sont acuminées ; elles sont ordinairement agglomérées en plus ou moins grand
nombre dans l'*eczéma,* ici elles sont discrètes, etc., etc. : *donc c'est la gale.*

Nous avons dû choisir un exemple très-simple ; mais quelquefois le diagnostic est plus dif-

ficile sans même que la lésion élémentaire ait
été complétement masquée par des altérations
consécutives ; et la gale elle-même, qui ordinairement est très-facile à reconnaître, peut,
dans quelques circonstances, présenter beaucoup d'obscurité, surtout quand elle a été dé-
formée par l'action des ongles ; mais alors on
trouve une foule de moyens qui rentrent dans les
descriptions particulières, et à l'aide desquels
on peut parvenir à découvrir la véritable nature
de la maladie. Ces moyens consistent la plupart
du temps dans la position de l'éruption elle-
même, dans l'aspect de ses formes accidentelles, dans ses symptômes précurseurs, dans
ceux qui l'accompagnent, etc., etc.

Il ne suffit pas de bien connaître les altéra-
tions primitives, car souvent elles ont disparu *Il est indis-*
pour la plupart, et c'est avec des lésions consé- *pensable de*
bien connaître
cutives que se présente l'éruption ; il faut donc *les altérations*
savoir aussi quelles sont les modifications secon- *secondaires.*
daires qu'elles peuvent éprouver. Ainsi le fluide
contenu dans une vésicule peut s'épaissir et former une petite squamme ; une pustule ne reste
pas toujours à l'état pustuleux, plus tard le liquide
peut se concréter et former une croûte plus ou
moins épaisse ; celle-ci peut laisser à sa suite une
ulcération : il est donc important de connaître les
caractères particuliers de ces phénomènes consécutifs, et surtout à quelles lésions élémentaires
ils peuvent correspondre. Les *squammes* (et

nous entendons ici celles qui, molles, jaunâtres, sont le résultat d'un liquide épanché et épaissi, et non pas des lamelles d'épiderme altéré) peuvent succéder à des vésicules, à des vésicules pustuleuses, à des papules; les *croûtes* se rencontrent à la suite de la plupart des affections pustuleuses, surtout après l'*ecthyma*, l'*impetigo*, le *porrigo*; elles succèdent aussi au *pemphigus*, au *rupia*, etc. Les *ulcérations* peuvent appartenir au *rupia*, à l'*ecthyma*, etc.

Ici, pour arriver au diagnostic, il faudra donc décider d'abord de quelle nature est la lésion consécutive, puis reconnaître à quelle altération première elle correspond, et dès-lors suivre la même marche que nous avons indiquée plus haut. Ainsi, un malade se présente-t-il avec une éruption caractérisée par des croûtes jaunâtres, rugueuses, épaisses, occupant de grandes surfaces, répandues sur les membres et surtout aux jambes, qui laissent à leur chute des excoriations légères, d'où suinte un liquide purulent qui, en se concrétant, ne tarde pas à en former de nouvelles, ce qui frappe avant tout, c'est la présence des *croûtes*; il suffit de la moindre inspection pour les distinguer, non-seulement des lésions élémentaires, mais encore des altérations consécutives; mais il est moins facile de reconnaître à quelle éruption proprement dite elles se rapportent; pour y parvenir, il faut se rappeler avant tout quelles sont les maladies qui sont susceptibles de présenter ces formes secondaires. Nous avons vu que les croûtes appartenaient à quelques affections bulleuses, mais surtout aux affections pustuleuses : ici il ne s'agit point d'un *pemphigus* ni d'un *rupia*, qui ne sont presque jamais, comme cette éruption, irrégulièrement épars, et qui se manifestent par des incrustations le plus souvent exactement arrondies, discrètes, noirâtres, etc. Il faut donc chercher exclusivement parmi les pustules : ce n'est point la *variole* ni la *vaccine*, elles se présentent avec des caractères trop tranchés pour pouvoir y songer un instant ; ce n'est point l'*ecthyma*, car il se manifeste ordinairement par quelques pustules larges, isolées, qui se recouvrent d'inscrustations noires, adhérentes, et qui laissent souvent après elles des ulcérations ; ce n'est point l'*acné* ni la *mentagre*, car les pustules de ces deux maladies se changent rarement en véritables croûtes et donnent lieu plus particulièrement à des indurations chroniques. Il ne reste donc que le *porrigo* (teigne) ou l'*impétigo*. Il ne s'agit plus alors que de comparer ces deux maladies : la première, comme on le verra, se présente avec des caractères distincts qu'il serait inutile d'énumérer ici, et il nous suffit d'avoir indiqué comment et par quelle voie on pouvait parvenir à reconnaître que c'était un *impétigo* (dartre crustacée flavescente de M. Alibert) ; et même, en faisant un

peu d'attention, on verra que les croûtes sont répandues sans ordre sur des surfaces étendues ; et
l'on diagnostiquera en outre la variété, l'*impetigo
sparsa*.

Quelquefois les caractères ne sont pas si
tranchés, et souvent le diagnostic présente des
difficultés très-grandes ; mais nous avons supposé qu'il ne restait aucune lésion élémentaire
distincte, tandis que, dans le plus grand nombre
des cas, au contraire, on en rencontre toujours
quelques-unes parfaitement intactes dans le
voisinage de l'éruption.

Dans quelques circonstances il existe une
réunion d'élémens différens ; mais on rencontre
toujours une forme phlegmasique prédominante
pour laquelle les autres ne sont que des complications accidentelles.

Il se présente enfin des cas où il est impossible
de reconnaître immédiatement la véritable nature de l'éruption ; tels sont ceux de certaines
inflammations chroniques, qui, à mesure qu'elles
s'éloignent du moment de leur apparition, perdent leur forme première et semblent se confondre avec des maladies d'un ordre tout-à-fait
différent ; souvent alors, ce n'est que dans une
exacerbation avec reproduction des premiers
symptômes qu'on peut surprendre la nature véritable de l'inflammation ; quelquefois aussi,
lorsqu'elles marchent vers la guérison, elles se
dépouillent de ces formes accidentelles, et se

présentent de nouveau avec leurs caractères premiers.

Ces aperçus généraux ne sont point applicables aux ordres que l'on a vus dans notre tableau ne pouvoir se rapporter aux lésions élémentaires indiquées. Ces maladies, d'une part, se présentent avec des phénomènes tout-à-fait spéciaux, et qu'on ne saurait confondre; ou bien encore, elles peuvent affecter les formes primitives des autres éruptions; mais alors elles se présentent avec un cachet spécial (syphilides), qui, le plus souvent, ne peut laisser aucune espèce de doute sur leur nature.

Enfin, il ne faut point oublier que dans le diagnostic des maladies de la peau il n'y a rien à négliger; indépendamment des lésions positives, il y a une foule de phénomènes, tels que le siége de l'éruption, sa forme, sa coloration, sa marche, l'état général du malade : qui constituent un certain ensemble qui frappe l'observateur habitué et attentif avant même qu'il ait eu le temps de recourir aux détails.

Nous avons donné ici un peu d'extension à ces généralités, parce que nous avons pensé que ces règles pourraient être d'une grande utilité, d'autant mieux qu'elles comportent en grande partie celles qui doivent diriger dans l'étude des maladies de la peau.

Du reste, bien convaincus de l'importance du diagnostic, nous avons eu soin, dans les descriptions particulières, de l'exposer avec le plus de détails qu'il a été possible.

Le traitement des maladies de la peau est resté long-temps comme elles entouré d'une grande obscurité.

Le traitement des maladies de la peau a dû se ressentir de l'obscurité dans laquelle elles étaient plongées; on leur a appliqué en masse une seule et même médication, et elles ont été long-temps, elles sont encore quelquefois aujourd'hui combattues dans toutes les circonstances, sous quelques formes qu'elles se présentent, par une médication identique et banale, que l'on a fini par regarder presque comme un spécifique, les *amers* et les *sulfureux.* Cependant, depuis quelques années, la thérapeutique s'est enrichie d'une foule de moyens précieux; mais ils sont restés long-temps inutiles, faute d'expériences exactes et de connaissances positives sur leurs effets, et sur les circonstances dans lesquelles ils étaient applicables. Aussi M. Biett a-t-il rendu un service des plus importans en remplissant cette lacune par ses nombreuses recherches et ses résultats précis. Il est peut-être le seul en France qui se soit livré à des expériences suivies sur tous les moyens que l'on peut aujourd'hui opposer à ces maladies, et qui en ait tiré des résultats utiles. Il faut donc s'étonner que quelques-uns d'entre eux aient été publiés sans que l'on ait seulement pris la peine d'en indiquer la source.

Pour envisager la thérapeutique des maladies de la peau d'une manière générale, nous en distrairons de suite ces inflammations essentiellement aiguës (la rougeole, la variole, etc.), qui ne réclament le plus souvent qu'un traitement antiphlogistique et des moyens appropriés aux altérations intérieures qui les compliquent, pour nous occuper de celles qui, le plus ordinairement chroniques, bien qu'elles puissent quelquefois se présenter aussi avec une certaine acuité, sont quelquefois très-rebelles.

On aurait tort de penser que ces maladies réclament en général un plan de traitement identique : il est constant que certaines formes cèdent plus facilement à certains moyens, que telle médication est surtout appropriée à telle maladie. C'est ce que l'on a méconnu jusqu'à présent, et c'est aussi ce que nous avons tâché d'exposer avec le plus grand soin à la fin de chaque histoire particulière.

Les maladies de la peau réclament une foule de moyens variés.

Le traitement des maladies de la peau est général ou local, ou, pour mieux dire, il se compose à la fois de moyens intérieurs et de médications directes, et c'est à tort, le plus souvent, qu'on voudrait le borner à l'une ou à l'autre, surtout à la dernière ; car il est évident qu'une foule d'éruptions disparaissent sous l'influence de médicamens plus ou moins énergiques administrés à l'intérieur, tandis que, si l'on en excepte quelques maladies purement locales, telles que la *galé*, etc., elles résistent à une mé-

dication toute extérieure. Et la théorie qu'on a
voulu reproduire tout récemment, et qui con-
sisterait à n'opposer aux maladies de la peau que
des médications directes, est fondée sur des
conjectures qui décèlent une grande inexpé-
rience, plutôt que sur des faits.

Parmi les moyens généraux, les uns, tels que
les *évacuations sanguines*, peuvent être considérés comme accessoires; bien qu'elles soient très-
utiles, tantôt chez les individus forts, pléthoriques, auxquels il est avantageux de faire une ou
plusieurs saignées avant de commencer un traitement, tantôt pour combattre une exacerbation, soit encore avec la saignée, soit au moyen
de quelques sangsues appliquées en dehors de
l'éruption; ou bien encore pour s'opposer au
développement d'une inflammation accidentelle.

Les autres (les *purgatifs* par exemple) sont
fort avantageux chez les individus dont les voies
digestives sont dans l'état normal, en opérant
une déviation lente et long-temps continuée;
aussi est-il nécessaire, dans le plus grand
nombre des cas, de les employer à petites doses
et de les interrompre de temps en temps.

Quelques préparations semblent agir plus directement sur certains phénomènes particuliers;
tels sont par exemple les *acides* et les *alcalins*,
qui sont d'un si puissant secours pour calmer les
démangeaisons.

Quelques autres semblent jouir de propriétés spéciales ; telle est cette foule de médicamens parmi lesquels il faut ranger quelques *amers*, certains *sudorifiques*, quelques préparations *antimoniales et sulfureuses*, etc.

Enfin il est un dernier ordre de préparations, très-énergiques il est vrai, et qui exercent évidemment une action directe sur le système dermoïde ; ce sont la *teinture de cantharides* et les *préparations arsenicales*. Bien qu'elles soient des moyens très-précieux dans la thérapeutique et la pathologie cutanée, bien qu'elles aient amené la guérison de maladies graves et rebelles qui avaient résisté des années entières et qui faisaient le désespoir et du malade et du médecin, elles ont été depuis long-temps l'objet d'attaques sérieuses : on leur a reproché d'altérer sourdement l'économie, et de déterminer des lésions profondes, qui se manifesteraient au bout d'un certain temps avec les phénomènes les plus graves. Ces reproches, quoiqu'ils aient été répétés tout récemment dans un ouvrage où ils ne se trouveraient pas sans contredit si lui-même était basé sur des recherches pratiques, sont tout-à-fait dénués de fondement. Ces préparations sont, comme tous les moyens énergiques, capables de déterminer des accidens lorsqu'elles sont administrées imprudemment, d'une manière intempestive et à des doses mal calculées ; mais on pourrait en dire autant d'une foule de médicamens introduits depuis long-temps dans la thérapeutique, du mercure, du sulfate de quinine et de l'émétique par exemple. Pour nous qui les avons vu employer un grand nombre de fois, qui avons pu recueillir plus de cent faits analogues, nous pouvons affirmer que les résultats sont les suivans : 1° Dans le plus grand nombre des cas la guérison complète des maladies les plus rebelles et les plus invétérées; 2° quelquefois de légers accidens dépendant d'une irritation gastro-intestinale, accidens qui disparaissaient au bout de quelques jours, et permettaient le plus souvent de reprendre l'usage interrompu de ces préparations; 3° jamais ces accidens graves que l'on s'est plu à proclamer avec une pusillanimité d'autant plus coupable qu'elle tend à priver la thérapeutique de moyens précieux, sans que cet éloignement soit le résultat d'aucun fait positif. Nous ajouterons encore que plusieurs fois nous avons pu voir les mêmes malades se représenter à l'hôpital Saint-Louis, des mois, souvent même une année après, sans offrir le moindre phénomène de l'atteinte que cette médication aurait pu laisser dans leur économie.

Le traitement local consiste quelquefois à déterminer une excitation plus vive dans les parties affectées, à activer la résolution ; et parmi les nombreuses pommades que l'on peut employer à cet effet, celles qui réussissent le mieux sont celles qui résultent de l'union de l'*iode* au *mercure* et quelquefois au *soufre*.

D'autres fois il est utile de modifier, de changer la vitalité de la peau, et dans ces cas les vésicatoires appliqués à la méthode d'Ambroise Paré, sur les surfaces malades elles-mêmes, sont d'un puissant secours ; les exutoires, au contraire, employés comme dérivatifs, sont au moins inutiles et le plus souvent nuisibles.

Enfin, il devient quelquefois urgent, ou de changer entièrement l'état des surfaces, ou de borner les ravages d'une maladie qui tend à la destruction, et, dans ce cas, on a recours avec avantage aux caustiques, parmi lesquels nous citerons en première ligne la *pâte arsenicale du frère Côme*, qui, appliquée sur de petites surfaces à la fois, n'occasione jamais d'accidens et est souvent un moyen très-précieux ; et le *nitrate acide de mercure* dont les effets sont aussi prompts que souvent heureux.

Parmi les moyens locaux il y en a peu qui soient aussi constamment utiles, et suivis de résultats aussi avantageux que l'emploi des bains, et nous ne terminerons pas ces considérations sans appeler l'attention sur l'hôpital Saint-Louis, qui est un des plus beaux établissemens, un des plus complets de ce genre, où ils sont administrés avec un ordre et une précision remarquables, au nombre de plus de cent cinquante mille par an.

C'est aux soins de M. Biett qu'il doit toutes
les perfections qu'il présente; et sans parler des
bains liquides médicamenteux de toute espèce;
sans parler des fumigations sèches et de toute
nature, administrées dans les appareils ingénieux
de M. Darcet; de ces fumigations locales dirigées seulement sur les surfaces malades, le
visage, les parties génitales par exemple, d'a-
près un procédé inventé encore par M. Biett;
combien de service ne rendent pas ces douches
et ces bains de vapeur humide auxquels sont
reçus tous les jours une foule de malades.

Hommage soit donc rendu à cette administration bienfaisante et philanthrope, qui a
voulu que ces secours si précieux fussent accor-
dés à tous les pauvres qui viennent les réclamer au
dispensaire de l'hôpital, sans qu'ils eussent besoin d'être admis dans l'intérieur; qui en fon-
dant un établissement dans lequel on secourt
chaque année une moyenne de vingt-cinq mille
malades, a acquis des titres inaltérables à la re-
connoissance publique.

DES MALADIES
DE LA PEAU.

EXANTHÈMES.

(Exanthèmes. — *Exanthemata.*)

On désigne sous le nom d'exanthèmes des inflammations aiguës de la peau, caractérisées par une rougeur plus ou moins vive, qui disparaît momentanément sous la pression du doigt, et accompagnées le plus ordinairement de symptômes généraux.

Avec ces caractères se présentent l'érythème, l'érysipèle, la roséole, la rougeole, la scarlatine et l'urticaire.

Symptômes. = Tous les points de la surface de la peau peuvent en être affectés, mais quelques exanthèmes se développent le plus souvent sur tout le corps à la fois, tandis que d'autres sont bornés à une région plus ou moins étendue. Quant au siége spécial, il paraît résider dans les couches les plus superficielles du derme ; mais, dans quelques cas, toute l'épaisseur de cette membrane participe plus ou moins à l'inflammation.

La marche des exanthèmes est toujours aiguë et continue, à l'exception toutefois de quelques cas d'urticaire et d'érythème intermittens. Leur durée varie d'un à trois septenaires. L'urticaire seule peut se prolonger des mois entiers et même des années.

I

Des frissons irréguliers, des lassitudes spontanées, une fièvre plus ou moins intense, la soif, l'anorexie, sont des prodromes communs. Mais chaque exanthème se présente avec des symptômes qui lui sont propres. Ainsi, la rougeur est tantôt diffuse, tantôt plus ou moins circonscrite, ce qui fait que les taches quelquefois irrégulières, affectent dans certains cas des formes tout-à-fait distinctes. La rougeur, la chaleur, la tuméfaction, la douleur, accompagnent surtout l'érysipèle. — L'urticaire est remarquable par de vives démangeaisons. Enfin les exanthèmes sont en général compliqués dans leur marche de symptômes d'inflammation des organes intérieurs, et surtout du cerveau et des membranes muqueuses, pulmonaires et gastro-intestinales. L'issue funeste de ces maladies dépend presque toujours de ces complications.

La résolution, la desquammation sont les terminaisons les plus fréquentes de ces affections, qui peuvent aussi se terminer par délitescence, et même par la mort; la suppuration et la gangrène peuvent en outre être les suites de l'érysipèle.

Nécropsie. = L'examen des cadavres des individus qui ont succombé à la suite des inflammations exanthématiques donne souvent des résultats peu satisfaisans : une congestion sanguine, plus ou moins prononcée dans les divers organes, est la lésion qui se rencontre le plus fréquemment; quelquefois on trouve des traces évidentes d'inflammation.

Causes. = La rougeole et la scarlatine se développent sous l'influence d'un principe contagieux, dont la nature est entièrement inconnue, et qui, sauf quelques exceptions rares, n'exerce qu'une seule fois dans la vie son action sur le même individu. La cause des autres exanthèmes peut être directe, mais ils dépendent, en général, d'une disposition particulière de l'économie, fort difficile à apprécier. Sans préjuger en rien de leur influence réciproque, il est constant qu'ils coïncident souvent avec des phlegmasies des organes intérieurs.

Diagnostic. = Le caractère distinctif assigné aux exanthèmes empêchera de confondre ces inflammations avec aucune autre affection cutanée ; ce caractère seul les distinguera toujours du pourpre et des ecchymoses, où la pression du doigt ne fait jamais disparaître la coloration morbide de la peau. Cette teinte rouge, qui caractérise les exanthèmes, n'existe pas chez le nègre, où toujours, dans ces circonstances, la teinte noire est au contraire plus prononcée.

Diverses éruptions cutanées, papuleuses, vésiculeuses ou bulleuses, etc., peuvent compliquer les inflammations exanthématiques, et c'est la fréquence d'une de ces complications dans l'érysipèle, qui avait engagé Willan à classer cet exanthème parmi les bulles.

Prognostic. = Le prognostic de ces phlegmasies varie suivant leur siége et leur étendue, suivant l'âge et la constitution du malade, et surtout suivant la gravité des inflammations concomitantes.

Traitement. = Le traitement des exanthèmes doit être antiphlogistique : la diète, les boissons délayantes, une température modérée suffisent dans la plupart des cas. Les symptômes sont-ils très-violens, des organes importans menacent-ils de s'enflammer, on n'hésitera pas à avoir recours aux émissions sanguines, soit générales, soit locales, en mesurant toutefois leur emploi à l'état du malade et à la nature particulière de l'inflammation exanthématique.

- La convalescence, de quelques exanthèmes souvent très-longue, peut être traversée d'une foule de maladies, parmi lesquelles nous citerons en première ligne la coqueluche, l'anasarque, des diarrhées chroniques, etc., etc. Aussi devra-t-on dans ces cas continuer les soins hygiéniques long-temps encore après la disparition de l'exanthème.

ÉRYTHÈME.

Les diverses espèces d'érythèmes admises par Willan, sont désignées par M. Alibert sous la dénomination commune de *dartre érythémoïde*.

L'érythème est caractérisé par des rougeurs légères, superficielles, irrégulièrement circonscrites, de forme et d'étendue variable.

Toutes les parties du corps peuvent en être le siége, mais on l'observe surtout à la face, à la poitrine et sur les membres; ordinairement borné à une de ces régions, il peut s'étendre à plusieurs, et même, dans quelques cas, affecter à la fois presque toute la surface du corps.

L'érythème suit le plus souvent une marche aiguë, et sa durée varie de un à deux septenaires. Dans quelques cas rares il est intermittent, comme quand il accompagne une fièvre qui affecte ce type, ou qu'il survient dans les paroxismes d'une fièvre grave : alors sa durée est le plus ordinairement relative à celle des maladies avec lesquelles il se développe.

Symptômes. = Sans être précédé le plus ordinairement d'aucuns symptômes généraux, l'érythème se manifeste par des taches plus ou moins étendues, dont la rougeur, peu vive et superficielle, diffère de la teinte foncée, et plus profonde de l'érysipèle. Cette rougeur disparaît sous la pression du doigt pour reparaître aussitôt. La forme de taches le plus souvent irrégulière, est quelquefois tout-à-fait distincte. La chaleur et la douleur, en général peu vives, sont parfois à peine sensibles. Enfin ces taches, presque toujours sans aucune tuméfaction, sont quelquefois au contraire accompagnées d'un gonflement, soit indolent, soit douloureux, qui donne à l'éruption un aspect particulier, et constitue deux variétés différentes.

L'une de ces variétés (*eryt. papulatum*, Willan) affecte surtout les femmes et les jeunes gens : on l'observe principalement au col, à la poitrine, sur les bras, à la partie postérieure de l'avant-bras, et surtout sur le dos de la main. Les plaques sont peu étendues, irrégulièrement arrondies, dépassant rarement la largeur d'un centime; elles sont légèrement saillantes et comme papuleuses. Rouges au début, elles prennent bientôt une teinte violacée, surtout au centre. Dans l'espace de 36 à 48 heures, la tuméfaction diminue; il ne reste plus que la teinte qui se trouve de niveau avec les surfaces environnantes, et qui disparaît dans un ou deux septenaires. D'autres fois, au contraire, la tuméfaction persiste, et les plaques paraissent plus saillantes (*erythema tuberculatum*, Willan).

Une autre variété (*eryt. nodosum*, Willan) est assez fréquente. On l'observe chez les enfans, les femmes et les jeunes gens d'une constitution molle et d'un tempérament lymphatique. Elle peut se développer dans les différentes régions du corps; mais elle occupe en général le menton, les bras, et la partie antérieure de la jambe. Dans la plupart des cas, un état de malaise général, de l'abattement, un peu de fièvre, précèdent de quelques jours ou accompagnent l'apparition de l'exanthème. Celui-ci se présente sous la forme de taches rouges, ovales, un peu élevées vers le centre, et dont l'étendue varie de quelques lignes à près d'un pouce de diamètre. En passant la main sur ces plaques, on sent qu'elles sont un peu élevées au-dessus du niveau de la peau, et qu'elles forment de véritables nodosités; la tuméfaction augmente

lentement, et, quelques jours après leur première apparition, on trouve de petites tumeurs rouges, douloureuses, qui semblent tendre à la suppuration ; mais bientôt
leur volume diminue, une teinte bleuâtre remplace la
rougeur primitive ; elles se ramollissent, et disparaissent
peu à peu dans l'espace de dix à douze jours.

Causes. — L'érythème peut être idiopathique ; il peut
être symptomatique.

L'*érythème idiopathique* résulte de l'action plus ou
moins directe sur la surface de la peau, de diverses causes
extérieures. Ainsi il est produit par le frottement répété
de deux surfaces contiguës du corps, surtout chez les
enfans et chez les personnes plus ou moins chargées
d'embonpoint. On l'observe alors au-dessous des mamelles,
aux aisselles, aux aines, à la partie supérieure des cuisses
(*intertrigo*, Sauvages). Dans les mêmes circonstances, il
survient aussi aux fesses et à la partie interne des cuisses,
à la suite d'une marche ou d'une équitation forcée.

L'érythème peut encore être produit par l'action du
soleil et du froid, le contact des flueurs blanches, des
flux gonorrhoïques et dyssenteriques, des urines et des
matières fécales. Il survient quelquefois à la lèvre supérieure, déterminé par le contact du fluide âcre qui s'é-
coule des narines dans le coryza.

L'érythème est souvent symptomatique d'une affection
gastro-intestinale, soit aiguë, soit chronique ; et on l'observe surtout alors pendant les paroxysmes. On le voit
souvent se développer chez les enfans à l'époque de la
dentition. Il se manifeste chez les individus pléthoriques
et chez les femmes à l'époque critique. Il survient souvent à
la suite de l'ingestion de substances irritantes, et on l'observe
quelquefois après l'administration du baume de copahu.

L'érythème idiopathique se termine ordinairement

d'une manière prompte, par résolution, dans l'espace de quelques heures ou de quelques jours au plus. Quelquefois il se fait une légère desquammation; dans quelques cas, enfin, il s'établit sur la surface de la partie malade (dans l'*intertrigo*) un suintement séro-purulent, d'une odeur fade et désagréable.

L'érythème symptomatique des affections aiguës tantôt disparaît promptement sans desquammation sensible, lors de la cessation des paroxysmes (*erythema fugax*). Il en est de même de celui que l'on observe dans quelques cas de fièvre intermittente : tantôt il ne se termine que dans l'espace de sept à huit jours, par une légère desquammation.

L'érythème peut exister avec l'anasarque des membres inférieurs. Alors la surface est unie et luisante, et l'on aperçoit çà et là des taches confluentes (*eryt. læve*).

Il précède et accompagne une foule d'éruptious, et, dans ces cas, il rentre tout-à-fait dans leurs descriptions particulières.

Diagnostic. = Non-seulement les autres exanthèmes, mais encore des éruptions d'un ordre différent, peuvent être confondues avec l'érythème. De toutes ces affections, celles qui présentent, surtout dans quelques cas, de la difficulté dans le diagnostic, sont les suivantes :

L'*Erysipèle.* = L'érythème, que plusieurs auteurs ont même considéré comme un degré de cette maladie, en diffère cependant par plusieurs points bien distincts. Il ne pourrait d'ailleurs en imposer que dans les cas où il occupe des surfaces un peu étendues; car les taches plus ou moins circonscrites des autres variétés de l'érythème ne sauraient permettre le moindre doute. Dans le premier cas, la rougeur toujours superficielle, l'absence de la tuméfaction, l'absence de la douleur qui est constante, brûlante et âcre dans l'érysipèle, la marche bénigne de la maladie, et la terminaison le plus souvent prompte et toujours heureuse, sont autant de caractères qui le distinguent parfaitemeut.

Roséole. = Dans la roséole, la rougeur est superficielle comme dans l'érythème; mais elle en diffère par une teinte d'un rose plus ou moins foncé et très-caractéristique. L'*erythema nodosum*, qui pourrait surtout être confondu avec les taches irrégulièrement circulaires de la roséole, en diffère en ce que la rougeur n'est jamais aussi bien circonscrite, et par la tuméfaction qui l'accompagne.

Rougeole et *scarlatine.* = La rougeole et la scarlatine diffèrent de l'érythème, l'une par la forme irrégulièrement semi-lunaire de ses taches, et l'autre par la couleur framboisée des larges plaques qui la caractérisent; d'ailleurs ces deux maladies sont contagieuses, et elles s'accompagnent d'un appareil de symptômes qui leur est propre.

Urticaire. = L'*erythema papulatum* pourra seul être confondu avec l'urticaire. Mais cette dernière maladie en diffère par l'élévation plus grande de ses plaques, par l'absence de la teinte violacée que l'on observe dans cet érythème, par les démangeaisons qui l'accompagnent, et par sa marche irrégulière et souvent fugace.

Lichen urticatus. = Cette même variété de l'érythème peut être prise pour un lichen *urticatus*; mais, dans ce dernier, les papules sont moins larges, plus arrondies, plus solides; leur couleur est bien moins foncée, et, comme dans l'urticaire, il y a toujours un prurit souvent très-intense.

Taches syphilitiques. = Ces taches peuvent, au premier coup d'œil, offrir quelque ressemblance avec l'érythème; mais leur durée, leur teinte cuivrée ou grisâtre suffiront toujours pour les différencier, et, en général, elles sont accompagnées d'autres symptômes vénériens.

Prognostic. == Le pronostic de l'érythème n'est jamais grave.

Traitement.==L'érythème idiopathique disparaît promptement par l'éloignement des causes qui l'ont développé : des lotions adoucissantes, des bains tièdes et des soins de propreté constituent tout le traitement. Quand il dépend du frottement répété de deux surfaces, soit chez les enfans, soit chez les personnes replètes, il faut saupoudrer avec une substance absorbante, la poudre de lycopode, par exemple, et empêcher le frottement autant que possible.

Le traitement de l'érythème symptomatique dépend de la maladie qu'il accompagne : en combattant la gastro-entérite, dont il peut être un des symptômes, on remplit l'indication.

Les érythèmes, ou rougeurs morbides qui apparaissent souvent chez les femmes à l'époque critique, ou qui coïncident avec un retard ou une suppression du flux menstruel, réclament l'emploi des émissions sanguines, des délayans, du régime et des moyens applicables à un état pléthorique.

L'*erythema nodosum* ne réclame en général aucun moyen particulier, quoiqu'il soit la variété la plus grave les topiques sont tout-à-fait inutiles : quelques bains, de légers laxatifs, et, dans quelque cas rares, de légères émissions sanguines, constituent tout le traitement.

ÉRYSIPÈLE.

L'érysipèle est un exanthème non contagieux, caractérisé par une teinte rouge foncée de la peau, avec chaleur et tuméfaction de cette membrane, et souvent du tissu cellulaire sous-cutané, occupant toujours une

surface plus ou moins étendue, et pouvant, dans quelques
cas très-rares, devenir général.

Bien qu'il puisse affecter toutes les parties du corps,
la face et les membres en sont les siéges les plus fréquens.

Symptômes. = Dans l'érysipèle, tantôt l'inflammation de
la peau est bornée à cette enveloppe, ou seulement accompagnée d'une légère phlegmasie du tissu cellulaire sous-cutané : tantôt ce tissu s'enflamme à une profondeur variable
et donne lieu à des accidens plus ou moins graves.

D'après ces considérations, nous distinguerons l'érysipèle en deux variétés : l'érysipèle vrai, et l'érysipèle
phlegmoneux. On observe ces deux variétés simultanément dans une foule de cas; mais comme il existe entre
elles des différences notables, tant sous le point de vue
de la marche que du traitement, une description succinte
de chacune d'elles nous a semblé nécessaire.

Des lassitudes spontanées, un abattement général, des
frissons passagers, mais quelquefois intenses, la dureté et
la fréquence du pouls, des nausées, des douleurs épigastriques, de la soif, de l'anorexie, de la constipation,
sont des symptômes précurseurs, communs à ces deux
variétés. C'est vers le deuxième ou troisième jour, de
ce mouvement fébrile, que l'érysipèle se développe; mais
quelquefois il se montre beaucoup plus tôt.

L'*érysipèle vrai*, celui dans lequel l'inflammation ne
s'étend guères au-delà de la peau, se présente en général
avec les caractères suivans : une vive rougeur se développe dans une étendue plus ou moins grande, et il est
facile de voir, par l'élévation des bords, que la surface,
ainsi enflammée, est en même temps tuméfiée : cette rougeur
disparaît momentanément sous la pression du doigt, pression qui est en général très-douloureuse; il existe en même
temps une douleur plus ou moins vive, accompagnée d'un

sentiment de chaleur âcre et brûlante ; le pouls est accéléré, il y a des nausées, de la soif ; la bouche est amère,
et un enduit blanchâtre couvre la langue. L'épiderme
qui recouvre la peau enflammée peut être soulevé dans
une plus ou moins grande étendue par une sérosité jaunâtre, et ces bulles peuvent acquérir un volume considérable. Elles paraissent ordinairement vers le troisième
ou quatrième jour ; tantôt elles s'ouvrent le lendemain de
leur apparition, tantôt plus tard, et épanchent au dehors un fluide visqueux, qui souvent concourt à former
de petites croûtes.

Les symptômes généraux suivent ordinairement les progrès de l'exanthème ; ils augmentent et décroissent dans la
même proportion ; quelquefois, au contraire, ils sont peu
prononcés, malgré l'étendue de l'érysipèle, et *vice versâ*.

Vers le cinquième ou sixième jour, la rougeur diminue et prend une teinte jaunâtre : la tuméfaction est
moindre, et l'épiderme se couvre d'une foule de petites
rides ; peu à peu la coloration morbide disparaît, et il
s'établit une desquammation dans les parties qui en étaient
le siége. Cette terminaison est la plus fréquente et la plus
favorable ; mais lorsqu'il existe un certain nombre de
bulles, la peau se recouvre de petites croûtes brunâtres
qui persistent quelquefois assez long-temps.

Au lieu de parcourir ses périodes sur la région où il
s'est développé, l'érysipèle peut envahir de proche en
proche différentes parties du corps, à mesure qu'il disparaît dans celle qui était primitivement affectée. D'autres
fois il se propage sur une surface plus ou moins étendue,
sans disparaître du point qui en était le siége primitif, et
peut ainsi, mais très-rarement, couvrir simultanément
toute la surface du corps.

Dans certains cas, il se déplace rapidement pour se por-

ter dans une partie plus ou moins éloignée, sans laisser
d'autres traces qu'une légère desquammation (*erys. ambulant.*).

Chez les individus d'une constitution molle et lymphatique, l'érysipèle peut être accompagné d'œdème, surtout
quand il occupe les membres inférieurs ; dans ce cas, la
rougeur, moins vive, est quelquefois à peine prononcée ;
la peau, unie et brillante, conserve pendant quelque temps
l'impression du doigt. La terminaison de l'érysipèle, ainsi
accompagné d'œdème, est heureuse, et ne doit causer aucune inquiétude ; mais il n'en est pas de même quand cette
inflammation est consécutive à l'œdème, comme on l'observe
chez les individus affectés d'anasarque, et surtout à la suite
de scarifications pratiquées dans le but de donner issue à
la sérosité ; car dans ces cas la terminaison par gangrène
est fort à craindre ; elle s'annonce par la teinte livide que
prend la peau enflammée ; l'épiderme soulevé forme de
larges phlyctènes irrégulières, remplies d'une sérosité brunâtre, et la mort ne tarde pas à survenir chez ces individus
déjà épuisés par une maladie antérieure. C'est surtout aux
parties génitales et aux membres inférieurs que l'érysipèle
se montre ainsi à la suite de l'anasarque.

2°. L'*érysipèle phlegmoneux*, celui qui s'accompagne
d'une inflammation des couches plus ou moins profondes
du tissu cellulaire, peut se développer sur toutes les parties du corps ; mais on l'observe particulièrement aux membres ; tantôt il est borné à une seule région, d'autres fois
il envahit d'emblée tout un membre.

Dans cette variété les symptômes sont toujours plus intenses que dans l'érysipèle vrai, mais ils diffèrent suivant
l'étendue, la profondeur de l'inflammation et la structure
anatomique des parties affectées.

Lorsque le tissu cellulaire n'est pas très-profondément

enflammé, l'érysipèle est accompagné d'une douleur très-vive, brûlante, d'une tuméfaction prononcée et de beaucoup de fièvre. La pression est très-douloureuse, et la peau reprend lentement sa couleur morbide.

La terminaison par la résolution peut avoir lieu vers le cinquième ou sixième jour; mais en général la douleur devient pulsative, la rougeur diminue, et il se forme un ou plusieurs foyers de suppuration, dont l'ouverture donne issue à un pus louable, quelquefois mêlé de petits lambeaux de tissu cellulaire mortifié.

Lorsque le tissu cellulaire est plus profondément affecté, ou que l'érysipèle phlegmoneux occupe tout un membre, la maladie débute quelquefois avec une grande promptitude, et en général le tissu cellulaire paraît être enflammé en même temps que la peau, quelquefois même avant. Ici les douleurs sont profondes, le moindre mouvement du membre fait jeter de hauts cris au malade, la peau est rouge, très-tendue, douloureuse à la moindre pression; le pouls est fréquent, dur, concentré; il y a souvent du délire, une soif vive, sécheresse de la langue, des sueurs abondantes. — La terminaison, à moins d'un traitement très-énergique, n'a presque jamais lieu par résolution; la suppuration qui arrive du cinquième au septième jour, quelquefois plus tôt, est accompagnée de frissons vagues : la rougeur de la peau diminue ainsi que la douleur; mais la tuméfaction augmente; il y a beaucoup d'empâtement, et le membre reste dans cet état pendant un temps variable; quelquefois le pus séjourne très-long-temps sans qu'il se fasse spontanément aucune ouverture à la peau; mais le plus souvent, soit que cette ouverture ait eu lieu naturellement, soit qu'elle ait été pratiquée par l'art, il s'écoule au dehors, mêlé de lambeaux souvent fort étendus de tissu cellulaire gangréné. — Dans ces cas, la durée de la maladie est ordinairement longue ; il survient des clapiers, des décollemens plus ou moins étendus de la peau, et souvent des diarrhées colliquatives font périr les malades, épuisés par une fièvre lente et une suppuration abondante.

Les symptômes de l'érysipèle phlegmoneux peuvent être encore plus intenses, surtout lorsque des aponévroses, en s'opposant au gonflement, produisent de véritables étranglemens, comme on l'observe, particulièrement aux pieds et aux mains. Alors les symptômes généraux sont très-violens : il se forme dès le second ou troisième jour des taches violacées à la surface de l'érysipèle ; la peau perd sa sensibilité ; elle se couvre de phlyctènes sur ces taches qui s'étendent rapidement ; il se forme des escarres qui sont ordinairement bornées à une surface peu étendue, surtout lorsqu'un traitement convenable a été mis en usage : elles se détachent peu à peu, et la guérison a lieu après une suppuration abondante plus ou moins longue. Mais lorsque la maladie occupe une grande étendue, et que cette terminaison fâcheuse arrive, l'économie ne tarde pas à en ressentir les effets : il survient des symptômes d'irritation gastro-intestinale grave, caractérisée par la prostration des forces, la sécheresse de la langue, une diarrhée intense, une grande fréquence du pouls, etc. Il s'y joint quelquefois un délire taciturne, des rêvasseries, de l'assoupissement, une altération profonde des traits de la face, et la mort ne tarde pas à survenir.

Suivant la région qu'il occupe, l'érysipèle offre quelques modifications qui méritent d'être signalées.

L'*érysipèle de la face* est de tous le plus fréquent : il commence en général au nez, à l'une ou l'autre joue, aux paupières, s'étend bientôt de proche en proche, et envahit toute la face ; les traits deviennent promptement méconnaissables ; la tuméfaction des paupières est souvent ex-

trême. Il y a en même temps des symptômes généraux
plus ou moins intenses, tels que fréquence du pouls, chaleur à la peau, céphalalgie violente, insomnie, rêvasseries
et léger délire pendant la nuit. Ces symptômes généraux
sont parfois très-prononcés ; mais dans quelques cas ils existent à peine. L'exanthème atteint en général sa plus haute
période au quatrième ou cinquième jour, et la résolution
est bien marquée au huitième.

L'*érysipèle du cuir chevelu* succède souvent à celui de la
face. Dans d'autres cas, il se développe à la suite de piqûres,
de contusions, de petites opérations, etc. Il est remarquable par la tuméfaction œdémateuse et la grande sensibilité
de la peau enflammée ; la rougeur y est peu vive, souvent
on n'y trouve qu'une légère teinte rosée. — La terminaison
par suppuration est très-fréquente dans cette variété, et
le tissu cellulaire sous-cutané est souvent frappé de gangrène ; mais la mortification du cuir chevelu lui-même arrive
très-rarement, à cause de la disposition anatomique de ses
vaisseaux, qui, comme le remarque M. Dupuytren, rampent par grosses divisions à sa surface interne. Les symptômes cérébraux sont plus à craindre, et plus fréquens dans
cette variété que dans les autres.

L'*érysipèle des mamelles* présente souvent, chez les
femmes, tous les caractères de l'érysipèle phlegmoneux.
Il peut se montrer chez celles qui sont nouvellement accouchées, et dont les seins sont très-volumineux, avec
des caractères particuliers : il survient d'abord une vive
douleur, mais sans tuméfaction ; la peau offre seulement
une teinte rosée autour du mamelon ; la rougeur s'étend
irrégulièrement au dehors, et de petites phlyctènes,
comme herpétiques, en circonscrivent l'étendue ; mais à
mesure qu'elle gagne ainsi de proche en proche, la peau
qui était primitivement affectée devient d'un blanc jau-

16

nâtre; elle perd sa sensibilité, et quand, au bout de deux à trois jours, l'érysipèle se borne, on trouve alors que cette membrane est frappée de mort dans tout l'espace qui sépare l'auréole du mamelon du point où l'érysipèle s'est arrêté. La peau, ainsi frappée de gangrène, ne répand aucune odeur; mais elle se détache peu à peu par la suppuration, et alors il s'en exhale une odeur très-fétide. Une large surface ulcérée se trouve à découvert, et la cicatrisation est très-lente à s'établir. Les deux seins peuvent être affectés de la même maladie; mais quelle que soit l'étendue de la gangrène, les mamelons, ainsi que l'auréole qui les entoure, restent entièrement intacts.

On observe souvent l'*erysipèle de la région ombilicale* chez les nouveaux-nés, dans les hôpitaux et dans les maisons d'enfans trouvés. On l'attribue à des tractions inconsidérées faites sur le cordon, et surtout à l'influence de l'air corrompu que les enfans respirent dans ces établissemens; il s'étend quelquefois à l'hypogastre et aux parties génitales qui peuvent tomber en gangrène, et la mort en est alors le résultat presque inévitable.

L'*érysipèle des membres* est quelquefois peu étendu; d'autres fois tout un membre est envahi, et, dans ces cas, la terminaison a souvent lieu par suppuration dans un point circonscrit, tandis que la résolution s'établit partout ailleurs.

Les complications les plus redoutables de l'érysipèle sont, sans contredit, les inflammations cérébrales et gastro-intestinales, qui peuvent se développer avec une intensité extrême, et faire périr promptement le malade. Ordinairement, dans ces cas, l'érysipèle disparaît brusquement en même temps que les symptômes de la maladie se prononcent; mais, dans quelques cas, il persiste. Le gonflement des parotides est une complication assez fréquente de l'érysipèle de la face.

La résolution, la délitescence, la suppuration, la gangrène et la mort sont les terminaisons de l'érysipèle : la
première est heureusement la plus commune ; assez souvent elle est précédée, au moins pour les érysipèles de la
face, d'un épistaxis très-abondant.

Nécropsie. = Dans les cas d'erysipèle grave, on trouve
non-seulement des traces d'inflammation à la peau, mais
aussi le tissu cellulaire sous-cutané est très-friable, infiltré
de pus, qui souvent est rassemblé en foyers.

Dans quelques circonstances, surtout quand la mort
est survenue très-promptement à la suite de meningo-
encéphalite intense, on ne trouve aucune lésion pathologique appréciable.

Dans d'autres cas, enfin, on rencontre des lésions,
soit des poumons, soit des voies digestives, dont on
n'avait pas soupçonné l'existence.

Causes. = L'érysipèle peut attaquer tous les âges, les
deux sexes, se développer dans toutes les saisons ; mais il
affecte le plus souvent les femmes et les individus dont la
peau est fine et très-impressionnable : on l'observe surtout
au printemps et dans l'automne.

Certaines causes extérieures peuvent, en agissant d'une
manière plus ou moins directe sur la peau, occasioner
son développement. Telles sont l'insolation, l'action du
froid, les topiques irritans, les piqûres, une plaie con-
tuse, une légère opération, etc. Mais souvent même, dans
ces cas, il paraît lié avec quelque disposition inconnue de
l'économie.

Certaines causes exercent encore une influence plus
ou moins marquée sur l'apparition de l'érysipèle : ce sont
l'usage habituel d'alimens grossiers, de viandes putréfiées,
d'assaisonnemens trop épicés, de liqueurs fermentées,
les excès de table, les veilles, etc., etc.

Il survient fréquemment lors de l'établissement de la menstruation, à l'époque critique, et lors de la suppression de quelque évacuation habituelle. Son apparition est souvent décidée par des affections vives de l'âme, des chagrins profonds, de violens accès de colère; il accompagne quelquefois, surtout chez les vieillards, un embarras gastrique. Mais on l'observe plus souvent chez des individus affectés d'irritation chronique des voies digestives, chez ceux qui séjournent long-temps dans des prisons, dans des hôpitaux, et dans les lieux où l'air acquiert des propriétés malfaisantes. Enfin il se montre très-fréquemment dans le cours des affections gastro-intestinales aiguës, ou bien dans les inflammations d'autres organes; et si le plus souvent son apparition augmente le danger, il est des cas où elle paraît critique et salutaire.

Diagnostic. = L'érysipèle se présente avec des caractères trop tranchés pour que l'on éprouve jamais de la difficulté pour son diagnostic. Un examen minutieux est quelquefois nécessaire pour reconnaître l'érysipèle du cuir chevelu, surtout quand il coïncide avec une maladie dont les symptômes attirent à eux toute l'attention.

Prognostic. = L'érysipèle simple, peu étendu, est une maladie qui n'est accompagnée d'aucun danger; mais il n'en est pas de même lorsqu'il recouvre une large surface, ou qu'il est compliqué d'inflammations du cerveau, ou des voies digestives. L'érysipèle ambulant, surtout lorsqu'il persiste pendant un certain temps, indique un état de l'économie qui doit faire naître beaucoup de craintes.

Le prognostic de l'érysipèle qui se développe chez des personnes affectées d'anasarque est ordinairement grave; il en est de même quand il survient chez des individus qui séjournent long-temps dans les hôpitaux, les prisons, etc.

L'érysipèle qui se déclare dans le cours d'une pleurésie, d'une pneumonie, d'une gastrite, etc., est plus ou moins fâcheux suivant la nature des symptômes généraux.

La disparition subite et spontanée de cet exanthème, précédée ou suivie de symptômes graves, indiquant une inflammation aiguë des organes essentiels à la vie, est toujours d'un mauvais augure.

Le prognostic de l'érysipèle phlegmoneux est en général plus fâcheux, et il le devient davantage encore en raison de son étendue.

Enfin c'est une affection grave quand la peau, qui est le siège de l'inflammation, est frappée de gangrène, et qu'il se développe en même temps des symptômes d'adynamie plus ou moins prononcés.

Traitement. = Lorsque l'érysipèle, quelle qu'ait été sa cause, est simple, peu étendu, et n'apporte aucun trouble dans l'économie, il suffit de tenir le malade à un régime sévère, de lui donner des boissons délayantes : l'inflammation suit une marche régulière, et ne réclame la plupart du temps aucun autre moyen.

Les lotions d'eau de Goulard froide produisent de très-bons effets dans l'érysipèle connu sous le nom d'engelure.

Lorsque l'exanthème est plus étendu, qu'il s'y joint des symptômes généraux plus ou moins inquiétans, ce qui arrive si souvent dans l'érysipèle symptomatique, il faut recourir à une médication plus active, et dans ces cas on conseille les émissions sanguines, les vomitifs, les purgatifs et certaines applications locales.

Les émissions sanguines sont en général indispensables dans ces cas ; il faut y avoir recours promptement chez les sujets jeunes et pléthoriques, et quand la réaction générale est très-marquée ; la fièvre inflammatoire qui précède l'apparition de l'érysipèle, réclame impérieusement l'emploi de ce moyen lorsqu'elle est très-vive. La saignée du

bras offre plus d'avantages que celle du pied, même dans
les cas d'érysipèle à la face, parce que l'on est plus sûr
d'obtenir la quantité de sang voulue; on reviendra une
ou plusieurs fois à son usage, si les symptômes l'exigent. Si, lorsque le pouls perd de sa force, l'érysipèle
conserve son intensité, les saignées locales atteindront
mieux alors le but proposé, surtout quand l'inflammation
occupe la face ou le cuir chevelu. Du reste, il sera souvent avantageux d'employer ces émissions locales, simultanément avec les saignées générales, en ayant soin de
les pratiquer toujours à un peu de distance du siége de
la phlegmasie, et jamais sur la surface enflammée elle-
même.

Les émissions sanguines seront réitérées suivant la persistance ou l'acroissement ultérieur des symptômes ; il
est des cas cependant où, malgré la gravité apparente
de l'érysipèle, il convient d'être réservé sur l'emploi de ces
moyens. Ce sont principalement ceux où cette maladie se
développe chez des sujets déjà affaiblis, soit par une maladie grave, soit par le traitement énergique qu'elle a nécessité, et chez les individus qui ont séjourné long-temps
dans des prisons, etc.

Les vomitifs autrefois employés d'une manière banale
dans le traitement de l'érysipèle, surtout lorsqu'il y avait
amertume de la bouche, et enduit jaunâtre de la langue,
sont loin de devoir être employés aussi généralement. En
effet, ces deux symptômes ont lieu dans des maladies où
l'emploi des vomitifs serait dangereux. Aussi ne faudrait-
il jamais y avoir recours dans les cas où en même temps
il existerait de la sécheresse à la peau, une soif vive, de la
chaleur à l'épigastre, et beaucoup de fièvre.

Les purgatifs sont préférables aux vomitifs, pour faire
cesser l'état saburral qui pourrait exister avec un érysipèle

à la face : l'effet dérivatif qu'ils produisent sur le canal intestinal peut devenir très-avantageux. Leur emploi, du reste, devra être restreint aux mêmes règles que celui des vomitifs. Dans la plupart des cas, il suffira d'avoir recours aux laxatifs ou aux purgatifs doux.

Les applications locales sont pour le moins inutiles dans le traitement de l'érysipèle : on devra surtout éviter l'emploi des réfrigérans, dont les effets fâcheux ne sont pas rares.

Les corps gras, les cataplasmes n'ont d'autre résultat que d'augmenter l'inflammation. Les vésicatoires ne doivent être employés que pour fixer l'érysipèle ambulant, ou bien pour rappeler sur la partie primitivement affectée cet exanthème, quand il a disparu subitement, et que cette disparition coïncide avec des accidens plus ou moins graves.

L'érysipèle phlegmoneux demande un traitement très-énergique, qui devra être modifié suivant l'étendue et la gravité du mal. Les saignées générales ou locales, souvent simultanément, seront employées avec vigueur et dès le début; on aura recours aux bains locaux émolliens long-temps prolongés, tant pour favoriser l'écoulement du sang que pour diminuer l'éréthisme des parties malades. Mais lorsque ces moyens n'ont amené aucun amendement, ou qu'ils n'ont pas été employés, et que les symptômes marchent avec rapidité, il faut avoir recours au débridement, non pas quand la gangrène se déclare, comme on l'a dit, mais bien avant, pour tâcher de la prévenir.

L'étendue des incisions devra varier suivant celle de la maladie et suivant son siége. En les pratiquant on a pour but de faire cesser la tension des aponévroses, et par conséquent l'étranglement inflammatoire. Les incisions sont encore nécessaires lorsque l'érysipèle phlegmoneux se termine par suppuration, ou pour borner la gangrène.

La compression a été proposée comme étant très-avantageuse dans l'érysipèle phlegmoneux; mais en réfléchissant aux graves accidens qui arrivent trop souvent dans les fractures, où, un simple bandage étant appliqué, le membre vient à se tuméfier, l'usage de ce moyen nous paraît d'une part trop hasardeux pour être adopté; et de l'autre, comme il ne peut être employé que dans le début, et qu'à cette époque les avantages d'un traitement antiphlogistique actif sont incontestables, il lui faudrait des succès généralement constatés, pour qu'on pût lui sacrifier un temps aussi précieux.

ROSÉOLE.

(*Roseola.* — Éruption anomale fugace.)

La roséole est un exanthème non contagieux; caractérisé par des taches roses, non proéminentes, diversement figurées, dont l'apparition est en général précédée et accompagnée de symptômes fébriles.

Tous les points de la surface de la peau peuvent être à la fois le siége de la roséole : d'autres fois, elle se développe sur quelques régions seulement, sur le tronc, sur les membres.

Sa marche est toujours aiguë, mais varie suivant les sujets, suivant la nature de sa cause, et les maladies qu'elle accompagne.

Sa durée varie en général depuis vingt-quatre heures jusqu'à un septenaire.

Symptômes. = Chez de très-jeunes enfans, on observe

quelquefois une éruption de nombreuses taches presque circulaires, très-rapprochées des unes des autres, et d'une couleur rose foncée : elles offrent de quatre à six lignes de diamètre, et disparaissent dans l'espace de vingt-quatre à trente-six heures : leur apparition est en général liée à quelque irritation gastro-intestinale.

Une semblable éruption se montre souvent lors de la dentition : alors, après des vomissemens, de la fièvre, de la diarrhée, et quelquefois de légères convulsions, on voit paraître à la surface du corps, des taches roses irrégulières, très-distinctes, quoique fort rapprochées. Elles disparaissent souvent dans l'espace de vingt-quatre heures : dans quelques cas, elles cessent et reviennent alternativement pendant plusieurs jours.

La variété la plus intense de la roséole est celle qui règne surtout dans l'été (*roseola œstiva*. Willan). Elle est précédée le plus souvent chez les enfans par des alternatives de frisson et de chaleur, par de l'abattement, de la céphalalgie, quelquefois de l'agitation, un léger délire, et même des convulsions ; il y a en même temps chaleur à la peau, soif, anorexie, constipation ou diarrhée : l'éruption paraît du troisième au septième jour, à dater du développement de ces symptômes ; elle se montre d'abord à la face et au col, d'où elle se répand, dans l'espace de vingt-quatre à quarante-huit heures, sur tout le reste du corps ; la rougeur des taches est plus foncée, leur forme est plus irrégulière que celles de la rougeole, et bientôt cette couleur rouge se change en une teinte rose foncée. Le malade éprouve en même temps de vives démangeaisons, la fièvre continue, et souvent la déglutition est douloureuse. La marche de cette éruption est fort irrégulière ; il peut y avoir absence complète de symptômes fébriles. La durée est de trois à quatre jours : elle disparaît sans desquamma-

tion appréciable ; dans quelques circonstances, elle disparaît pour reparaître bientôt, et alors sa durée peut
être prolongée.

Une éruption analogue se manifeste en automne (*roseola
autumnalis*. Willan), et ne diffère de la précédente que
par la dimension un peu plus considérable de ses taches ,
leur siége aux membres supérieurs et l'absence de la fièvre.

Une variété assez singulière de la roséole est celle où
presque toutes les régions du corps se recouvrent de
taches roses , en forme d'anneaux (*roseola annulata*.
Willan), avec des aires centrales qui conservent la couleur
de la peau. Ces anneaux, dont le diamètre est d'abord
d'une ou deux lignes, s'agrandissent successivement en
laissant au centre un espace non coloré , et qui est tantôt
assez grand, tantôt fort rétréci ; quelquefois deux, et
même trois anneaux s'entourent réciproquement, tandis
que la peau conserve sa couleur naturelle dans leurs intervalles. La durée de cette éruption est courte lorsqu'elle est accompagnée de fièvre. D'autres fois elle peut
se prolonger pendant un temps indéterminé ; dans ce
dernier cas, elle accompagne souvent des affections chroniques des voies digestives.

Causes. = La roséole peut se manifester à tous les âges
et dans l'un et l'autre sexe ; mais on l'observe plutôt chez
les enfans et chez les femmes ; on la voit plus souvent en
été et dans l'automne que dans les autres saisons. Elle peut
attaquer plusieurs fois le même individu. Dans quelques circonstances, elle paraît régner épidémiquement ; et M. Biett
en a observé plusieurs épidémies , au dispensaire de l'hôpital Saint-Louis, dans les étés très-chauds. La roséole
peut précéder l'éruption de la variole soit naturelle , soit
inoculée : chez quelques enfans elle se développe le neuvième ou dixième jour de la vaccination : la première den-

tition, l'ingestion des boissons froides, le corps étant couvert de sueur, un exercice forcé, sont des causes fréquentes de l'apparition de cet exanthème, qui peut accompagner souvent chez les enfans une irritation gastro-intestinale.

Diagnostic. = La roséole a souvent été confondue avec la *rougeole* et la *scarlatine;* toutefois dans la roséole, les taches, qui se rapprochent toutes plus ou moins de la forme circulaire, sont circonscrites, d'un rose foncé, plus larges que celles de la rougeole, plus petites que celles de la scarlatine. En outre elle n'est point contagieuse. Dans la rougeole les taches sont petites, irrégulièrement semi-lunaires, d'un rouge vif : celles de la scarlatine sont larges et framboisées. Toutes deux elles sont contagieuses, et leurs symptômes généraux sont caractéristiques; cependant le praticien le plus expérimenté peut s'y méprendre, surtout au début.

L'étendue plus grande des anneaux et l'absence de vésicules, distinguent la roséole à anneaux multiples, de l'*herpes iris.*

Prognostic. = Le pronostic de la roséole n'est jamais grave; la coïncidence de quelques maladies internes pourrait seule le rendre plus fâcheux.

Traitement. = Dans tous les cas, un régime plus ou moins sévère, des boissons délayantes, une température modérée et le repos, sont les seuls moyens à opposer à cette maladie légère. La roséole qui se développe chez les sujets vaccinés, ne demande aucun traitement particulier. Dans les cas de complication avec une phlegmasie de quelque organe essentiel, c'est vers elle que doit se diriger le traitement.

ROUGEOLE.

(*Rubeola.* — *Morbilli.*)

La rougeole est une affection contagieuse, accompagnée à son début de coryza, de larmoiement, de toux et de fièvre, s'annonçant à l'extérieur par des petites taches rouges, légèrement élevées, d'abord distinctes, mais qui bientôt, en se confondant, prennent une forme irrégulièrement semi-lunaire, et laissent entre elles de petits intervalles où la peau est entièrement saine.

La marche de cette maladie est toujours aiguë ; sa durée est de huit à dix jours ; mais souvent alors quelques symptômes persistent plus long-temps. Quant à la durée de l'éruption proprement dite, elle est de trois à quatre jours.

Symptômes. — L'invasion de la rougeole est marquée, dans la plupart des cas, par un état de malaise général, des lassitudes dans les membres, des alternatives de frisson et de chaleur, des hémorrhagies nasales, des vomissemens. Bientôt on observe les symptômes suivans : accélération plus ou moins grande du pouls, chaleur à la peau, éternuement, coryza, larmoiement, écoulement par le nez d'un mucus limpide, toux fréquente et sèche, angine légère, soif, anorexie, nausées, langue blanche et humectée, constipation, urines rares et rouges, céphalalgie, assoupissement, et quelquefois convulsions chez les enfans.

Ces symptômes se développent dans les premières quarante-huit heures ; leur intensité, ainsi que celle de la fièvre, augmente du troisième au quatrième jour : il y a alors chaleur vive de la peau, moiteur générale, sueurs, vive sensibilité des conjonctives et des paupières, coryza, enrouement, toux fatiguante, dyspnée plus ou moins prononcée, rougeur de la langue, quelquefois des vomissemens, céphalalgie, et parfois délire passager. A cette époque, la luette et le voile du palais se recouvrent de petites taches rouges, qui deviennent promptement confluentes.

Vers le quatrième ou cinquième jour, de petites taches rouges, distinctes, circulaires, légèrement élevées, comme papuleuses, se montrent au front, au menton, au nez et aux joues; bientôt le col, la poitrine, le tronc et les membres se couvrent successivement d'une semblable éruption. Les taches rouges s'élargissent; elles sont légèrement proéminentes, et ressemblent pour la forme à des piqûres de puces. Souvent on observe vers leur centre une petite vésicule; bientôt leur nombre augmente, et, en se réunissant, elles forment des taches plus larges, d'une forme irrégulièrement semi-lunaire, offrant entre elles de petits espaces dans lesquels la peau conserve sa couleur naturelle. Dans quelques cas, surtout à la face et aux mains, on éprouve, en promenant le doigt sur l'éruption, la sensation d'une surface inégale.

La rougeur des taches atteint en général son plus haut degré d'intensité environ vingt-quatre heures après leur apparition, et l'éruption est ordinairement terminée dans l'espace de trente-six heures. La face est souvent très-tuméfiée à cette époque, et dans quelques cas la tuméfaction des paupières met obstacle à la vision. Dès le sixième jour de la maladie, la rougeur diminue à la figure, tandis qu'elle augmente sur les autres parties du corps. Le septième jour, l'éruption commence à disparaître, et, dès le neuvième, de légères taches jaunâtres indiquent la place qu'elle occupait. La disparition de l'exanthème, qui se fait alors dans le même ordre que son développement, est suivie d'une désquammation plus ou moins marquée, ordinairement accompagnée de vives démangeaisons.

Bien loin de diminuer à mesure que l'éruption s'avance, la chaleur, la soif, le coryza, la toux, etc., sont plutôt augmentés ; mais le pouls devient moins fréquent; ces symptômes cessent ordinairement à mesure que l'éruption disparaît. La toux persiste en général plus longtemps que les autres symptômes ; quelquefois on observe à la terminaison une hémorrhagie nasale, et souvent il survient une diarrhée légère qui paraît hâter la convalescence.

Telle est la marche la plus naturelle de la rougeole ; mais dans quelques cas l'éruption paraît à peine, tandis que dans d'autres elle est très-étendue. Quelquefois la rougeur des taches est très-vive; quelquefois, au contraire, elle est à peine prononcée.

La rougeole peut être compliquée de différentes maladies. Elle est rarement accompagnée de pétéchies ; mais, comme M. Biett l'a observé plusieurs fois, les taches peuvent prendre la forme et la couleur du *purpura simplex*, et alors elles ne disparaissent plus sous la pression du doigt. Les complications qui méritent surtout de fixer l'attention sont :

Les *affections cérébrales*; qui sont souvent suivies d'épanchemens séreux dans les ventricules ; les inflammations *pulmonaires* et celles de la membrane *muqueuse gastro-intestinale*. C'est dans ces cas que se développent les symptômes dits ataxiques et adynamiques.

Le *croup* est une complication très-grave et heureusement peu commune. Enfin diverses éruptions, soit vésiculeuses, soit bulleuses, soit pustuleuses, peuvent accompagner la rougeole.

La convalescence, indépendamment de ces complications, qui peuvent aussi la traverser, peut présenter une foule de maladies différentes : ainsi l'on y observe quelquefois des ophthalmies chroniques très-rebelles, diverses inflammations de la muqueuse des voies aériennes, l'otite avec surdité, des phlegmasies chroniques des vaisseaux et des glandes lymphatiques. Chez les personnes disposées à la phthisie, le développement des tubercules paraît favorisé par la persistance du catarrhe subséquent à la rougeole ; enfin la convalescence de cette affection peut être retardée, comme celle de la scarlatine, par l'hydropisie aiguë ; accident que l'on observe bien plus fréquemment à la suite de cette dernière phlegmasie.

Dans la plupart des cas, la rougeole, suivant une marche plus ou moins régulière, se termine par le retour à la santé. Mais quelquefois les malades succombent, et, dans ce cas, la mort doit être attribuée à une des complications de la maladie : aussi, dans ces terminaisons funestes, on trouve, à l'ouverture du cadavre, des traces d'inflammation ou de congestion plus ou moins considérables : le cerveau, les poumons et l'estomac sont les organes qui présentent le plus fréquemment ces lésions.

Causes. = La rougeole reconnaît pour cause un principe morbifique inconnu, qui se transmet par contact et par infection, et n'exerce, en général, qu'une seule fois dans la vie son influence sur l'économie. Les observations qui tendent à prouver que l'inoculation du sang des individus affectés de la rougeole peut la transmettre, ne sont rien moins que concluantes.

La rougeole se développe dans tous les climats ; elle règne presque toujours épidémiquement. Dans quelques épidémies, la cause peut, chez certains individus, ne dé-

velopper que le coryza, et les symptômes d'irritation de
la muqueuse pulmonaire; et dans quelques cas rares,
l'exanthème s'est montré sans être accompagné de ces
symptômes. Ces personnes ne sont point à l'abri d'une
seconde infection. Aucun âge n'en est exempt; mais elle
affecte bien plus souvent les jeunes sujets. Elle règne
plus fréquemment pendant l'hiver, et surtout au commencement du printemps, que dans les autres saisons.

L'apparition de la maladie a lieu en général du dixième
au quatorzième jour de l'infection.

Diagnostic. = La marche de la maladie, la nature des
symptômes et le caractère de l'exanthème, suffisent toujours pour distinguer la rougeole de la scarlatine. Dans la
rougeole, en effet, les symptômes d'incubation précèdent
de trois ou quatre jours l'éruption; les taches sont plus
petites, d'un rouge vif, irrégulièrement semi-lunaires,
et elles laissent entre elles des intervalles de peau saine.
Dans la scarlatine, l'éruption est plus prompte, les
taches plus larges, irrégulières, d'une teinte framboisée.

Comme l'éruption de la scarlatine ne disparaît pas d'une
manière uniforme, mais par intervalle, ou trouve vers la
fin du cinquième jour, des petites taches irrégulières, qu'on
pourrait confondre facilement avec celles de la rougeole.
Enfin il est des cas où le diagnostic est réellement très-
difficile; tels sont ceux où de larges taches d'un rouge
uniforme couvrent différentes parties du corps, et où les
symptômes d'irritation des membranes muqueuses se rapprochent de ceux qui appartiennent à la scarlatine. Dans
ces cas on aura égard à l'épidémie régnante, et aux
symptômes prédominans de la maladie; la circonstance
d'une infection antérieure ne devra point empêcher le
médecin de se livrer à un examen attentif, car il est prouvé

que la même personne peut être affectée une seconde fois de la rougeole.

Quant à la roséole, la couleur rose foncée de ses taches, leur forme assez exactement arrondie, leur volume, et son caractère peu contagieux la distinguent facilement à une certaine période, mais au début, quand les symptômes ordinaires de la rougeole manquent, on peut aisément les confondre.

Enfin les diverses inflammations qui peuvent compliquer la rougeole se reconnaîtront à leurs caractères propres : seulement il est utile d'observer que leur marche est quelquefois insidieuse, et demande beaucoup d'attention.

Prognostic. == La rougeole n'est pas en général une maladie grave, mais elle peut le devenir dans beaucoup de cas ; elle est surtout à craindre chez les femmes enceintes ou nouvellement accouchées, chez les personnes épuisées par des maladies antérieures. En portant le prognostic, on devra tenir compte du caractère général de l'épidémie régnante ; l'intensité plus ou moins grande des lésions concomitantes, et la nature des organes affectés, devront surtout lui servir de base.

L'apparition de pétéchies, une éruption prématurée, sa disparition brusque, avec beaucoup de fièvre et d'oppression, sont d'un mauvais augure.

Traitement. == La diète, le repos, une chaleur très-tempérée, des boissons délayantes et mucilagineuses tièdes, l'inspiration d'une vapeur émolliente, et le soin de garantir les yeux d'un lumière trop vive, constituent le traitement dans les cas ordinaires de rougeole.

L'emploi des boissons émétisées, administrées soit dans la vue de favoriser l'éruption, soit dans l'intention de remédier à un embarras gastrique, est pour le moins inutile et souvent dangereux; les nausées et les vomissemens que les malades éprouvent dans la plupart des cas disparaissent en général avec les autres symptômes, et, quand même il n'en serait pas ainsi, les adoucissans, les émissions sanguines sont des moyens de traitement bien préférables. La constipation qui existe les premiers jours n'offre aucun inconvénient; plus tard, on la ferait cesser avec des lavemens simples, si elle persistait.

Si l'éruption ne se montrait pas d'une manière franche, ou si elle disparaissait subitement, on emploierait quelques diaphorétiques; on plongerait le malade dans un bain tiède dans lequel on aurait mêlé un peu de farine de moutarde, ou, mieux encore, on lui ferait prendre un bain de vapeur, si l'on avait ce moyen à sa disposition.

Mais quand celle-ci tarde trop à se manifester, et qu'en même temps la fièvre augmente d'intensité, on peut craindre avec raison le développement de quelque phlegmasie intérieure, et dans ces cas il faut se hâter d'y porter remède.

Passons en revue les moyens thérapeutiques qui peuvent le mieux atteindre ce but.

Les *émissions sanguines*, soit générales, soit locales, tiennent le premier rang. Pour les mettre en usage, il faut bien distinguer les symptômes qui accompagnent naturellement la maladie et se dissipent avec elle, de ceux qui dépendent d'une inflammation intérieure, qui compromet plus ou moins les jours du malade. Ainsi pendant l'éruption il y a souvent beaucoup d'agitation, des douleurs thoraciques; la toux devient très-incommode, l'oppression augmente, et l'auscultation permet d'entendre un râle sous-crépitant plus ou moins étendu : cependant tous ces symptômes alarmans se dissipent spontanément et avec l'apparition de l'exanthème.

Mais s'ils persistaient, on aurait recours à la saignée générale ou locale; et la quantité de sang que l'on devra tirer, sera proportionnée à la force du sujet, et à la nature des symptômes.

Avant l'apparition de l'exanthème, quand il existe des signes évidens de pneumonie, ou des syptômes d'inflammation gastro-intestinale, ou bien lorsqu'il y a coma, respiration stertoreuse, et en même temps fièvre intense, il ne convient pas d'abandonner la maladie à la nature, il faut sans crainte avoir recours aux saignées.

Chez les jeunes enfans, l'application de quelques sangsues aux tempes, derrière les oreilles, à l'épigastre ou à l'anus, remplacera la phlébotomie avec avantage. Chez les adultes et les jeunes gens, il sera souvent fort utile d'employer à la fois et les saignées générales et les saignées locales. Souvent à la suite d'une saignée pratiquée dans ces circonstances, on voit paraître l'exanthème, et en même temps les symptômes diminuer d'intensité. L'époque à laquelle on a recours à la saignée est surtout importante; ce moyen sera d'autant plus efficace, qu'il sera employé plus près du début d'une inflammation concomitante; employé plus tard, lorsque la nature est accablée sous la violence du mal, et que les divers organes depuis long-temps sont le siége d'une congestion considérable, il est loin d'être utile, et peut même hâter la mort. En un mot, dans l'emploi des émissions sanguines, on aura pour but de combattre les inflammations qui aggravent si souvent la rougeole, et non pas de faire avorter cet exanthème.

Les *purgatifs* ont été beaucoup trop vantés par quelques auteurs dans le traitement de la rougeole : les inflammations gastro-intestinales qui compliquent si fréquemment ces maladies, doivent rendre réservés sur leur emploi.

Cependant ces moyens pourront produire des effets fort avantageux dans les cas de méningo-encéphalite, de pneumonie, d'angine intense et de croup; ils devront alors être employés conjointement avec les émissions sanguines. Les purgatifs les plus employés sont le séné, le jalap, le calomel, l'huile de ricin, etc.

Vers le neuvième ou le dixième jour, quand la diarrhée ordinaire ne s'établit pas, il est convenable d'administrer un léger purgatif.

L'usage des vomitifs devra être restreint aux seuls cas où la rougeole se complique avec le croup. Cependant, il faut noter que dans quelques circonstances on a vu l'administration de quelques grains d'ipécacuanha faire paraître l'éruption avec beaucoup plus de rapidité et de force.

Les sinapismes et les vésicatoires devront être employés avec réserve : ils peuvent agir utilement dans certains cas en rappelant l'exanthème.

Les lotions d'eau froide, lorsque la peau est brûlante et sèche, ont été beaucoup vantées par des praticiens anglais fort recommandables. Nous reviendrons sur leur usage, en parlant du traitement de la scarlatine.

Quant aux toniques, tels que le vin généreux, le quinquina, le camphre, etc., ils ne conviennent guère que dans des cas extrêmement rares, et leur emploi exige un grand discernement. On peut y avoir recours lorsque le pouls est petit, misérable, la peau à peine chaude, l'éruption pâle ou livide.

On ne les emploiera jamais dans les cas où la peau serait sèche et brûlante, malgré les symptômes apparens d'adynamie.

Dans la convalescence, on fera prendre quelques bains tièdes, avec beaucoup de précaution pour éviter le refroidissement; si la toux persiste, on prescrira quelques laxatifs, des opiacés, un vésicatoire, soit sur la poitrine, soit sur la partie interne de chaque bras. Quelquefois il s'établit une fièvre lente, et des soins hygiéniques très-suivis deviennent nécessaires. Enfin, dans les cas de diarrhée opiniâtre, les opiacés, les adoucissans, un régime sévère, un vésicatoire en haut de chaque cuisse, ou à la région iléo-cœcale, sont autant de moyens qui peuvent devenir utiles.

SCARLATINE.

La scarlatine est une affection contagieuse, se présentant sous la forme de petits points rouges, bientôt remplacés par de larges taches irrégulières, d'une teinte framboisée, qui en se réunissant couvrent en général des surfaces étendues. Une fièvre plus ou moins vive, et des symptômes plus ou moins intenses d'irritation de la muqueuse de la bouche et du larynx, précèdent et accompagnent l'éruption.

C'est ordinairement du troisième au sixième jour après l'exposition à la contagion, que la scarlatine se développe.

Symptômes. = Sous le point de vue de l'intensité des symptômes, cette maladie offre beaucoup de variétés; elle peut être très-légère; elle est d'autres fois plus intense, et souvent des complications plus ou moins graves font craindre pour la vie du malade, que le traitement le plus approprié ne parvient pas toujours à sauver.

La scarlatine débute en général vers le soir, et d'une manière subite, par un accès fébrile plus ou moins intense, accompagné d'abattement, de frissons passagers, de nausées, de douleurs dans les lombes et aux extrémités inférieures. Le pouls très-accéléré, bat par minute de cent vingt à cent quarante pulsations; la respiration est

fréquente et irrégulière. La peau du tronc est chaude,
les pieds froids : dans quelques cas, mais rarement, il survient des convulsions.

Dès le lendemain, et quelquefois même pendant la
nuit, l'éruption apparaît; occupant d'abord le col et la
face, elle se répand ensuite sur tout le corps dans l'espace
de vingt-quatre heures. Elle consiste en une multitude de
petits points rouges, tellement rapprochés les uns des
autres, que la peau offre une teinte rouge générale, et
paraît rugueuse au toucher. Cette membrane est en
même temps le siége d'une vive chaleur et de démangeaisons fort incommodes. De larges taches d'un rouge écarlate,
framboisé, occupent les régions sur lesquelles repose le
corps; la teinte est également beaucoup plus foncée aux
plis des articulations. Non-seulement la peau, mais encore la langue, le pharynx, le voile du palais, la surface
interne des paupières, des narines et des joues sont à
cette époque d'un rouge écarlate, et la déglutition est
en même temps douloureuse.

Souvent les bords et la pointe de la langue offrent
seuls cette teinte, tandis que sa surface est couverte d'un
enduit muqueux blanchâtre, à travers lequel pointillent
les papilles plus ou moins saillantes, et d'un rouge vif.

L'éruption est en général accompagnée d'agitation plus
ou moins grande; quelquefois il y a du délire et de l'assoupissement; souvent il y a gonflement de la face et
des extrémités. Dans quelques cas, le mouvement fébrile diminue d'intensité, lors de l'apparition de l'exanthème; mais ordinairement il persiste, ainsi que les autres
symptômes, qui sont une soif ardente, une chaleur générale très-incommode, des nausées, de la constipation,
et une gêne plus ou moins marquée dans la déglutition.

La rougeur framboisée de l'exanthème est toujours

plus vive le soir et surtout du troisième au quatrième jour ;
elle commence à diminuer vers le cinquième, disparaît
ordinairement vers le septième, et la desquammation
s'établit.

Les divers symptômes qui accompagnent l'éruption disparaissent avec l'exanthème, la déglutition devient aisée,
mais la rougeur de la langue persiste ; souvent il survient
à cette époque ou une sueur copieuse, ou de la diarrhée,
et l'urine dépose un sédiment quelquefois très-abondant.
La desquammation, parfois furfuracée, souvent lamelleuse,
est accompagnée de prurit fort incommode, et se renouvelle plusieurs fois (*scarlat. simplex*. Willan).

Telle est la marche de la variété la plus légère de la
scarlatine, dont la durée est de huit à dix jours. Mais
dans d'autres cas, la fièvre est plus vive, et l'angine est
surtout plus intense : c'est la prédominence de ce dernier
symptôme qui a valu à cette variété le nom de scarlatine angineuse (*scarlatina anginosa*. Willan).

Dans cette dernière variété, l'angine précède souvent
la fièvre, et les symptômes précurseurs de l'éruption sont
bien plus intenses que dans la scarlatine simple. Le malade éprouve dès le commencement une sensation brusque
de roideur dans les muscles du col et la mâchoire inférieure : la membrane muqueuse du pharynx offre une
rougeur très-vive. Les symptômes généraux ne tardent
pas à se développer ; dès le second jour, les amygdales
sont fortement tuméfiées ; la voix devient rauque ; la déglutition, très-douloureuse, est très-difficile, quelquefois
même impossible : alors les boissons sont rendues par les
narines, la respiration est plus ou moins gênée, et il
existe un sentiment de constriction très-pénible à la gorge.

Les autres symptômes sont une grande fréquence du
pouls, une vive chaleur à la peau, de l'agitation, de

la céphalalgie, de l'assoupissement, un léger délire, des
nausées et quelquefois des vomissemens.

L'exanthème offre dans cette variété à peu près les
mêmes apparences que dans la scarlatine simple; mais il
ne se montre pas toujours dès le second jour, souvent il
ne se déclare que le troisième. Il est aussi moins généralement répandu, et se compose de larges taches écar-
lates, irrégulières, éparses sur différentes parties du
corps, mais plus particulièrement sur les régions sur lesquelles se repose le malade. Dans beaucoup de cas,
les piliers du voile du palais, les amygdales et le pharynx
se couvrent de mucosités épaisses, ou de flocons d'une
matière pultacée d'un blanc grisâtre, qui tantôt reste
adhérente pendant plusieurs jours, et tantôt se renouvelle du jour au lendemain. En général, on n'observe
point d'ulcération sur les amygdales, mais quelquefois il
en existe de légères sur ces glandes, sur le voile du palais,
ou à la partie postérieure du pharynx. Les exsudations
pultacées peuvent être colorées en noir par le sang extra-
vasé; souvent la langue se sèche, ainsi que les lèvres, qui
se gercent; et le sang, en se desséchant, forme des
croûtes noires qui couvrent leur surface.

Souvent dans cette variété, l'exanthème disparaît dans
l'espace de vingt-quatre heures, et reparaît quelquefois
d'une manière irrégulière dans différentes régions à des
époques diverses. Dans ces cas, les symptômes généraux
sont rarement aggravés; mais la durée de la maladie est
prolongée, et le mode de desquammation moins régulier.
Cette terminaison même peut n'avoir pas lieu quand
l'exanthème a été très-léger, tandis que dans d'autres cas
la desquammation persiste encore au-delà de la troisième
et de la quatrième semaine.

Du reste, dans cette variété il existe une foule de

degrés, dont il suffit d'avoir présenté les caractères les plus saillans. L'angine est le symptôme le plus opiniâtre.

La scarlatine peut encore revêtir une forme plus grave, et dans ce cas elle a reçu le nom de scarlatine maligne (*scarlatina maligna*. Willan); mais, il faut le dire, toutes ces variétés ne sont véritablement que des degrés d'intensité, et la scarlatine fort légère dans les premiers jours, peut devenir promptement maligne.

La *scarlatine maligne* offre au début les mêmes symptômes que la précédente, mais ne tarde pas à présenter dès le premier ou le second jour des caractères d'une extrême gravité. L'éruption ordinairement paraît dans les vingt-quatre heures, mais elle est souvent tardive. Il y a beaucoup d'abattement, une soif ardente; une sécheresse, une chaleur vive et brûlante de la peau; beaucoup d'anxiété, de l'oppression, des vomissemens : le pouls est plein et fréquent. Au bout de quelques heures, les symptômes ont encore augmenté d'intensité : il survient de l'agitation, du délire; la langue devient sèche; le pouls perd de sa force, mais non de sa fréquence; la peau est toujours brûlante, les yeux sont injectés et éteints, les joues sont d'un rouge cramoisi, l'haleine est fétide, et une exsudation noirâtre couvre les amygdales et les parties voisines. Chez les enfans il peut y avoir coma, respiration stertoreuse, tuméfaction du col, renversement de la tête en arrière; en même temps le pouls à peine sensible est très-précipité. Quelquefois il survient des hémorrhagies, soit nasales, soit intestinales, ou une éruption de pétéchies; bientôt les extrémités se refroidissent, et le malade succombe. Souvent cette terminaison funeste arrive sans que l'éruption ait disparu ou même pâli, et quelquefois la chaleur âcre de la peau persiste jusqu'aux derniers instants.

Cette variété peut se terminer, comme nous l'avons dit, par la mort, qui survient au bout de quelques heures, ou qui n'arrive qu'à la fin du second, troisième, quatrième jour, ou même plus tard. Quand le malade ne succombe pas ainsi, les suites peuvent être très-graves. Telles sont des inflammations gastro-intestinales, des suppurations abondantes succédant aux escarres qui se forment dans les différentes parties du corps..

Différentes inflammations cutanées peuvent compliquer la scarlatine. Souvent c'est une *éruption miliaire* qui occupe le thorax, les tempes, le col, le cuir chevelu, les épaules, et disparaît promptement, soit par la résorption ou l'épanchement du fluide contenu dans les vésicules. Les complications de la scarlatine avec la rougeole, l'érysipèle, la variole, sont beaucoup plus rares.

La scarlatine très-intense est presque toujours accompagnée d'inflammation, soit du cerveau, soit des viscères thoraciques, soit enfin des membranes muqueuses gastro-intestinales. Souvent tous les grands viscères semblent simultanément affectés, et la nature, accablée par la violence du mal, ne tarde pas à succomber.

Les gangrènes partielles qui surviennent dans certains cas, annoncent une grande gêne dans la circulation.

On observe souvent à la suite de la scarlatine, des abcès dans les amygdales, la bronchite, l'ophthalmie, l'otite avec surdité, des parotides, des inflammations des testicules chez les adultes, et des engorgemens des glandes sous-maxillaires et inguinales chez les enfans. Elle est quelquefois suivie d'un état de langueur assez inquiétant. Mais l'accident le plus à redouter dans la convalescence de cette maladie est, sans contredit, l'anasarque aigu, et les épanchemens séreux qui peuvent se faire dans les diverses cavités splanchniques. L'anasarque peut être partiel ou général; il se développe huit à dix jours après la disparition de l'exanthème, surtout quand celui-ci a été très-étendu. On a remarqué que cet accident était plus fréquent et plus grave chez les enfans que chez les adultes, pendant l'hiver que pendant l'été, et que l'impression d'un air froid et humide exerçait une grande influence sur son développement. Les signes précurseurs sont la tristesse, un état d'abattement et de langueur, la perte de sommeil et d'appétit; le pouls devient fréquent et concentré, la peau chaude; les urines sont rares et sédimenteuses. L'œdème commence par les paupières, puis on l'observe à la face et aux membres inférieurs; il peut gagner tout le corps : sa durée est de six à douze jours : il n'est accompagné d'aucuns dangers lorsqu'il est borné au tissu cellulaire sous-cutané. La diarrhée et quelques autres symptômes d'irritation gastro - intestinale peuvent le compliquer. Dans quelques cas rares, il se fait de rapides épanchemens dans diverses cavités séreuses, et la mort peut arriver dans un temps très-court.

Nécropsie.=Chez les individus morts à la suite de la scarlatine, la peau offre en général de larges taches d'un rouge livide, qui occupent la superficie du derme; et, comme pour tous les tissus enflammés, la putréfaction de cette membrane arrive très-promptement. La bouche, les fosses nasales, le pharynx et même la trachée, offrent souvent de la rougeur, et à leur surface une matière pultacée grisâtre, en quantité plus ou moins considérable. Dans la plupart des cas, on trouve une injection prononcée dans le cerveau et dans les vaisseaux qui rampent à sa surface. Tantôt les poumons sont sains, tantôt ils sont gorgés de sang et faciles à déchirer; dans quelques cas leur tissu est très-dense, comme carnifié, d'un rouge vif, et ne se déchire que très-difficilement. La membrane muqueuse

de l'estomac offre en général une injection plus ou moins
marquée. Celle des intestins présente moins souvent de
la rougeur, même dans les cas où la diarrhée a été un
des symptômes prédominans.

Causes. = Un principe contagieux inconnu propage la
scarlatine; les enfans et les adolescens en sont bien plus
souvent affectés que les adultes; elle n'attaque qu'une fois
le même individu, et, sur deux mille cas, Willan n'a pas
vu un seul exemple de récidive. Dans quelques épidémies,
il paraît que la cause spécifique peut développer dans certaines circonstances rares, les symptômes généraux sans
l'éruption, ou l'éruption sans les symptômes généraux.
Dans le premier cas, est-ce une scarlatine?

La scarlatine n'affecte particulièrement aucune saison;
on la voit régner épidémiquement dans l'une ou dans
l'autre; mais particulièrement en automne, après des
pluies abondantes, suivies immédiatement de grandes
chaleurs. La situation de certains lieux dans des vallons
et au milieu des bois, et en général tout ce qui tend à
gêner la libre circulation de l'air, semble prédisposer au
développement de cette maladie. Enfin il est à noter que
les personnes qui ont été affectées de la scarlatine peuvent encore transmettre cette maladie pendant toute la
période de desquammation; il paraît même que c'est surtout dans cette période que la contagion est plus facile.

Diagnostic. = On évitera de confondre la scarlatine avec
la rougeole en se rappelant que, dans la première, l'éruption paraît ordinairement dans l'espace de vingt-quatre
heures, à dater des symptômes d'invasion. L'étendue et la
teinte framboisée de cette éruption, la nature des symptômes d'irritation des muqueuses, qui, dans la scarlatine,
affecte surtout le pharynx, empêcheront toute méprise.

Dans la *roséole*, il existe souvent une angine assez prononcée ; mais l'éruption ne présente jamais de larges plaques comme celle de la scarlatine ; la teinte n'est pas la même ; enfin , dans la roséole , la durée est courte , la marche souvent irrégulière.

On distinguera l'angine intense de l'angine gangréneuse, par l'absence de l'éruption dans cette dernière maladie , où la peau est plutôt décolorée , à moins qu'elle ne soit le siége de pétéchies ou de taches purpurines.

Prognostic. = La scarlatine, lorsqu'elle est simple , est en général une maladie peu dangereuse, bien qu'elle le soit plus que la rougeole. Son prognostic est plus grave pour les deux dernières variétés. Enfin il est d'autant plus fâcheux, qu'elle se développe chez des femmes enceintes ou nouvellement accouchées, et qu'elle est accompagnée de maladies plus graves elles-mêmes.

Traitement. = Lorsque la scarlatine est peu intense , les soins hygiéniques et les moyens les plus simples de la méthode antiphlogistique, sont les seuls nécessaires : une température douce et modérée, la diète , des boissons rafraîchissantes , mucilagineuses et acidulées, soit avec le suc de citron, soit avec l'acide hydrochlorique, ou tout autre acide (car celui-ci ne paraît pas posséder de propriété spéciale, comme on l'a avancé), des gargarismes émolliens légèrement détersifs forment l'ensemble des médications à employer. La constipation qui existe dans les premiers jours, sera combattue par des lavemens simples.

Il n'est pas nécessaire d'administrer les vomitifs au début ; les nausées et les vomissemens indiquent plutôt une irritation gastrique qu'un embarras saburral des premières voies.

A ces moyens, suffisans pour la scarlatine simple , on devra en ajouter d'autres plus énergiques dans les cas de scarlatine angineuse et maligne, surtout quand il s'y joint des symptômes d'inflammation d'un ou de plusieurs organes intérieurs.

Les émissions sanguines sont tout-à-fait indiquées dans ces circonstances. Une ou plusieurs applications de sangsues à la partie antérieure du col, lorsque l'angine est intense, produisent un soulagement marqué; il en est de même de la saignée locale à l'épigastre, quand il existe des nausées, des vomissemens opiniâtres accompagnés de douleurs dans cette région. La saignée générale, ordinairement inutile dans les cas de scarlatine simple, sera employée avec beaucoup d'avantage quand la maladie se développe chez des jeunes gens, et des adultes forts et vigoureux, chez des femmes à l'époque de leurs couches. Dans ces cas une ou plusieurs larges saignées, pratiquées dès le principe, préviennent ou diminuent les accidens. Dans les scarlatines malignes, où la marche est très-prompte, où dans l'espace de quelques heures les symptômes ont pris un caractère très-grave, il faut au plus tôt avoir recours à ce moyen; car, une fois la congestion établie dans les divers organes, il devient beaucoup plus difficile, souvent même impossible, d'y remédier. A une époque plus avancée de la maladie, on devra compter beaucoup moins sur l'efficacité de la saignée, qui, employée à cette période pour combattre des symptômes plus ou moins graves, où elle semblait bien indiquée, a souvent paru inutile et même nuisible. Enfin les émissions sanguines conviennent surtout lorsqu'il existe des phlegmasies d'un ou de plusieurs organes importans; ainsi on appliquera des sangsues au col, aux apophyses mastoïdes, lorsqu'il survient des symptômes de congestion cérébrale, et alors il faut aussi y avoir recours de bonne heure.

Les laxatifs et les purgatifs sont au moins inutiles dans la scarlatine simple, dont la marche est régulière; mais

quand il existe des symptômes de congestion soit cérébrale, soit pulmonaire, on peut les employer hardiment,
conjointement avec les saignées.

Leur usage est encore utile quand l'angine est très-
intense. Pour leur administration, on ne tiendra pas trop
compte de la rougeur de la langue, en se rappelant que
cette rougeur, souvent écarlate et analogue à celle de la
peau, est un symptôme de la maladie. Souvent enfin,
si les signes d'irritation gastrique sont bien prononcés, il
conviendra de les administrer en lavemens.

Les vomitifs ne sont indiqués que dans les cas où il devient nécessaire de débarrasser le pharynx des matières
couenneuses qui l'obstruent, ce qui arrive principalement
chez les enfans.

Les affusions d'eau froide, inusitées en France, sont employées en Angleterre par des praticiens du plus grand
mérite. Cette médication, que l'on a supposé à tort offrir
de grands dangers, a été mise en usage dans plusieurs
épidémies de scarlatine, particulièrement lorsque l'éruption est arrivée à la plus grande intensité : quand elle est
modérée, on n'a recours qu'à de simples lavages avec de
l'oxicrat. Il en résulte ordinairement un bien-être pour
le malade, une diminution notable de la chaleur, de l'accélération du pouls, et de tous les autres symptômes. Les
craintes que ces affusions inspirent en général ne sont
motivées sur aucun fait bien constaté, et il serait à désirer qu'on pût y avoir recours dans les cas où cette maladie se présenterait avec les symptômes graves qu'elle
offre quelquefois. Dans les cas les plus simples on peut
se contenter de promener légèrement sur différentes parties du corps, une éponge imbibée d'eau froide ou d'oxicrat, surtout au front, à la face et aux avant-bras. Quelques
pathologistes ont objecté à l'emploi de ce moyen, qu'il pou-

vait favoriser le développement de l'anasarque, se guidant
sur ce que dans la convalescence de la scarlatine, cet accident était en général produit par l'impression d'un air
froid. Ce raisonnement ne nous paraît pas juste, car l'influence du froid dans la période inflammatoire de la scarlatine, ne doit pas produire le même effet que dans la convalescence. D'ailleurs jusqu'à quel point peut-on comparer
ces deux influences ?

L'usage des sinapismes, des vésicatoires, et d'autres
applications irritantes, doit être restreint en général aux
cas où il devient nécessaire d'établir une dérivation puis-
sante. L'application de vésicatoires à la partie antérieure
du col, dans les cas de scarlatine avec angine très-intense, ajoute à l'irritation de la peau, sans révulser l'inflammation intérieure : on les a vus quelquefois déterminer
la gangrène.

La convalescence réclame surtout beaucoup de soins
hygiéniques, des bains tièdes par exemple. En cas de
constipation opiniâtre, s'il n'y avait point d'indication
contraire, on administrerait de légers laxatifs. Le malade
évitera l'impression de l'air froid et les écarts du régime.
Lorsqu'il survient un anasarque, il doit être combattu par
le repos, la diète, des boissons diaphorétiques tièdes ; s'il
y avait beaucoup de fièvre, de la diarrhée, des symptômes
gastriques, on appliquerait des sangsues, soit à l'anus,
soit à l'épigastre ; enfin on pourrait combattre l'anasarque
avec beaucoup d'avantage par les bains de vapeur.

Comme moyen préservatif de la scarlatine, on a proposé
la belladone, et elle a été employée avec succès, dans ces
derniers temps, dans plusieurs épidémics, en Allemagne et
en Suisse. M. Biett a vu cette maladie régner épidémiquement dans une haute vallée de la Suisse, et respecter, presque sans aucune exception, tous les enfans à qui l'on avait

administré la belladone. On n'hésiterait donc point à y
avoir recours, soit dans une pension, soit dans un vil-
lage, etc., toutes les fois que la scarlatine semblerait devenir épidémique.

La teinture est la préparation la plus commode, et la
forme sous laquelle elle semble agir avec plus d'efficacité. On en donne, dose commune, six gouttes par jour,
aux enfans de huit à dix ans; il est inutile d'ajouter que
l'on augmenterait ou l'on diminuerait progressivement la
dose, suivant l'âge des individus. Il faut en continuer
l'usage pendant dix à douze jours. Il a été constaté d'une
manière évidente, que chez le petit nombre qui n'avait
point été préservé, la scarlatine était toujours simple,
bénigne et de peu de durée.

URTICAIRE.

(Fièvre ortiée. — Porcelaine.)

L'urticaire est une phlegmasie cutanée non contagieuse,
caractérisée par des plaques proéminentes, de forme et
d'étendue variables, le plus souvent irrégulières, plus
rouges ou plus blanches que la peau environnante, le plus
souvent très-fugaces, et toujours accompagnées d'un
prurit fort incommode.

L'urticaire, quelquefois aiguë, affecte le plus ordinairement une marche chronique, et sa durée varie depuis deux
ou trois jours jusqu'à des mois et des années. Celle de
l'urticaire aiguë est de huit à dix jours : on ne saurait
assigner de termes limités à celle de l'urticaire chronique.
Quant à la durée individuelle des plaques, elle varie ordinairement depuis quelques instans jusqu'à douze ou
vingt-quatre heures; toutefois dans quelques cas assez

ráres, elles persistent pendant un ou deux septenaires (*urticaria perstans*. Willan).

Causes. == Attaquant tous les âges, les deux sexes, se manifestant dans toutes les saisons, l'urticaire affecte cependant plus particulièrement les enfans, les jeunes gens et les femmes, les individus d'un tempérament sanguin et nerveux. On l'observe plus fréquemment au printemps et dans l'été. Enfin il y a des personnes dont la peau fine et délicate y est tellement prédisposée, qu'il suffit de la moindre pression, du moindre frottement pour développer de larges plaques d'urticaire, semblables à celles qui résultent de la flagellation.

L'urticaire peut se manifester sous l'influence de causes directes, appréciables. C'est ainsi qu'elle est produite par les feuilles de l'*urtica dioica*, par le contact de certaines chenilles, etc. Dans ces cas l'éruption, plus ou moins locale, est le plus souvent éphémère et de courte durée.

D'autres fois, sans que l'on puisse saisir le lien qui existe entre elle et ses causes probables, elle semble se développer sous l'influence de la dentition, d'affections morales vives, d'abus des plaisirs de la table, et surtout de l'ingestion de certains alimens, des champignons, des amandes, du miel, des concombres, etc. Mais de tous, ceux qui ont au plus haut degré le privilége de produire une urticaire, ce sont les moules, les écrevisses, les œufs de quelques poissons, quelques coquillages, enfin certains poissons fumés, desséchés ou salés. On l'attribue généralement dans ces derniers cas à un degré de putréfaction plus ou moins avancée de ces matières animales; ce qui est loin d'être prouvé, car parmi plusieurs personnes qui en mangent, souvent une seule en est affectée : il faut donc reconnaître une disposition particulière, qui est quelquefois tellement évidente, qu'il y a des individus qui ne sauraient dans aucune circonstance, faire usage de ces alimens sans voir infailliblement se développer l'urticaire.

Cette éruption accompagne quelquefois une fièvre intermittente, soit quotidienne, soit tierce : une irritation de quelque organe intérieur. Elle peut aussi coexister avec des maladies de la peau tout-à-fait différentes, surtout avec le *lichen simplex*. Enfin, dans quelques circonstances, elle serait liée à un état particulier et inconnu de l'économie.

Symptômes. = La marche de cette éruption est extrêmement irrégulière, quelquefois accompagnée de symptômes généraux, le plus souvent n'en présentant d'autres que ceux qui lui sont propres ; elle peut, pendant une durée de quelques jours à plusieurs septénaires, disparaître et revenir à diverses reprises, mais en laissant peu d'intervalle dans ses retours, pour cesser enfin complétement ; d'autres fois elle persiste un certain temps ; dans un grand nombre de cas enfin, elle cesse pour reparaître à des intervalles plus ou moins éloignés, et par ces retours irréguliers elle persiste des mois et même des années. C'est ainsi que nous avons vu dans les salles de M. Biett plusieurs exemples d'urticaires chroniques qui avaient plus d'un an de durée.

Suivant sa forme, sa marche et ses symptômes, on a divisé l'urticaire en plusieurs variétés, dont les plus importantes sont les trois suivantes :

1° L'*urticaria febrilis* (fièvre ortiée proprement dite). L'éruption est précédée pendant quelques jours de céphalalgie, de nausées, de douleurs épigastriques et d'anxiété : elle est accompagnée de légères horripilations : elle débute par un prurit général avec une sensation de chaleur sur toute la surface du corps ; au moindre attouchement il survient surtout aux épaules, aux lombes, à la face interne des avant-bras, aux cuisses et autour des genoux, des élévations rouges ou blanchâtres, entourées d'une auréole d'un rouge vif ou cramoisi. Elles sont proéminentes, quelquefois circulaires, mais le plus souvent irrégulières ; leur bord est dur, leur étendue variable : quelquefois très-nombreuses et comme confluentes, elles se réunissent dans plusieurs endroits : les membres semblent alors comme tuméfiés, et la peau offre une teinte rouge presque générale (*urticaria conferta.* Willan). Une démangeaison et un sentiment de fourmillement des plus incommodes accompagnent l'éruption, et laissent peu de repos au malade. Le prurit est surtout augmenté par la chaleur du lit. L'éruption ne persiste pas pendant toute la durée de la maladie, qui est de sept ou huit jours y compris la période d'invasion ; elle paraît et disparaît irrégulièrement sur presque toutes les parties du corps, et son retour qui a surtout lieu le soir, est accompagné d'une légère accélération du pouls. Le malade peut même la faire paraître à volonté sur divers points en se grattant. Les symptômes qui prédominent, pendant la durée de la maladie, sont de l'abattement, de l'anorexie, de la fièvre, et une irritation gastrique plus ou moins prononcée. Ces symptômes disparaissent peu à peu, l'éruption devient insensiblement moindre, bientôt les retours ne constituent plus qu'un léger prurit ; enfin elle cesse entièrement, et quelquefois, lorsque l'exanthème a été très-prononcé et très-général, il se fait une légère desquammation.

C'est à cette variété que se rapporte l'urticaire produite par l'ingestion des diverses substances mentionnées. Dans ce cas, elle peut se développer au bout de quelques heures ; mais en général c'est le lendemain qu'on l'observe.

Le plus ordinairement le malade éprouve, une ou deux heures après l'ingestion de ces alimens, un sentiment très-incommode, des pesanteurs à l'épigastre, des vertiges, des nausées, un abattement général ; bientôt la peau devient chaude, et l'éruption paraît. Les symptômes sont à peu près les mêmes que ceux qui ont été décrits plus haut, seulement ils sont souvent accompagnés de vomissemens , de déjections alvines ; l'éruption est bien plus générale , et c'est alors surtout que les plaques deviennent confluentes, qu'il y a du gonflement , de la roideur ; souvent la face est fortement tuméfiée , le prurit insupportable. Dans quelques cas , l'urticaire est compliquée de taches érythémateuses souvent fort étendues. Enfin cette variété , qui en général diminue d'intensité au bout de trente-six à quarante-huit heures , et ne tarde pas alors à disparaître en laissant seulement, pendant quelques jours encore, de légères traces sur la peau, dans quelques circonstances fort rares se termine par la mort. Mais on conçoit qu'il faudrait bien moins dans ce cas l'attribuer à la violence de l'urticaire qu'à l'action délétère de la substance ingérée.

2° L'*urticaria evanida*. Cette variété suit une marche tout-à-fait chronique. L'éruption paraît à des époques irrégulières , tantôt dans un point , tantôt dans un autre ; mais souvent elle affecte spécialement une seule région. Elle n'est pas accompagnée de fièvre, et disparaît en général au bout de quelques heures. Les plaques, rarement arrondies , sont le plus souvent irrégulières ; et ressemblent assez bien à celles qui seraient le résultat de flagellations. Elles ne sont accompagnées d'aucune auréole érythémateuse , et ne présentent d'autres symptômes qu'une démangeaison souvent très-vive. L'*urticaria evanida* dure ordinairement plusieurs mois, et même on la voit assez souvent se prolonger des années entières. C'est elle que l'on observe surtout chez les femmes et chez les personnes douées d'une grande susceptibi-

lité de la peau. Enfin elle est souvent rebelle aux moyens
de traitement les plus rationnels, et, dans une foule de
cas, paraît étroitement liée avec une altération des organes digestifs, et surtout de l'estomac. Toutefois rien n'est
plus fréquent que de voir cette maladie chez des personnes qui jouissent d'une parfaite santé.

Dans quelques cas, les démangeaisons sont remplacées
par une sensation de picotement sous-cutané, très-aigu,
semblable à celui que déterminerait une aiguille enfoncée
dans la peau (*urticaria subcutanea*. Willan). Cette douleur, seul symptôme appréciable, n'est accompagnée d'aucune éruption, et ce n'est qu'à des intervalles fort éloignés
qu'il apparaît quelques plaques. L'*urticaire* qui se présente avec ces caractères paraît être spécialement produite
par des affections morales vives, ou par un changement
brusque de température.

3° *Urticaria tuberosa* (Franck). Dans cette dernière
variété, qui est aussi la plus rare, l'urticaire se présente
avec beaucoup plus de gravité. Ce ne sont plus seulement
des plaques un peu proéminentes, mais bien de véritables
tubérosités plus ou moins étendues, profondes, dures, accompagnées de gêne dans les mouvemens, de douleur et de
tension très-vives. Elle apparaît surtout le soir et la nuit; le
lendemain elle a entièrement disparu, laissant le malade abattu, faible, languissant, inquiet, et se plaignant de lassitudes
générales. Elle occupe surtout les membres et la région des
lombes. Quelquefois elle se présente avec des symptômes
bien plus graves encore. Ainsi, à l'hôpital St.-Louis, chez un
malade couché dans les salles de M. Biett, nous l'avons vue
accompagnant une fièvre intermittente quotidienne, et durant depuis quatre ans, déterminer, par suite de gonflemens
et de distensions extrêmes, des ecchymoses, des ruptures,
des ulcérations. Nous l'avons vue, dans maint accès, dé-

terminer une tuméfaction générale, quelquefois telle, que le malade avait de véritables attaques de suffocation; la respiration était courte, les mouvemens de la poitrine peu étendus, le col gonflé, la face bouffie et violacée, les battemens de cœur intermittens, quelquefois même insensibles ; et la mort, qui semblait imminente, n'a été prévenue plusieurs fois que par de larges saignées. Ce malade, qui avait parcouru plusieurs hôpitaux, et chez lesquels tous les moyens avaient échoué, fut guéri par la solution de Fowler (1).

L'*urticaria tuberosa* paraît être surtout produite par des excès dans le régime, par l'usage excessif des boissons spiritueuses. Sa durée, qui, comme on vient de le voir, peut être de plusieurs années, est ordinairement de plusieurs mois.

Diagnostic. = La forme et l'élévation des plaques, la présence des démangeaisons, et le caractère fugace de l'éruption, sont des signes assez caractéristiques pour empêcher de confondre l'urticaire avec un autre exanthème.

Dans le *lichen urticans*, qui pourrait en imposer pour quelques cas d'urticaire, les papules sont arrondies, bien moins étendues, moins saillantes ; leur teinte est plus foncée ; elles sont plus résistantes sous le doigt ; elles ne disparaissent jamais spontanément, et enfin elles présentent toujours aux environs les élémens propres du lichen, de véritables papules, qu'il suffit d'avoir vues une seule fois pour ne jamais les confondre avec les plaques de l'urticaire.

L'*urticaria tuberosa* pourrait, dans quelques circonstances, être confondue avec l'*erythema nodosum*. La marche aiguë, continue et persistante de l'érythème suffira dans tous

(1) L'observation détaillée est insérée dans la *Nouvelle Bibliothèque Médicale*, numéro d'octobre 1827 ; page 62, dans les *Bulletins de l'Athénée*.

les cas pour le distinguer de cette variété grave de l'urticaire, qui se présente avec des caractères tout-à-fait opposés.

L'urticaire existe quelquefois chez le même individu avec
d'autres éruptions, avec l'érythème, souvent avec la roséole, quelquefois avec l'*impetigo* et le *lichen*.

Prognostic. == L'urticaire n'offre en général aucun danger par elle-même. L'*urticaria tuberosa* pourrait seule, dans
quelques cas, devenir grave; mais elle constitue toujours
une maladie pénible et fâcheuse par ses démangeaisons et
sa durée opiniâtre.

Traitement. == L'urticaire, qui est le résultat de causes
directes, ne réclame le plus souvent aucun traitement. Des
applications locales acidules, un bain ou deux tièdes, des
limonades légères, seraient les seuls moyens à employer, si
l'éruption ne disparaissait pas promptement. Des lotions
avec l'acétate de plomb liquide, étendu d'eau; avec une
dissolution de sous-carbonate de potasse, ou même des bains
entiers rendus alcalins par l'addition de ce sel, sont quelquefois nécessaires pour calmer les démangeaisons très-
vives, surtout dans les cas où l'éruption a été produite par
le contact de certaines chenilles. L'urticaire fébrile simple
cède facilement à un régime sévère, à des boissons rafraîchissantes, et à quelques bains tièdes. Quelques légers
laxatifs sont quelquefois utiles, surtout lorsqu'elle accompagne la dentition. Mais lorsqu'elle est le résultat de l'ingestion de certains alimens, il faut se hâter d'en provoquer
le vomissement s'il n'a pas déjà eu lieu. Ensuite on donnera
une boisson fortement acidulée (eau d'orge avec un gros
d'acide sulfurique ou nitrique par pinte), de l'eau sucrée,
et chaque demi-heure, de trente à quarante gouttes d'é-
ther sur un morceau de sucre.

L'urticaire chronique est bien plus difficile à déraciner;
on devra surtout insister sur le régime, en ayant soin de

supprimer tout ce qui paraît exercer quelque influence sur le développement de l'éruption. Dans quelques cas il est bon de changer entièrement les habitudes du malade. Quelques émissions sanguines, soit générales, soit par l'application de quelques sangsues à l'anus, pourraient être fort utiles chez des jeunes gens pléthoriques et chez des femmes mal réglées. Les bains tièdes simples produisent un résultat moins avantageux, quand la maladie dure long-temps, que les bains alcalins, ou les bains de vapeur, ou même les douches de vapeur, quand l'éruption affecte une partie de prédilection. Dans tous les cas, des boissons acidules, quelquefois de légers laxatifs sont les moyens qu'il convient le mieux dans la plupart des cas d'adjoindre aux précédens. Lorsque l'urticaire accompagne une fièvre intermittente, il faut combattre cette dernière affection par une médication convenable. C'est ainsi que l'on obtient quelquefois beaucoup de succès du sulfate de quinine; les accès fébriles cessent, et le plus souvent avec eux disparaît l'éruption. Enfin si le quinquina avait échoué, et que l'urticaire intermittente se présentât avec les symptômes graves dont nous avons parlé, il faudrait avoir recours à la solution de Fowler.

VÉSICULES.

(*Vesiculæ.*)

LES maladies rangées dans cet ordre sont caractérisées par des petits soulèvemens de l'épiderme, formés par la collection d'un liquide séreux et transparent.

Ces soulèvemens ont reçu le nom de vésicules; quelquefois elles finissent par perdre leur transparence et prendre une teinte jaunâtre. La sérosité peut être resorbée; le plus souvent elle s'épanche à la surface de la peau, où elle forme tantôt des squammes blanchâtres, tantôt des croûtes minces, jaunâtres et lamelleuses.

Ces maladies peuvent affecter une marche différente ; les unes sont essentiellement aigues : la *varicelle*, la *miliaire*. Les autres se présentent quelquefois à l'état aigu, mais le plus souveut leur marche est chronique : l'*eczema*, l'*herpes*, la *gale*.

Leur *durée* varie depuis quelques jours seulement jusqu'à un, deux septénaires, des mois, quelquefois même des années.

Symptômes. = Quelquefois précédées, dans leur apparition, de symptômes généraux, comme dans les espèces essentiellement aiguës, les vésicules succèdent à des surfaces rouges, plus ou moins larges, souvent presque imperceptibles, au centre desquelles l'épiderme ne tarde pas à se soulever. Quelquefois, au contraire, elles se développent sans être précédées ni accompagnées d'autres symptômes que d'un prurit plus ou moins incommode.

Dans leur marche, tantôt les vésicules reposent sur une surface rouge et enflammée, tantôt elles ne présentent pas la plus légère auréole inflammatoire.

Tantôt elles sont petites, acuminées ou globuleuses ; tantôt plus larges, saillantes et irrégulières, ou bien aplaties. Elles sont, dans certains cas, discrètes ; dans d'autres elles sont agglomérées, et forment de larges surfaces qui semblent hérissées, pour ainsi dire, d'une foule innombrable de petits points blancs, argentés.

Quant à la forme : le plus souvent elles couvrent des surfaces irrégulièrement circonscrites, d'étendue variable, quelquefois elles forment des bandes plus ou moins larges, en demi-ceintures, ou bien ce sont des anneaux réguliers.

Siége. = Les affections vésiculeuses peuvent attaquer toutes les parties du corps ; souvent elles le couvrent en entier, ce qui a lieu pour les espèces aiguës, la *varicelle*, la *miliaire*, et quelquefois l'*eczema*; la *gale* même peut, dans certains cas, affecter simultanément presque toutes les parties du corps. Cependant, en général, l'*eczema*, l'*herpès* et la *gale* sont bornées à une ou plusieurs régions, et n'occupent souvent qu'un point très-circonscrit.

Causes. == Parmi les affections vésiculeuses, la gale est seule contagieuse; les autres résultent d'un trouble inappréciable de l'économie, et peuvent se développer, dans quelques cas, sous l'influence d'une cause extérieure.

Diagnostic.==La présence de vésicules, indépendamment des symptômes bien caractéristiques qui appartiennent à chaque espèce, suffira presque toujours pour empêcher toute méprise dans le diagnostic; et bien que, dans quelques cas, certaines affections vésiculeuses semblent, au premier coup d'œil, pouvoir être facilement confondues avec des inflammations pustuleuses, il existe cependant entre elles une ligne de démarcation bien tranchée, si l'on considère que les unes commencent toujours par des vésicules, et que si elles perdent quelquefois leur transparence, jamais elles ne contiennent qu'un liquide séro - purulent; qu'elles sont constamment accompagnées de vésicules transparentes, et qu'enfin, en se concrétant, le liquide séro-purulent ne donne jamais lieu qu'à des squammes, tandis que les autres débutent toujours par de petites collections véritablement purulentes, accompagnées d'une inflammation plus profonde, et donnent lieu, non pas à des squammes, mais à des croûtes épaisses, etc.

Prognostic.==Les affections vésiculeuses sont en général peu graves; quelques-unes d'entre elles (l'*eczema aigu*, par exemple) pourraient quelquefois le devenir par leur étendue.

Elles peuvent se terminer par résolution : le liquide qui

soulève l'épiderme est résorbé, et il s'établit une légère desquammation; c'est la terminaison de la *miliaire* et quelquefois celle de l'*eczema.* 2° D'autres fois le fluide se concrète, et il se forme des croûtes lamelleuses, jaunâtres. C'est ce qu'on observe dans l'*eczema* et dans l'*herpes.* 3° D'autres fois le liquide est épanché sur une surface enflammée, qui s'excorie, et exhale une sérosité plus ou moins abondante (*eczema chronique*). 4° Dans certains cas, enfin, il se forme de véritables ulcérations (zona).

Traitement. = Les affections vésiculeuses ne réclament en général qu'un traitement fort simple. Les antiphlogistiques sont les meilleurs moyens à opposer à celles qui suivent une marche aiguë. Quant à celles qui sont chroniques, elles exigent souvent une médication très-active, à laquelle, du reste, elles peuvent résister quelquefois fort long-temps.

LA MILIAIRE.

(*Sudamina. — Febris miliaris.*)

On donne le nom de miliaire à une affection caractérisée par l'éruption de vésicules du volume d'un grain de millet, répandues en nombre variable sur une surface plus ou moins étendue, et qui presque toujours accompagnent quelqu'autre affection beaucoup plus grave.

Toutes les parties du corps peuvent être le siége de ces vésicules; mais on les observe principalement sur le tronc, soit à la partie antérieure, soit à la partie postérieure. Du reste, elles se développent aussi sur les membres, mais moins souvent à la face. Presque toujours l'éruption est bornée à des surfaces plus ou moins étendues; rarement elle occupe tout le corps.

Causes. = L'apparition de la miliaire coïncide toujours avec une excitation plus ou moins vive de l'enveloppe tégumentaire ; et avec des sueurs plus ou moins abondantes. On l'observe comme symptôme concomitant dans une foule d'affections gastro-intestinales, et son développement coïncide ordinairement avec les paroxysmes. On l'observe fréquemment dans les fièvres puerpérales, surtout lorsque plusieurs séreuses sont simultanément affectées. Elle accompagne aussi la suette, certains cas de rhumatisme, et quelquefois la scarlatine. Dans certaines épidémies de gastro-entérites, on a observé la miliaire comme un des symptômes constans.

Un traitement échauffant, l'usage de toniques et d'excitans dans ces différentes maladies, paraissent être en général les causes du développement de la miliaire ou du moins de celle qui offre une certaine intensité; car on voit également paraître ces vésicules lorsqu'un traitement antiphlogistique actif a été mis en usage; mais alors la maladie n'offre jamais cette intensité qu'elle présente dans les premiers cas.

Ordinairement la miliaire peut être regardée comme symptomatique d'une maladie beaucoup plus grave; mais il existe des cas où elle est, pour ainsi dire, idiopathique, comme lorsqu'elle se développe chez des personnes en bonne santé, à la suite d'un violent exercice pendant les grandes chaleurs de l'été.

La miliaire est accompagnée, dans ces derniers cas, d'un sentiment de chaleur et de prurit fort incommodes; le nombre des vésicules est quelquefois très-considérable, mais l'éruption est tout-à-fait éphémère, et tout rentre dans l'ordre dans l'espace de vingt-quatre heures.

La miliaire symptomatique peut se développer dans toutes les périodes des maladies qu'elle accompagne et se montrer une ou plusieurs fois pendant leur durée.

Symptômes. = Elle n'est précédée d'aucun symptôme

particulier, si ce n'est une exacerbation dans ceux de l'affection principale. En général, l'apparition des vésicules
est accompagnée de sueurs plus ou moins abondantes et
d'un sentiment de chaleur et de prurit fort incommode là
où elles se montrent. Les vésicules sont rarement confluentes, mais elles forment souvent des plaques d'étendue
variable, où elles sont groupées ensemble et plus ou moins
rapprochées. Leur nombre est fort variable ; quelquefois
une grande partie du corps en est couverte ; d'autres fois
on n'en rencontre que çà et là.

Les vésicules, d'abord fort petites et transparentes, sont
souvent développées sur une surface d'un rouge vif, et
cette teinte est alors très-visible à travers les vésicules
(*Miliaria rubra*). Dans l'espace de vingt-quatre à trente-
six heures, les vésicules ont augmenté de volume, et renferment alors un fluide laiteux qui leur donne un aspect
perlé (*Mil. alba*). Ceci est surtout frappant dans la scarlatine, lorsqu'un grand nombre de semblables vésicules
recouvrent de larges surfaces d'un rouge framboisé ; elles
sont flasques au toucher et disparaissent promptement,
soit par la résorption du fluide contenu, soit par son
épanchement au dehors. Tantôt l'affection cutanée cesse
lors de la dessication des vésicules, tantôt des éruptions
successives prolongent sa durée pendant un ou deux septénaires.

Dans certains cas d'entéro-colites graves, accompagnées
d'affaissement général, les éruptions miliaires qui se développent souvent pendant la nuit dans les paroxysmes, offrent le lendemain un état purement vésiculeux, et la peau
qu'elles recouvrent ne présente aucune rougeur insolite ; on
dirait qu'une foule de petites gouttelettes d'une eau limpide ont été répandues à sa surface. Ces vésicules disparaissent dans l'espace de vingt-quatre heures environ, et

il se fait une petite exfoliation épidermique sur les points qu'elles occupaient.

Quant au *diagnostic* de la miliaire, l'*eczema* est la seule maladie avec laquelle on puisse la confondre; elle en diffère par les circonstances dans lesquelles son apparition a lieu, par sa marche rapide et sa courte durée. Dailleurs, dans l'eczema les vésicules sont très-confluentes; on en trouve une foule innombrable agglomérée dans un espace très-circonscrit; tandis que dans la miliaire les vésicules sont presque toujours isolées, et sont plus volumineuses que les vésicules de l'eczema.

Le *prognostic* des *sudamina* n'est point grave : il est relatif à l'intensité de la maladie qu'ils accompagnent, et l'apparition de cette éruption annonce ordinairement une vive excitation générale, sans que l'on doive la regarder comme fâcheuse en elle-même.

La miliaire ne demande aucun *traitement*; c'est l'affection générale qu'il faut combattre, et l'on peut avancer que, dans la plupart des cas, c'est le traitement antiphlogistique qu'il convient de mettre en usage.

VARICELLE.

On désigne sous ce nom une affection non contagieuse, caractérisée par une éruption de vésicules plus ou moins nombreuses, dont l'apparition est précédée et accompagnée de symptômes généraux, et dont la dessication arrive du cinquième au huitième jour.

Il s'est élevé, dans ces derniers temps, à l'égard de la varicelle, des questions d'une grande importance, et il nous semble nécessaire, avant de donner la description de cette maladie, d'entrer dans quelques détails sur ce sujet.

Le nom de varicelle, ou petite vérole volante, avait été

donné, dans le principe, à des affections légères et purement vésiculeuses, pour les distinguer de la variole, proprement dite, avec laquelle on leur trouvait une grande ressemblance, et dont on les regardait comme une variété. Plus tard, on sépara entièrement ces maladies l'une de l'autre, tant sous le point de vue des symptômes que des causes. Jamais, disait-on, les symptômes de la varicelle ne sont ceux de la variole; jamais la cause de la variole n'est celle de la varicelle. Des différences aussi grandes suffisaient pour tirer entre ces deux affections une ligne de démarcation bien tranchée, et, d'après ceux qui établissaient ces distinctions, rien n'était, en effet, plus facile que de différencier ces maladies l'une de l'autre. Cependant l'expérience n'a point démontré la vérité de ces assertions ; car nous voyons, dans les longs débats sur la variole inoculée, des praticiens très-habiles donner le nom de varicelle à des affections, qui, selon d'autres, étaient de véritables varioles. Loin d'être décidées par la découverte de la vaccine, ces dissensions sur la nature de la varicelle devinrent encore plus grandes, et même à l'époque actuelle, l'opinion des praticiens n'est point du tout fixée sur cette question si importante.

Parmi les auteurs qui se sont occupé d'une manière spéciale de cette matière, les uns, MM. Thomson, Bérard et Delavie, etc., soutiennent que la varicelle ne doit pas être distinguée de la variole, dont elle n'est qu'une variété; car, suivant eux, la cause des deux maladies serait la même. Les autres, MM. Luders, Abercromby, Bryce, etc., tout en admettant que certaines affections varioliques ont été qualifiées à tort du nom de varicelle, maintiennent que cette dernière doit être, en effet, distinguée de la variole, et qu'elle constitue une affection distincte, tant par la nature de ses symptômes que par celle de sa cause.

Passons rapidement en revue les faits et les raisonne-mens avancés par ces auteurs en faveur de leur opinion. Nous indiquerons ensuite la raison qui nous a engagés à décrire encore la varicelle comme une maladie distincte de la variole.

M. Thomson ayant observé que, pendant des épidémies varioliques, des éruptions vésiculeuses, tout-à-fait sem-blables à la varicelle, se développaient simultanément et sous l'influence des mêmes causes que la variole, soit chez des personnes vaccinées, soit chez des individus qui déjà avaient eu la variole, fut naturellement conduit à penser que ces éruptions ayant une même cause, devaient être regardées comme des variétés d'une même maladie.

Dans ces épidémies, comme dans celles que nous avons eu occasion d'observer dans ces derniers temps à Paris, on pouvait diviser en trois groupes les diverses éruptions : 1° la variole proprement dite; 2° la maladie dite *varioloïde*, ou variole modifiée; 3° une éruption purement vésiculeuse, offrant toutes les apparences de la varicelle.

Une seule cause, la contagion variolique, semblait dé-velopper ces diverses éruptions ; on les observait dans les mêmes quartiers, dans les mêmes rues et dans les mêmes maisons. La maladie venait-elle à se montrer dans une fa-mille nombreuse, les uns étaient atteints de la variole, les autres de la varioloïde, et les autres de la varicelle. Une chose qui était frappante pour tout le monde, c'était la bé-nignité de la maladie chez les personnes vaccinées et chez la plupart de celles qui avaient déjà eu la variole ; l'érup-tion chez ces individus offrait tous les caractères de la *va-rioloïde*, nom qu'on lui donnait à cause de sa grande res-semblance avec la variole, et M. Thomson n'eut aucune dif-ficulté à prouver que ce n'était autre chose que la variole elle-même modifiée par l'influence qu'avait exercée sur la constitution, soit une vaccination ; soit une variole antérieure.

Mais le professeur d'Edimbourg alla encore plus loin, et il avança que la varicelle même n'était autre chose qu'une variole modifiée, se basant :

1o Sur ce que, d'un côté, des personnes mises en contact avec d'autres actuellement affectées de la varicelle avaient contracté la variole, et que, de l'autre, la contagion de cette dernière affection avait developpé la varicelle ;

2° Sur ce qu'il n'existe jamais d'épidémie de variole sans varicelle, et *vice versâ;*

3° Et enfin sur ce que la varicelle ne se développe que chez des individus dont la constitution a été modifiée par l'existence antérieure soit de la vaccine, soit de la variole.

Cette opinion de M. Thomson est loin d'être généralement partagée. Elle a même été combattue par des médecins qui partagent, du reste, entièrement son avis sur la nature variolique des éruptions pustuleuses observées pendant les épidémies de varioles, et désignées sous le nom de *varioloïdes.*

En réponse aux argumens avancés par M. Thomson en faveur de son opinion, ils font observer :

1° Que dans une épidémie de variole, il est très-difficile de préciser si le développement de cette affection chez des individus mis en contact avec d'autres atteints de la varicelle est plutôt le résultat de cette communication que de l'infection variolique qui développe alors la maladie de tous les côtés ;

2° Que la varicelle vésiculeuse proprement dite ne se transmet pas par inoculation, et ne développe jamais la variole ;

3° Que les personnes qui regardent la varicelle comme

contagieuse ont confondu cette affection avec la *varioloïde* ou variole modifiée;

4° Que la varicelle se développe chez des personnes non vaccinées et qui n'ont jamais eu la variole, où par conséquent on ne peut en aucune manière la regarder comme une variole modifiée par l'existence antérieure, soit de cette maladie, soit de la vaccine;

5° Que la vaccination, pratiquée peu de temps après la disparition de la varicelle, poursuit sa marche de la manière la plus régulière, ce qui n'arrive jamais lorsqu'on vaccine après la variole;

6° Que la marche de la varicelle est toujours la même, soit qu'elle se développe avant, soit qu'elle se montre après la vaccination ou après la variole;

7° Que la variole règne souvent épidémiquement sans être accompagnée de la varicelle, et que, d'un autre côté, cette dernière affection peut aussi régner d'une manière épidémique sans être accompagnée de la première.

Enfin que les caractères de l'éruption et les symptômes de la varicelle diffèrent essentiellement de ceux de la variole.

Ces objections ont été combattues par M. Thomson, mais la question reste encore indécise; aussi nous paraît-il indispensable de suivre encore la route déjà tracée, et de décrire encore la varicelle parmi les vésicules et comme une affection distincte de la variole.

———

La varicelle, comme nous avons dit, est une affection caractérisée par une éruption de vésicules plus ou moins nombreuses, offrant un certain volume, et qui se dessèchent dans l'espace de cinq à dix jours. D'abord transparentes, ces vésicules deviennent ensuite opaques. Leur apparition est précédée et accompagnée de symptômes généraux : elles

5

sont discrètes et envahissent le plus souvent tout le corps ; mais par des éruptions successives.

On distingue deux variétés de varicelle : dans l'une, les vésicules petites, peu élevées, contiennent un fluide limpide et incolore; dans l'autre, les vésicules sont grandes, globuleuses, molles, plus larges à leur corps qu'à leur base. D'abord transparent, le fluide contenu se trouble bientôt et prend une teinte laiteuse.

De ces varicelles, la première est connue des auteurs anglais sous le nom de *chicken-pox*, et la seconde sous celui de *swine-pox*.

Toutes deux peuvent se développer chez le même individu à des époques différentes, et offrent les mêmes symptômes, soit qu'elles se montrent avant, soit qu'elles aient lieu après la vaccine ou la variole. La varicelle règne souvent conjointement avec une épidémie variolique. D'après quelques auteurs, on aurait observé des épidémies où la varicelle seule aurait régné. Elle se développe principalement dans les premiers mois de l'année et au printemps. Ordinairement, le même individu n'en est affecté qu'une fois dans sa vie, quoique cependant elle puisse l'atteindre plusieurs fois. On l'observe surtout chez les jeunes sujets, bien qu'elle puisse affecter les adultes.

La varicelle est précédée, pendant vingt-quatre, trente-six ou quarante-huit heures, d'abattement, de malaise général, de soif, d'anorexie et de constipation. Il y a souvent des nausées, quelquefois des vomissemens et des douleurs épigastriques; la peau est chaude, la face injectée, le pouls accéléré : il y a tendance à la sueur. Ces symptômes, plus ou moins intenses, peuvent être très-légers. En général ils ne cessent pas lors de l'éruption, mais persistent pendant deux à trois jours. L'éruption commence ordinairement sur le tronc, cependant quelquefois à la face, et continue à se faire pendant plusieurs jours d'une manière successive.

Dans la varicelle à petites vésicules (*chicken-pox* des Anglais), on observe dès le premier jour de petites élévations rouges, irrégulièrement circulaires, au centre desquelles pointille aussitôt une petite vésicule transparente. Ces vésicules augmentent de volume pendant deux à trois jours ; les unes sont acuminées, les autres sont aplaties. Dès le second ou troisième jour, le fluide qu'elles renferment, de transparent qu'il était, devient lactescent ; le malade éprouve beaucoup de démangeaisons ; les vésicules deviennent flasques et paraissent affaissées. Le quatrième jour, une auréole rouge entoure quelques-unes. Vers le cinquième, la dessication commence ; et, dès le sixième, elles sont remplacées par de petites écailles brunâtres. Ces petites croûtes minces se dessèchent de la circonférence vers le centre, et tombent le neuvième ou dixième jour. Comme des éruptions successives de vésicules ont lieu pendant deux à trois jours, on trouve à la fois, chez le même individu, les diverses périodes de l'éruption, et la durée de la maladie est prolongée jusqu'au onzième ou douzième jour.

La varicelle à vésicules globuleuses (*swine pox* des Anglais) est précédée des mêmes symptômes et se développe de la même manière. Les points rouges sont promptement remplacés par de larges vésicules renfermant un fluide transparent, qui devient trouble dès le second jour de l'éruption. Les vésicules ont alors acquis leur plus grand volume : elles sont molles et flasques au toucher, leur couleur est d'un blanc perlé, et leur circonférence dépasse leur base, qui est entourée d'une auréole inflammatoire.

Dès le troisième jour, les vésicules s'affaissent ; elles sont ridées ; le fluide contenu s'épaissit et prend une teinte jaunâtre.

Comme il existe en même temps beaucoup de déman-

geaisons, il arrive souvent que les enfans ouvrent les vésicules en se grattant, d'où il résulte un surcroît d'inflammation dans ces points, avec formation d'un pus jaunâtre
et plus ou moins épais. C'est en particulier à la face que
cela arrive. Les croûtes qui remplacent ces pustules persistent plus long-temps et laissent de petites cicatricules.
La même particularité peut également avoir lieu dans la
précédente variété.

Les vésicules, après s'être affaissées, s'ouvrent avant la
fin du quatrième jour, et sont remplacées par de petites
croûtes lamelleuses, brunâtres. Ces croûtes se dessèchent
de la circonférence au centre, et tombent dans l'espace de
quatre à cinq jours, en laissant de petites surfaces rouges
qui disparaissent peu à peu.

Comme les vésicules se montrent d'une manière successive pendant deux à trois jours, on trouve à la fois, et
chez le même individu, l'éruption aux divers degrés.

Diagnostic. = Il est très-facile de distinguer la varicelle de
la variole franche, même discrète, à cause de la marche régulière et du développement graduel des pustules varioliques,
qui renferment d'ailleurs une matière blanchâtre, épaisse,
comme couenneuse, dont le développement précède la
suppuration, et qui a été indiquée, il y a fort long-temps,
par Ashburner, médecin anglais. Mais il n'est pas aussi
facile de distinguer la varicelle de la variole modifiée.

Dans cette dernière affection, les symptômes précurseurs offrent en général une grande intensité; ce qui n'arrive jamais pour la varicelle. Dans la variole modifiée,
l'éruption est pustuleuse. Les pustules sont petites, circulaires, et le plus souvent déprimées au centre. Fréquemment, après la chute des petites croûtes écailleuses, on
trouve de petits tubercules qui disparaissent lentement.
Dans la varicelle, les vésicules, d'abord transparentes,

renferment ensuite un fluide séro-purulent ; jamais il ne leur succède de petits tubercules, comme après la variole modifiée. Nous ajouterons que la varicelle n'est point contagieuse, tandis que la variole modifiée peut se transmettre par inoculation, et même, dans certains cas, développer une variole assez intense.

Le *traitement* de la varicelle est fort simple : un air tempéré, des boissons tièdes, la diète, le séjour au lit, sont les seuls soins que réclame cette maladie, même dans les cas les plus graves.

ECZEMA.

Le mot eczema vient du grec εχζεω, *effervesco*. Willan l'a adopté pour désigner un des genres des affections vésiculeuses.

C'est à un des états de l'eczema que correspond la dartre squammeuse humide de M. Alibert, qui a réuni aussi sous cette dénomination le *lichen agrius*.

Ce genre est caractérisé par des vésicules ordinairement très-petites, agglomérées en grand nombre, et occupant le plus souvent des surfaces très-larges, non circonscrites et irrégulières.

L'eczema peut présenter des aspects tout-à-fait différens, suivant qu'il existe à tel ou tel état; ce qui sans doute a engagé Willan à diviser l'eczema en *solare*, *impetiginodes* et *rubrum*. M. Biett, dans ses leçons cliniques, le divise depuis long-temps en eczema aigu et en eczema chronique. C'est cette méthode que nous avons adoptée.

Dans l'*eczema aigu*, nous rangeons : 1° l'*eczema simplex*, qui constitue une variété bien distincte par sa marche lente, mais bien différente de celle de l'eczema chronique, qui succède à l'eczema aigu ; 2° l'*eczema rubrum* ; et 3° l'*eczema impetiginodes*.

1e *Eczema simplex*. Cette variété se présente sous la forme de vésicules extrêmement petites, très-rapprochées les unes des autres, et développées, sans la moindre auréole inflammatoire, sur une surface dont la couleur ne diffère pas de celle de la peau environnante.

L'*eczema simplex* apparaît sans le moindre symptôme précurseur : le malade sent un léger prurit, et il est très-surpris de voir une éruption plus ou moins étendue. Les vésicules qui la constituent sont en grand nombre, très-agglomérées, transparentes, petites, indolentes; elles présentent un aspect brillant; la petite gouttelette de sérosité qu'elles contiennent se trouble et prend une teinte laiteuse; bientôt le liquide est resorbé, la vésicule se flétrit et tombe par une desquammation insensible, ou bien elle s'ouvre, et il se forme un petit disque squammeux extrêmement mince, qui ne tarde point à se détacher. Dans aucun cas, l'éruption ne donne lieu à ces surfaces enflammées, à cette exhalation de sérosité, et à ce renouvellement de squammes que l'on observe dans les autres variétés; elle ne laisse pas la plus petite trace.

Ces diverses périodes ont lieu d'une manière lente, et la maladie se prolonge habituellement par des éruptions successives; ce qui fait que sa durée, qui varie ordinairement de un à deux ou trois septénaires, peut aller quelquefois bien au-delà.

L'*eczema simplex* peut être général; mais le plus souvent il est borné à une surface plus ou moins étendue. On l'observe entre autres assez fréquemment au bras, à l'avant-bras; il se montre surtout dans l'intervalle des doigts, où quelquefois, fixé exclusivement, il peut très-bien en imposer pour la gale. Il ne s'accompagne d'autres symptômes que d'une démangeaison quelquefois très-vive, surtout quand l'éruption est générale.

Cette variété de l'eczema se manifeste le plus souvent chez les jeunes gens, et surtout chez les femmes. On la voit fréquemment se développer à la suite d'applications, de frictions et de lotions irritantes. C'est cette éruption que déterminent le plus souvent les remèdes vendus par des charlatans pour faire sortir la gale. Nous l'avons observée plusieurs fois chez des individus obligés, par profession, de demeurer toute la journée auprès d'un fourneau ou d'un foyer ardent. Enfin elle est quelquefois le résultat de causes peu appréciables : c'est ainsi qu'elle paraît souvent dans l'intervalle des doigts chez des femmes en couches, etc.

L'*eczema simplex* est une maladie légère qui ne s'accompagne jamais de symptômes généraux : il complique très-souvent la gale, produit ordinairement par les moyens employés pour la combattre : il existe quelquefois avec le lichen.

2° L'eczema se montre dans la plupart des cas avec une acuité plus grande, qui présente deux degrés bien distincts.

Premier degré (*eczema rubrum*). Ici l'éruption est ordinairement précédée et toujours accompagnée d'une chaleur et d'une tension bien marquées : la peau est enflammée, elle présente une teinte d'un rouge vif; si on l'examine de près, on voit qu'elle est hérissée pour ainsi dire de petits points saillans, comme argentés. Plus tard on distingue de véritables vésicules, qui bientôt, ayant acquis leur entier développement, apparaissent sous la forme et avec la grosseur d'une petite tête d'épingle, transparentes et entourées d'une auréole inflammatoire très-prononcée.

Du sixième au huitième jour, quelquefois avant, la rougeur diminue, le fluide résorbé a disparu, les vésicules se sont flétries, et la maladie se termine par une exfoliation légère, produite par les débris des vésicules.

En examinant l'éruption à cette époque, elle présente encore des caractères tranchés : on aperçoit une surface
d'une teinte rougeâtre (teinte qui persiste encore quelques jours après la guérison), parsemée de petits points
arrondis, entourés exactement d'un liseret blanchâtre,
irrégulièrement découpé, qui indique la ligne de démarcation entre le soulèvement de l'épiderme, qui formait
la vésicule et l'auréole qui entourait sa base.

Quelquefois l'*eczema rubrum* ne se termine pas d'une
manière aussi simple : l'inflammation, au lieu de diminuer, persiste, ou même augmente dans certains cas ;
les vésicules, devenues confluentes, se brisent et laissent
échapper le fluide qu'elles renfermaient, et qui, de transparent qu'il était, a pris ordinairement une teinte laiteuse.
Ce fluide s'écoule sur une surface déjà enflammée, l'irrite
davantage, y détermine des excoriations superficielles,
d'où suinte une sérosité plus ou moins abondante. Cependant cette sérosité diminue ; elle s'épaissit, se concrète,
et forme des lamelles minces, molles, souvent très-larges,
qui, renouvelées fréquemment, laissent à leur chute des
surfaces plus ou moins enflammées. L'exhalation séreuse
cesse peu à peu ; les squammes, plus sèches, deviennent
aussi plus adhérentes, et tombent moins souvent. Au
pourtour de la surface malade, la peau reprend lentement
son état naturel, et la guérison, marchant de la circonférence au centre, la maladie se termine dans deux ou
trois septénaires. Souvent, au lieu de s'amender, ces symptômes, persistant beaucoup plus long-temps, prennent
par intervalle une intensité plus grande, et l'eczema,
devenu chronique, constitue un état fort remarquable,
que nous décrirons plus loin.

Deuxième degré. Soit que l'on ait primitivement observé
des vésicules d'*eczema rubrum*, comme cela arrive le plus

ordinairement, soit que la marche de l'inflammation ait été tellement rapide que ses produits ne se soient montrés à nous qu'à un degré plus avancé, il arrive souvent que l'eczema se présente à un état qui tient à la fois et des affections vésiculeuses et des affections impétigineuses (*eczema impetiginodes*).

Dans l'*eczema impetiginodes*, l'inflammation est des plus vives; la peau, dans les surfaces qui sont le siége de l'éruption, est comme tuméfiée; le liquide contenu dans les vésicules a perdu sa transparence, il est devenu sero-purulent. Ces vésicules pustuleuses, agglomérées, confluentes, souvent réunies, s'ouvrent de bonne heure; le liquide s'épaissit promptement, se concrète, et donne lieu non pas à des lamelles, comme dans l'*eczema rubrum*, mais à des squammes jaunâtres, molles et formées de feuillets superposés, quelquefois fort larges. Ces squammes tombent, et laissent à découvert des surfaces plus ou moins étendues d'un rouge cramoisi : bientôt sur ces surfaces, d'où s'écoule une sérosité roussâtre, il s'en forme de nouvelles qui suivent la même marche, et cela jusqu'à ce qu'enfin l'inflammation devenant moindre, les vésicules pustuleuses se développent moins souvent et en moins grand nombre; peu à peu les squammes redeviennent plus minces, elles laissent à leur chute des surfaces moins rouges, et enfin la peau reprend insensiblement son état naturel. Cette éruption peut durer deux à trois septénaires; elle peut être bornée à une seule surface; quelquefois elle est générale et offre dans ce cas beaucoup de gravité : elle s'accompagne alors de symptômes généraux; le pouls est fréquent, il y a de la soif, de l'anorexie, etc.

Le plus souvent on peut observer chez le même individu, surtout quand l'éruption est générale, ou du moins assez étendue, les divers degrés de l'inflammation. Ainsi on voit

naître les vésicules : d'abord transparentes on les voit passer à l'état de vésicules pustuleuses, et nous avons vu des
vésicules dont une moitié laiteuse, il est vrai, n'était pas
encore passée à l'état purulent, tandis qu'une teinte jaunâtre et un épaississement plus considérable indiquaient
ce changement dans l'autre.

Dans les cas d'*eczema impetiginodes* bornés à une seule
surface, on aperçoit fréquemment aux environs du siége
de l'éruption vésiculo-pustuleuse des vésicules d'*eczema
rubrum*, que l'on retrouve aussi le plus souvent jusque
dans le centre.

Enfin, l'*eczema impetiginodes*, au lieu de se terminer en
vingt ou trente jours, peut aussi passer à l'état chronique;
mais alors il ne diffère point de l'eczema chronique qui
succède à l'*eczema rubrum*, et même à cette époque il ne
se développe plus que de *vraies vésicules*; les vésicules pustuleuses étant devenues beaucoup plus rares.

L'*eczema impetiginodes* n'est donc pas un *eczema rubrum* compliqué de pustules d'impétigo; mais une éruption dont les vésicules, transparentes d'abord, passent non
pas à l'état de véritables pustules, mais de vésicules pustuleuses. Autrement la maladie serait un véritable *impétigo*,
car nous voyons qu'à une certaine période, presque toutes
les vésicules sont devenues pustuleuses, et cependant,
nous verrons, en parlant du diagnostic, qu'il existe entre
ces deux éruptions des différences très-tranchées.

L'inflammation est quelquefois tellement vive, que l'eczéma (et cela arrive assez souvent) peut se compliquer de
quelques véritables pustules d'impétigo, et même de pustules plus larges d'ecthyma. Mais ces soulèvemens de l'é-
piderme contiennent du pus presque dès le moment de leur
formation : leur base est en général plus large, le liquide
plus jaune et surtout plus épais.

Presque jamais l'*eczema aigu* ne s'accompagne de symptômes généraux un peu sérieux : souvent même, occupant une certaine étendue du corps, il semble devoir constituer une maladie fort grave, et cependant, il suit une marche régulière, et se termine promptement, sans avoir déterminé d'autres symptômes qu'un peu d'élévation dans le pouls.

L'*eczema chronique*. Quels qu'aient été les premiers symptômes avec lesquels il s'est montré, l'eczema passe souvent à l'état chronique. La peau, irritée sans cesse par la présence du fluide ichoreux, et par des éruptions successives de vésicules, loin de reprendre peu à peu son état naturel, s'enflamme très-profondément ; elle s'excorie, il s'établit des gerçures, surtout au niveau des articulations ; enfin il se fait une exhalation continuelle d'une sérosité des plus abondantes : on est obligé de changer fréquemment les linges qui sont en peu de temps salis par ce fluide, et il faut en les retirant la plus grande attention, pour ne pas les arracher et déterminer de petites déchirures, quelquefois suivies d'un écoulement de sang assez abondant : ils laissent à découvert des surfaces rouges, tuméfiées, ramollies, sur lesquelles souvent est restée leur empreinte. L'éruption peut persister pendant plusieurs mois sans que l'exhalation de sérosité diminue beaucoup.

D'autrefois, après un certain espace de temps, le liquide est exhalé en moindre abondance ; il s'épaissit et forme des lamelles, des petites squammes minces, molles, jaunâtres, peu adhérentes, souvent étendues, laissant au-dessous d'elles, lors de leur chute, une surface enflammée, mais peu humectée. Ces lamelles se forment plus lentement, elles sont plus sèches, et la maladie semble être sur le point de guérir, quand, sans cause connue, l'inflammation prend une intensité nouvelle. Les surfaces redeviennent très-rouges, elles se recouvrent encore de vésicules, qui bientôt se rompent, et l'affection suit la même marche. Cette maladie peut ainsi durer des années avec de semblables exacerbations plus ou moins fréquentes.

Enfin, dans quelques cas il ne se fait plus la moindre exhalation, pas le plus petit suintement : les squammes sont devenues plus sèches, moins jaunes, plus adhérentes : la peau s'est fendillée, épaissie ; elle présente des gerçures profondes. Les squammes détachées avec facilité laissent voir au-dessous d'elles une surface le plus souvent peu enflammée. Quelquefois cependant, et surtout dans les cas d'eczema chronique général, toute la peau est restée, même après un espace de plusieurs mois, d'un rouge vif, et elle est recouverte çà et là de squammes sèches et minces ; elle est aussi fendillée, et on n'y aperçoit pas d'exhalation de sérosité appréciable. Dans cet état l'eczema ressemble, à s'y méprendre, à certaines affections squammeuses proprement dites (*psoriasis*), d'autant plus que ces squammes ne sont plus produites par la concrétion d'un liquide exhalé et épaissi, mais qu'elles paraissent être (comme dans les maladies squammeuses) des lamelles d'épiderme altéré. L'apparition de vésicules pourrait éclairer sur la véritable nature de l'éruption. Nous avons vu dans les salles de M. Biett, plusieurs exemples de ces *eczema* qui étaient devenus de véritables maladies squammeuses. Le caractère vésiculeux redevenait de plus en plus marqué, à mesure qu'ils avançaient vers la guérison.

Dans quelques cas, que l'on observe surtout aux jambes, il ne reste plus qu'une ou deux petites surfaces autour desquelles la peau, comme amincie, est lisse, tendue et luisante ; sa surface se recouvre de squammes blanchâtres, extrêmement minces, comme épidermiques : on ne voit sur ces surfaces luisantes aucune vésicule, et le diagnostic pourrait devenir fort difficile, si une nouvelle éruption ou les antécédens, ou même quelquefois des petites vésicules dispersées à la circonférence, n'éclairaient suffisamment sur la nature de la maladie.

L'*eczema chronique*, d'abord borné à un petit espace, peut s'étendre sur de plus grandes surfaces, et, dans quelques cas rares, on voit cette affection, qui n'occupait dans le commencement que l'étendue d'une pièce de cinq francs par exemple, s'étendre par degrés, jusqu'à recouvrir des membres entiers.

Quoi qu'il en soit, dans tous ces états l'*eczema chronique* est constamment accompagné de démangeaisons des plus vives, quelquefois plus difficiles à supporter que les douleurs les plus fortes. En vain le malade s'arme-t-il de toute sa raison et de tout son courage, il ne peut résister à l'impérieux besoin de se gratter ; aussi augmente-t-il le prurit, qui revient souvent avec des exacerbations cruelles.

Ces démangeaisons sont surtout intolérables et jettent les malades dans des angoisses vraiment dignes de pitié, quand l'eczema est fixé sur certaines parties; ainsi quand il a son siége à la partie interne et supérieure des cuisses, entretenu souvent chez les femmes par un écoulement chronique, il s'étend jusqu'à l'anus et à la vulve, et là détermine un prurit qui gagne quelquefois le vagin et qui est pour les malades un supplice affreux.

Après une espace de temps plus ou mois long, les démangeaisons s'apaisent : l'exhalation séreuse diminue peu à peu ; bientôt elle cesse ; les squammes deviennent plus sèches; la peau est moins enflammée. La surface qui est le siége de l'éruption se rétrécit ; la circonférence se guérit la première ; les lamelles deviennent plus minces et plus petites ; bientôt elles ne se forment plus ; la peau reste un peu plus rouge que dans l'état naturel, mais cette couleur ne tarde pas à disparaître. Enfin la maladie est souvent réduite à une très-petite surface rouge, sèche, se recouvrant de lumelles extrêmement minces. La peau environnante est lisse, tendue et unie; elle ne reprend que lentement son état naturel : la rougeur, comme nous l'avons indiqué, persiste toujours pendant un certain temps après la disparition de l'éruption.

La durée de l'eczema chronique est à peu près indéfinie; il peut durer des mois et même des années.

Siége. = Il n'est aucun des points de la surface de la peau qui ne puisse devenir le siége de l'eczema; mais il en est certains qu'il affecte de préférence; ainsi ceux qui sont garnis de poils, où les follicules sont plus nombreux : le pubis, les aines, le scrotum, les aisselles, etc, etc. Il peut être borné à une seule partie, au sein, aux bourses, au cuir chevelu, aux oreilles, et constitue quelques variétés locales assez importantes.

Le plus souvent il envahit plusieurs régions à la fois; enfin nous l'avons vu occuper simultanément toute l'enveloppe tégumentaire, soit à l'état aigu, soit à l'état chronique.

Causes. = L'eczema n'est point contagieux, mais, dans certaines circonstances très-rares, il peut se transmettre d'un individu à un autre, par le contact prolongé de deux surfaces muqueuses. C'est ainsi que M. Biett a rapporté, dans ses leçons cliniques, plusieurs exemples d'eczema qui s'étaient transmis par le coït. Il attaque souvent les adultes; les femmes semblent en être plus fréquemment affectées que les hommes; il se déclare souvent au printemps et dans l'été. Le renouvellement des saisons est en général l'époque des exacerbations de l'eczema chronique; il en est de même des changemens brusques de la température. Souvent il se développe sous l'influence d'une

cause inconnue, mais il est quelquefois le résultat d'un
agent direct appréciable; ainsi il peut être déterminé par
l'action d'un feu ardent, par les rayons du soleil (*Ec. solare*, Willan); on l'observe très-fréquemment à la suite de
l'application d'un vésicatoire, et l'éruption peut envahir
tout le bras ou toute la cuisse.

Il est souvent produit par des frictions sèches, et surtout par celles qui sont faites avec des pommades plus ou
moins irritantes; c'est ainsi que se développe l'eczema
que l'on distingue sous le nom de *mercuriel*. Il ne diffère
en rien des autres, ni par ses symptômes ni par sa marche.
Chez les individus qui travaillent aux raffineries de sucre,
on voit assez souvent se développer des eczema à la suite
de brûlure; enfin il est souvent produit par des excès, surtout par l'abus de boissons alcooliques.

Quoi qu'il en soit de l'influence des causes directes sur
le développement de l'eczema aigu, il nous paraît évident
que c'est à une disposition particulière de l'économie qu'il
faut attribuer son passage à l'état chronique, et sa durée
plus ou moins longue dans cet état.

Certaines espèces locales sont produites et entretenues
souvent par des causes qui tiennent au siége qu'elles occupent. C'est ainsi que souvent une leucorrhée chronique
abondante entretient un eczema pendant un temps tout-
à-fait indéterminé.

Le maniement des métaux, le contact de substances
pulvérulentes, du sucre, etc., sont une cause fréquente
de l'eczema aux mains, etc.

Diagnostic. =L'eczema, à chacun de ses états, pourrait
être confondu avec des éruptions tout-à-fait différentes,
et son diagnostic est de la plus haute importance.

L'eczema simplex a été souvent pris pour la gale, avec
laquelle il semble en effet, au premier coup d'œil, offrir

beaucoup d'analogie : comme elle, il se développe sans inflammation ; comme elle, il affecte le plus souvent certains
siéges, le poignet, et la partie latérale des doigts ; comme
elle, il détermine des démangeaisons assez vives; mais les
vésicules de l'eczema sont aplaties; elles sont acuminées
dans la gale : celles de l'eczema sont toujours agglomérées;
elles sont en général isolées et tout-à-fait distinctes dans
la gale, où même on en observe souvent une seule ou bien
deux ou trois pour une surface assez étendue, entre deux
doigts, par exemple, ce qui ne se rencontre jamais dans
l'eczema. Le prurit de cette dernière maladie est une espèce de cuisson, bien différente des exacerbations de la
gale : dans le premier cas c'est une véritable douleur, tandis
que dans la seconde, c'est une sensation plutôt agréable
que pénible; enfin la gale est essentiellement contagieuse
et l'eczema ne l'est généralement point.

L'*eczema rubrum* présente des caractères qui pourraient
le faire confondre avec la *miliaire* ; mais dans cette dernière les vésicules ne sont jamais confluentes comme dans
l'*eczema rubrum*, où, dans un très-petit espace, on en voit
une foule innombrable. Celles-ci sont plus volumineuses
dans la miliaire que dans l'eczema; d'ailleurs les symptômes
généraux qui accompagnent toujours la miliaire symptomatique, et qui sont toujours ceux d'une maladie plus ou
moins grave, suffisent pour distinguer cette affection de
celle dont il est ici question. La variété de la miliaire qui
se montre chez certains individus qui ont fait beaucoup
d'exercice pendant les fortes chaleurs de l'été, offre beaucoup de ressemblance avec l'eczema; mais les vésicules
sont plus disséminées, il existe des sueurs plus ou moins
abondantes, et la maladie disparaît très-promptement.

L'*eczema impetigenodes* diffère de l'*impetigo* par des
caractères très-tranchés; l'affection vésiculeuse occupe tou-

jours de larges surfaces ; l'impétigo est au contraire le plus
souvent borné à une siège peu étendu. Les pustules de
l'impétigo ne contiennent jamais une sérosité transparente
à leur début; elles offrent une base plus large, et le fluide
contenu est plus épais. Les vésicules pustuleuses de l'*eczema
impetigenodes* sont toujours vésiculeuses à leur début et ne
contiennent jamais de véritable pus, mais une sérosité jaunâtre, un liquide séro-purulent. D'ailleurs ce qui prouve
encore la différence qui existe entre ces vésicules et les pustules de l'impétigo, c'est la différence des produits. Dans
l'impétigo, les pustules donnent lieu constamment à de véritables croûtes toujours épaisses, plus ou moins jaunes,
rugueuses, inégales, chagrinées, tandis que les vésicules
pustuleuses de l'eczéma ne forment jamais que des squammes
minces, plus larges que saillantes, et de plus, dans cette dernière maladie, on trouve toujours à l'entour de l'éruption
des vésicules d'*eczema rubrum*, ce qui ne se rencontre jamais dans l'impétigo.

Il serait plus facile de confondre l'*eczema impetigenodes*
avec la gale, lorsque les vésicules de cette dernière affection sont accompagnées de pustules; mais, laissant de côté
les pustules, qui ne sont dans la presque totalité des cas
qu'une complication, on n'aura égard qu'aux vésicules qui
sont toujours en plus grand nombre, et on leur appliquera
pour le diagnostic les caractères que nous avons désignés
plus haut, pour différencier la gale de l'*eczema simplex.*

L'*eczema chronique* présente souvent des difficultés bien
plus grandes quant à son diagnostic. Parmi les éruptions
avec lesquelles on pourrait quelquefois le confondre, nous
citerons le *lichen.* Cette dernière affection peut présenter
deux états dans lesquels elle est surtout susceptible d'être
confondue avec l'eczema.

Dans le *lichen agrius* on trouve aussi une exhalation de

6

sérosité, et il se forme des squammes; mais ces squammes, moins larges, plus épaisses et plus jaunes que celles de l'eczema, se rapprochent un peu de la nature des croûtes; elles laissent à découvert, lors de leur chute, non pas une surface rouge, lisse, le plus souvent luisante et légèrement excoriée comme dans l'eczema, mais une surface comme chagrinée de petits points proéminens (papules), appréciables le plus souvent à l'œil et constamment au doigt que l'on promène sur l'éruption.

D'autres fois, comme dans l'eczema chronique, le lichen peut présenter des squammes minces, sèches, sans sérosité appréciable, sans inflammation locale; mais alors la peau est bien plus épaisse, plus rugueuse que dans l'eczema, au point qu'on a souvent de la peine à la pincer. Du reste, dans le lichen, on retrouve toujours çà et là auprès de l'éruption quelques *papules* faciles à reconnaître par leur dureté, par leur marche chronique, et l'eczema offre presque toujours aux environs *des vésicules* que l'on distingue facilement des élémens du lichen.

C'est surtout lorsque ces variétés, soit du lichen, soit de l'eczema, occupent les mains, qu'il faut quelquefois une très-grande attention pour les distinguer.

Certaines variétés de l'eczema chronique se rapprochent beaucoup du *psoriasis ;* mais, dans l'eczema, on aura pour le distinguer la présence de vésicules aux environs de l'éruption ou bien leur développement consécutif; d'ailleurs, les squammes sont toujours moins sèches et moins friables quoique plus molles. Après leur chute, la peau ne présente pas, comme dans le *psoriasis*, une surface lisse, rouge, élevée, mais bien des surfaces fendillées et gercées.

Cependant, dans certains cas d'eczema chronique, fort rares à la vérité, l'éruption peut être générale et la peau offrir une teinte rouge, en même temps qu'elle se recouvre de squammes blanchâtres plus ou moins étendues ; ici , le diagnostic est d'autant plus difficile, lorsqu'on n'a pas suivi les premières phases de la maladie , qu'il n'existe aucune exhalation. On distinguera cet état de l'eczema du psoriasis, parce que la peau n'offre point d'élévation ou d'hypertrophie, comme dans cette dernière maladie , et que les gerçures que l'on observe sont en rapport avec les mouvemens musculaires et ne recouvrent pas la surface de la peau en tout sens, comme dans le *psoriasis inveterata*. Mais , nous le répétons, il faut dans ces cas beaucoup d'attention, et l'on aura besoin quelquefois d'attendre qu'une exacerbation nouvelle vienne dissiper tous les doutes.

Pronostic. = L'eczema constitue ordinairement une maladie légère, surtout quand il existe à l'état aigu ; mais lorsque devenu chronique il occupe en même temps une certaine étendue il constitue alors une maladie fort incommode. Le pronostic est plus fâcheux lorsque l'eczema persiste pendant des années, et que de nouvelles éruptions le font renaître au moment où tout semblait prêt à se terminer. Sans mettre en danger la vie des malades, il empoisonne leur existence lorsqu'il persiste ainsi pendant un temps indéfini.

Il peut coexister avec le lichen, surtout avec la gale. Il est souvent compliqué de pustules d'impétigo ou d'ecthyma, etc.

Traitement. = Pour l'*eczema simplex*, il suffit dans la plupart des cas de mettre le malade à l'usage de limonades et de lui faire prendre quelques bains tièdes, pour voir disparaître l'éruption dans un espace de temps assez court ; mais lorsque la maladie se prolonge, qu'elle s'accompagne de vives démangeaisons , et quand l'éruption est assez étendue, il faut faire prendre quelques boissons laxatives, et en même temps des bains alcalins ou sulfureux ; les bains alcalins seront faits en ajoutant de quatre à huit onces de

sous-carbonate de potasse ou de soude pour un bain entier, suivant l'âge du sujet et suivant l'état de l'éruption, et
de quatre onces de sulfure de potasse pour un bain sulfureux. Des frictions avec la pommade sulfuro-alcaline seraient également mises en usage, si la maladie persistait un
certain temps.

L'*eczema rubrum* et l'*eczema impétiginodes* ne réclament
d'autre traitement que celui des phlegmasies aiguës : des
boissons délayantes et un régime un peu sévère, quand il
est local et peu étendu. Mais lorsqu'il occupe une grande
surface, qu'il s'accompagne d'un peu d'élévation dans le
pouls, et surtout lorsque le sujet est jeune et vigoureux,
il est nécessaire de pratiquer une saignée soit générale,
soit locale, en plaçant des sangsues au voisinage de l'éruption ; on emploiera ces deux méthodes si le cas l'exige. Si
la maladie était très-étendue on pourrait répéter avec succès
la saignée générale.

Enfin la diète, des bains simples ou émolliens, des bains
locaux d'eau de son, de guimauve, etc., des cataplasmes de
fécule de pomme de terre et d'une décoction émolliente,
quand les vésicules rompues ont laissé à nu une surface rouge
excoriée et douloureuse, sont les seuls moyens que l'on
doive opposer à l'eczema aigu. Il faut éviter avec soin les
préparations sulfureuses, si souvent employées d'une manière intempestive pour la guérison de toutes les maladies
dites *dartreuses*. Nous en dirons autant des traitemens
mercuriels, et nous avons vu souvent venir à l'hôpital
Saint-Louis, des malades chez lesquels l'*eczema rubrum*
exaspéré et entretenu par ces méthodes de traitement vicieuses, était passé à l'état d'*eczema impétiginodes*, souvent
même s'était compliqué de véritables pustules, soit d'impétigo, soit d'ecthyma, et durait des mois entiers, quand, d'un
autre côté, nous voyons des eczema aigus, occupant toute

la surface du corps, semblant constituer une maladie fort grave, céder en douze ou quinze jours à un traitement antiphlogistique bien ordonné.

Dans tous les cas, le premier soin à prendre est d'éloigner la cause; ainsi l'on fera cesser les frictions, ou bien on éloignera le malade de ses travaux habituels, si on y trouve l'origine de l'éruption. Nous avons vu plusieurs fois, et entre autres chez un homme de peine employé dans une pharmacie, l'*eczema simplex* se reproduire constamment peu de temps après qu'il avait repris ses travaux.

L'*eczema chronique*, qui n'a pas acquis ce degré d'intensité qui en fait une maladie assez grave et fort incommode, cède le plus souvent à l'emploi des moyens suivans.

Les boissons acidules et les bains sont les moyens de traitement les plus employés. On donne d'un demi-gros à un gros d'acide sulfurique ou nitrique dans une pinte d'eau d'orge; l'acide nitrique est plus énergique que l'acide sulfurique; ils conviennent surtout dans les cas où il existe une exhalation très-abondante de sérosité, accompagnée de vives démangeaisons. Le malade devra boire à petits coups et même avaler aussitôt après un peu d'eau fraîche, pendant les premiers jours, lorsque l'estomac n'est pas encore accoutumé à ces boissons acidules.

Les bains devront être de 25 a 27° Réaumur; le malade y restera pendant une heure environ; on les rendra émolliens par l'addition de mucilage, de gélatine, etc. La quantité de gélatine nécessaire pour un seul bain est une demi-livre à une livre.

Souvent il convient d'avoir recours aux laxatifs, on pourra les employer seuls ou alternativement avec les boissons acidules. Ainsi on donnera pour tisane l'eau de veau, une infusion de chicorée, etc., avec addition de *sulfate de soude une demi-once* par pinte, ou bien de *sulfate de potasse* à la même dose, qu'on peut augmenter ou diminuer suivant l'occasion. Le *petit lait*, avec addition de deux gros de *tartrate acidule de potasse*, remplira la même indication.

Les alcalins pourront être employés avec beaucoup d'avantage, tant à l'extérieur qu'à l'intérieur. On les emploiera à l'extérieur, lorsque malgré l'usage des émolliens les démangeaisons sont très-vives. Alors des bains locaux, avec addition d'une ou deux onces de *sous-carbonate de potasse ou de soude*, diminuent ces démangeaisons d'une manière sensible; le malade devra les prendre avant de se coucher. A l'intérieur, on donne le *sous-carbonate de potasse* à la dose d'un demi-gros à un gros pour une pinte d'infusion de chicorée.

Quand l'éruption est plus ancienne, qu'elle occupe une surface plus étendue, il convient d'avoir recours à des moyens plus actifs, tels sont les purgatifs, les eaux sulfureuses, les bains et les douches de vapeur.

Le *calomel* pourra être administré à la dose de quatre à six grains pendant plusieurs semaines; on donnera une ou deux *pilules de Plummer*, ou des pilules d'*aloes*, de *jalap*, de *gomme-gutte* à doses purgatives; en réglant, bien entendu, tous ces moyens sur l'état des organes digestifs. On pourra également employer les *eaux de Sedlitz*, dont le malade boira un ou deux verres chaque matin.

Les *eaux sulfureuses* peuvent être administrées à l'extérieur ou à l'intérieur; elles ne conviennent que lorsque la maladie est un peu ancienne, surtout quand l'éruption, fixée aux membres inférieurs, présente une teinte violacée. Les eaux de *Barrèges*, d'*Enghien*, de *Cauteretz*, etc., sont les plus employées; on peut en faire d'artificielles, en ajoutant à chaque bain simple deux à trois onces de sulfure de potasse, dont on varie la quantité suivant l'excitation que l'on cherche à produire. Dans tous les cas, il est bon d'employer les bains simples alternativement avec les bains sulfureux. Lorsqu'on administre l'eau sulfureuse à l'intérieur, il convient de la couper d'abord avec deux tiers d'eau d'orge ou de lait, et peu à peu on en augmente la quantité jusqu'à ce que le malade puisse la supporter seule.

Les bains locaux ou généraux, simples ou même rendus émolliens, sont, comme nous l'avons indiqué, les seuls qui conviennent dans le commencement, et toutes les fois que l'inflammation devient plus vive. Dans ces cas aussi, quels que soient les moyens employés, il est très-utile d'appliquer quelques sangsues aux environs de l'éruption.

Les bains de vapeur sont quelquefois très-utiles dans les cas d'eczema chronique; mais le malade ne doit pas s'exposer à une trop forte chaleur; il se tiendra éloigné du point d'où sort la vapeur aqueuse. Des douches de vapeur son souvent d'une grande utilité lorsque la maladie est locale.

Lorsque la maladie est bornée ou s'est réduite à un siége peu étendu, on hâte quelquefois la guérison par des onctions légères avec une pommade où se trouve incorporé le protochlorure ammoniacal de mercure à la dose d'$\ni$j à un demi-gros dans ζj d'axonge.

Dans le cours du traitement il faut souvent employer, pour calmer les vives démangeaisons, soit des lotions d'eau saturnine, soit une émulsion d'amandes amères, ou bien une décoction de quelques plantes vireuses telles que la douce-amère, la jusquiame, etc.

Dans certains cas, l'eczema chronique, beaucoup plus grave, résiste à ces divers moyens, et il devient nécessaire d'en employer de plus énergiques, pourvu toutefois qu'il n'existe en même temps aucune affection chronique des voies digestives.

C'est dans ces cas d'eczema rebelle qu'on a vu réussir d'une manière vraiment surprenante : 1° la *teinture de*

cantharides, surtout chez les femmes ; 2° *quelques prépa-*
rations arsenicales, à l'aide desquelles nous avons vu très-
souvent, dans les salles de M. Biett, disparaître promptement des eczema invétérés fort graves.

On administre la teinture de cantharides d'abord à la
dose de trois, puis cinq gouttes chaque matin dans un
peu de tisane, et tous les six ou huit jours on augmente
de cinq gouttes. On peut ainsi sans inconvénient en porter la dose à vingt-cinq ou trente gouttes.

Parmi les préparations arsenicales, celles qui paraissent réussir le plus souvent sont les *pilules asiatiques*,
dont on administre une par jour, et dont l'usage peut être
continué pendant un mois ou six semaines.

L'administration de ces médicamens demande beaucoup
d'attention de la part du médecin ; on doit les suspendre
lorsqu'il existe quelques symptômes d'irritation manifeste ;
mais il ne faut pas prendre pour tels un peu de malaise que
le malade peut ressentir dans les premiers jours de leur
emploi ; ce malaise ne tarde pas à disparaître. Du reste,
il est souvent bon d'interrompre l'usage de ces moyens
pendant quelques jours, pour les reprendre ensuite.

Souvent, dans les cas où l'eczema n'occupant qu'une
certaine étendue a presque revêtu la forme squammeuse,
que la peau est sèche, fendillée, légèrement épaissie (comme
cela se voit surtout aux mains), il faut employer des médications locales un peu actives. Dans ces cas il est souvent fort
utile de faire des frictions sur l'éruption elle-même, soit
avec le *proto-nitrate de mercure* (℈ j ou ʒ ß pour axonge ʒ j),
soit avec le *proto-iodure* (℈ j pour axonge ʒ j) ou *deuto-*
iodure de mercure à la dose de dix à douze grains par once.
On peut ajouter à ces pommades pour calmer les démangeaisons, un peu de *camphre* à la dose de douze grains.

Ces préparations mercurielles ainsi employées à l'extérieur ont souvent produit de très-heureux résultats; mais les avantages de celles qui ont été conseillées à l'intérieur sont pour le moins douteux, et même leur usage est souvent nuisible.

Enfin, c'est surtout dans ces cas qu'il est bon d'employer des bains sulfureux, soit locaux, soit généraux; mais de tous, les douches de vapeur sont peut-être encore ceux dont les bons effets sont les mieux constatés.

Les cautérisations ne doivent jamais être employées dans le traitement de l'eczema, où l'emploi des pommades excitantes leur est préférable. M. Biett a toujours regardé leur usage comme offrant des inconvéniens.

Avant de terminer ce qui concerne l'eczema, nous dirons quelques mots seulement de certains cas où, fixé à un siége local, il présente quelques particularités.

L'eczema chronique des mamelles est plus souvent borné à une petite étendue; il circonscrit assez régulièrement le mamelon, et donne lieu à des gerçures profondes. Réclamant souvent un traitement fort actif, il est presque toujours très-rebelle, et nous l'avons vu durer des années.

L'eczema du scrotum et des cuisses chez les femmes est toujours très-rebelle, il en est de même de celui qui occupe les environs de l'anus. Les douches de vapeur, les fumigations et les douches sulfureuses, avec les purgatifs, sont les moyens dont l'emploi produit les résultats les plus avantageux. Chez les personnes robustes, jouissant du reste d'une bonne santé, on peut employer hardiment les purgatifs.

L'eczema de l'oreille est souvent fort rebelle, et comme il est quelquefois accompagné d'hypertrophie ou d'une tuméfaction chronique, il peut être nécessaire de placer dans le conduit auditif externe des morceaux d'éponge préparée afin d'empêcher l'occlusion de cette ouverture.

Enfin l'*eczema du cuir chevelu* peut se présenter avec divers phénomènes d'autant plus importans, qu'on pourrait le prendre pour quelques variétés du porrigo. M. Alibert a même décrit, sous le nom de *teigne amiantacée* et de *teigne furfuracée*, deux maladies que, depuis long-temps, M. Biett regarde comme n'étant que des variétés de l'eczema chronique du cuir chevelu.

C'est ainsi que l'on voit chez des malades atteints d'un eczema, qui occupe le plus souvent en même temps et la face et le cuir chevelu, mais quelquefois le cuir chevelu seulement, une exhalation de sérosité tellement abondante, que tous les cheveux en sont comme trempés. Plus tard la sérosité se concrète, et les squammes, lors de leur formation, entourent plusieurs cheveux naissans. Ceux-ci croissent, et bientôt, soit par une desquammation naturelle, soit qu'elle ait été hâtée par cet accroissement, les écailles se détachent, et l'on voit des paquets de cinq ou six cheveux enchatonnés d'une squamme plus ou moins étendue, qu'ils dépassent, et par leur extrémité adhérente et par leur extrémité libre. Ce phénomène est moins appréciable chez les femmes, mais on le retrouve dans bien des cas, si l'on examine le cheveu près de sa sortie du bulbe. La présence de ces squammes d'un blanc chatoyant, d'une couleur semblable à celle de l'*amiante*, au milieu des cheveux, offre un aspect singulier, surtout chez les bruns (*teigne amiantacée*).

Quelquefois l'exhalation séreuse est beaucoup moins abondante ; le liquide, en se desséchant, donne lieu à de petites squammes blanches, sèches, furfuracées, qui se renouvellent avec une promptitude extrême, et tombent par le moindre frottement avec une abondance remarquable. Cette dernière variété constitue la *teigne furfuracée*, qui paraît aussi dans quelques circonstances avoir été prise pour le *pytiriasis capitis.*

Ces deux variétés n'altèrent le bulbe en aucune façon.

Des tisanes acidules, des lotions émollientes au début, plus tard des lotions alcalines, de légers laxatifs, tels sont les seuls moyens que réclament ces deux variétés. Il suffit quelquefois, chez les enfans, de laver la tête avec une eau de savon, et de passer plusieurs fois un peigne fin dans le courant de la journée.

Est-il besoin d'ajouter que la présence de vésicules que l'on retrouve souvent encore dans les environs du front, aux oreilles, etc., même dans une période avancée, l'exhalation de la sérosité et la nature des squammes, sont des caractères bien assez tranchés pour distinguer ces deux états de l'eczema des diverses espèces de teigne, qui sont toutes des affections pustuleuses ?

HERPES.

Le genre *herpes* correspond à la *dartre phlyctenoïde* de M. Alibert, qui ne décrit du reste que deux variétés, 1° la *dartre phlyctenoïde confluente*, qui semble se rapporter tantôt à l'*herpes phlyctenodes*, et tantôt au *pemphigus* ; 2° la *dartre phlyctenoïde en zone*, qui est le zona (*herpes zoster*).

Le mot *herpes*, employé depuis long-temps d'une manière vague et dans la même acception que le mot *dartre*, était appliqué à plusieurs éruptions d'une nature tout-à-fait différente, quand Willan le réserva exclusivement pour un genre de maladie bien distinct.

Ce genre est caractérisé par une éruption de vésicules constamment rassemblées en groupes sur une base enflammée, de manière à présenter une ou plusieurs surfaces parfaitement circonscrites, séparées les unes des autres par des intervalles plus ou moins grands, dans lesquels la peau est entièrement saine.

La forme de ces groupes et leur siége constituent des espèces et des variétés assez tranchées pour être décrites individuellement.

Les différentes espèces d'herpes suivent en général une marche aiguë; leur durée, ordinairement d'un septénaire, se prolonge rarement au-delà de deux ou trois. Les cas où elles sont accompagnées de symptômes généraux graves sont très-rares, s'ils existent. Le plus souvent ils se bornent à un peu de malaise, un léger abattement, quelquefois de l'anorexie, rarement de la fièvre. Développées dans quelques cas rares, sous l'influence d'une cause directe, elles se manifestent presque toujours sans cause appréciable, et même dans les cas où elles se développent à la suite d'une cause directe, telle qu'un vent froid (*herpes labialis*), il existe en même temps un état particulier de l'économie, dont l'herpes est un des symptômes.

La réunion de vésicules en groupes, sur une base enflammée circonscrite, suffira toujours pour empêcher de les confondre avec les autres affections vésiculeuses.

Ce sont des maladies toujours peu graves, qui suivent ordinairement une marche régulière, et qui ne réclament le plus souvent qu'un traitement émollient très-simple. Du reste, l'herpes peut exister simultanément avec d'autres maladies, soit cutanées, soit intérieures.

HERPES PHLYCTÉNODES.

On doit entendre, sous la dénomination commune d'herpes phlycténodes, les affections du genre herpes qui n'ont ni une forme déterminée, ni un siége de prédilection ; les autres ne constituent des variétés à part que parce qu'elles se trouvent dans l'un de ces deux cas.

L'herpes phlycténodes est caractérisé par la présence de vésicules ordinairement très-petites, mais constamment agglomérées, pouvant se manifester sur tous les points du corps, dans quelques cas sur plusieurs à la fois, et formant par leur réunion une surface irrégulière dont la largeur varie depuis celle d'un écu jusqu'à celle de la paume de la main. Ordinairement, dans la même éruption, on trouve des vésicules, les unes imperceptibles, et d'autres ayant le volume d'un gros pois ; mais toujours le nombre des petites vésicules surpasse de beaucoup celui des grandes.

Il se manifeste le plus souvent sur les parties supérieures du corps ; les joues, le col, la poitrine et les bras en sont les siéges les plus fréquens ; on le voit plus rarement sur les membres inférieurs.

En général, borné à un ou deux groupes, l'herpes phlycténodes a ordinairement disparu vers le septième ou huitième jour. Cependant, soit que son développement ait eu lieu successivement sur plusieurs points, ou que plusieurs groupes aient paru à une très-petite distance les uns des autres, il peut se prolonger davantage, mais rarement au-delà de deux septénaires, et jamais au-delà de trois.

Quand l'herpes phlycténodes se manifeste par plusieurs groupes, ils sont ordinairement assez éloignés ; mais, quelque rapprochés qu'ils soient, la peau qui les sépare est toujours saine, et ne présente pas la moindre altération.

Symptómes.=Chaque groupe se développe de la manière suivante ; on observe à l'endroit qui va devenir le siége de l'éruption une foule de petits points rouges presque imperceptibles, groupés les uns autour des autres, dont le nombre est souvent fort considérable, quoique resserrés dans un espace relativement très-étroit. Dès le lendemain on trouve une surface rouge, enflammée, recouverte de vésicules saillantes, résistantes au toucher, dont le volume varie depuis celui d'un grain de millet jusqu'à celui d'un petit pois. La rougeur de chaque groupe dépasse ordinairement de plusieurs lignes les vésicules autour de chaque plaque. Constamment le plus grand nombre des vésicules offre un très-petit volume. Toutes sont dures, renitentes, d'une forme globuleuse et transparentes le premier jour de leur formation ; mais le lendemain, quelquefois même avant, la transparence est remplacée par une teinte lactescente.

Une sensation de cuisson souvent très-douloureuse accompagne l'apparition de chaque groupe. Les vésicules commencent à se flétrir dès le troisième ou quatrième jour, et le septième ou huitième on les trouve affaissées ; quelques-unes renferment un fluide purulent, et d'autres se sont transformées en croûtes brunâtres. Bientôt la desquammation a lieu ; mais on voit souvent çà et là quelques légères ulcérations. Il reste toujours, pendant quelques jours après la disparition de l'herpes, une teinte rouge assez marquée, qui disparaît lentement.

Le plus souvent cette affection peu grave n'est précédée ni accompagnée d'aucuns symptômes généraux : un état de malaise général, quelquefois de l'anorexie et un peu de fièvre, sont les seuls qu'on observe lorsque la maladie occupe une certaine étendue ; les symptômes locaux sont, comme nous l'avons indiqué, un sentiment de cuisson et de chaleur âcre plus ou moins vif. Du reste, ces symptômes tant locaux que généraux n'ont lieu qu'à l'époque de l'éruption, et dans les deux ou trois premiers jours.

Causes. = L'herpes phlycténodes se manifeste le plus souvent chez des sujets encore jeunes. Des veilles, des excès de régime, des chagrins et d'autres causes de cette nature ont souvent paru exercer de l'influence sur son développement ; mais le plus ordinairement il se manifeste produit par des causes totalement inconnues, ou du moins fort difficiles à apprécier.

Diagnostic: = Les caractères indiqués de l'herpes phlycténodes, qui sont des vésicules nombreuses, groupées sur une surface rouge, enflammée, et dont l'étendue varie depuis celle d'un écu jusqu'à celle de la paume de la main, suffisent pour distinguer l'herpes des autres affections, soit vésiculeuses, soit bulleuses. Le pemphigus est la maladie avec laquelle on pourrait surtout le confondre, d'autant mieux que des descriptions de cette affection (du pemphigus) ont été présentées sous le nom d'*herpes phlycténoïde.* On les distinguera l'une de l'autre, parce que, dans l'herpes, ce sont des vésicules groupées sur des surfaces isolées, tandis que, dans le pemphigus, ce sont des bulles isolées. Quelquefois, il est vrai, on trouve çà et là, dans le pemphigus, des surfaces rouges où les bulles sont très-rapprochées, presque confluentes ; mais on évitera de les confondre avec l'herpes, en réfléchissant que, dans cette dernière affection, on trouve des vésicules et non des bulles. Quelques-unes des vésicules peuvent, il est vrai, se transformer en bulles ; mais c'est bien le plus petit nombre, et on ne les voit que çà et là. Quant aux autres espèces d'herpes, comme elles ne diffèrent de celle-ci que par leur siége ou par leur forme, cette forme et ce siége sont les bases du diagnostic différentiel.

Traitement. = L'herpes phlycténodes est une maladie peu grave, qui ne réclame en général que l'usage de quelques boissons délayantes, un régime un peu sévère et quelques bains tièdes. On pourrait, si la maladie était assez étendue et s'il y avait en même temps quelques symptômes généraux, pratiquer une légère saignée.

A. VARIÉTÉS DE SIÉGE.

Les variétés qui ne diffèrent de l'herpes phlyténodes que parce qu'elles ont un siége déterminé, sont au nombre de deux : l'*herpes labialis* et l'*herpes preputialis*.

HERPES LABIALIS.

Cette variété ne diffère de l'herpes phlycténodes que par son siége ; elle est caractérisée par des groupes de vésicules plus ou moins nombreux, plus ou moins distincts, disposés irrégulièrement autour de la bouche. Le plus souvent l'*herpes labialis* n'occupe qu'une étendue plus ou moins grande, soit de la lèvre supérieure, soit de la lèvre inférieure. Il se montre toujours à la partie externe des lèvres, et en général au point de jonction de la muqueuse labiale, avec la peau. Cependant dans certains cas, il n'occupe que la membrane muqueuse externe de la lèvre, tandis que dans d'autres il n'affecte que la peau, située en-deçà de la ligne de jonction. Quelquefois disposés sans ordre, les groupes peuvent s'étendre jusque sur les joues, le menton ou les ailes du nez, et on les observe même dans certains cas sur le pharynx.

L'*herpes labialis* est quelquefois précédé d'une légère rougeur pendant plusieurs heures ; d'autres fois l'éruption paraît brusquement. Le point où se développe l'herpes se tuméfie et devient le siége d'une chaleur âcre et brûlante : on voit alors une surface rouge et tuméfiée, luisante, douloureuse au toucher ; çà et là on aperçoit quelques vésicules qui commencent à poindre. La tuméfaction de la lèvre s'étend au-delà du groupe des vésicules. Ces dernières se développent rapidement ; souvent plusieurs se réunissent, alors on trouve sur le même groupe des vésicules, dont la plus grande ne dépasse jamais le volume d'un petit pois, et qui sont remplies d'un fluide transparent. La chaleur est en général moins âcre lorsque les vésicules se sont développées; le fluide transparent qu'elles contiennent prend bientôt une teinte lactescente, et dès le troisième ou quatrième jour il présente un aspect jaunâtre; le liquide séreux est devenu séro-purulent; la rougeur et le gonflement ont alors presque disparu; bientôt des croûtes se forment, elles deviennent brunâtres, et tombent du septième au huitième jour de l'éruption; quand on les arrache trop tôt, il s'en forme d'autres qui restent plus long-temps. Après la disparition de l'éruption, on trouve une petite surface rouge qui disparaît promptement.

Causes. = L'*herpes labialis* se développe très-souvent sous l'impression du froid; c'est ainsi qu'on le voit surtout paraître, lorsqu'en sortant d'un endroit chaud on s'expose immédiatement à l'air froid et humide. Il accompagne très-fréquemment le coryza et une légère bronchite. Le contact de certains alimens âcres et irritans peut quelquefois déterminer l'apparition de cette variété de l'*herpes.* On la voit survenir très-souvent à la suite d'accès de fièvre intermittente; elle complique quelquefois une phlegmasie de quelque organe intérieur, mais surtout des organes thoraciques.

Diagnostic. = La disposition des vésicules en groupes isolés, leur marche régulière, le volume considérable que prennent quelques-unes d'entre elles, qui contiennent à la fin un fluide séro-purulent, suffisent pour distinguer l'*herpes labialis* d'un eczema qui aurait son siége aux lèvres.

L'*herpes labialis* est une maladie ordinairement fort légère, qui ne réclame presque aucun traitement. Cependant dans le cas où il serait accompagné d'une chaleur

âcre et d'une tension assez douloureuse, on peut diminuer ces symptômes au moyen de lotions faites avec de
l'eau froide, à laquelle on ajoutera quelques gouttes de
sulfate de zinc, d'acétate de plomb, ou de sulfate de
cuivre. Les émolliens ne produisent pas à beaucoup près
autant de soulagement ; du reste, ni les uns ni les autres
n'empêchent l'éruption de suivre sa marche ordinaire.
Dans tous les cas, on évitera et le froid et les rayons
d'un foyer trop ardent.

HERPES PRÉPUTIALIS.

L'*herpes préputialis* est encore une variété de l'*herpes
phlycténodes*, dont il ne diffère que par son siége. Il est
caractérisé par la présence sur le prépuce, soit à l'extérieur soit à sa face interne, de plusieurs groupes de vésicules.

Il se manifeste d'abord par une ou plusieurs taches rouges,
plus ou moins enflammées, dépassant rarement la largeur
d'un franc, souvent beaucoup moindres. Ces taches ne tardent point à se recouvrir de petites vésicules globuleuses,
mais dont le développement présente quelques différences
suivant le siége.

Ainsi, l'*herpes préputialis* peut être borné à la face
externe ou à la face interne du prépuce : quelquefois il
occupe l'une et l'autre à la fois.

Les groupes qui occupent la face externe sont peu
enflammés : les vésicules transparentes et distinctes suivent la marche ordinaire à l'*herpes ;* seulement le liquide
est ordinairement resorbé : alors les vésicules se flétrissent,
et il s'établit une légère desquammation ; quelquefois cependant la sérosité se trouble au bout de quelques jours,
il se forme de petites squammes, et la maladie se termine
le septième ou huitième jour, souvent auparavant.

Mais pour les groupes situés à l'intérieur du prépuce, l'inflammation est beaucoup plus vive; les vésicules augmentent rapidement de volume, et se réunissent souvent deux à deux, trois à trois.

Elles sont extrêmement ténues, et leur transparence est assez grande pour permettre de voir, au travers, la teinte rouge de la surface qu'elles recouvrent.

Le liquide passe promptement à l'état séro-purulent, les vésicules s'ouvrent, et il se forme de petites squammes qui se détachent peu de temps après, soit naturellement, soit accidentellement, ce qui arrive le plus souvent, et laissent après elles des excoriations qu'on peut distinguer très-aisément des ulcérations siphilitiques, et qui ne laissent pas après elles la moindre trace.

Un peu de démangeaison au début de l'éruption, et un peu de cuisson quand il existe des excoriations, sont les seuls symptômes qui accompagnent l'*herpes préputialis*.

Causes. == On n'observe guère cette variété de l'*herpes* que chez les adultes : le frottement des vêtemens de laine, certains écoulemens chroniques du vagin, l'action de cette matière qui est si abondamment secrétée entre le prépuce et le gland lorsqu'on la laisse s'y amasser, peuvent déterminer le développement de cette éruption, qui le plus souvent apparaît sans cause appréciable. Les rétrécissemens de l'urètre qui peuvent exister en même temps sont des accidens avec lesquels l'*herpes* ne paraît avoir d'autres rapports que sa présence simultanée.

Diagnostic. == Le siége de cette variété pourrait jeter un peu d'obscurité sur son diagnostic, si l'on se contentait d'un examen très-superficiel; toutefois, dans quelque état que l'*herpes préputialis* se présente, il nous semble qu'il serait toujours difficile de le confondre avec des éruptions ou des ulcérations siphilitiques.

Est-il encore vésiculeux? tous les caractères du genre *herpes* lui sont applicables, et ne sauraient permettre un instant d'erreur. Est-il recouvert de squammes? personne sans doute ne prendra ces squammes, minces et aplaties, pour les croûtes saillantes et épaisses des siphilides : enfin a-t-il laissé des excoriations? celles-ci, toutes superficielles, de niveau au centre comme à la circonférence, disposées d'ailleurs en groupes, comme les vésicules qui leur ont donné naissance, etc., n'en imposeront jamais pour les ulcérations siphilitiques, remarquables par leur profondeur, par leurs bords durs et élevés, par la couenne blanchâtre qui les recouvre, etc.

Traitement.—Une tisane d'orge ou de limonade, quelques injections entre le prépuce et le gland, d'une décoction de racine de guimauve, quelques bains locaux émolliens sont les seuls moyens qu'il soit nécessaire d'opposer à l'*herpes préputialis*, qui dans la plupart des cas cède avec une extrême facilité. Cependant, dans quelques circonstances, l'*herpes préputialis* devenu chronique, résiste aux moyens les plus énergiques. M. Biett en a vu plusieurs exemples.

B. VARIÉTÉS SUIVANT LA FORME.

Le genre *herpes* renferme encore trois variétés fort importantes à connaître, qui sembleraient des espèces distinctes, mais qui, examinées attentivement, ne diffèrent réellement de l'*herpes phlycténodes* que par leur forme déterminée. Cependant, comme elles constituent des maladies assez fréquentes et qu'il règne encore du doute sur la nature de quelques-unes, il nous a semblé convenable de les décrire à part. Ce sont l'*herpes zoster* ou *zona*, l'*herpes circinnatus* ou en anneau, et l'*herpes iris* qui constitue une variété extrêmement rare, rangée par Willan dans les exanthèmes; et qui quelquefois se rapproche, en effet, beaucoup d'une espèce de roséole que nous avons décrite sous le nom de *roséole à anneaux multiples.*

L'HERPES ZOSTER (ZONA).

Le zona a été regardé et décrit comme une espèce d'érysipèle, et cette erreur est tellement peu fondée qu'il suffit presque de la signaler : en effet, on ne retrouve dans le zona aucun des symptômes de cet exanthème, et surtout dans l'érysipèle, aucun des symptômes du zona : cependant, nous nous arrêterons un instant sur le motif probable de cette opinion. Il est sans doute basé sur ce que certains érysipèles se compliquent de bulles; mais il existe une grande différence entre des soulèvemens isolés, informes et souvent assez étendus de l'épiderme, comme on l'observe dans l'érysipèle, et les petites vésicules groupées, dépassant rarement la grosseur d'un pois, qui constituent le zona. Cette raison, jointe à la marche régulière de l'*herpes zoster,* qui est également celle de l'herpes phlycténodes, suffit pour réunir ces deux dernières affections, et distinguer le zona de l'érysipèle.

Dans un ouvrage récent, l'auteur, entraîné sans doute par l'idée de faire du nouveau, voulut corriger Willan; mais il nous paraît avoir transporté le zona dans un ordre auquel il est tout aussi étranger qu'à celui des exanthèmes.

En effet, qu'a de commun le zona avec les inflammations bulleuses? Rien, absolument rien. Cependant, de ce que quelques vésicules d'un groupe acquièrent dans certains cas un volume un peu plus considérable que le volume ordinaire des vésicules, on y a trouvé le prétexte d'une correction qui est loin d'être heureuse.

Dans toutes les inflammations bulleuses, les petites tumeurs aqueuses sont constamment isolées : dans le zona les vésicules sont toujours groupées en grand nombre. Les bulles du rupia ou du pemphigus se développent ordinairement sur plusieurs régions du corps à la fois, et cela d'une manière tout-à-fait irrégulière : le zona est toujours borné à un seul siége et affecte une forme particulière. Le volume un peu considérable de quelques vésicules du zona n'est jamais qu'accidentel, et ne se retrouve que dans un petit nombre de groupes : au lieu que dans les inflammations bulleuses, le volume des tumeurs aqueuses est plus ou moins remarquable dans toutes. Nous croyons donc sans valeur les raisons qui ont engagé à retirer le zona du genre herpes, dont il possède tous les caractères. Nous pensons avec Willan que c'est là sa seule et véritable place.

L'herpes zoster ou zona est caractérisé par la présence de plaques irrégulières, d'étendue variable, d'un rouge vif, qui sont recouvertes de vésicules agglomérées et qui se présentent sous la forme d'une demi-ceinture ou zone sur le tronc. Ordinairement, c'est d'un point de la ligne médiane du corps que part le zona pour se rendre au point opposé, sans jamais dépasser cette ligne.

Le zona se rencontre le plus souvent au tronc, où il forme le plus ordinairement une demi-zone oblique. Il n'est pas rare non plus de le voir commencer au tronc et finir aux membres. Ainsi, souvent parti du milieu de la région lombaire inférieure et postérieure, il entoure obliquement la région iliaque externe et antérieure pour arriver à l'aine et se terminer à la partie interne de la cuisse, ou bien commençant à la partie moyenne et supérieure du dos, il gagne la partie postérieure de l'épaule, puis la partie antérieure, et vient se terminer au bord interne du bras, qu'il accompagne quelquefois jusqu'au bord cubital de la main. On voit aussi, dans quelques cas, partir d'une même demi-zone deux lignes dont l'une s'étend le long du membre inférieur et l'autre remonte le long du bras. Mais de tous, le siége le plus fréquent est la base du thorax ; très-rarement on le voit n'occuper seulement que les membres. Dix-neuf fois sur vingt le zona occupe le côté droit du corps, sans qu'on puisse se rendre compte de cette singulière prédilection. Jamais il n'existe des deux côtés à la fois.

· Dans tous les cas, ces demi-ceintures sont formées non par une suite de vésicules, mais par des plaques isolées qui suivent une même direction et offrent des intervalles où la peau est parfaitement saine. Tantôt ces plaques sont très-rapprochées, tantôt les intervalles qui les séparent sont fort considérables.

La durée de la maladie est d'un à trois ou quatre septénaires. -

Symptômes.=Le zona se manifeste d'abord par des taches irrégulières d'un rouge assez vif, peu éloignées les unes des autres, qui se développent successivement en raison inverse de leur éloignement de la première, et entourent ainsi une moitié du corps. Quelquefois ces taches commencent aux deux extrémités de la zone en même temps, et se rejoignent par des éruptions successives. En général celles qui commencent et qui terminent cette espèce de chaîne sont plus larges, et présentent une forme irrégulièrement arrondie, tandis que les plaques, qui sont comprises entre elles, sont moins larges. Dans quelques cas rares, le développement de ces taches est précédé d'une sensation douloureuse et quelquefois brûlante qui accompagne toujours leur apparition. Si on les examine attentivement, on aperçoit bientôt une foule de petites saillies blanches comme argentées, qui ne tardent pas à augmenter de volume, et à laisser voir des vésicules distinctes, transparentes, de la grosseur et de la forme de petites perles. Elles atteignent dans l'espace de trois à quatre jours leur plus haut degré de développement, qui dépasse rarement le volume d'un gros pois, mais qui est quelquefois plus considérable. A cette époque la surface sur laquelle les vésicules sont développées offre une rougeur assez vive, et la teinte rouge dépasse de quelques lignes les bords de chaque groupe de vésicules. A mesure que de nouveaux groupes se développent ils suivent la même marche.

Vers le quatrième ou cinquième jour de l'apparition de chaque groupe de vésicules, la rougeur diminue, les vésicules se flétrissent, s'affaissent, et leur surface devient ridée.

Le fluide qu'elles renferment, de transparent qu'il était, est devenu opaque, noirâtre dans quelques-unes : on trouve même dans plusieurs un véritable pus; enfin, il se forme des croûtes petites, légères, d'un brun foncé, qui tombent dans l'espace de quelques jours. Les autres groupes se comportent de même, et vers le dixième ou douzième jour de la maladie, on ne trouve à la place de l'éruption que des taches rouges qui disparaissent peu à peu. Mais il arrive quelquefois, et surtout pour les plaques qui sont situées à la partie postérieure du thorax, qu'il leur succède des excoriations et même de légères ulcérations, ce qui paraît résulter du frottement des parties malades contre le lit; la durée de la maladie est alors prolongée, souvent de beaucoup.

Telle est la marche la plus ordinaire du zona, qui du reste peut présenter beaucoup de variétés; ainsi la résorption du fluide peut avoir lieu vers le cinquième ou sixième jour, et la maladie se terminer par desquammation dès le septième ou huitième; d'autres fois, chez les personnes affaiblies par l'âge ou par la misère, les vésicules acquièrent un volume considérable, s'ouvrent de bonne heure, et laissent après elles des ulcérations étendues et douloureuses suivies de cicatrices plus ou moins marquées. Dans quelques cas fort rares et en particulier chez les vieillards, on a vu le zona être suivi de la gangrène de la peau sur laquelle les vésicules se sont développées.

Nous avons eu occasion d'observer à l'hôpital Saint-Louis un grand nombre de zona, et nous ne l'avons jamais vu accompagné de cet appareil de symptômes généraux, et surtout de symptômes gastriques, dont on a supposé gratuitement qu'il était constamment escorté : un état de malaise, dans quelques cas rares un peu d'élévation dans le pouls, toujours de la chaleur, un sentiment de tension quelquefois bien douloureux au siége même de l'éruption, une douleur assez vive dans le cas de zona terminé par ulcération, enfin une légère douleur locale persistant plus ou moins long-temps après la guérison (mais non pas, comme il a été avancé, une douleur très-vive), sont les seuls phénomènes qui, au moins dans le plus grand nombre de cas, accompagnent le zona. S'il était besoin de plus fortes preuves de cette assertion, nous donnerions l'opinion de M. Biett, qui n'a jamais vu ces graves accidens dont parlent les auteurs, sur plus de cinq cents exemples qui lui ont passé sous les yeux, à l'hôpital Saint-Louis, tant dans ses salles qu'au traitement externe.

Causes. =L'*herpes zoster* attaque surtout les jeunes gens, les individus dont la peau est fine et délicate; on l'observe plus souvent chez les hommes que chez les femmes : il atteint quelquefois les vieillards, et se manifeste plus particulièrement dans l'été et dans l'automne que dans le printemps ou l'hiver. On le voit dans certains cas à la suite de la variole; enfin, il peut régner épidémiquement.

Diagnostic. = On ne saurait confondre cette affection avec aucune autre : sa nature vésiculeuse et sa forme en demi-ceinture sont deux symptômes qui ne permettront jamais la moindre erreur. Quelquefois, lorsque le zona commence à se développer, ou que son développement est incomplet, on n'observe qu'un seul groupe près de la ligne médiane, et on pourrait le prendre pour un *herpes phlycténodes*, mais souvent dans ces cas il suffit d'examiner le côté opposé du corps pour trouver encore quelques groupes de vésicules plus ou moins étendus : enfin, il existe fréquemment entre ces groupes ainsi éloignés des petits points rouges, indices de nouveaux groupes qui sont sur le point de paraître : du reste l'erreur n'aurait aucun inconvénient, puisqu'au fond ce sont deux maladies semblables.

Prognostic. = Le zona est presque constamment une affection peu grave, mais quand il se termine par ulcération il peut être plus ou moins incommode; il le serait encore bien davantage s'il était suivi de gangrène de la peau, comme on l'a observé dans ces derniers temps chez des vieillards.

Traitement. = Dans la presque totalité des cas le zona disparaît sous l'influence du traitement le plus simple : d'un régime assez sévère, du repos et des boissons délayantes, telles que la limonade, etc., sans qu'il soit nécessaire d'avoir recours à aucune émission sanguine, soit locale, soit générale.

Quelques bains simples sont avantageux dans les cas d'une inflammation un peu vive et chez les sujets irritables.

Quant aux applications locales elles sont pour le moins inutiles. Celles qu'on a le plus vantées sont l'eau saturnine, ou quelque autre liquide astringent. S'il survient des ulcérations, on les pansera avec du cérat légèrement opiacé.

Si la maladie se présentait chez un individu affaibli, soit par l'âge, soit par une maladie antérieure, on pourrait employer avec avantage quelques boissons toniques, des eaux ferrugineuses par exemple, et en même temps relever les forces du malade par une alimentation substantielle.

Si le zona se terminait par gangrène, on aurait recours aux toniques et à des applications locales stimulantes.

Est-il besoin de parler ici de l'application de la méthode ectrotique au zona? elle nous paraît au moins inutile dans une maladie qui est, dans la grande généralité des cas, très-légère et très-simple.

HERPES CIRCINNATUS.

On a donné le nom d'*herpes circinnatus* à une variété très-fréquente du genre *herpes*, qui se présente sous la forme d'anneaux.

L'*herpes circinnatus* est caractérisé par des vésicules globuleuses le plus souvent extrêmement petites, disposées de manière à former des cercles complets dont le centre est ordinairement intact, et dont les bords, d'un rouge plus ou moins vif, sont recouverts de ces petites vésicules. Cette bande rouge est souvent fort large comparativement au centre, surtout dans les petits anneaux, et la rougeur dépasse les vésicules, tant à la grande qu'à la petite circonférence.

Symptômes. = Cette éruption s'annonce par une rougeur plus ou moins vive à l'endroit qu'elle doit occuper. La rougeur, quelquefois bornée à une surface dont l'étendue ne dépasse pas celle d'un franc, peut offrir dans d'autres cas environ deux pouces de diamètre. Le plus souvent exactement ronde, cette surface présente quelquefois une forme ovale. Dans les petites taches la rougeur est bien moins vive au centre; elle est tout-à-fait nulle dans les plus grandes, et la peau y conserve sa couleur naturelle. Dans tous les cas, la circonférence du cercle ne tarde pas à se recouvrir de vésicules extrêmement rapprochées, ordinairement très-petites, mais qui, examinées avec attention, offrent une forme globuleuse. D'abord transparent, le fluide contenu dans ces vésicules se trouble bientôt; les vésicules s'ouvrent, et il se forme de petites squammes ordinairement fort minces, qui ne tardent pas à se détacher; et dans les cas plus fréquens l'éruption a parcouru toutes ses périodes en huit ou dix jours, et il ne reste qu'une rougeur plus ou moins vive, qui disparaît lentement.

Telle est la marche la plus ordinaire de l'*herpes circinnatus*; mais quelquefois le centre de l'anneau est lui-même enflammé, et il s'y établit une petite desquammation sans que jamais il s'y développe de vésicules. Quelquefois les vésicules de l'herpes ne se terminent pas par la formation de squammes, mais le fluide qu'elles renferment est résorbé, les vésicules se flétrissent, et tombent par une exfoliation presque insensible. Ceci a lieu particulièrement pour les anneaux de peu de diamètre; et, dans ces cas, les vésicules sont souvent si petites, qu'il faut une très-grande attention pour les distinguer. Enfin, dans quelques cas, les cercles sont très-larges et les vésicules plus développées, tout en dépassant rarement le volume d'un grain de millet.

L'*herpes circinnatus* dure ordinairement huit à dix jours quand il n'y a qu'un seul anneau, et ceux qui existent sont peu nombreux, peu étendus, et se sont développés ensemble. Mais, dans les cas où les anneaux apparaissent d'une manière successive, la durée de la maladie peut-être prolongée au-delà de deux à trois septénaires. Chez les personnes dont la peau est très-fine, la rougeur subsiste quelquefois un certain temps après la disparition de l'éruption et des squammes.

Bien qu'il puisse se développer sur toutes les parties du corps, l'*herpes circinnatus* affecte le plus souvent les bras, les épaules, la poitrine et surtout le cou et la face. Il est très-commun de voir chez des jeunes gens, et surtout chez les demoiselles dont la peau est blanche et fine, de petits anneaux herpétiques de la largeur d'une pièce de dix sous fixés à l'une ou l'autre joue, et très-souvent au menton.

Causes. = L'*herpes circinnatus* attaque le plus souvent les enfans, les jeunes gens et les femmes. On l'observe surtout chez les personnes blondes dont la peau est fine. Quelquefois son apparition paraît être déterminée par l'impression du froid; à la face il peut être produit par des lotions ou des applications stimulantes. On ne saurait du reste lui assigner aucune cause spéciale.

Un peu de cuisson et une légère démangeaison sont les seuls symptômes qui accompagnent le développement de cette légère affection.

Diagnostic. = Des caractères si tranchés et si exclusifs sembleraient devoir empêcher toute méprise. Cependant un petit anneau herpétique, dont les vésicules flétries ne présentent plus qu'une exfoliation légère, reposant sur un fond rouge et exactement arrondi, pourrait, dans bien des cas, en imposer pour une plaque de lèpre dépouillée de ses squammes. Mais, d'une part, la dépression du centre et la saillie des bords; de l'autre, l'unité de la surface et surtout la présence sur les bords eux-mêmes de quelques débris de vésicules, suffisent pour empêcher toute erreur, qui, du reste, ne serait pas de longue durée, car un anneau herpétique est à la veille de sa guérison après la disparition des vésicules. D'ailleurs il est bien rare qu'il n'existe qu'une seule plaque de lèpre, et probablement on trouverait sur le reste du corps d'autres parties où les caractères de la lèpre seraient plus tranchés.

Il y aurait peut-être un peu plus de difficultés à distinguér l'*herpes circinnatus* du *porrigo scutulata*, d'autant plus que le même nom, celui de Ringworm (ver en forme d'anneau), a été appliqué à ces deux maladies.

Cependant l'une (*herpes circinnatus*) est une affection vésiculeuse et ne donne lieu qu'à des squammes; sa durée est courte; elle n'est point contagieuse, et lorsqu'elle occupe le cuir chevelu, sa présence ne détermine point la chute des cheveux. L'autre (*porrigo scutulata*) est une affection pustuleuse et contagieuse; sa durée est longue et indéterminée; elle donne lieu à la formation de croûtes qui augmentent d'épaisseur; on ne l'observe guère qu'au cuir chevelu, et la chute des cheveux est bientôt produite dans les points où les anneaux se développent.

Le *traitement* de l'*herpes circinnatus* est à peu près le même que celui des autres espèces; seulement on emploiera ici avec succès quelques lotions rendues alcalines par l'addition d'une petite quantité de sous-carbonate de soude ou de potasse dans de l'eau (un gros ou deux gros par livre). Souvent on voit les démangeaisons qu'occasionent les petits anneaux herpétiques de la face, et l'inflammation dont ils s'accompagnent, être réellement amendés par des applications répétées d'un peu de salive. On pourrait également faire quelques lotions avec une eau rendue astringente par l'addition d'un peu d'alun, de sulfate de zinc.

Si cet *herpes* affectait simultanément plusieurs points de la surface du corps, on ferait prendre quelques bains alcalins, et même quelques légers laxatifs.

HERPES IRIS.

Ce nom a été donné à une variété extrêmement rare de l'*herpes* qui se présente sous la forme de petits groupes vésiculeux exactement entourés de quatre anneaux érythémateux de nuances différentes. Souvent les malades comparent eux-mêmes cette éruption à de petites cocardes. Bateman est le premier qui l'ait décrite avec soin et qui l'ait placée dans le genre *herpes*.

Il se manifeste par de petites taches qui ne tardent pas à être remplacées par des zones de couleurs différentes. Dès le second jour, il se forme au centre une vésicule qui est bientôt entourée de vésicules plus petites. Dans l'espace de deux à trois jours, la vésicule centrale s'est aplatie ; le liquide contenu s'est troublé et a pris une teinte jaunâtre ; les zones érythémateuses sont plus prononcées ; elles forment quatre anneaux distincts qui entourent successivement le groupe vésiculeux placé au centre, de manière à former un disque de la largeur d'un franc, sur lequel on observe, en partant du point central à la circonférence, une teinte d'un rouge brun, puis d'un blanc jaunâtre, puis d'un rouge foncé, et enfin une teinte rosée qui se perd insensiblement avec la coloration de la peau. Le nombre de ces disques est le plus souvent assez grand.

De ces anneaux, le troisième est ordinairement le plus étroit ; ils peuvent tous, mais surtout le premier, se recouvrir de vésicules.

La terminaison a lieu du dizième au douzième jour par le résorption du liquide et une légère desquammation. Quelquefois les vésicules s'ouvrent, et il se forme de légères squammes qui ne tardent pas à tomber.

L'*herpes iris* peut se développer sur toutes les parties du corps : on le rencontre le plus souvent à la face, aux mains, aux coude-pieds, aux doigts, au cou, etc. Il paraît, dans certains cas, affecter les parties saillantes, telles que les malléoles.

Causes. = L'*herpes iris* se développe le plus souvent chez les enfans, les femmes et les individus blonds, sans qu'on puisse lui assigner une cause spéciale. Il peut se développer simultanément avec d'autres variétés du genre *herpes*.

La seule maladie qu'on pourrait confondre avec l'*herpes iris*, est une variété de roséole à anneaux multiples. Cette roséole en diffère par la plus grande étendue des disques, qui dépassent quelquefois celle d'une pièce de cinq francs, et l'absence de vésicules. C'est probablement cette éruption que Willan a placée parmi les exanthèmes. On pourrait surtout confondre l'herpes avec cette roséole lorsque les vésicules se sont ouvertes et ont disparu ; mais ordinairement, dans ces cas, il suffit d'examiner avec attention pour trouver quelques débris des vésicules.

Cette légère affection ne demande le plus souvent aucun traitement : on pourrait, dans tous les cas, lui appliquer le même que celui de l'*herpes circinnatus.*

L'*herpes iris* est extrêmement rare, et, parmi la foule immense des maladies de la peau que M. Biett a pu voir, depuis plusieurs années, au traitement externe de l'hôpital Saint-Louis, il ne l'a rencontré que trois ou quatre fois.

GALE.

La gale est une éruption essentiellement contagieuse, caractérisée par des vésicules le plus ordinairement discrètes, légèrement accuminées, transparentes au sommet, un peu plus larges à leur base, accompagnées d'un prurit plus ou moins intense.

Quelques auteurs la regardent et l'ont décrite comme une affection pustuleuse ; d'autres en ont admis une variété de cette nature : c'est une erreur. La pustule, qui d'ailleurs ne se rencontre que dans le plus petit nombre des cas, n'est jamais qu'accidentelle, et depuis long-temps M. Biett considère la gale comme essentiellement vésiculeuse. Cependant il existe certaines circonstances rares où quelques vésicules deviennent évidemment pustuleuses.

La gale peut se montrer sur toutes les parties du corps, si l'on en excepte toutefois la figure, qui en est toujours préservée. Mais elle a certains siéges de prédilection : ainsi elle affecte souvent les doigts, le poignet, et en général elle se développe dans le sens de la flexion.

La gale est une maladie très-commune ; elle affecte tous les âges, les deux sexes, se manifeste dans toutes les saisons ; dans tous les climats, dans toutes les conditions sociales ; mais elle se montre plus particulièrement dans les classes inférieures, où tout semble l'appeler : misère, privation de linge, manque absolu de soins hygiéniques. Quand elle se manifeste dans les classes élevées, presque toujours elle y a été introduite par des domestiques, une nourrice, etc.

Elle ne se développe jamais spontanément ; elle n'est point épidémique ; des faits nombreux, observés et recueillis à l'hôpital Saint-Louis, le prouvent évidemment. Les épidémies de gale, que l'on a publiées, étaient suivant toutes les apparences, des affections vésiculeuses d'un autre genre (des eczema), dont la nature épidémique, d'ailleurs, est aussi loin d'être constatée. Elle n'est jamais endémique ; elle est essentiellement contagieuse.

Le temps qui s'écoule entre la contagion et l'invasion offre des variétés importantes à noter.

Chez les enfans, elle se déclare ordinairement au

8

bout de quatre ou cinq jours; mais cela varie encore. Ainsi, s'ils sont faibles et mous, l'incubation est plus longue ; elle est beaucoup plus prompte, de deux jours seulement, s'ils sont très-forts et sanguins

Chez les adultes, il faut de huit à douze jours au printemps et dans l'été ; de quinze à vingt dans l'hiver.

Elle est plus longue *chez les vieillards*, dont la peau sèche et dure offre moins de facilité et à la transmission et au développement.

L'incubation est encore plus difficile chez ceux chez lesquels il existe une phlegmasie des organes intérieurs.

Les vésicules paraissent d'abord là où la peau est fine et délicate, où le nombre des vaisseaux lymphatiques est plus grand : ainsi, dans l'intervalle des doigts, aux saignées, aux aisselles, etc., etc., etc. Les professions, cependant, établissent quelques variétés : chez les forgerons, les serruriers, les teinturiers, ce n'est pas aux doigts ni aux poignets que paraît d'abord l'éruption, et cela parce que la peau est rugueuse et moins perméable. C'est au contraire plus particulièrement aux mains qu'elle se manifeste chez les tailleurs et les couturières. Elle commence souvent à la main droite chez les maîtres d'armes. Enfin on a cité des cas où elle avait été transmise à la face par le collet d'un manteau. Etait-ce bien la gale ? Nous en doutons ; car nous avons vu des milliers de galeux (on sait qu'ils arrivent en foule à l'hôpital Saint-Louis), sans avoir rencontré une seule fois cette éruption à la figure.

Symptômes.—Quant la gale a été transmise, l'individu qui en est atteint éprouve un prurit sur les points où a eu lieu le contact. Ce prurit augmente le soir par la chaleur du lit, sous l'influence des boissons alcoolisées, et d'alimens épicés. Il apparaît des vésicules qui s'élèvent légèrement et se multiplient. Elles sont acuminées, transparentes au sommet;

elles présentent une teinte légèrement rosée chez les jeunes sujets, et contiennent un liquide séreux et visqueux. Si l'individu est faible, l'éruption fait peu de progrès; dans le cas contraire, elle s'étend rapidement. Elle a lieu dans le sens de la flexion, dans l'intervalle des doigts, puis aux poignets, aux plis du bras, aux aisselles, aux jarrets, plus tard sur le ventre. Elle peut être générale, si toutefois on en excepte la face; mais le plus souvent elle est bornée à une surface peu étendue, au ventre et aux bras. Dans quelques cas même, elle ne consiste qu'en un très petit nombre de vésicules, dispersées çà et là entre les doigts et au poignet.

Si les vésicules sont peu nombreuses, le prurit qu'elles occasionent est léger; elles conservent plus long-temps leur forme primitive. Mais si elles se multiplient rapidement, si elles ont lieu chez des sujets dont la peau est fine et délicate, la démangeaison devient insupportable. Les malades se grattent, déchirent les vésicules; le liquide qu'elles contiennent s'écoule, et elles sont remplacées par une foule de petits points rouges souvent assez enflammés. Enfin, dans quelques cas, l'action des ongles, déterminée par le prurit, augmente encore l'inflammation, au point que la gale se complique de pustules d'impétigo et souvent même d'ecthyma, ce que l'on n'observe guère que chez les sujets jeunes, vigoureux, sanguins, et à la suite d'excès de régime.

Quelque étendue que soit l'éruption, elle ne détermine jamais ces accidens redoutables que l'on s'est plu à lui attribuer. Les éruptions, comme les phlegmasies intérieures qui pourraient l'accompagner, ne sont que des complications.

Les causes de la gale sont ou *prédisposantes* ou *prochaines* : la jeunesse, le tempérament sanguin, le sexe masculin, le maniement des tissus lanigineux, le printemps, l'été, les climats méridionaux semblent être autant de causes qui prédisposent à la gale.

Elle affecte plus particulièrement l'enfance et la jeunesse, et la raison, comme le fait fort bien observer M. Biett, se trouve surtout dans la proportion considérable des individus de cette catégorie.

Il résulte du dépouillement des malades atteints de la gale qui se présentent à l'hôpital St-Louis, qu'elle est beaucoup plus fréquente chez les hommes. Mais cela tient-il à ce qu'ils y sont plus disposés? Non, mais bien à ce qu'ils y sont plus exposés.

Les tempéramens sanguins et lymphatiques sont ceux qui en ont offert plus d'exemples. Elle est bien plus rare chez les tempéramens bilieux. Mais cela tient à ce que ees tempéramens se trouvent eux-mêmes dans une proportion beaucoup moindre.

Enfin on l'observe très-fréquemment chez les tailleurs, les couturières, les matelassiers, etc., etc.

Quant à la cause prochaine, elle est encore entièrement inconnue; on l'a tour-à-tour attribuée à un principe acide, à un ferment particulier, et enfin à la présence d'un insecte. Cette dernière hypothèse est encore admise par un grand nombre de médecins. Cependant, si nous ne pouvons affirmer qu'il n'existe point, au moins sommes-nous bien loin d'y croire. Sans soupçonner la bonne foi de ceux qui l'ont admis, nous pensons que dans la plupart des cas, on a pris pour la gale la maladie pédiculaire; le passage même de Morgagni peut très-bien se rapporter à cette dernière maladie.

Quoi qu'il en soit, admis d'abord par Avenzoar, plus tard par Ingrassias et Joubert, décrit depuis plus longuement par Moufet, dessiné d'après nature par Hauptmann, et enfin présenté au dix-septième siècle, avec beaucoup de détails; par François Redi, dans son développement et dans la manière dont il détermine les vésicules, l'acarus fut envisagé et classé, sous le rapport de l'histoire naturelle, par Linnée, Degur, Fabricius et Latreille.

Cependant on doutait encore de son existence, quand, en 1812, les expériences de M. Gales, ancien pharmacien de l'hôpital St-Louis, furent tellement heureuses, qu'elles semblaient devoir détruire à jamais le moindre doute.

Les premières ne réussirent point; mais plus tard celles qu'il tenta furent couronnées d'un tel succès, qu'il en aurait recueilli plus de trois cents; il a pu même décrire leur génération, leur ponte, etc. Ces recherches présentent tant d'idées d'authenticité, M. Gales s'est entouré de personnes si graves, que l'on ne saurait certainement pas nier ce qu'il avance.

Cependant ces expériences ont été recommencées depuis par des hommes qui ne possèdent pas à un moindre degré que M. Gales les conditions nécessaires à un bon observateur, et elles n'ont jamais amené le même résultat.

En 1813, M. Alibert en fit faire par une personne fort habile, et l'on ne trouva aucun insecte. Il est à remarquer cependant que récemment, dans l'histoire de la *Psoride pustuleuse* (gale), cet auteur semble revenir sur son opinion, et pencher pour l'existence de l'*acarus*.

En 1818, 1819, etc., et depuis vingt fois peut-être, M. Biett les répéta lui-même : il s'arma de loupes excellentes, des meilleurs microscopes ; il se servit même du microscope horizontal d'Amici. Ces expériences furent faites sur un très-grand nombre d'individus, et dans les conditions les plus favorables pour faire découvrir l'insecte s'il existe réellement. Eh bien! il ne l'a jamais rencontré.

Ces recherches ont été faites ailleurs qu'en France, et l'on n'a pas été plus heureux.

Il serait donc à désirer que M. Gales, qui était arrivé à une telle habitude qu'il pouvait découvrir à l'œil nu les vésicules qui renfermaient l'insecte, se transportât de nouveau à l'hôpital Saint-Louis, et recommençât des expériences qui ont été si heureuses.

Jusque là nous nous croyons autorisés à penser que l'acarus n'existe pas.

Diagnostic.—Si la gale est le plus souvent très-facile à reconnaître, il est aussi des cas où il est très-difficile de la distinguer d'éruptions tout-à-fait différentes, et surtout non contagieuses; et cependant c'est une des maladies de la peau dont le diagnostic est le plus important, car la moindre erreur peut non-seulement compromettre la réputation du médecin, mais elle peut encore, d'une part, faire naître des soupçons injustes ou même priver quelqu'un de sa place, etc., ou de l'autre, laisser endormir une famille tout entière sur une maladie dont la contagion rapide a bientôt atteint toutes les personnes de la maison.

L'une des éruptions qui est le plus souvent confondue avec la gale, c'est le *prurigo*.

Mais indépendamment des caractères primitifs que l'on peut toujours retrouver, et qui sont pour l'une des *papules*, et pour l'autre des *vésicules*, le prurigo a pour siége ordinaire le dos et les épaules, et les membres dans le sens de l'extension. Nous avons vu que la *gale* affectait de préférence le sens de la flexion. Dans le prurigo, les *papules* presque toujours déchirées, présentent à leur sommet un petit caillot sanguin desséché, noir ou noirâtre. Les vésicules de la gale, quand elles ont été déchirées, sont surmontées d'une petite squamme mince, jaunâtre.

Le *prurit* est plus âcre, plus brûlant dans le prurigo. Enfin le prurigo n'est point contagieux.

Le *lichen simplex* pourrait quelquefois en imposer pour

la gale ; mais avec un peu d'attention, on s'assurera bientôt qu'il est constitué par des papules, que ces papules sont ordinairement très-rapprochées, ce que l'on n'observe presque jamais dans la gale : qu'elles conservent la teinte de la peau, au lieu que les vésicules de la gale sont légèrement rosées ; que quand il existe aux mains (où il peut surtout être confondu), il occupe la face dorsale, et non pas l'intervalle des doigts comme les vésicules de la gale ; qu'il occupe ordinairement les faces externes des membres ; que le prurit est peu sensible ; qu'il n'est point contagieux.

On la distingue plus facilement encore du *lichen urticatus*, dont les démangeaisons sont plus vives, il est vrai, mais dont les papules plus enflammées, plus larges, plus saillantes, sont plus facilement appréciables.

Enfin la gale pourrait être confondue avec l'*eczema*, surtout avec l'*eczema simplex*, mais les vésicules sont aplaties, tandis qu'elles sont acuminées dans la gale. Elles sont agglomérées en plus ou moins grand nombre dans l'eczema ; dans la gale elles sont le plus ordinairement discrètes. Le prurit de l'eczema est une espèce de cuisson générale, bien différente de ces exacerbations qui caractérisent celui de la gale. L'eczema n'est point contagieux, au moins dans la presque totalité des cas.

La gale peut se compliquer de plusieurs éruptions d'un ordre tout-à-fait différent.

Une de celles qui la compliquent le plus souvent, c'est l'*eczema*, occasioné le plus ordinairement par des lotions et des frictions irritantes ; c'est cette éruption que déterminent les remèdes de certains charlatans, qui persuadent au public qu'ils font sortir la gale.

L'irritation de la peau peut être assez vive, assez intense, pour que la gale se complique de pustules d'*impétigo*, le plus souvent d'*ecthyma*, qui se manifestent surtout sur les points occupés par des vésicules en grand nombre : ce sont ces cas que l'on a pris pour des gales pustuleuses ; mais c'est à tort : ce ne sont que des complications, que l'on rencontre surtout chez les sujets jeunes, sanguins et irritables.

L'inflammation, augmentée encore par l'action des ongles, peut se prolonger jusqu'au tissu cellulaire, et il n'est pas rare de voir survenir souvent un assez grand nombre de furoncles. On rencontre quelquefois, chez le même malade, à la fois, des vésicules de gale, des pustules d'impétigo, des pustules d'ecthyma, et des furoncles.

Enfin, dans quelques cas plus rares, il survient en même temps que la gale, ou peu de temps après son éruption, des petites papules de *lichen*.

Quant aux phlegmasies des organes intérieurs, elles sont très-rares chez les galeux, et quand elles existent, ce sont évidemment des maladies concomitantes, et si quelques cas d'inflammation de la muqueuse gastrique, intestinale ou autres, ont coïncidé avec la disparition de la gale, est-ce bien à cette disparition qu'il faut attribuer les accidens, ou n'est-ce pas plutôt à la phlegmasie intérieure elle-même, sous l'influence de laquelle la gale disparaît?

Enfin la gale peut exister avec la *siphilis*, les *scrofules*, sans que ces maladies soient en aucune façon influencées l'une par l'autre. Le *scorbut*, dans quelques cas extrêmement rares, imprime aux vésicules psoriques une teinte livide.

Prognostic.— La gale, par elle-même, est une maladie légère ; ses complications seules peuvent ajouter plus ou moins de gravité à son prognostic, suivant qu'elles en présentent plus ou moins elles-mêmes ; elle n'occasione jamais, du reste, ces accidens que quelques auteurs ont signalés.

La gale ne se termine jamais spontanément, elle n'est jamais critique, et les cas que l'on a présentés comme tels étaient évidemment des éruptions bien différentes ; elle ne se termine jamais par la mort, jamais par une autre maladie ; il arrive quelquefois qu'il existe en même temps qu'elle, ou qu'il s'est développé pendant son traitement, une autre éruption qui persiste après elle ; mais ce n'est pas là une conversion. Abandonnée à elle-même, elle peut durer des années, et même toute la vie. Soumise à un traitement rationel, sa durée varie depuis dix jours jusqu'à un et même plusieurs mois, suivant les complications qui s'opposent souvent aux moyens de traitement, et qui peuvent amener plus ou moins de retard pour la guérison.

Traitement.—La gale est une maladie purement locale ; aussi ne réclame-t-elle que des moyens locaux, et les saignées et les purgatifs, qui faisaient autrefois partie essentielle de son traitement, ne sont-ils employés maintenant que fort rarement, et seulement dans les cas d'indications particulières. C'est ainsi que souvent on aidera beaucoup au traitement local en pratiquant une saignée de bras chez un malade jeune, sanguin, vigoureux, chez lequel l'éruption est générale, et accompagnée de démangeaisons très-vives ; ou bien en administrant un purgatif, soit au début, soit dans le cours du traitement, à un individu d'une constitution molle, lymphatique, et chez lequel il existerait une constipation habituelle.

Quant aux moyens locaux proposés pour le traitement de la gale, ils sont trop nombreux pour que nous devions les relater tous ici ; nous nous contenterons donc de signaler ceux qui sont dangereux, et ceux qu'il convient d'employer dans la plupart des cas.

En général, les *préparations mercurielles*, et à leur tête la *pommade citrine*, et la *quintescence antipsorique* qui paraît avoir pour base le sublimé, peuvent être remplacées avec beaucoup d'avantages par des moyens plus doux, et entraînent dans la plupart des cas des accidens souvent même fort graves. Ainsi, indépendamment des éruptions accidentelles qu'elles déterminent presque constamment, et qui retardent la guérison, elles occasionent presque toujours des engorgemens des glandes salivaires, des salivations, quelquefois même des glossites, etc. Elles doivent être rejetées du traitement de la gale.

Parmi les moyens que l'expérience a démontrés le plus convenables, nous citerons d'abord *la poudre de Pyhorel;* c'est du sulfure de chaux broyé, dont on fait faire des frictions à la dose d'un demi-gros, deux fois par jour, dans les paumes des mains, en le délayant avec une très-petite quantité d'huile d'olive. La durée moyenne du traitement est de quinze jours.

Ce moyen ne convient guère que dans les cas de gale récente et peu étendue.

Le liniment de M. Jadelot, qui cependant est un des moyens à la suite desquels on observe le plus souvent des éruptions accidentelles. La durée moyenne est de quinze jours.

Les lotions de Dupuytren, qui consistent dans quatre onces de sulfure de potasse, dans une livre et demie d'eau, avec addition d'une demi-once d'acide sulfurique. Les malades lavent deux fois par jour avec cette dissolution, les parties qui sont couvertes de vésicules; ce moyen est très-avantageux, et surtout très-commode, chez les malades qui ne veulent point de pommades, mais il ne convient guère chez les sujets irritables, car il détermine souvent des cuissons assez douloureuses, et d'ailleurs là durée moyenne du traitement est de seize jours.

La pommade d'ellébore incorporé dans de l'axonge à la dose d'un huitième. Sur un assez grand nombre de cas recueillis et observés par M. Biett, elle donne, sans jamais causer d'accidens, une durée moyenne de treize jours et demi.

Mais de toutes les méthodes, celle qui réussit le plus constamment, le plus promptement, et qui détermine le moins souvent des éruptions accidentelles, c'est celle *d'Helmerich*, modifiée et employée presque exclusivement depuis plusieurs années par M. Biett.

Elle consiste à faire faire au malade, matin et soir, sur tous les points qui sont occupés par des vésicules, des frictions, d'une demi-once chaque, de la pommade sulfuro-alcaline suivante : *soufre sublimé*, deux parties, *sous-carbonate de potasse*, une partie; *axonge*, huit parties.

On fait prendre au malade un bain simple tous les jours ou même tous les deux jours.

La durée moyenne du traitement est de douze jours.

Chez les enfans, les lotions d'eau de savon et des bains sulfureux artificiels sont les seuls moyens à employer.

Les bains et les fumigations sont de très-bons auxiliaires dans le traitement de la gale; mais seuls, ils guérissent bien difficilement. Les bains sulfureux sont ceux qui procurent une guérison plus prompte; ils n'entraînent jamais d'accidens; la durée moyenne est de vingt-cinq jours.

Quant aux fumigations sulfureuses, elles sont loin de produire les merveilleux effets qu'on leur a attribués; elles sont souvent utiles comme auxiliaires, surtout chez les vieillards; mais seules, elles constituent un traitement dont la durée moyenne est de trente-trois jours, à une fumigation par jour; mais souvent ce traitement est très-fatiguant, et ne peut être supporté par les malades. Que doit-on penser de ces conseils, qui consistent, pour en abréger la durée, à faire prendre deux fumigations sulfureuses dans la journée?

Le plus souvent, ce sont les bains simples, que l'on adjoint dans le traitement de la gale, aux moyens locaux. Cependant il est des cas où il se reforme sans cesse des vésicules nouvelles, où elles ne se flétrissent et ne disparaissent que lentement. Alors il est souvent avantageux de les alterner avec des fumigations sulfureuses, ou mieux encore avec des bains sulfureux. Les bains alcalins conviennent surtout quand le malade est en proie à de trop vives démangeaisons.

Quelle que soit la méthode adoptée, si la maladie vient à être compliquée de quelque éruption accidentelle, d'*eczema*, par exemple, il faut interrompre le traitement, et donner au malade des boissons délayantes ou un peu acidules. Quelquefois la gale présente dans son début, ou se complique, pendant le traitement, de pustules d'impétigo ou d'ecthyma, etc. Alors il ne faut pas de suite avoir recours aux lotions et aux frictions irritantes, ou il faut les cesser si elles sont commencées. Au contraire, on insiste sur les bains simples, on administre des boissons légèrement laxatives; et souvent il est bon de faire tremper les mains et les avant-bras, qui sont le plus ordinairement le siége de ces pustules, dans des bains locaux émolliens, d'eau de son, d'eau de guimauve, ou d'eau de vaisselle grasse.

Pour assurer la guérison et prévenir une récidive, on désinfectera les vêtemens, et surtout ceux de laine, par un courant de gaz acide sulfureux. On continuera pendant quelques jours l'usage des bains simples.

Enfin, le malade changera de linge le plus souvent qu'il lui sera possible.

BULLES.

Les maladies rangées dans cet ordre sont caractérisées par des soulèvemens, quelquefois assez étendus, de l'épiderme, formés par un fluide séreux ou séro-purulent épanché. Ces tumeurs, connues sous le nom de *bulles*, sont en général régulièrement circulaires : leur base est large, et leur volume, qui varie depuis celui d'un pois jusqu'à celui d'un œuf d'oie, les distingue des *vésicules*, qui offrent un volume beaucoup moindre.

Les inflammations bulleuses proprement dites sont au nombre de deux : le *pemphigus* et le *rupia*.

Le rupia a été classé par Bateman parmi les *vésicules*; mais, comme depuis plusieurs années M. Biett le fait observer à sa clinique, il convient de le ranger parmi les affections bulleuses. Dans quelques maladies de la peau, étrangères à cet ordre, on observe quelquefois des lésions analogues, mais alors leur développement est tout-à-fait accidentel; ce sont de simples complications qui ne peuvent prévaloir sur les caractères élémentaires de la maladie qui domine toujours d'une manière bien distincte. C'est ainsi que dans une variété de l'*herpes* (*zona*) quelques vésicules prennent un accroissement plus considérable que les autres, et constituent de véritables petites bulles. Mais les vésicules proprement dites sont en bien plus grand nombre, et d'ailleurs, comme nous l'avons dit plus haut en parlant de l'herpes, tous les autres symptômes, bien loin de se rapprocher de ceux des inflammations bulleuses, en diffèrent sous tous les rapports. C'est donc une innovation qui n'est pas heureuse, que celle qui, méprisant tous les caractères positifs pour ne faire attention qu'à l'anomalie, pour ainsi dire, range le *zona* parmi les bulles. Enfin, on doit encore regarder comme accidentel le développement de cette même lésion dans l'érysipèle, qui offre d'ailleurs des symptômes bien tranchés.

Les inflammations bulleuses, bien qu'elles puissent exister à l'état aigu, sont le plus souvent chroniques; elles peuvent affecter toutes les parties du corps par leur développement successif; elles attaquent souvent des surfaces fort étendues, mais il est rare de les voir couvrir toute la peau simultanément. Enfin, le plus ordinairement, elles sont bornées aux membres, surtout aux membres inférieurs. Leur durée varie depuis un ou deux septénaires jusqu'à plusieurs mois; quelquefois même elles se prolongent indéfiniment.

Symptômes. = L'apparition des bulles est souvent précédée d'une rougeur plus ou moins vive; mais dans beaucoup de cas l'épiderme est soulevé, sans que l'on ait observé préalablement la moindre rougeur érythémateuse. Ordinairement ce soulèvement est d'abord peu étendu, mais peu à peu la base s'élargit, et la bulle acquiert un volume souvent très-considérable dans un espace de temps variable, mais qui dépasse rarement quarante-huit heures. Les bulles sont tendues dans les premiers temps de leur développement, mais elles deviennent flasques en même temps que le fluide contenu s'épaissit; d'autres fois elles se rompent. Dans tous les cas elles s'ouvrent plus ou moins promptement, suivant l'épaisseur de l'épiderme, suivant leur distension, leur siége, et les mouvemens du malade; et elles sont remplacées par des croûtes, quelquefois fort minces, d'autres fois très-épaisses. Les bulles qui se développent à la face sont en général très-petites; elles s'ouvrent très-promptement, et sont suivies de croûtes, quelquefois analogues à celles de l'impétigo. Dans certains cas, les bulles sont remplacées par des ulcérations plus ou moins superficielles, mais le plus ordinairement profondes dans le rupia.

Causes.=Les causes des affections bulleuses sont en général difficiles à apprécier; elles paraissent, dans le plus grand nombre des cas, coïncider avec une constitution plus ou moins détériorée.

Diagnostic. = Il est en général facile de distinguer ces inflammations. Les vésicules, qui pourraient surtout en imposer pour elles, en diffèrent, par l'étendue bien moindre dans laquelle l'épiderme est soulevé. Le diagnostic est dans quelques cas plus difficile quand les bulles ont été rompues et sont remplacées par des croûtes plus ou moins épaisses. Cependant les caractères propres à chaque espèce suffisent pour faire reconnaître si elles ont été ou non précédées de bulles; il en est de même des traces que les affections bulleuses laissent sur la peau. Du reste, c'est surtout aussi à l'aide de caractères négatifs que l'on doit procéder dans ces cas, qui d'ailleurs demandent souvent beaucoup d'habitude pour établir le diagnostic.

Prognostic. = Les inflammations bulleuses deviennent quelquefois graves, surtout quand elles existent depuis long-temps chez des individus affaiblis par l'âge, et d'une constitution détériorée; dans ces circonstances, d'ailleurs, elles accompagnent souvent une affection chronique de quelque organe intérieur, et souvent du foie.

Elles réclament quelquefois un traitement antiphlogistique; d'autres fois, au contraire, il faut avoir recours aux toniques, aux préparations ferrugineuses; enfin elles exigent surtout des soins hygiéniques bien entendus.

PEMPHIGUS.

On désigne sous le nom de *pemphigus*, de πεμφιξ, *bulla*, une affection caractérisée par la présence, sur une ou différentes parties du corps, de bulles d'une étendue variable, mais surtout très-volumineuses, d'un diamètre quelquefois de deux pouces et plus, renfermant une sérosité d'abord très-limpide, et qui ne tarde pas à devenir rougeâtre, le plus souvent isolées, mais nombreuses, ou se prolongeant par des éruptions successives, et ne donnant jamais lieu qu'à des croûtes peu épaisses et des excoriations superficielles.

Willan avait été conduit par le vague et les dissidences qui règnent dans les descriptions que les auteurs ont données du pemphigus, à nier l'existence de cette affection, caractérisée, suivant eux, par une éruption de bulles à base rouge, enflammée, et accompagnée de fièvre. Il admet seulement le pemphigus chronique, sous le nom de pompholix, et le définit une éruption de bulles sans inflammation environnante et sans fièvre. Bateman paraît avoir entièrement adopté l'avis de Willan sur la non-existence d'une maladie bulleuse aiguë, et Samuël Plumbe, tout en admettant que le pompholix puisse offrir des symptômes aigus, semble nier l'existence du pemphigus.

Cependant M. Gilibert, dans son excellente *Monographie sur le pemphigus*, a prouvé que cette maladie, qu'il a décrite avec une rare précision, se présentait souvent avec les symptômes que Willan paraît révoquer en doute. D'après cette autorité, et surtout d'après un certain nombre de faits observés à l'hôpital Saint-Louis, M. Biett admet l'existence du pemphigus aigu.

Le pemphigus présente deux variétés distinctes, suivant qu'il est aigu ou chronique.

Le pemphigus aigu peut être partiel et n'occuper qu'une seule région; mais il est en général étendu sur une surface assez large, et peut même occuper la presque totalité du corps.

Dans ces cas, les bulles sont presque toutes séparées les unes des autres, et on ne les trouve confluentes que çà et là.

Tantôt les symptômes précurseurs, peu intenses, ne consistent que dans un état de malaise général, accompagné de vives démangeaisons à la peau, et une légère accélération du pouls. Tantôt la peau est sèche, brûlante ; il y a de la soif, de l'anorexie, des frissons ; le pouls est fréquent. Cet état dure de vingt-quatre à quarante-huit heures, quelquefois trois jours. Bientôt l'éruption commence ; elle consiste d'abord en de petites taches rouges, circulaires, qui augmentent bientôt d'étendue, et se recouvrent promptement d'une bulle qui résulte du soulèvement de l'épiderme par de la sérosité épanchée sur toute la surface rouge, ou sur une partie seulement ; tantôt ces taches rouges se recouvrent de bulles presque aussitôt ; tantôt les bulles ne s'y développent que quelques heures après. Dans quelques cas, les bulles recouvrent toute la surface enflammée, et l'on n'aperçoit alors que de petites tumeurs transparentes, isolées, en plus ou moins grand nombre, et dont le volume varie depuis celui d'un pois jusqu'à celui d'une noisette, assez régulièrement arrondies ; dans d'autres cas, au contraire, l'épiderme n'est pas soulevé dans toute la tache rouge de la peau, mais seulement au centre et dans une étendue variable : c'est ainsi que quelquefois, sur une tache dont la largeur égale celle d'une pièce de trente sols, on n'observe au centre qu'une bulle du volume d'un pois, tandis que dans d'autres circonstances, au contraire, une auréole de quelques lignes seulement entoure la collection séreuse. Enfin, dans quelques cas encore, on trouve çà et là des taches érythémateuses sur lesquelles il ne s'est point développé de bulles ; mais alors, en passant le doigt sur ces surfaces, on sent une légère tuméfaction, et, si l'on frotte, l'épiderme s'enlève avec une extrême facilité, ce qui résulte d'un léger épanchement de sérosité sous cette membrane. La rougeur des auréoles plus ou moins larges, est très-vive dans les premiers jours, et celle des taches sans bulles l'est beaucoup moins ; la peau, dans les intervalles, reste entièrement saine.

Si nous avons un peu insisté sur cette rougeur, c'est qu'elle avait été révoquée en doute par quelques auteurs, comme nous l'avons annoncé au commencement de ce chapitre.

Quelquefois plusieurs bulles se réunissent et forment une tumeur qui peut dépasser le volume d'un œuf d'oie.

Lorsqu'elles ont acquis tout leur développement, les bulles, distendues par une sérosité citrine, se flétrissent, et le liquide qu'elles contiennent ne tarde pas à se troubler. Quelquefois elles s'ouvrent dans les premières vingt-quatre ou quarante-huit heures ; mais le plus souvent elles persistent plusieurs jours. Elles sont remplacées par de petites croûtes minces, brunâtres, qui commencent à se former avant que la rougeur n'ait disparu. Quelquefois même ce sont seulement de petites lamelles sèches, blanchâtres, comme épidermiques.

Les symptômes généraux qui accompagnent cette maladie sont quelquefois très-légers, et les malades même ne s'alitent pas ; mais, dans d'autres cas, ils sont très-intenses. Nous avons observé un malade, à l'hôpital Saint-Louis, chez lequel cette affection fut accompagnée, non-seulement d'une irritation gastro-intestinale, mais encore d'un catarrhe pulmonaire, d'une opthalmie et d'une urétrite fort aiguës. La langue était très-tuméfiée, et les lèvres recouvertes de croûtes noirâtres. Tous ces symptômes ; ainsi que l'éruption, ont disparu entièrement dans l'espace d'un mois.

La durée ordinaire du pemphigus aigu est moindre, et varie de un à trois septénaires.

Le pemphigus aigu affecte quelquefois les enfans, et les symptômes sont absolument les mêmes. Quant au *pemphigus infantilis* ou *gangrenosus*, il nous semble se rapporter plutôt au *rupia escharrotica*.

Le *pompholix solitarius* de Willan paraît être une variété du pemphigus aigu. Le développement de la bulle est précédé d'un sentiment de fourmillement, sa marche est rapide, et bientôt l'épiderme est soulevé par plusieurs onces de sérosité. La bulle s'ouvre dans l'espace de quarante-huit heures, et laisse une légère excoriation. Un ou deux jours après, une autre bulle s'élève près de la première et suit la même marche. Souvent il s'en développe ainsi successivement deux ou trois, de sorte que la maladie peut durer huit à dix jours.

Cette variété est excessivement rare; elle peut aussi exister à l'état chronique, et M. Biett en a fait voir un exemple très-intéressant dans ses leçons cliniques.

Le *pemphigus chronique* (*pompholix diutinus*, Willan, *dartre phlycténoïde*, Alibert) est une maladie plus commune que le pemphigus aigu. On l'observe chez les adultes, et souvent chez les hommes avancés en âge, plus rarement chez les femmes.

Cette affection occupe souvent à la fois toutes les régions du corps; d'autres fois elle est bornée à une surface peu étendue. On n'y observe pas, comme dans le pemphigus aigu, de symptômes fébriles constans, ils n'ont même jamais lieu que lorsque l'éruption bulleuse est très-étendue, et elle peut se prolonger indéfiniment par des éruptions successives.

Quelques jours avant l'éruption le malade éprouve quelquefois un peu de lassitude, des douleurs dans les membres, un peu d'abattement; mais ces symptômes sont très-légers, et le plus souvent on n'y fait aucune attention. Cependant il survient un nombre variable de petits points rouges, accompagnés d'un peu de fourmillement. Au centre de chaque petite tache, l'épiderme se soulève. La base s'élargit de plus en plus, de manière à former, souvent dans l'espace de quelques heures seulement, des bulles le plus ordinairement irrégulières, du volume d'une noisette, ou même d'une noix ; la distension devient de plus en plus grande, et, au bout de deux ou trois jours, les bulles ont acquis souvent la grosseur d'un œuf et même plus. Soit par suite de cette distension, soit par les mouvemens du malade, quelques-unes s'ouvrent et laissent échapper la sérosité citrine qu'elles contenaient : alors, l'épiderme se plisse et s'affaisse, ou, détaché dans une partie de sa circonférence, il se roule sur la surface enflammée dont il laisse une partie à découvert, ou bien encore, exactement enlevé, il laisse à nu une surface plus ou moins large, rouge, douloureuse, légèrement excoriée au pourtour de laquelle la peau vient se rendre en se fronçant, et qui donne lieu à une légère exfoliation épidermique. Vers le troisième ou quatrième jour, en même temps qu'elles perdent leur transparence, que le liquide devient rougeâtre, les bulles qui n'ont point été rompues se flétrissent, l'épiderme n'est plus tendu; macéré par la sérosité, il prend une teinte blanchâtre, il devient opaque, et il se forme des petites croûtes brunâtres, peu épaisses, aplaties.

Enfin, des bulles nouvelles s'élèvent à côté des anciennes et suivent la même marche; de sorte que l'on peut voir le plus ordinairement, chez le même individu, des bulles distendues par une sérosité transparente et citrine, des croûtes lamelleuses, peu épaisses, et des taches irrégulières, rouges, plus ou moins larges, légèrement excoriées. Du reste, la peau du malade chez lequel on observe tous ces degrés, depuis la formation des bulles jusqu'à leur disparition complète, présente un aspect tout-à-fait particulier. Telle est la marche la plus ordinaire du pemphigus chronique, qui peut ainsi se prolonger des mois entiers.

Dans quelques cas, beaucoup plus rares, le pemphigus occupe toute la surface de la peau à la fois. Les bulles sont confluentes, elles se réunissent, le liquide s'épaissit, devient comme purulent, et bientôt tout le corps est couvert de croûtes jaunes, que l'on pourrait prendre pour celles de l'*impétigo*; ces croûtes sont peu épaisses, et la plupart présentent à leur circonférence, et dans leur forme, quelque chose qui dénote qu'elles ont succédé à des bulles. En effet, quelques-unes, extrêmement minces, semblent bombées au centre, et la circonférence, grâce à sa ténuité, présente des espèces de rides semblables à celles de la peau, qui se fronce autour des bulles. Elles constituent presque une enveloppe continue, dont les intersections sont formées par des squammes, qui se recouvrent un peu les unes et les autres. Il est plus fréquent de voir cette variété bornée à la face, qui elle-même est un siége peu commun du pemphigus.

Quelquefois le développement des premières bulles est précédé de celui de taches rouges, circulaires, comme dans le pemphigus aigu, mais les éruptions qui succèdent n'offrent pas le même phénomène; et *vice versá*, d'autres fois les éruptions secondaires peuvent présenter des auréoles érythémateuses.

Quelquefois, enfin, la maladie se fixe pour ainsi dire sur un seul point : c'est ainsi que nous avons vu dans les salles de M. Biett un homme âgé de trente ans, qui depuis sa

plus tendre enfance était affecté d'un pemphigus, tantôt
sur un point, tantôt sur un autre, et qui présentait à la
partie inférieure des jambes une surface d'un rouge pourpre, semblable à celle que présentent les personnes qui
sont souvent affectées d'ulcères atoniques sur ces parties.
Il se développait continuellement en cet endroit, et depuis
un grand nombre d'années, des bulles de pemphigus,
ayant tantôt le volume d'une petite amande, tantôt celui
d'une forte noix : elles acquiéraient quelquefois la largeur
de la paume de la main; dans ce dernier cas, le derme
était dénudé dans une grande étendue, et la surface, mise
à nu, offrait toute l'apparence d'un large ulcère atonique
dont la cicatrisation se ferait long-temps attendre; mais il
n'en était pas ainsi, et souvent dès le surlendemain cette
surface se trouvait entièrement cicatrisée; de nouvelles
bulles s'y développaient, et leur disparition était suivie des
mêmes phénomènes.

Dans les cas graves, le malade est obligé de garder le
lit, mais rarement il existe de la fièvre; quand au contraire
le pemphigus est moins étendu, les malades ne s'alitent
point, et les bulles se développent successivement sur divers points, pendant un temps infini.

Le pemphigus peut exister avec une foule d'éruptions
différentes; celles avec lesquelles il coexiste le plus souvent, sont l'*herpes* et le *prurigo*. Dans cette dernière complication (*pompholix pruriginosus* de Willan), le malade
éprouve des démangeaisons très-vives. Le pemphigus
chronique peut être compliqué d'une foule de maladies
chroniques des organes intérieurs.

D'après ce que nous avons dit de la marche du pemphigus, on peut juger combien sa durée est indéterminée;
elle varie depuis un, deux, ou trois septénaires jusqu'à des
mois et des années, et même elle peut se prolonger indé-

finiment. Souvent il se développe en été, et disparaît vers les derniers mois de l'automne.

Le pemphigus se termine souvent par la guérison, quelquefois par la mort, qui est le plus ordinairement le résultat de complications plus ou moins graves ; elle est souvent la suite, par exemple, d'une hydropisie soit générale, soit de l'une des grandes cavités, comme on le voit fréquemment chez les vieillards qui sont depuis plusieurs années atteints d'un pemphigus ; ou bien elle termine des phlegmasies chroniques de l'appareil digestif.

Nécropsie. == Nous avons eu occasion de faire à l'hôpital Saint-Louis plusieurs ouvertures de cadavres, et jamais nous n'avons trouvé ces bulles que l'on a dit exister sur les muqueuses et surtout au pharynx ; le plus souvent, au contraire, nous avons trouvé ces membranes pâles, et de la sérosité épanchée dans la poitrine. Plusieurs fois nous avons rencontré le foie gras, et M. Biett nous a dit avoir vu fréquemment cette lésion anatomique coïncider avec le pemphigus.

Causes. == Le pemphigus peut attaquer tout âge, mais surtout les adultes et les vieillards ; on le rencontre chez les deux sexes, mais les femmes y paraissent moins sujettes que les hommes. Quelques personnes en sont affectées un grand nombre de fois dans leur vie, et à des intervalles plus ou moins éloignés ; chez d'autres, des bulles du pemphigus chronique peuvent se développer par des éruptions successives, pendant un temps infini. Dans quelques circonstances il semble être endémique : ou bien il affecte un grand nombre de personnes à la fois.

Le *pemphigus aigu* se manifeste souvent, en été, chez les individus qui travaillent au soleil ; la dentition, les écarts de régime, les excès, etc., ont paru dans certains cas exercer une influence marquée sur son développement ; il n'attaque que les jeunes sujets.

Le *pemphigus chronique* affecte surtout les vieillards, les individus d'une constitution détériorée. Une nourriture malsaine et peu abondante, des travaux forcés, des veilles, le séjour dans des endroits bas et humides y prédisposent évidemment. On l'a vu se développer à la suite d'affection chronique, rhumatismale, ou des viscères abdominaux.

Diagnostic. = La présence de *bulles* le plus souvent isolées, auxquelles succède une croûte mince, lamelleuse, qui recouvre en tout où en partie la surface dépouillée de l'épiderme, empêche toujours de confondre le pemphigus avec d'autres affections cutanées.

On le distingue du *rupia simplex* en ce que les bulles de ce dernier sont rares, qu'elles sont suivies de véritables ulcérations, et qu'il se forme des croûtes épaisses et proéminentes.

Dans l'*ecthyma*, il arrive quelquefois que l'épiderme, soulevé dans une certaine étendue par du pus, forme une espèce de bulle ; mais ici le fluide est purulent, et non séreux. L'épiderme soulevé offre au centre un point brunâtre, et d'ailleurs on trouve sur d'autres parties des pustules d'ecthyma à une période moins avancée.

Dans l'*herpes*, les vésicules sont toujours réunies en groupe sur une surface rouge et enflammée, tandis que les bulles du pemphigus sont isolées, et dans le plus grand nombre des cas sans aucune rougeur circonvoisine. Cependant dans quelques circonstances assez rares, quelques bulles du pemphigus aigu sont petites et agglomérées çà et là, et la maladie ressemble assez bien à des groupes d'*herpes phlyctenodes* ; mais alors on trouve partout autre part les bulles isolées avec leurs caractères distinctifs, et d'ailleurs, ces groupes sont formés par une agglomération de bulles qui, quoique petites, sont toujours plus volumineuses que les vésicules qui constituent ceux de l'herpes.

Les bulles qui s'élèvent sur une surface *érysipélateuse* diffèrent du pemphigus par la présence de l'érysipèle lui-même, dont elles ne forment qu'un caractère accidentel.

Dans quelques cas, les croûtes qui succèdent au pemphigus peuvent en imposer pour un *impétigo*; mais, si elles forment, comme nous l'avons dit plus haut, une enveloppe presque générale, on ne saurait s'y méprendre, car l'impétigo est le plus souvent borné à une surface peu étendue, et il recouvre bien rarement la totalité du corps. D'ailleurs les croûtes de l'inflammation pustuleuse sont rugueuses, épaisses, chagrinées, au lieu qu'ici ce sont des croûtes minces, souvent bombées au centre, quelquefois plissées à la circonférence et comme d'une seule pièce; elles représentent le plus ordinairement et la forme et l'étendue des bulles auxquelles elles ont succédé.

Les taches que laisse le pemphigus offrent quelque chose de caractéristique pour ceux qui ont une grande habitude des maladies de la peau, mais qu'il serait difficile de décrire. C'est ainsi que plusieurs fois, sur leur simple inspection, nous avons vu M. Biett diagnostiquer la préexistence d'une éruption bulleuse, qui avait déjà disparu depuis un certain temps. Elles sont d'un rouge sombre, séparées les unes des autres, d'une forme irrégulière, d'une étendue relativement très-variable, et il s'y forme de temps en temps une légère exfoliation épidermique.

Prognostic. = Le prognostic du *pemphigus aigu* n'est point grave par lui-même; il se termine toujours heureusement, à moins de complications sérieuses. Le prognostic du *pemphigus chronique* varie suivant les individus; il est d'autant plus fâcheux que l'éruption est plus étendue, plus fréquemment renouvelée, et qu'elle a lieu chez des individus plus affaiblis par l'âge, la misère ou les débauches. On peut avancer, en général, que le pemphigus chronique annonce toujours un mauvais état de la constitution. Sa gravité est la plupart du temps en rapport direct avec celle des maladies chroniques qui la compliquent.

Traitement.—Le *pemphigus aigu* est une maladie légère, et même souvent la santé ne tarde pas à se rétablir à l'aide seulement de la diète, de quelques boissons délayantes et du repos. Cependant s'il existe des symptômes d'une inflammation un peu vive, si l'éruption est très-étendue, on emploiera avec avantage quelques bains tièdes ; une saignée ou une application de sangsues à l'anus.

Pour le *pemphigus chronique*, le traitement doit être aussi antiphlogistique dans les premiers temps, mais avec plus de réserve; des boissons délayantes et acidules (orge acide sulfurique, un demi-gros), quelques bains tièdes, plus tard des bains alcalins, sont les moyens qu'il est convenable d'employer dans le principe. En même temps, si les douleurs sont vives, on les calmera par des applications adoucissantes et par les opiacés administrés à l'intérieur, surtout s'il y a beaucoup d'insomnie. Cette médication serait d'autant mieux appropriée qu'il existerait en même temps de la diarrhée, des douleurs abdominales sourdes, etc. Enfin, il faudrait encore avoir recours à des émissions sanguines, s'il survenait une toux opiniâtre, des crachats sanguinolens ou d'autres symptômes de lésion plus ou moins grave de divers organes.

Mais il faut bien se garder de considérer le pemphigus chronique comme une affection franchement imflammatoire, et si, malgré l'usage des moyens indiqués, de nouvelles éruptions continuent à paraître, il faut s'attacher à relever les forces du malade au moyen d'une bonne nourriture; d'un vin généreux; le mettre à l'usage des acides; lui faire prendre, par exemple, une décoction de quinquina avec addition d'un gros d'acide sulfurique par pinte, ou quelques préparations ferrugineuses, l'eau de Passy, des pilules de sulfure de fer, le vin chalybé, etc.

L'usage de ces moyens ne doit pas être restreint aux individus avancés en âge; il faut aussi y avoir recours chez des malades encore jeunes lorsque l'éruption persiste, et nous avons observé plusieurs cas de ce genre à l'hôpital Saint-Louis, dans lesquels le traitement tonique a produit les plus heureux effets. Du reste, il doit être employé avec ménagement et adapté à la constitution et à l'état du malade.

RUPIA.

Le rupia, de ρυπος *sordes*, est caractérisé par des bulles plus ou moins volumineuses, isolées, aplaties, remplies d'un fluide tantôt séreux, tantôt purulent, quelquefois noirâtre, auxquelles succèdent des croûtes épaisses et des ulcérations plus ou moins profondes.

Cette affection offre une grande analogie avec l'ecthyma, dont elle ne paraît, dans quelques cas, être qu'une variété, comme l'ont indiqué déjà Bateman et Samuël Plumbe; M. Biett partage entièrement l'avis de ces auteurs.

Les membres inférieurs sont le siége de prédilection du rupia, qui peut se développer sur les lombes, aux fesses, aux membres supérieurs et sur d'autres parties du corps.

Le rupia ne se manifeste ordinairement que par un très-petit nombre de bulles à la fois, souvent très-éloignées les unes des autres. Il affecte le plus souvent une marche chronique, et sa durée varie de deux septénaires à plusieurs mois.

On distingue trois variétés, qui ne diffèrent réellement

entre elles que par l'étendue et l'intensité plus ou moins grande de l'éruption.

1° Le *rupia simplex* (Willan); on l'observe surtout chez les individus mal nourris, mal vêtus, affaiblis par la misère, la malpropreté et les privations de toute espèce. On le rencontre assez souvent aussi à la suite de la variole, de la scarlatine ou de la rougeole.

Il se manifeste par des bulles ordinairement de la largeur d'une pièce d'un franc, rondes, aplaties, développées sans inflammation préalable. Ces bulles renferment un fluide d'abord transparent et séreux, mais qui ne tarde pas à s'épaissir et à devenir purulent. Bientôt la bulle devient flasque, le fluide contenu se dessèche et forme une croûte brunâtre, rugueuse, plus épaisse au centre qu'à la circonférence, où elle se continue avec l'épiderme, qui s'y trouve légèrement soulevé. Une ulcération superficielle du derme existe, sous cette croûte qui tombe dans l'espace de quelques jours; sa surface se cicatrise promptement; mais, dans quelques cas, il s'établit une ulcération arrondie, qui, persistant pendant plusieurs jours, se recouvre de croûtes qui tombent et se renouvellent sans cesse; il reste après la cicatrisation une teinte rouge livide sur le point affecté.

Assez souvent le *rupia simplex* accompagne certains cas d'ecthyma où la suppuration est abondante, et dans lesquels l'épiderme, soulevé dans une certaine étendue par un pus très-fluide, forme une véritable bulle. Les plus volumineuses de ces bulles se transforment bientôt en une croûte épaisse, élevée au centre et mince à la circonférence, qui continue avec l'épiderme soulevé.

2° La seconde variété (*rupia proeminens*, Willan) diffère du rupia simplex par l'étendue plus grande des bulles, la profondeur de l'ulcération et l'épaisseur de la croûte. Elle se rapproche beaucoup de cette forme de l'ecthyma chronique décrite par Willan sous le nom d'*ecthyma cachecticum.*

On l'observe surtout chez les individus d'une constitution détériorée, affaiblis par l'âge ou par des excès quelconques. Son siége est presque constamment aux membres inférieurs; souvent on ne l'observe que sur un seul point; dans d'autres cas, il en existe un plus ou moins grand nombre, mais toujours les bulles sont distinctes et très-isolées.

Le *rupia proeminens* débute par une inflammation circonscrite de la peau, et c'est sur cette base enflammée que se développe la bulle, qui quelquefois se forme assez promptement, et renferme un fluide séreux; mais, en général, l'épiderme est soulevé lentement, non par une sérosité citrine, mais par un liquide noirâtre et plus ou moins épais. Dans quelques cas, la résolution peut avoir lieu, et l'inflammation disparaître, sans qu'il y ait formation de croûtes.

Le plus souvent le fluide renfermé dans la bulle se concrète promptement et forme une croûte flutée, dont l'épaisseur et l'étendue, d'abord peu considérables, augmentent par la suite. En effet, la circonférence de cette croûte est entourée d'une auréole rougeâtre, large de quelques lignes, sur laquelle l'épiderme est encore soulevé; une nouvelle incrustation s'y établit et ajoute à l'étendue de la première. L'auréole rouge se propage de nouveau et d'une manière lente à la circonférence, l'épiderme se soulève, etc., et ainsi, par des additions successives, la croûte primitive croît en étendue, en épaisseur, et enfin elle cesse d'augmenter de volume après un espace de temps qui varie depuis deux jours jusqu'à une semaine. Alors elle est plus ou moins large, plus ou moins conique; elle laisse apercevoir circulairement les suradditions successives; sa couleur est d'un brun noirâtre, et sa forme peut être très-bien comparée à celle d'une écaille d'huître lorsque sa surface offre beaucoup plus d'étendue en largeur qu'en hauteur. Dans le cas contraire, elle est conique et ressemble beaucoup, comme l'a dit Willan, à l'écaille de ces molusques univalves connus sous le nom de *lepas* ou *patelles*, et qui s'attachent aux rochers. Cette croûte persiste quelquefois pendant un temps fort long, et si, dans quelques cas, on peut la détacher avec facilité de la surface qu'elle recouvre, dans d'autres on n'y parvient qu'avec une extrême difficulté. La surface, mise alors à nu, offre une ulcération d'une étendue et d'une profondeur variables, et cette dernière est d'autant plus marquée que la croûte a séjourné plus long-temps. Tantôt sur cette même surface il se reforme plus ou moins vite, et quelquefois très-promptement une croût enouvelle; tantôt il n'en est pas ainsi, et l'on trouve alors une ulcération de mauvais caractère, arrondie, quelquefois très-profonde, et dont la cicatrisation se fait souvent attendre fort long-temps, surtout chez les vieillards. Les bords sont d'un rouge livide, tuméfiés, la surface est blafarde et saigne avec la plus grande facilité; son étendue est quelquefois plus grande que celle d'un écu de six francs. Au bout d'un temps plus ou moins long, la cicatrisation s'opère, et il reste une tache purpurine, qui ne disparaît que peu à peu et persiste fort long-temps après.

3° La troisième variété, *rupia escarrotica* (Willan) paraît être la même affection décrite par d'autres auteurs sous le nom de *pemphigus gangrenosa*.

Le *rupia escarrotica* n'affecte en général que les enfans depuis les premiers jours de la naissance jusqu'à la fin de la première dentition. Un état cachectique, suite d'une mauvaise nourriture, d'exposition aux intempéries de la saison ou de quelque maladie antérieure, paraît en être la cause déterminante.

Les lombes, les cuisses, les jambes, le col, la partie supérieure de la poitrine, l'abdomen, le scrotum en sont les siéges les plus ordinaires.

Il commence par des taches livides, légèrement proéminentes; sur lesquelles on ne tarde pas à observer des soulèvemens peu considérables d'abord de l'épiderme par un fluide séreux. Bientôt ces soulèvemens augmentent, et il se forme de larges bulles aplaties, de forme irrégulière. Le liquide contenu s'épaissit, prend une teinte noirâtre. Elles sont entourées d'un auréole d'une rouge violacé. Bientôt elles se rompent, et les surfaces, mises à nu, sont autant d'ulcérations qui s'étendent plus ou moins tant en largeur qu'en profondeur; leurs bords sont rouges et enflammés, et elles sont recouvertes d'une suppuration fétide et de mauvaise nature. Il se développe ainsi successivement des bulles nouvelles, suivies d'ulcérations comme les premières. L'enfant éprouve de vives douleurs; il y a beaucoup de fièvre, de l'insomnie; et quand la maladie offre beaucoup d'intensité, la mort peut survenir dans l'espace d'un des deux septénaires. Dans les cas contraires, la cicatrisation se fait attendre très-long-temps.

Diagnostic. = Le *pemphigus* et l'*ecthyma* sont les maladies qui peuvent le plus facilement être confondues avec le rupia. Ce dernier cependant diffère du *pemphigus* en ce que les bulles renferment très-rarement un fluide séreux et transparent, mais plutôt un liquide sanieux; et d'ailleurs la forme de la croûte, qui est épaisse, rugueuse, entourée dès le commencement d'une auréole sur laquelle l'épiderme est encore soulevé, et qui offre une ressemblance plus ou moins grande avec une écaille d'huître ou avec une coque de patelle, suffit, avec les ulcérations si souvent consécutives du rupia, pour le distinguer du *pemphigus*.

L'*ecthyma*, comme nous l'avons dit, offre beaucoup d'analogie avec le rupia ; on les rencontre souvent en même temps sur le même individu, et à côté l'un de l'autre. La variété la plus simple du rupia ne ressemble pas sans doute à toutes les pustules d'ecthyma. Cette ressemblance existe seulement pour celles où l'épiderme, soulevé par une certaine quantité de pus, forme une véritable bulle. C'est ainsi que nous avons vu plusieurs fois à l'hôpital Saint-Louis une éruption nombreuse de pustules d'ecthyma très-rapprochées ; et dans plusieurs points, l'épiderme, soulevé dans une étendue égale à celle d'une pièce de trente sols, formait de véritables bulles remplies d'un liquide purulent qui, en se desséchant, donnait lieu aux croûtes caractéristiques du rupia. Il est à noter que ces croûtes ne se formaient que sur les bulles accidentelles les plus larges. En admettant la grande analogie qui existe dans quelques cas entre ces deux maladies, il faut observer que la forme indiquée de la croûte, que les ulcérations profondes et souvent rebelles du rupia, établissent une distinction, sinon bien tranchée, au moins suffisante pour admettre une description séparée de chacune d'elles, qui, du reste, se développent sous l'influence des mêmes causes.

Prognostic. == Le rupia n'est jamais une affection grave, à l'exception toutefois du *rupia escarrotica* ; du reste, l'âge du malade, l'état de ses forces, l'étendue des ulcérations, serviront de guides pour établir le prognostic de la durée de la maladie.

Traitement. == Le traitement du rupia consiste le plus ordinairement à restaurer, par une alimentation convenable, la constitution plus ou moins délabrée des malades : quelques bains tièdes rendus alcalins, lorsque les ulcérations tardent à se cicatriser, ou bien encore dans ces circonstances des lotions avec du vin miellé, ou aromatique, ou enfin de légères cautérisations avec le nitrate d'argent fondu, sont les moyens qui suffisent pour les cas les plus simples du rupia.

Mais pour ces larges ulcérations arrondies, qui succèdent si souvent au *rupia proeminens*, ce traitement est loin de suffire. Le émolliens, bien qu'ils apaisent la douleur, ne diminuent pas l'inflammation circonvoisine, et ne hâtent point la cicatrisation ; il en est de même des bandelettes agglutinatives souvent si utiles dans les ulcères rebelles. Il devient alors indispensable de modifier l'état de la surface malade, et les caustiques sont les meilleurs moyens pour obtenir ce résultat. Ainsi il faudra cautériser profondément et à plusieurs reprises la surface ulcérée avec le nitrate d'argent fondu, ou bien la laver avec de l'acide nitrique ou de l'acide hydrochlorique étendus d'eau ; et dans les cas où malgré ces moyens la cicatrisation n'aurait pas lieu, il faudrait continuer avec ces acides concentrés, ou mieux avec le nitrate acide de mercure, dissous dans l'acide nitrique.

Un moyen que nous avons vu souvent réussir dans les salles de M. Biett, c'est la pommade de *proto-iodure*, ou même de *deuto-iodure de mercure*, à la dose, le premier d'un scrupule ; le second, de douze à quinze grains par once de graisse.

Dans tous les cas, le repos et la position horizontale, quand le rupia, comme cela arrive le plus souvent, a son siége aux jambes, seront d'une indispensable nécessité.

Dans le *rupia escarrotica*, il faut s'en tenir aux émolliens, au moins pendant l'existence de la fièvre. La décoction de quinquina, le bon vin et les toniques, si souvent administrés dans ces circonstances, ne paraissent pas avoir été suivis de succès.

C'est aussi parmi les moyens adoucissans et émolliens qu'il convient alors de choisir les applications extérieures,

PUSTULES.

(*Pustulæ.*)

Les maladies rangées dans cet ordre sont caractérisées par la présence de petites tumeurs circonscrites, formées par l'épanchement à la surface du derme enflammé, d'un fluide purulent qui soulève l'épiderme. Ces petites tumeurs ont reçu le nom de *pustules.*

Les inflammations cutanées caractérisées par le développement des pustules, sont la variole, la vaccine, l'ecthyma, l'impétigo, l'acné, la mentagre et la teigne ou le porrigo. L'étroite liaison qui existe entre la vaccine et la variole, la terminaison de la première par une suppuration évidente, et l'intensité de la phlegmasie locale, nous ont engagés à placer la description de la vaccine auprès de celle de la variole. Quant à la varicelle, qu'on a rangée dans ces derniers temps parmi les pustules, nous avons indiqué, en traitant de cette maladie, les raisons qui nous ont conduits à la laisser encore parmi les vésicules.

Toutes les parties du corps peuvent être le siége de pustules; mais parmi les inflammations pustuleuses, il en est quelques-unes, telles que la variole et quelquefois l'ecthyma, qui se développent à la fois sur la presque totalité de la surface du corps; d'autres sont presque toujours partielles, telles sont la vaccine, l'impétigo, la teigne, etc., bien qu'elles puissent se montrer sur des surfaces d'une certaine étendue; quelques-unes enfin sont en général bornées à certains siéges, ce sont la teigne, la mentagre, l'acné et même la vaccine qui ne se développe que sur les points où la cause contagieuse a été appliquée.

La marche des affections pustuleuses est aiguë ou chronique, bien que chaque pustule se termine isolément dans l'espace de deux jours à un septénaire.

Les affections pustuleuses essentiellement aiguës sont la variole et la vaccine : l'ecthyma est plus le souvent aigu, mais il peut quelquefois devenir chronique. La durée de ces maladies est d'un à trois septénaires.

Les inflammations pustuleuses chroniques sont la teigne, la mentagre, l'impétigo et l'acné. Leur durée n'est point fixe, et très-souvent elle se prolonge pendant un temps indéfini. La plupart peuvent aussi se présenter quelquefois à l'état aigu, surtout l'impétigo.

Dans ces maladies, les pustules offrent des différences qu'il est essentiel de noter : elles sont en général *phlyzaciées* dans les affections essentiellement aiguës, et *psydraciées* dans les affections chroniques.

Les pustules *phlyzaciées* plus larges offrent une base enflammée, comme l'indique leur nom ; l'absence de la phlegmasie environnante caractérise les pustules *psydraciées*, qui sont plus petites ; les teignes, comme nous le dirons à leur article, présentent en outre deux espèces de pustules distinctes : les *favi* et les *achores*.

La forme des pustules est presque toujours ombiliquée dans la variole et la vaccine, et il en est souvent de même pour l'ecthyma. Une cicatricule plus ou moins marquée se rencontre ordinairement à la suite de la variole ou de la vaccine.

Dans les phlegmasies pustuleuses dont la durée est indéterminée, tantôt les pustules sont répandues irrégulièrement sur une surface plus ou moins étendue, tantôt elles sont réunies en groupes auxquels on peut souvent assigner une forme quelconque. Les croûtes qui succèdent aux pustules offrent des caractères qui diffèrent suivant la

nature de la maladie, mais qui méritent beaucoup d'attention.

Dans la *teigne faveuse* elles sont jaunes, circulaires, et
offrent une dépression centrale qui persiste très-long-temps :
une fois tombées, ces croûtes ne sont remplacées qu'autant qu'il se forme de nouvelles pustules faveuses.

Dans l'*impétigo*, les croûtes plus ou moins épaisses,
toujours rugueuses, qui succèdent aux pustules, sont produites par la dessiccation du fluide séro-purulent que verse
à l'extérieur la surface enflammée. Elles sont d'une couleur
jaune verdâtre ou brunâtre, et se trouvent remplacées, à
mesure qu'elles se détachent, par d'autres qui résultent
également de la dessiccation de ce fluide.

Les croûtes qui succèdent aux pustules de la *mentagre*
et de l'*acné* sont moins caractéristiques et persistent bien
moins long-temps.

Dans ces deux dernières phlegmasies pustuleuses on observe très-souvent une inflammation chronique dans les
points où les pustules se sont développées : il en résulte
des callosités plus ou moins volumineuses, connues sous
le nom de *tubercules*. Les éruptions pustuleuses chroniques laissent très-rarement de cicatrices ; mais en général
la peau conserve une teinte rouge qui disparaît dans un
espace de temps plus ou moins court.

Les phlegmasies pustuleuses peuvent se compliquer
entre elles sans que l'une intervertisse la marche de l'autre. Cette remarque s'applique également à la variole et à
la vaccine, bien que l'on ait avancé que ces affections ne
pouvaient jamais se développer simultanément chez le
même individu. D'autres inflammations cutanées, surtout
exanthématiques ou vésiculeuses, compliquent assez souvent ces maladies. La variole est très-souvent accompagnée
de phlegmasies plus ou moins graves de quelques-uns des

organes intérieurs, mais ces complications sont très-rares dans les autres variétés.

Causes. = La variole et la vaccine ne se développent que sous l'influence d'une cause contagieuse. Les teignes *faveuse* et *annulaire*, bien qu'elles puissent se développer spontanément, peuvent cependant se transmettre, au moins dans certains cas, par contagion. Les autres phlegmasies pustuleuses se manifestent en général sous l'influence de quelque cause intérieure fort difficile à apprécier.

Diagnostic: = La présence de petites élévations remplies de pus, suffira pour distinguer les affections pustuleuses des autres phlegmasies cutanées. Les vésicules peuvent offrir, à la vérité, dans une certaine période de leur développement, un fluide séro-purulent plus ou moins épais, mais ce fluide est consécutif à un liquide transparent et tout-à-fait séreux, tandis que dans les affections pustuleuses proprement dites, le pus se forme ordinairement dès le début; et d'ailleurs les caractères physiques de ce pus, qui est épais et jaune, le distinguent très-bien du fluide lactescent que présentent les vésicules peu de temps avant leur disparition. Il existe sans doute des cas où l'application de ces règles est assez difficile, tel est par exemple celui de la vaccine, où, après une parfaite vésicule, on observe une pustule; mais en général la distinction est très facile à établir.

La teinte d'un rouge cuivré que présentent les pustules syphilitiques jointe à d'autres symptômes concomitans, suffisent pour distinguer les affections pustuleuses ordinaires de celles qui se développent sous l'influence d'une cause vénérienne.

Prognostic. = A l'exception de la variole, les affections pustuleuses, quoique souvent fort incommodes, ne se terminent jamais par la mort. Le prognostic est beaucoup

moins favorable quand la maladie existe depuis long-temps
et qu'un grand nombre de moyens ont été employés sans
aucun succès.

Traitement.—Le traitement, qui doit être franchement
antiphlogistique pour les affections pustuleuses aiguës, est
fort difficile à établir d'une manière générale pour ces maladies lorsqu'elles existent à l'état chronique ; quelquefois
des moyens antiphlogistiques simples réussissent dans ces
cas, mais le plus souvent il faut avoir recours à d'autres
moyens plus ou moins énergiques, et qui semblent agir en
modifiant d'une manière particulière l'état de la peau.

VARIOLE.

La variole est une phlegmasie contagieuse, caractérisée
par la présence de pustules *phlyzaciées*, assez volumineuses, et le plus souvent ombiliquées, dont le développement est précédé et accompagné de symptômes généraux
plus ou moins intenses.

Suivant que la variole se développe sous l'influence d'une
exposition plus ou moins directe à l'infection variolique,
ou qu'elle résulte de l'introduction méthodique de ce virus
dans l'économie, on la divise en *naturelle* et en *inoculée*.
On la divise encore, d'après le nombre relatif des pustules,
en *discrète*, lorsque les pustules sont éparses et plus ou
moins disséminées sur toute la surface du corps, et en
confluente lorsqu'elles sont très-nombreuses, agglomérées
et pour ainsi dire confondues. On la dit encore *cohérente*
quand les pustules, sans être confondues, se touchent seulement par leurs bords voisins. Ces dernières divisions
sont du reste fort arbitraires, car la variole est souvent
très-confluente sur une région, à la face par exemple, tandis qu'elle est très-discrète sur d'autres. Il existe d'ailleurs

entre la variole discrète la plus légère et la variole confluente la plus intense, une foule de variétés intermédiaires.

On peut encore diviser cette affection en variole *primitive* et en variole *secondaire*, et presque toujours l'intensité de cette dernière est bien moins grande.

Tantôt la variole, soit naturelle, soit inoculée, primitive ou secondaire, parcourt régulièrement toutes ses périodes ; tantôt, au contraire, sa marche est fort irrégulière, sa durée très-courte, et la maladie, en un mot, offre une modification toute particulière. Cette dernière variété ne se voit que chez les personnes qui ont été vaccinées ou qui déjà ont eu la variole : elle a été regardée par beaucoup de médecins comme une maladie distincte de la variole, et décrite par eux sous le nom de *varioloïde*, à cause de sa ressemblance avec cette affection ; mais des travaux ultérieurs ont fait justice de cette erreur, et il est maintenant reconnu par tous ceux qui se sont occupés de cette question, que la maladie décrite sous le nom de *varioloïde* n'est autre qu'une variole modifiée, soit par une vaccine, soit par une variole antérieure.

Décrivons d'abord la variole franche ; nous donnerons ensuite une description particulière de la variole modifiée.

La marche de la variole, soit discrète, soit confluente, peut être divisée en cinq périodes assez distinctes, que l'on désigne sous les noms d'incubation, d'invasion, d'éruption, de suppuration et de dessiccation. Cette division, fondée sur les symptômes les plus saillans que la variole offre pendant sa durée, bien qu'elle soit arbitraire, nous paraît bonne à suivre, parce qu'elle facilite au moins l'étude de la maladie.

La *période d'incubation* comprend l'intervalle de temps qui s'écoule depuis l'infection jusqu'à l'invasion ; sa durée est de six à vingt jours. On ne peut la reconnaître à aucun signe visible, car la personne continue en apparence à jouir d'une bonne santé. On a cru remarquer que la maladie était d'autant plus violente que cette période était plus courte.

Invasion. = La *variole discrète* débute ordinairement par des horripilations vagues, un sentiment d'abattement général, des lassitudes, des douleurs dans les membres et surtout une rachialgie plus ou moins prononcée. Il survient en même temps de la chaleur à la peau, de la fréquence du pouls, de la céphalalgie, une soif vive, des nausées, souvent des vomissemens, avec douleurs épigastriques quelquefois très-prononcées; la langue est blanche, assez souvent rouge vers sa pointe; enfin il s'y joint un état d'accablement qui offre quelque chose de particulier.

Ces symptômes persistent pendant les trois ou quatre jours que dure la période d'invasion, et souvent ils augmentent d'intensité, il survient de la toux, de l'oppression; la langue devient d'un rouge vif; il y a disposition à la sueur et au sommeil chez les adultes; assoupissement et quelquefois coma ou bien des convulsions chez les enfans; une fréquence plus ou moins grande du pouls accompagne ces symptômes qui diminuent et cessent lors de l'éruption.

Dans la *variole confluente* la fièvre d'invasion est en général intense, la chaleur de la peau est très-grande, la soif est ardente; souvent la langue est sèche, aride et couverte d'un enduit noirâtre, ainsi que les lèvres; l'accablement est profond : quelquefois il y a beaucoup de dévoiement, mais le plus souvent on observe une constipation opiniâtre.

L'éruption, qui a lieu vers le troisième ou quatrième jour de la maladie, paraît d'abord à la face, mais dans quelques cas rares aux mains ; elle gagne ensuite le cou, les bras et le reste du corps dans l'espace de vingt-quatre heures. Quelquefois elle est précédée d'une rougeur érythémateuse ou roséolique ; elle se manifeste par des petits points rouges qui ressemblent à autant de petites papules. Lorsque l'éruption est très-confluente à la face, cette région est fort injectée et les petits points rouges sont confondus dès le principe ; mais lorsque l'éruption est fort discrète, il est facile de les compter, tant sur la face que sur les autres parties du corps.

L'éruption, comme nous l'avons dit, est terminée dans l'espace de vingt-quatre heures ; pendant ce temps la peau est chaude et luisante ; il y a même assez souvent une exacerbation notable dans tous les symptômes dans le début, mais ils cessent à mesure que l'éruption paraît.

Un intervalle de quatre à cinq jours sépare la période de l'éruption de celle de la suppuration ; pendant ce temps, les petits points rouges augmentent de volume, et, à mesure qu'elle se développe, chaque pustule offre ordinairement une dépression centrale, ou bien une sorte d'aplatissement tout particulier.

Cette augmentation de volume paraît due à la formation sur chaque petite surface du derme enflammé, d'une substance blanchâtre couenneuse, qui d'abord molle et ayant l'apparence d'une lymphe plastique, acquiert plus tard une certaine consistance. Cette substance diffère autant du pus, qu'en diffère la matière blanchâtre et couenneuse qui se produit si souvent à la surface des vésicatoires en suppuration.

En examinant, dès le second jour de l'éruption, la surface de la peau, on trouve une foule de petites élévations à base rouge et enflammée. Ces élévations sont plutôt vésiculeuses que papuleuses. Cependant il est rare de trouver de parfaites vésicules, et presque toujours, en les ouvrant avec la pointe d'une lancette, il ne s'en écoule pas de sérosité; mais on voit que l'épiderme est soulevé par une sorte de lymphe plastique semi-transparente. A cette époque beaucoup de ces élevures sont acuminées; mais d'autres offrent déjà une petite dépression centrale. Dès le troisième jour de l'éruption; cette dépression centrale est très-marquée dans le plus grand nombre des pustules, et même dans celles qui étaient acuminées au commencement. La forme ombiliquée des pustules devient de plus en plus prononcée à mesure qu'elles augmentent de volume et que la période de suppuration approche. Elles sont blanchâtres et entourées d'une légère auréole rouge, qui s'étend aussi davantage à cette époque. Pendant ce temps, le pouls est plein et régulier; très-souvent la langue offre aussi un certain nombre de pustules à sa surface; on en voit même quelquefois dans le pharynx; la déglutition est alors gênée, et souvent il y a un peu de toux.

Lorsque l'éruption est confluente, ce qui arrive souvent à la face même dans les cas où la maladie est discrète, ailleurs les petits points papuleux, dont nous avons parlé, forment, par leur rapprochement, une large surface rouge, tuméfiée et un peu rugueuse. Le visage paraît être le siége d'un vaste érysipèle; souvent il existe de l'assoupissement, et en même temps les battemens des carotides sont très-distincts. Dans ces cas, on voit rarement de dépression centrale à la face, qui, dès le second ou troisième jour, est couverte d'une sorte de pellicule blanchâtre sous-épidermoïque. Celle-ci n'est autre chose qu'une exsudation couenneuse semblable à celle qui se produit dans les pustules isolées. En même temps des pustules blanchâtres plus ou moins rapprochées, à dépression centrale, couvrent les membres; mais elles sont en général moins confluentes sur le tronc.

La langue est également couverte de pustules, et une angine assez intense indique que l'éruption existe aussi dans le pharynx. La présence de ces pustules sur les paupières produit une ophtalmie assez vive et fort douloureuses. Enfin des symptômes de coryza et la toux qui existent dans un grand nombre de cas, annoncent qu'une semblable éruption a lieu dans les fosses nasales et dans la trachée.

La *suppuration* arrive du cinquième au septième jour de l'éruption, et se termine dans trois ou quatre jours. Elle débute ordinairement par une fièvre secondaire plus ou moins intense, accompagnée d'un gonflement général de la peau : ce gonflement est surtout prononcé à la face et aux mains. A mesure que le pus est secreté, il soulève l'épiderme, en sorte que les pustules perdent leur forme ombiliquée et deviennent sphériques, et en même temps, lorsqu'elles sont peu éloignées les unes des autres, les intervalles qui les séparent rougissent, se tuméfient, et le malade éprouve un sentiment de tension et de douleur plus ou moins grand.

C'est en général à la face que la suppuration s'établit d'abord ; les mains et les pieds sont les régions où elle arrive en dernier lieu, et où les pustules restent le plus long-temps entières à cause de l'épaisseur de l'épiderme. Ordinairement les pustules ainsi distendues sont jaunes ; mais dans quelques cas elles offrent une teinte noirâtre.

Si l'on ouvre une pustule parvenue à sa maturité, et qui avant cette époque avait présenté une dépression centrale bien évidente, on trouve dans son intérieur un pus jaunâtre, et dans le fond un petit disque blanchâtre ombiliqué, qui rappelle parfaitement bien la forme et le volume que la pustule présentait avant que le pus n'eût soulevé l'épiderme.

Lorsque les pustules ont atteint leur dernier degré de

développement, elles peuvent rester dans cet état pendant deux à trois jours, surtout lorsqu'elles sont situées aux extrémités; mais, en général, elles s'ouvrent avant ce temps et sont remplacées par des croûtes.

Quand les pustules sont très-confluentes, elles sont ordinairement plus petites, et l'on ne peut pas ainsi suivre, du moins à la face, le développement de chacune d'elles. La pellicule blanchâtre sous-épidermoïque, qui se forme sur cette région dans les premiers jours de l'éruption, ne se recouvre pas, comme dans les pustules isolées, d'un pus jaunâtre; mais, vers le cinquième ou sixième jour de l'éruption, en même temps que la face se tuméfie, la surface de l'épiderme devient rude au toucher, et cette membrane ne tarde pas à se recouvrir peu à peu d'une croûte d'abord mince et jaunâtre, qui devient ensuite plus épaisse et brunâtre, à mesure que la suppuration s'établit. Aux membres, où la tuméfaction est moins marquée et l'épiderme plus résistant, cette membrane est souvent soulevée, dans une certaine étendue, par le pus, lorsque les pustules sont agglomérées.

Une fièvre plus ou moins vive, la tuméfaction de la face et des mains, ainsi que le ptyalisme, sont les phénomènes qui accompagnent le plus souvent la suppuration; et ils sont en général d'autant plus marqués que la variole est plus confluente. Il faut cependant noter que ces symptômes ne sont pas toujours en rapport avec l'étendue de l'éruption, et qu'ils sont quelquefois peu prononcés, même dans les cas où celle-ci est très-abondante.

La tuméfaction de la face commence ordinairement vers le cinquième ou sixième jour de l'éruption, conjointement avec la fièvre secondaire. Les paupières, les lèvres et le nez se tuméfient en général avant les autres parties, et quelquefois le gonflement des paupières est assez considérable pour mettre obstacle à la vision pendant plusieurs jours. La tuméfaction des mains arrive à peu près à la même époque que celle de la face, et, comme elle, diminue vers le onzième ou douzième jour de l'éruption, lorsque la suppuration est terminée.

Le ptyalisme arrive quelquefois à l'époque de l'éruption; mais on l'observe en général de trois à sept jours après. Dans quelques cas il est à peine marqué, même lorsque l'éruption est très-abondante; il est d'autres fois très-intense, et constitue un des symptômes les plus incommodes.

Les symptômes généraux, outre la fièvre secondaire; que l'on observe le plus souvent pendant la suppuration, sont une diarrhée quelquefois intense, de l'oppression, de l'assoupissement; enfin cette période est assez fréquemment compliquée d'accidens dont nous parlerons plus tard.

La *dessication* commence presque toujours à la face, et souvent cette partie est entièrement couverte de croûtes quand les pustules sont à peine arrivées à maturité aux extrémités des membres.

Dans la *variole discrète*, tantôt les pustules s'ouvrent et les croûtes se forment, tantôt l'épiderme devient rugueux, brunâtre, et le fluide contenu forme en se desséchant une croûte plus ou moins épaisse.

Lorsque la maladie est *confluente*, les croûtes se forment souvent à la face dès le huitième ou neuvième jour de la maladie. Les traits du visage sont alors masqués par une incrustation brunâtre, épaisse, qui tombe du cinquième au quinzième jour, à dater de sa formation, et qui est ordinairement remplacée par des écailles furfuracées qui se renouvellent plusieurs fois.

Pendant cette période, le malade répand autour de lui

une odeur particulière nauséabonde; et en même temps les draps et les linges sont plus ou moins salis par les matières purulentes qui suintent des différentes parties du corps. Une démangeaison assez vive accompagne la formation des croûtes et excite le malade à se gratter. Aussi observe-t-on souvent, chez les enfans, des endroits à la face où la peau est excoriée assez profondément par l'action des ongles.

Lorsque les croûtes sont entièrement détachées, on trouve les surfaces qu'elles ont couvertes d'un rouge vif qui ne disparaît que très-lentement, et à mesure que cette teinte rouge disparaît, les cicatrices deviennent de plus en plus visibles. Celles-ci, toujours plus nombreuses à la face qu'ailleurs, séparées les unes des autres dans la *variole discrète*, sont confondues, et forment quelquefois de véritables coutures qui traversent le visage en tous sens, et défigurent horriblement les traits dans la *variole confluente*.

Telle est la marche ordinaire de la variole, qui du reste est loin d'être toujours aussi régulière. La fièvre qui précède l'éruption est quelquefois très-intense et accompagnée de symptômes plus ou moins fâcheux. L'éruption, qui se fait ordinairement du deuxième au troisième jour, peut être plus tardive et ne se faire qu'au cinquième ou sixième. C'est dans la variole confluente qu'on observe surtout ces irrégularités, et lorsqu'il existe des complications plus ou moins graves.

Enfin l'éruption peut offrir des caractères tout particuliers, comme on le voit dans la variété dite *chrystalline*, où, au lieu de pustules, on trouve de petites phlyctènes remplies de sérosité. Dans ces cas, la maladie est en général fort grave.

Lorsque cette affection est le résultat de l'introduction

méthodique du virus variolique dans l'économie, elle est
en général très-benigne. C'est au moyen de légères piqûres ou d'excoriations faites à la peau avec la pointe
d'une lancette chargée de ce virus, qu'on pratique l'inoculation : les autres procédés, tels que les frictions, les
sétons, les vésicatoires, etc., ont été abandonnés.

Quand on inocule la variole, c'est en général vers le
troisième jour que l'on remarque une légère rougeur autour de la piqûre. A cette époque, et surtout au quatrième jour, en passant le doigt sur ce point, on sent une
petite dureté circonscrite. La rougeur est plus vive le cinquième jour, et ordinairement, dès le sixième, l'épiderme
se trouve soulevé par de la sérosité, en même temps que
l'on observe une dépression centrale. Le septième jour
on observe des symptômes d'irritation des vaisseaux lymphatiques superficiels qui avoisinent la piqûre ; les mouvemens du bras sont douloureux ; et, avant le dixième
jour, se développent les symptômes généraux d'infection,
qui sont ceux de la période d'invasion.

Dans quelques cas rares l'inoculation peut développer
ces symptômes généraux, bien qu'il ne se fasse aucune
éruption locale ; et quelquefois celle-ci ne se développe
que huit, dix ou quinze jours après cette légère opération.

Les symptômes généraux sont ceux de la variole ; ils
peuvent être plus ou moins intenses ; et sont souvent à
peine sensibles. L'éruption qui leur succède, ordinairement très-légère, se présente quelquefois d'une manière
confluente, et peut enfin manquer entièrement.

Quant à l'éruption locale, elle commence à se dessécher du douzième au quinzième jour, à dater de l'inoculation. Une croûte d'épaisseur variable la remplace, et ne
tombe que vers le vingtième ou vingt-cinquième jour, en
laissant une cicatrice indélibile plus ou moins marquée.

La variole discrète, mais surtout la variole confluente,
peut être accompagnée d'une foule d'accidens plus ou
moins graves.

L'*invasion* peut être annoncée par des symptômes plus ou
moins fâcheux. Le frisson est quelquefois très-violent, la
chaleur ardente, en même temps que les autres symptômes,
tels que la céphalalgie, l'épigastralgie sont intenses. Les
nausées et les vomissemens peuvent être opiniâtres. Quelquefois on observe de vives douleurs aux lombes, dans les
membres et dans les côtés, qui simulent des douleurs né-
phrétiques, rhumatismales ou pleurétiques.

Dans quelques cas on observe un assoupissement profond ou bien un délire violent, des convulsions, et enfin
la mort peut arriver avant que l'éruption ne se soit
faite.

Parmi les accidens qui accompagnent l'*éruption*, on peut
placer en tête les congestions sanguines sur les divers organes intérieurs, ou bien les hémorrhagies qui se font par
les diverses voies; telles sont des hémothysies, des épistaxis, des hématuries, etc. Lorsque c'est vers les organes
intérieurs que se fait la congestion, il se développe des accidens qui varient suivant l'organe affecté. La congestion
du cerveau et de ses enveloppes s'annonce par des soubre-
sauts des tendons, des convulsions, ou bien par de l'assoupissement, le coma ou un état apoplectique.

D'autres fois c'est vers les organes thoraciques que cette
congestion a lieu; on observe alors l'apoplexie pulmonaire
diffuse, pneumonies, des pleurésies, le catarrhe suppu-
rant que Laënnec regardait avec raison comme un œdème
aigu des poumons; dans un cas de ce genre nous avons vu
le râle sous-crépitant de l'œdème en imposer pour le râle
crépitant de la pneumonie, et faire croire à l'existence de
cette dernière maladie.

Quelquefois c'est dans le tissu de la peau que se fait la congestion sanguine, qui est alors facile à reconnaître par la présence des pétéchies. Enfin des ophtalmies plus ou moins intenses sont très-fréquentes dans cette période. Le croup est heureusement beaucoup plus rare.

La période de *suppuration* est peut-être celle où la mort arrive le plus souvent; mais en général, dans ces cas, la suppuration ne s'établit pas d'une manière franche. Les accidens marchent dans cette période avec une effrayante rapidité, et la mort peut arriver dans l'espace de quelques heures et même de quelques minutes, sans que l'on puisse expliquer en aucune manière cette terminaison funeste. On a voulu dans ces derniers temps s'en rendre compte par la rupture subite des pustules qui occupent la trachée-artère, d'où résulterait une asphyxie promptement mortelle. La salivation peut devenir très-inquiétante dans cette période, et être accompagnée de toux et de gêne plus ou moins considérable dans la déglutition. La diarrhée, qui survient très-souvent à l'époque de la suppuration, surtout chez les enfans, est loin d'être de mauvais augure, à moins qu'elle ne soit très-intense.

Dans la période de *desquammation* on voit bien plus rarement se développer d'accidens formidables que dans les périodes précédentes. Assez souvent l'on observe à cette époque des éruptions de pustules d'*ecthyma*, ou bien de petites tumeurs phlegmoneuses sous-cutanées, dont le nombre est quelquefois considérable. Dans d'autres circonstances il survient aux membres inférieurs des bulles de *rupia*, qui sont suivies d'ulcérations plus ou moins opiniâtres.

Enfin une fièvre lente, des symptômes plus ou moins prononcés d'irritation gastrique et gastro-intestinale, des bronchites, des catarrhes et des ophtalmies chroniques, la surdité ou la cécité sont quelquefois les suites de la va-

riole, et même le développement des tubercules pulmonaires paraît au moins hâté dans certains cas par cette
maladie.

Les causes des complications que l'on observe dans la
variole ne sont pas toujours faciles à apprécier; on les rencontre souvent chez les individus très-robustes-et chez ceux
dont la constitution est déteriorée soit par l'âge, soit par
des excès quelconques, soit par des maladies antérieures.
Elles sont surtout à craindre dans les saisons très-chaudes
ou dans le fort de l'hiver. La crainte, les affections morales, la vue dans un miroir, du visage rendu hideux par
l'éruption, donnent souvent lieu à des accidens prompte-
tement mortels.

Nécropsie. == Les lésions pathologiques qu'on observe le
plus souvent chez les individus morts de la variole, sont des
congestions sanguines plus ou moins prononcées dans les
organes encéphaliques et thoraciques. On rencontre souvent des pustules varioliques dans la bouche, sur le pharynx,
sur plusieurs points de l'œsophage et même dans le larynx et
dans la trachée-artère; l'estomac et les intestins en présentent rarement, à l'exception toutefois de la muqueuse du
rectum. Il faut se garder de confondre avec les pustules
varioliques le développement morbide des follicules isolés de la membrane muqueuse des intestins. L'ouverture
centrale de ces follicules ainsi tuméfiés leur donne, il
est vrai, une certaine ressemblance avec la forme ombiliquée des pustules varioliques.

C'est surtout chez les individus qui succombent avant
que la suppuration ne se soit bien établie, que l'on trouve
facilement les pustules varioliques sur les divers points
des membranes muqueuses que nous avons indiqués. Plus
tard l'épithélium se détache, et l'on ne trouve alors que de
petites taches circulaires, non élevées, rouges au centre.

Nous n'avons jamais observé, sur les cadavres d'individus morts de la variole, que nous avons eu occasion d'examiner, de pustules sur les membranes muqueuses, qui fussent distendues par du pus, et il nous semble que l'extrême minceur de l'épithélium, surtout dans le larynx et dans la trachée, devrait empêcher par sa rupture prématurée une accumulation de pus sous cette membrane. Nous insistons sur ce point, parce qu'on a avancé que la terminaison promptement mortelle de la variole pendant la suppuration dépendait très-souvent de la rupture des pustules situées, soit dans le larynx, soit dans la trachée, soit dans les bronches. La membrane muqueuse gastro-intestinale, à l'exception toutefois de l'extrémité inférieure du rectum, n'offre jamais de pustules varioliques. La surface interne de l'estomac présente souvent une rougeur pointillée ; celle des intestins est plus rarement injectée.

Le cœur est en général flasque et rempli d'un sang noir : les poumons sont souvent gorgés de sang. La rougeur de la surface interne de l'aorte est loin d'être constante, comme on l'a avancé dans ces derniers temps.

Sur la peau on trouve des pustules en nombre variable, et en examinant de dehors en dedans leur structure anatomique, surtout avant que le pus, en soulevant l'épiderme, ne leur ait fait perdre la forme ombiliquée, on observe les particularités suivantes :

1° L'épiderme conserve son épaisseur naturelle, et s'enlève avec facilité en laissant à découvert une surface blanchâtre, lisse, élevée sur les bords, déprimée au centre.

2° Un petit disque ombiliqué, plus ou moins épais, formé par une substance blanchâtre, ayant une certaine consistance, et qui paraît être une véritable exsudation couenneuse développée à la surface du derme enflammé. Cette substance occupe la place assignée par les anatomistes au corps muqueux, et, dans les premiers temps, semble se continuer avec la couche qui se trouve placée immédiatement sous l'épiderme, mais plus tard on l'en sépare facilement. Ce petit corps tient surtout à la surface du derme par son centre, où il est plus mince et où il se déchire souvent quand on cherche à l'enlever.

Quelle que soit la cause primitive de la forme ombiliquée de la pustule, il est évident que cette substance la conserve lorsque l'épiderme est soulevé par le pus ; si à cette époque l'on examine avec un peu de soin, on la retrouve, comme nous l'avons déjà indiqué, au fond de la pustule, et elle nous offre encore la forme et le volume que cette dernière présentait avant que la suppuration n'en ait détaché l'épiderme. Les variétés que peut offrir cette matière couenneuse, quant à sa forme, son épaisseur, etc., dépendent probablement de l'intensité plus ou moins grande de l'inflammation dans le point où elle s'est développé.

Bien que cette substance se trouve contenue dans le plus grand nombre des cas dans les pustules varioliques, il existe cependant des cas où on ne la trouve pas ; mais dans ces cas, il est très-rare que la pustule soit ombiliquée.

3° Enfin, au-dessous de ce petit disque on trouve une rougeur plus ou moins vive à la surface du derme, et souvent une matière purulente.

Lorsqu'on examine les pustules, à une époque plus avancée, on y trouve une plus ou moins grande quantité de pus jaunâtre et épais.

Causes. == La variole reconnaît pour cause un principe contagieux inconnu qui se communique par le contact médiat et immédiat, et qui peut se transmettre à une certaine distance par le moyen des vents. Aucun sexe, aucun âge, sans même excepter le fœtus, n'est exempt de cette affection, qui se développe dans toutes les saisons et dans tous les climats. Quelquefois sporadique, elle règne le plus souvent d'une manière épidémique, et, dans ce cas, elle exerce surtout ses ravages pendant l'été et l'automne.

Le principe contagieux qui développe la variole est loin d'exercer la même influence sur tous les individus : c'est ainsi que nous voyons quelques personnes privilégiées lui résister, même dans des circonstances les plus favorables à son action; mais ces cas sont rares, et le plus souvent ces individus finissent par contracter la maladie à une autre époque de la vie. En général, cette contagion n'exerce qu'une fois dans la vie son action sur l'économie; mais il est prouvé de la manière la plus évidente, par un grand nombre de faits, non-seulement qu'elle peut affecter la même personne une seconde fois, mais aussi qu'elle peut développer la variole deux fois avec une grande intensité chez le même individu à deux époques différentes. On trouve dans les auteurs, et notamment dans l'ouvrage de M. Thomson (1), une foule de cas fort curieux et très-authentiques, qui prouvent positivement que le virus variolique peut développer plus d'une fois, chez le même individu, une variole franche. Parmi ces cas se trouve celui d'une dame, qui, ayant eu la variole dans sa jeunesse, devint par la suite mère de six enfans, et fut affectée six fois consécutives de cette maladie, en allaitant ses enfans pendant qu'ils étaient soumis à l'influence de l'inoculation. Chaque fois la fièvre éruptive était peu intense et l'éruption légère; mais cependant la marche des pustules était celle des pustules varioliques, et la cause de la maladie était évidemment la variole inoculée dont était affecté l'enfant que la mère allaitait.

C'est à cause de ces faits bien constatés et de plusieurs du

(1) *Historical Scetches and Enquiries*, etc.

même genre qui se sont présentés à notre observation durant l'épidémie de 1825, que nous avons été fort surpris de trouver avancé dans un ouvrage récemment publié, sur les *Maladies de la peau*, que, « la variole n'affecte jamais qu'une fois le même individu, et qu'il est permis de douter des cas de récidives rapportés, soit par des auteurs, soit plus récemment par des médecins qui ne paraissent pas avoir fait une étude assez circonstanciée de toutes les variétés de la varicelle. » On a d'autant plus lieu de s'étonner de cette opinion, que l'auteur lui-même regarde la varicelle qu'il distingue avec M. Cross et quelques autres auteurs en varicelle pustuleuse (varioloïde) et varicelle vésiculeuse proprement dite, comme une variété, une modification de la variole résultant de la faible action sur l'économie du virus variolique. Or, dans ces cas, il doit arriver de deux choses l'une, ou bien le virus variolique peut développer une nouvelle maladie, une affection *sui generis* distincte de la variole, ou bien la même maladie est produite, mais avec des symptômes beaucoup moins graves. Si l'on admet cette dernière opinion, et l'auteur le fait en regardant la varicelle comme une variété, une modification de la variole, c'est avancer une opinion au moins singulière, que de nier la nature variolique de la maladie en avançant que c'est une varicelle.

Lorsque la cause spécifique de la variole exerce son influence sur des personnes vaccinées, elle développe presque toujours une maladie qui offre quelque chose de spécial, et qui a été désignée dans ces derniers temps sous le nom de *varioloïde*. Cette variété de la petite vérole ne se développe pas seulement chez les personnes vaccinées, on l'observe aussi chez celles qui ont déjà eu la variole; mais il est bon de noter que cette maladie est plus souvent modifiée quand elle se développe après la vaccine; que dans les cas où elle se montre comme variole secondaire. Nous avons ici une nouvelle preuve que le pouvoir anti-varioleux de la vaccine est plus grand que celui de la variole elle-même.

Comme il a été beaucoup question dans ces derniers temps de la variole modifiée ou *varioloïde*, il nous semble convenable d'entrer ici dans quelques détails sur cette variété, qui diffère de la variole ordinaire par l'irrégularité extrême et la rapidité de sa marche, par son peu d'intensité dans la grande généralité des cas, et enfin par sa terminaison presque constamment heureuse. C'est surtout l'irrégularité et la rapidité de sa marche, jointes à l'absence de toute fièvre secondaire, qui caractérisent cette variété qui cependant peut être quelquefois une affection plus grave qu'une variole ordinaire très-discrète : dans ce dernier cas, les pustules, quoique peu nombreuses, offrent les périodes accoutumées de la variole, ce qui n'arrive pas pour celles de la varioloïde.

Le temps qui s'est écoulé depuis l'époque de la vaccination ou de la variole antérieure ne paraît apporter aucune modification dans la marche de la variole modifiée. On la voit, en effet, se développer avec une certaine intensité chez des personnes très-bien vaccinées depuis quelques semaines seulement, ou ne constituer qu'une maladie tout-à-fait insignifiante vingt années après ; et il en est de même de celle qui se montre après la variole.

La même personne peut être affectée plusieurs fois de cette maladie en s'exposant à différentes reprises à la contagion variolique. Le virus tiré des pustules de la variole modifiée peut développer une variole ordinaire plus ou moins discrète chez des personnes qui n'ont jamais eu cette maladie ou qui n'ont jamais été vaccinées ; mais, le plus souvent, l'affection qui en résulte est elle-même fort légère, et, dans un grand nombre de cas, l'inoculation n'a été suivie d'aucun signe d'infection générale.

Dans cette variété, les symptômes précurseurs de l'éruption peuvent exister à peine : ils sont, dans d'autres cas, très-intenses et fort alarmans, sans que pour cela l'éruption qui leur succède soit plus abondante. Ainsi souvent après beaucoup de fièvre, accompagnée d'agitation et de délire violent, on voit paraître une éruption fort légère de petites pustules, dont le nombre varie d'une à vingt, et dont l'apparition est suivie aussitôt de la cessation complète de tous ces symptômes alarmans : elles se dessèchent dans l'espace de quatre à cinq jours, en sorte qu'il n'est point nécessaire au malade de garder le lit. La durée des symptômes précurseurs est de deux à trois jours au plus.

L'*éruption* peut être précédée de légères rougeurs érythémateuses, répandues irrégulièrement sur différentes parties du corps. Quelquefois, comme nous l'avons indiqué, elle existe à peine ; d'autres fois on peut compter depuis vingt jusqu'à plus de cent pustules sur les différentes parties du corps ; enfin, dans certains cas, l'éruption est beaucoup plus intense et peut même couvrir la presque totalité du corps.

C'est ordinairement à la face que l'éruption commence ; mais assez fréquemment elle se développe simultanément sur les différentes parties du corps ; quelquefois elle commence par les membres, et très-souvent elle apparaît d'une manière successive.

On observe d'abord des petits points rouges en nombre variable, qui forment autant de papules rouges, dures et élevées, mais qui ne suivent pas toutes la même marche. Un plus ou moins grand nombre disparaît sans se transformer, soit en vésicules, soit en pustules : d'autres deviennent vésiculeuses ou pustuleuses dans les vingt-quatre heures, et cela sur le même individu.

Les vésicules sont petites, acuminées et remplies d'un fluide lactescent : elles se changent souvent en pustules ombiliquées ; mais en général elles s'ouvrent ou se dessèchent dans l'espace de deux à trois jours, et sont remplacées par des écailles minces, arrondies, peu adhérentes. Quelquefois une auréole rouge entoure ces vésicules et leur donne une certaine ressemblance avec celles de la vaccine. Les pustules se forment souvent dans les vingt-quatre heures ; mais leur marche est d'autres fois plus lente. Elles sont petites, arrondies, et n'offrent jamais le volume des pustules de la variole ordinaire, même quand elles sont en grand nombre et plus ou moins rapprochées. Ces pustules ne sont jamais distendues par le pus ; elles sont molles et flasques au toucher : elles semblent avoir été brusquement arrêtées dans leur marche. Tantôt elles sont acuminées, tantôt elles sont déprimées dans le centre, et, dans l'espace d'un à quatre jours, le fluide qu'elles renfermaient est resorbé, et il se forme soit des écailles minces, plates, arrondies, brunâtres, qui tombent bientôt, soit de petites croûtes brunes, très-dures, luisantes, comme enchâssées dans la peau, qui persistent quelquefois au-delà du vingtième jour. Il est évident, d'après la marche irrégulière de l'éruption, que l'on doit trouver en même temps, chez le même individu, des élévations papuleuses, des vésicules, des pustules, des écailles ou des croûtes. Ce phénomène est encore plus remarquable quand des éruptions successives ont lieu pendant plusieurs jours. Dans quelques cas, après la chute des écailles, elles sont remplacées, surtout à la face, par des élévations en forme de verrues, qui ne disparaissent que lentement et par desquammations successives. Lorsque l'éruption est confluente, comme on l'observe quelquefois à la face, il peut se former des croûtes minces, jaunâtres et lamelleuses; mais, dans ces cas-là même, la fièvre secondaire est à peine perceptible.

La durée de la maladie, qui quelquefois ne mérite pas ce nom, est de six à douze jours au plus. La terminaison en est presque toujours heureuse; rarement on rencontre, à la suite de l'éruption, de légères cicatrices, soit à la face, soit ailleurs.

Diagnostic. — Le diagnostic de la variole paraît devoir être très-facile : la présence de pustules en nombre variable, ordinairement ombiliquées, dont l'apparition est précédée de fièvre et de symptômes généraux plus ou moins intenses, jointe à la marche particulière de cette éruption, suffit, dans la grande généralité des cas, pour distinguer la variole, non-seulement des autres affections pustuleuses, mais aussi des autres maladies cutanées. La *varicelle* est l'affection qui se rapproche le plus de la variole; et, malgré toutes les règles de diagnostic qu'on a établies pour les distinguer, il existe cependant des cas où des médecins également expérimentés sont loin d'être du même avis, les uns reconnaissant la variole, et les autres la varicelle dans la même maladie.

C'est surtout la variole discrète et la variole modifiée qui ont été confondues avec la varicelle; mais il faut avouer que s'il existe des cas où le diagnostic est vraiment fort difficile, il en existe également un grand nombre où le jugement porté est établi sur des idées préconçues. C'est ainsi que, dans des cas de variole secondaire, le médecin qui n'admet pas la possibilité d'une seconde infection, ou qui soutient que jamais la variole ne peut se développer après l'inoculation, niera l'identité de la maladie; en lui donnant le nom de *varicelle*. C'est également avec des idées préconçues que l'on donne le nom de *varicelle* aux *varioles modifiées* qui se montrent chez des personnes vaccinées, en avançant, comme argument sans réplique, que jamais la variole ne se développe après la vaccine.

En comparant la marche de la variole modifiée avec celle de la varicelle, on trouve, à la vérité, qu'elle s'en rapproche sous beaucoup de points de vue, et il est constant que le nom de petite vérole volante ou celui de varicelle leur a été également appliqué dans un grand nombre de cas. En traitant de la varicelle, nous avons parlé au long, sans rien préjuger de leur parfaite exactitude, des caractères qui, d'après certains auteurs, suffisent pour distinguer cette affection, soit de la variole ordinaire, soit de la variole modifiée. Nous dirons toutefois que nous les avons trouvés suffisans pour nous engager à séparer l'une de l'autre la description de ces maladies.

Le diagnostic des diverses affections qui peuvent compliquer la variole, peut être environné de beaucoup d'obscurité. Souvent la rapidité de leur marche est telle qu'elles laissent à peine au médecin le temps d'agir avant qu'une congestion mortelle ne se soit fixée sur l'un ou l'autre des organes importans à la vie, et n'ait fait périr le malade avant le développement des symptômes phlegmasiques ordinaires. Le coma ou le délire, l'agitation ou des convulsions annoncent dans ces cas une irritation plus ou moins directe de l'encéphale. Dans quelques cas de catarrhe suffocant, on peut très-bien confondre, comme nous l'avons déjà indiqué, le râle sous-crépitant de l'œdème des poumons, avec le râle crépitant de la pneumonie.

Prognostic.—Le prognostic de la variole est favorable lorsque l'éruption est légère et la marche régulière ; mais en général, il convient d'être très-réservé sur le prognostic de la variole confluente, où assez souvent des accidens se développent avec une promptitude extraordinaire, et font périr dans un temps fort court des malades chez lesquels rien ne faisait présager une terminaison aussi funeste. Le prognostic est plus fâcheux quand la maladie se développe chez des enfans à l'époque de la dentition, chez des adultes forts et pléthoriques, chez des personnes débiles, affaiblies, soit par l'âge, soit par des maladies antérieures, ou par des excès quelconques. Il est également fâcheux quand la variole se déclare chez des femmes enceintes ou nouvellement accouchées, et chez celles qui, jeunes et belles, redoutent une maladie aussi funeste à la beauté.

La violence des symptômes précurseurs est surtout à craindre lorsqu'ils persistent après l'éruption : la disparition subite de celle-ci est toujours fort grave. Le prognostic pourra encore être basé sur la nature de l'éruption; ainsi, lorsque cette dernière est très-abondante, qu'elle est entremêlée de pétéchies ou que les pustules se remplissent de sang, il sera toujours fâcheux. Il en est de même quand l'éruption ne marche pas et que les pustules restent blanches et aplaties. Cependant, même dans ces cas, on devra se garder de porter un jugement très-défavorable d'après la seule apparence de l'éruption; il faut en même temps faire une attention scrupuleuse aux symptômes généraux. Les organes encéphaliques et thoraciques sont surtout ceux qu'il importe de surveiller.

Traitement. = Lorsque la variole, soit discrète, soit confluente, poursuit sa marche régulièrement sans être accompagnée de symptômes graves de phlegmasie des divers organes intérieurs, le traitement en est fort simple : le séjour au lit, un air tempéré, la diète, les délayans, sont les moyens qu'on mettra en usage. Il est en général inutile d'employer les vomitifs; si la constipation persistait trop long-temps, on la ferait cesser au moyen de lavemens simples ou légèrement laxatifs. Des pédiluves chauds, ou l'application de cataplasmes chauds aux pieds, lorsque la céphalalgie est forte; des gargarismes adoucissans lorsque l'angine devient incommode; des lotions émollientes sur les paupières lorsque des pustules y produisent un irritation trop vive, sont aussi les moyens qu'il convient d'employer dans les cas de variole simple. Lorsque l'éruption tarde trop à paraître sans que ce retard paraisse résulter de quelque phlegmasie intérieure, on peut administrer un vomitif ou quelques sudorifiques, tels que l'acétate d'ammoniaque, ou bien faire prendre au malade un bain tiède ou mieux encore un bain de vapeur.

Trop souvent la variole, loin de parcourir ses périodes d'une manière aussi régulière, offre, comme nous l'avons indiqué, diverses complications qui réclament une médication plus ou moins active. Nous allons passer en revue ces moyens, et indiquer en même temps les cas où il convient de les employer.

Les *émissions sanguines* ont été de tout temps conseillées et employées dans le traitement de la variole : cependant leur emploi a été combattu par certains praticiens qui regardant cette maladie comme une affection bien distincte des autres phlegmasies par la nature de sa cause, pensent que, loin d'être favorable, leur usage peut même devenir nuisible. L'expérience a prouvé qu'il est malheureusement trop vrai que, dans beaucoup de cas, les émissions sanguines ne prévenaient pas toujours la mort; mais elle n'a point démontré que cette terminaison funeste fût le résultat de leur emploi, et en effet, dans les cas où par des saignées successives on a voulu faire avorter l'éruption, si ce résultat n'a pas été obtenu, du moins la maladie n'a

point été aggravée. Sans doute [ce moyen sera nuisible si,
pour le mettre en usage, on attend que de fortes congestions soit établies dans les divers organes, et que la nature
soit accablée par la force du mal : employée dans ces cas,
la saignée peut hâter la mort.

Dans la période d'invasion, lorsqu'il y a beaucoup de
fièvre et que les symptômes d'irritation soit gastro-intestinale, soit cérébrale, offrent une certaine intensité, la sai-
gné générale ou locale sera employée avec beaucoup
d'avantage. Les saignées locales seront pratiquées à l'anus
ou à l'épigastre, ou bien au cou, ou bien enfin aux tempes
et aux apophyses mastoïdes, suivant la nature des symptômes. Lorsqu'il existe de vives douleurs locales, on n'hésitera pas à appliquer un certain nombre de sangsues sur
les points qu'elles occupent.

Lorsque l'éruption est très-confluente à la face, qu'il y
a de l'assoupissement, ou bien une angine plus ou moins
intense, une ou plusieurs applications de sangsues aux
apophyses mastoïdes, au-devant du cou, produira beaucoup de soulagement.

La saignée générale est tout-à-fait indiquée, chez les
adultes forts et vigoureux, lorsque l'éruption est confluente,
et elle l'est mieux encore lorsqu'il se développe des symptômes
phlegmasiques plus ou moins graves des organes intérieurs
pendant le cours de la maladie. Cependant la saignée ne paraît pas aussi utile vers l'époque de la suppuration, quand
les forces du malade sont déjà plus ou moins épuisées par
l'abondance de la suppuration ; la diète, la fièvre, etc.

Très-souvent les congestions, vers les divers organes
intérieurs, ne s'établissent que lentement, et la marche
des symptômes est alors fort insidieuse. Il y a de la nonchalance, de l'abattement ; l'éruption ne marche pas, le
pouls faiblit, il y a un léger délire dans la nuit, et le ma—

lade succombe avant que la suppuration ne se soit établie. Dans ces cas, des vésicatoires aux membres inférieurs et des purgatifs, à moins de symptômes d'inflammation gastro-intestinale bien tranchés, sont plus utiles que les émissions sanguines; cependant on n'hésiterait pas de pratiquer quelques saignées locales s'il existait une indication réelle.

L'utilité de la saignée, dans les cas où il se développe des symptômes terminés promptement par la mort, semblerait devoir être bien grande, si l'on réfléchit que l'examen des cadavres donne en général pour résultat des congestions sanguines plus ou moins prononcées dans les viscères importans, et en particulier dans le cerveau et les poumons. Cependant, l'expérience n'a point démontré que les avantages des émissions sanguines fussent aussi grands que la théorie semble le promettre; et néanmoins ce sont ces moyens qui, conjointement avec les laxatifs, offrent le plus de chance de succès. Il est sans doute très-facile de poser ainsi des règles, mais il est souvent fort difficile de les appliquer au lit du malade; car si, d'un côté, il est essentiel d'employer au plus tôt les moyens dont nous avons parlé, il est, de l'autre, quelquefois très-difficile, pour ne pas dire impossible, de distinguer les symptômes précurseurs de ces accidens des symptômes qui accompagnent fréquemment la variole et disparaissent spontanément. Dans tous les cas, on doit bien se rappeler que la saignée est loin d'agir aussi efficacement dans les inflammations qui compliquent la variole que dans les phlegmasies simples des mêmes organes.

Les *purgatifs* doux sont souvent très-utiles à l'époque de la suppuration, quand il existe une congestion, soit vers le cerveau, soit vers les organes thoraciques, et qui s'annonce par le coma, ou des convulsions, ou bien par une gêne plus ou moins considérable de la respiration. Il est peut-être inutile d'ajouter que les purgatifs ne devraient pas être employés, s'il existait des symptômes prononcés d'irritation gastro-intestinale. On administre l'huile de ricin, le sené, le jalap, le calomel, ou bien des laxatifs doux, tels que la pulpe de tamarin, la crême de tartre soluble.

De légers laxatifs, l'application de quelques sangsues au dessous de la mâchoire inférieure, et des gargarismes adoucissans seront très-utiles lorsque la salivation devient intense.

Quelques médecins, dans le but de faire avorter l'éruption, ont conseillé de *frictionner* rudement le corps, avec un linge grossier, peu de temps après l'apparition des pustules; d'autres conseillent de *cautériser*, soit en masse, soit une à une, avec le nitrate d'argent, les pustules développées à la face, dans l'intention de prévenir les congestions cérébrales, et d'empêcher que le visage ne soit le siége de cicatrices difformes. Ces avantages sont plutôt imaginaires que réels, et même, dans certains cas, on a obtenu de l'emploi de ces moyens des résultats absolument opposés à ceux que se proposaient les personnes qui les avaient mis en usage.

Le meilleur moyen de prévenir des cicatrices difformes à la face consiste à ouvrir avec soin chaque pustule, d'en faire sortir doucement le pus, et d'empêcher ensuite, au moyen de fomentations émollientes, que les croûtes ne séjournent trop long-temps. Du reste, on conçoit qu'il serait impossible d'agir ainsi, si l'éruption était très-confluente, et cependant, c'est surtout dans ces cas que les cicatrices difformes sont à craindre. On cherchera alors à empêcher que les croûtes ne restent trop long-temps.

Les ablutions d'eau froide sur la surface du corps, pendant et après l'éruption, ne devront jamais être employées. Elles peuvent sans doute être utiles dans la rougeole ou dans la scarlatine, lorsque la peau est sèche, aride, et la chaleur extrême; mais dans ces maladies, il ne se fait point à la peau, comme dans la variole, un travail particulier qu'il nous paraît très-essentiel de ne pas interrompre.

Les *vomitifs*, l'*acétate d'ammoniaque* pourront être employés avec avantage lorsque l'éruption tarde trop à paraître : combinés avec les vésicatoires volans, les sinapismes et les bains chauds, ils peuvent être très-utiles dans les cas où, par une exposition prolongée au froid, comme cela arrive quelquefois en hiver, l'éruption vient à disparaître ou ne poursuit pas sa marche accoutumée, et qu'il existe en même temps de l'abattement, un état d'affaissement général, avec concentration du pouls.

Les *toniques* tels que le vin généreux, le quinquina, le camphre, etc., qui ont été conseillés vaguement dans les cas où les forces vitales paraissaient languir, doivent être rarement employés. Ils peuvent être utiles lorsque, après la période de suppuration, les malades restent dans un état de faiblesse générale; mais leur emploi demande beaucoup de précaution; il faut éviter avec soin de s'en servir sur les seules indications de sécheresse à la langue, d'abattement et de prostration.

Les *opiacés* seront très-utiles dans les cas d'insomnie opiniâtre ou de diarrhée intense sans beaucoup de fièvre.

Vers la fin de la maladie, des bains tièdes, donnés avec toutes les précautions nécessaires, favoriseront la desquammation, et pourront diminuer la tendance qui existe au développement de furoncles, d'abcès sous-cutanés, ou bien de pustules d'ecthyma, etc.

Quant à l'emploi des laxatifs à la fin de la variole, on ne devra y avoir recours que sur quelque indication positive; et il est constant que cette maladie est souvent suivie d'un état particulier des voies digestives, avec perte d'appétit, nonchalance, etc., symptômes qui disparaissent par l'administration de quelques légers minoratifs.

Les accidens qui peuvent être les suites de la variole demandent chacun un traitement approprié ; et il est impossible d'entrer dans des détails qui seraient ici superflus.

VACCINE.

La vaccine est une éruption contagieuse qui existe quelquefois naturellement sur le pis des vaches, et qui, transmise le plus ordinairement par inoculation d'individu à individu, pour prévenir ou au moins modifier la variole, est caractérisée par une ou plusieurs pustules, argentines, larges, aplaties, multiloculaires ; déprimées au centre, entourées d'une auréole érythémateuse, donnant lieu à une croûte brunâtre, qui se détache vers le vingt-cinquième jour, et laisse une cicatrice caractéristique.

La vaccine est une affection plutôt vésiculeuse que pustuleuse ; mais nous nous croyons excusables en plaçant son étude après celle de la variole, par les rapports essentiels qui existent entre ces maladies.

Causes. = La vaccine se développe souvent chez les jeunes filles et chez les enfans chargés de traire les vaches, dont le pis offre cette éruption, connue en Angleterre sous le nom de *cow-pox* (vérole de la vache), et même c'est l'heureux privilége dont jouissent ces individus, de n'être point atteints de la variole quand elle régnait dans tout le canton, qui a conduit Jenner à la découverte de ce précieux moyen.

Il se développe quelquefois une véritable éruption vaccinale sur les mains des palefreniers qui pansent des chevaux atteints des eaux aux jambes (*grease*). Nous avons vu deux cas de ce genre à l'hôpital Saint-Louis, dans lesquels on trouvait des caractères qui présentaient une identité parfaite avec ceux de la vaccine. Dans ce dernier cas, le pouvoir antivarioleux paraît moins marqué ; cependant il faudrait des observations plus nombreuses pour présenter quelque chose de plus positif à cet égard.

Le plus souvent l'inoculation du virus-vaccin est la cause du développement de cette éruption. Ce virus peut être retiré, soit de la vache même, soit d'une vaccine développée chez l'homme par inoculation, et cette dernière méthode doit être préférée, parce que, beaucoup plus bénigne, elle entraîne bien moins d'accidens, et n'en est pas moins sûre.

C'est vers le quatrième ou cinquième jour, à dater du développement de la vésicule vaccinale, et en général du huitième au neuvième jour de l'éruption, qu'il convient de retirer le vaccin, soit pour l'inoculer de bras à bras, soit pour le conserver.

Pour l'inoculer de bras à bras, ce qui se fait le plus fréquemment et ce qui est aussi le plus sûr, on a proposé trois méthodes. L'inoculation par *piqûre* est de beaucoup préférable à celle qui serait faite à l'aide d'un *vésicatoire* ou par *incision*. Ces deux dernières en effet sont beaucoup moins sûres, l'une par l'irritation trop vive qu'elle détermine; et l'autre, en outre, par l'écoulement de sang, auquel elle donne souvent lieu. C'est donc à la méthode par *piqûre* qu'il sera convenable d'avoir recours.

On peut la pratiquer sur tous les points de la surface de la peau ; mais le lieu d'élection se trouve sur l'insertion inférieure du muscle deltoïde. On peut vacciner à tout âge, mais le plus souvent l'inoculation se fait chez les enfans ; on ne doit cependant pas la pratiquer avant six semaines après la naissance, à moins d'indication pressante.

Armé d'une aiguille, et mieux d'une lancette, dont la pointe est chargée d'une gouttelette du fluide vaccin, le chirurgien saisit de la main gauche la partie postérieure du

bras de l'individu qu'il veut vacciner, et en même temps
que de cette main il tend fortement la peau, de l'autre il
introduit son instrument horizontalement, et seulement à
quelques lignes. Il s'arrête un instant, et il retire bientôt
sa lancette, en appuyant légèrement sur la piqûre, ou
mieux en retournant la lame de manière à l'essuyer.

Il est utile de pratiquer plusieurs piqûres, mais seulement dans le but d'augmenter les chances de succès de l'o-
pération, car une seule vésicule de vaccine, convenablement développée, suffit pour mettre l'économie à l'abri de
la contagion variolique aussi bien que trois ou quatre.

Quelquefois une idio-syncrasie particulière du sujet s'oppose au développement de la vaccine, et, dans quelques cas rares, elle ne s'est développée qu'après plusieurs vaccinations
successives. Une variole antérieure, une première vaccine,
l'inflammation de quelques organes, une éruption exanthématique aiguë, un léger écoulement de sang par les piqûres, sont autant de causes qui peuvent s'opposer au développement de l'éruption vaccinale.

La méthode par *incision* devrait être mise en usage si
l'on n'avait que des fils imprégnés de vaccin, puisqu'il est
nécessaire de les laisser entre les deux lèvres de la plaie.

Symptômes. = On peut diviser en quatre périodes le
développement de la vésicule qui résulte de l'inoculation
du virus-vaccin :

1° Dans la première, qui dure de trois à quatre jours, la piqûre n'offre aucun changement particulier, la légère rougeur qui l'entoure dans les premiers instants lui est commune avec toutes les autres plaies de ce genre. Cette période peut quelquefois se prolonger jusqu'à quinze, vingt
et vingt-cinq jours.

2° Dans la seconde, qui commence vers le troisième ou
quatrième jour, et finit vers le huitième ou neuvième, on

trouve d'abord une petite dureté qui est entourée d'une légère rougeur. Ce point érythémateux s'élève, et, dès le cinquième jour; on voit que l'épiderme est légèrement soulevé par une exsudation séreuse. Il existe alors une vésicule ombiliquée, qui, le sixième jour, est encore plus manifeste. Sa couleur est d'un blanc mat ; sa forme est arrondie ou un peu ovale. Lorsque la piqûre a été un peu allongée, elle augmente graduellement de volume et conserve la dépression centrale jusqu'à la fin du huitième ou du neuvième jour; quand la surface devient aplatie, et quelquefois plus élevée au centre qu'à la circonférence, celle-ci alors arrondie, luisante et tendue, dépasse tant soit peu la base de la vésicule, et renferme un fluide transparent, presque limpide, contenu dans plusieurs cellules. C'est à cette époque qu'il convient de retirer le vaccin.

3° La troisième période commence du huitième au neuvième jour; alors la vésicule a acquis son summum de développement; elle s'entoure d'une auréole circonscrite, d'un rouge vif, dont le diamètre varie de trois à quatre lignes à deux pouces, et dont le développement est accompagné d'une tuméfaction prononcée de la peau et du tissu cellulaire sous-cutané. Cette surface érythémateuse devient souvent le siége de petites vésicules. Ces symptômes sont surtout prononcés le dixième jour ; le malade se plaint de chaleur et de démangeaison ; le bras est pesant; quelquefois il survient un léger engorgement des ganglions axillaires; le pouls est souvent accéléré, et quelquefois une éruption roséolaire ou érythémateuse, qui semble partir de l'auréole, s'étend sur les différentes parties du corps ; elle consiste, la plupart du temps, en de petites taches circonscrites légèrement élevées.

4° La quatrième période enfin commence vers le dixième jour ; l'auréole diminue, le fluide contenu dans la vésicule devient purulent, en même temps qu'elle commence à se dessécher par le centre, qui prend une teinte brunâtre; les jours suivans la dessication continue, l'auréole disparaît peu à peu ainsi que la tuméfaction, et bientôt la vésicule se trouve transformée en une croûte circulaire, très-dure, d'un brun foncé, qui se dessèche, se rapetisse en même temps qu'elle devient noirâtre, et qui, enfin, se détache du vingtième au vingt-cinquième jour à dater de la vaccination. A sa chute, on découvre une cicatrice qui, déprimée, circulaire et gauffrée, offre sur sa surface des enfoncemens propres à nous indiquer le nombre des cellules de la vésicule; les traces que laisse cette cicatrice sont indélébiles.

Telle est la marche régulière de la vaccine; et tels sont les caractères qu'elle doit présenter, afin de réunir toutes les conditions que l'on regarde comme nécessaires pour prévenir le développement de la variole. Des éruptions vaccinales accidentelles peuvent être produites par les inoculés eux-mêmes, qui, après s'être grattés, portent leurs ongles chargés de virus sur les points où l'on observe des nouvelles vésicules.

· Quant aux éruptions plus ou moins abondantes qui ont eu lieu pendant la marche de la vaccine chez des personnes alors exposées à la contagion variolique, et que beaucoup de médecins ont regardées comme des éruptions vaccinales résultant de l'action générale du virus-vaccin sur l'économie, il est maintenant reconnu qu'elles ne sont autre chose que des varioles très-légères, modifiées par le fait de la vaccination. Au reste, ce fait est très-remarquable et mérite de fixer l'attention, car des médecins ont inoculé la matière tirée de ces prétendues éruptions vaccinales, et ont développé, assurent-ils, de véritables vésicules de vaccine; or, de deux choses l'une: ou ils se sont trompés grossièrement, ou bien cette maladie, développée par inoculation, avait réellement l'apparence de vaccine. En admettant cette dernière opinion, que devient la distinction entre la vaccine et certaines variétés de la variole?

Lorsque la vaccine ne suit pas la marche décrite, on la regarde comme incapable de garantir l'économie de l'infection variolique, et on lui a donné le nom de fausse vaccine.

Souvent, au lieu d'une vésicule, il se développe une véritable pustule. Le travail inflammatoire s'annonce le jour même ou le lendemain de la piqûre, qui est entourée d'une auréole très-marquée; la pustule augmente rapidement de volume; son centre est plus élevé que sa circonférence; dès le quatrième ou cinquième jour, elle est remplacée par une croûte d'un jaune brun, dont la chute plus ou moins prompte ne laisse aucune cicatrice.

L'éruption peut être vésiculeuse aussi, mais la marche irrégulière, et la maladie développée incapable de garantir de la variole.

Willan admet trois fausses vaccines vésiculeuses.

1° Dans l'une, la vésicule est parfaite, mais sans développement de l'auréole et de l'inflammation circonvoisine que l'on observe du neuvième au dixième jour;

2° Dans l'autre, la vésicule est perlée, beaucoup plus petite que celle de la vraie vaccine : elle est aplatie; la circonférence n'est point arrondie et ne dépasse pas la base, qui est dure, enflammée, légèrement élevée et entourée d'une auréole d'un rouge très-foncé;

3° Dans la troisième, la vésicule est plus petite que celle de la vraie vaccine; elle est acuminée; l'auréole, quelquefois d'un rouge peu intense, et très-étendue.

Dans ces deux variétés, l'auréole se montre dès le septième ou huitième jour, et disparaît vers le dixième. Alors la croûte est formée; elle est plus petite, plus irrégulière que celle de la vraie vaccine; il en est de même de la cica-

trice. Quand même la vésicule vaccinale suivrait une marche assez régulière, quelques inoculateurs pensent que la
formation d'une matière purulente dès le neuvième jour indique une vaccine sur laquelle on ne doit pas compter, et
que la confiance devra encore être moindre si la croûte qui
lui succède est petite et friable. Des pressions réitérées qui
déchirent la vésicule ou empêchent sa marche ; des piqûres
trop souvent répétées dans une vésicule pour en extraire
le virus-vaccin , sont regardées comme pouvant diminuer
plus ou moins la propriété antivariolique.

Enfin, on regarde comme cause du développement de la
fausse vaccine , 1° l'inoculation du virus vaccin chez
des individus déjà vaccinés , ou qui ont eu la variole ; 2° l'i-
noculation du virus, pris dans une fausse vésicule ou même
dans une vésicule de vraie vaccine, mais à une époque trop
tardive ; 3° la complication de la scarlatine , de la rougeole,
de gastro-entérite plus ou moins grave, ou bien encore
de quelques maladies cutanées chroniques, telles que le
prurigo, l'*eczéma*, la *teigne* , la *lèpre* , etc.

Diagnostic. == Les caractères qui viennent d'être décrits
suffisent pour faire distinguer la vraie et la fausse vaccine.
Quant aux autres éruptions , il n'y a guère que la variole
dont les pustules se rapprochent de celles qui constituent
les éruptions vaccinales; mais, dans ce dernier cas, l'é-
ruption est toujours locale, la contagion n'a lieu que par
inoculation : il n'y a presque jamais de symptômes généraux.
Les pustules sont plus larges, d'un blanc argenté , enfin les
cicatrices plus étendues , moins profondes , et présentent un caractère particulier.

Prognostic. == La vaccine est une affection très-simple,
qui ne s'accompagne la plupart du temps d'autres symptômes
que des symptômes locaux de l'éruption. Chez quelques sujets, cependant, elle détermine un peu de fièvre , ou elle

s'accompagne d'un léger exanthème. Dans ces cas ; elle ne réclame d'autres moyens qu'un régime un peu sévère et des boissons délayantes ; le plus ordinairement elle ne demande aucun traitement ; seulement il faut éviter avec soin le frottement et les pressions sur l'endroit où l'inoculation a eu lieu.

Dans les cas d'éruption vaccinale survenue à la main d'individus qui auraient pansé des chevaux atteints des *eaux aux jambes* : des limonades, des bains locaux émolliens, quelquefois des cataplasmes pour diminuer le gonflement, un bain ou deux tièdes et de légers laxatifs sont les seuls moyens qu'il soit nécessaire de mettre en usage.

————————

Lorsque la vaccine se développe d'une manière irrégulière par des causes plus ou moins appréciables, on devra conseiller une seconde vaccination. Cependant, lors même que la vaccine a été parfaitement régulière, une foule de faits prouvent que la contagion variolique peut encore exercer son influence sur l'économie, mais presque toujours la maladie qui en résulte est très-légère et ne poursuit pas sa marche accoutumée.

Plusieurs moyens ont été proposés pour s'assurer si la vaccine a exercé sur l'économie une influence nécessaire pour la garantir, autant que possible, de la contagion variolique.

Le premier consiste à vacciner de nouveau le même individu cinq ou six jours après la première vaccination ; il en résulte une vésicule, mais elle s'entoure d'une auréole presque aussitôt que la première.

Le second consiste aussi à vacciner de nouveau la même personne, mais douze jours après la première inoculation ; et si celle-ci a produit l'effet désiré, il n'en résultera qu'une vésicule irrégulière.

Enfin l'inoculation de la variole serait certes le meilleur moyen de s'assurer de l'effet de la vaccine. Il en résulte ordinairement une petite pustule locale qui se dessèche promptement et n'est pas accompagnée de symptômes généraux. Quelquefois, à la vérité, elle produit une légère éruption générale, mais elle est ordinairement très-benigne. Ce moyen cependant pourrait n'être pas exempt d'inconvéniens.

Malgré l'assertion contraire de plusieurs médecins, l'espace de temps qui s'est écoulé depuis la vaccination, ne paraît apporter aucune modification dans le pouvoir antivarioleux de la vaccine; car, d'un côté, des personnes vaccinées depuis vingt ans résistent aussi bien que celles qui ne le sont que depuis quelques années, quelques mois; et de l'autre, la variole, quand elle se développe chez des individus vaccinés, est toujours modifiée, soit que la vaccination ait été pratiquée depuis quelques jours, soit qu'elle l'ait été depuis quelques années.

Nous avons rapporté les différentes apparences assignées par les auteurs à la fausse vaccine; mais il est bon de faire observer que l'on est loin d'avoir établi ce que l'on doit entendre par fausse vaccine; pourquoi elle provient quelquefois de l'emploi du vrai vaccin; ou enfin quelles sont les causes réelles qui la produisent. Il serait d'autant plus important de répondre à ces questions, qu'il est clairement prouvé que des personnes qui offrent des cicatrices, qui sont loin d'être celles qui sont attribuées à la vraie vaccine, résistent à la contagion variolique, et que celle-ci, lorsqu'elle les atteint, développe une éruption aussi modifiée que si la vaccine avait été parfaite.

Que de doutes! que d'obscurité! quelles anomalies! Ainsi diverses expériences ont été faites en inoculant des mélanges de virus-vaccin et de virus varioleux; il en est résulté tantôt la vaccine, tantôt la variole. Si les deux virus sont introduits séparément, mais en même temps, et si les piqûres sont très-rapprochées, les éruptions locales en se développant peuvent se confondre, et le virus retiré d'un côté produira la vaccine, et de l'autre la variole. En vaccinant un enfant exposé à la contagion variolique, on le préserve quelquefois entièrement de son action ; souvent, au contraire, il se développe une variole modifiée. Enfin, dans quelques cas, la variole se montre même d'une manière confluente, et poursuit une marche régulière en même temps que l'éruption vaccinale.

Quoi qu'il en soit, en inoculant la vaccine on aura pour but de préserver l'économie de la contagion variolique, ou au moins de modifier la variole si elle se développe, et d'en faire disparaître presque toujours le danger ; que s'il existe des faits incontestables qui prouvent que la variole s'est développée chez des individus vaccinés, comme on l'a vu, du reste, atteindre une seconde fois le même individu, malgré ces cas, rares d'ailleurs, et presque toujours nullement graves, la vaccine, sans présenter jamais le moindre inconvénient par elle-même, n'en est pas moins un préservatif bien précieux pour l'humanité, et peut-être la plus belle conquête de l'art.

ECTHYMA.

On désigne sous le nom d'*ecthyma* (de Ἔκθυμα, éruption pustuleuse) une inflammation de la peau, caractérisée par des pustules *phlysaciées*, larges, arrondies, ordinairement discrètes ; à base enflammée, auxquelles succède une croûte plus ou moins épaisse, qui laisse à sa chute quelquefois une cicatricule, et le plus souvent une tache rouge qui persiste plus ou moins long-temps.

Ces pustules peuvent se développer sur toutes les régions du corps, mais on les observe surtout aux membres, aux épaules, aux fesses, au col et à la poitrine : elles se montrent plus rarement à la face et au cuir chevelu. Presque toujours plus ou moins éloignées les unes des autres, elles peuvent exister en même temps sur des surfaces très-larges, et même sur tout le corps ; mais le plus souvent elles sont bornées à un seul siége.

Causes. = Tantôt produit par des causes directes appréciables, l'ecthyma est idiopathique, tantôt, au contraire, il se développe spontanément.

Dans le premier cas, il est souvent le résultat de frictions ou d'applications plus ou moins irritantes faites sur la peau. Ainsi, ce sont de véritables pustules d'ecthyma qui surviennent à la suite de frictions faites avec la pommade d'Authenrieth, ou après l'application d'emplâtres saupoudrés de tartre stibié. Le plus souvent très-rapprochées, ces pustules offrent cela de particulier que l'épiderme se trouve toujours soulevé dans une grande étendue par une sérosité purulente, et que l'élévation est en général ombiliquée : leur durée est de quelques jours, et alors elles sont remplacées par des croûtes qui commencent à se former par le centre ; l'inflammation qui les accompagne est souvent assez vive, mais n'offre aucun inconvénient, puisque c'est par elle que l'on cherche à établir une dérivation plus ou moins énergique : dans les cas où elle deviendrait trop grande et s'accompagnerait de vives douleurs, il faudrait avoir recours aux émolliens.

L'ecthyma idiopathique est souvent produit par le maniement de substances pulvérulentes, de produits métalliques, etc. On l'observe fréquemment aux mains chez des épiciers, des maçons, déterminé par l'action du sucre, par celle de la chaux.

L'ecthyma se développe souvent aussi spontanément, et paraît en général comme symptomatique de quelque état particulier de l'économie; il attaque tous les âges, se manifeste dans toutes les saisons, mais on l'observe surtout au printemps, dans l'été, chez les jeunes gens et les adultes : les femmes en sont quelquefois atteintes pendant la grossesse.

Il semble produit le plus communément par de longues fatigues, des travaux forcés, des veilles prolongées, une mauvaise nourriture, la malpropreté, des affections morales vives, etc.; et l'action de ces causes diverses est encore plus énergique quand les malades, soumis à leur influence, se livrent à des excès de débauches.

L'ecthyma se développe encore dans les périodes d'acuité de certaines maladies chroniques de la peau, du *lichen*, du *prurigo*, et surtout de la *gale*; ou bien dans la convalescence de quelques inflammations aiguës, de la *scarlatine*, par exemple, de la *rougeole*, et principalement de la *variole*.

Enfin des irritations chroniques des organes intérieurs, exercent quelquefois une influence évidente sur l'apparition de l'ecthyma, et dans quelques cas plus rares, une éruption de pustules ecthymoïdes a paru critique dans des gastro-entérites aiguës.

L'ecthyma peut être tout-à-fait partiel, et parcourir ses périodes fixé à un seul siége. Dans ce cas, sa durée est de un ou deux septénaires. Il peut être général, et se développer sur toutes les régions du corps, le plus souvent par des éruptions successives, et, dans ce cas, persister pendant des semaines et des mois entiers.

Symptômes. = Quand la maladie est partielle, l'éruption peut se faire à la fois, mais elle est le plus communément successive. Elle débute ordinairement par des points rouges, enflammés; circonscrits, qui s'élèvent et acquièrent dans l'espace de quelques jours un volume plus ou moins considérable; leur sommet se trouve bientôt soulevé par du pus, tandis que la base est dure, circonscrite et d'un rouge vif; le liquide purulent se dessèche au bout de trois ou quatre jours, et il se forme des croûtes plus ou moins épaisses, qui laissent à leur chute des taches d'un rouge foncé. Les pustules sont en général séparées les unes des autres, mais quelquefois elles forment des groupes irréguliers; leur volume varie depuis celui d'une petite lentille jusqu'à celui d'un franc, et au-delà. Leur développement est, dans quelques cas, accompagné de douleurs très-vives. La suppuration, dans quelques circonstances, a lieu très-promptement; d'autres fois elle ne s'établit que dans l'espace de plusieurs jours; tantôt, le pus est en petite quantité et occupe seulement le sommet de la pustule, dont la base est large, dure et d'un rouge vif; tantôt il soulève l'épiderme dans toute l'étendue de la surface enflammée, et lui donne souvent l'apparence d'une bulle; souvent aussi alors le liquide purulent semble être borné à l'intérieur par une petite couche circulaire d'un liquide séreux et transparent. Ce sont surtout les pustules qui se développent aux mains et aux pieds qui offrent cette apparence.

Dans quelques pustules il y a résolution, et de légères squammes blanchâtres se forment successivement à la surface; mais le plus généralement il s'établit après la suppuration une croûte plus ou moins épaisse, plus ou moins adhérente, qui en tombant laisse une tache d'un rouge foncé, et quelquefois, mais rarement, une cicatrice. Quand les pustules se sont succédé pendant un certain temps, ces taches rouges sont très-nombreuses, presque confondues, et donnent à la surface du corps un aspect particulier que l'on n'observe qu'après l'ecthyma.

Quelquefois enfin aux pustules succèdent des ulcérations plus ou moins profondes, surtout à celles qui occupent les membres inférieurs, et qui sont la suite de la scarlatine ou de la variole. Il existe alors beaucoup d'inflammation à la base ; les croûtes sont épaisses, et l'ulcère que leur chute laisse à découvert est en général blafard, sanieux, sanguinolent, douloureux et toujours de mauvaise nature.

Chez les enfans faibles, mal nourris, cachectiques, et chez ceux qui ont été affectés d'entérite avec cette tuméfaction de l'abdomen si fréquente chez eux, on voit souvent se développer l'ecthyma. (*E. infantile*, Willan.) En général, dans ces cas, les pustules sont d'un volume tout-à-fait irrégulier ; et à côté d'une petite on en trouve souvent une très-étendue : leur forme est circulaire, et leur couleur d'un rouge plus ou moins vif suivant que les enfans sont plus ou moins affaiblis. Tantôt ces larges pustules suppurent, et donnent lieu à une ulcération plus ou moins profonde, remplacée à la longue par une légère cicatrice. Tantôt, après avoir menacé de suppurer, elles diminuent graduellement de volume, et il se fait à leur surface plusieurs desquammations successives.

Chez des personnes avancées en âge, cacochymes, et qui s'adonnent à l'ivrognerie, on voit assez souvent une variété de l'ecthyma qui se rapproche beaucoup du rupia (*ecthyma cachecticum*, Willan). Elle siége surtout aux jambes, mais presque toutes les parties du corps peuvent en être affectées. La peau s'enflamme et se tuméfie lentement dans une étendue plus considérable que dans les cas ordinaires d'ecthyma ; elle prend une teinte rouge foncée, et, au bout de six à huit jours, l'épiderme qui recouvre la surface, se trouve soulevé par une saillie noirâtre, mêlée de sang ; bientôt il se rompt et il se forme en peu de temps une croûte épaisse, noirâtre, plus élevée au centre ;

les bords sont durs; calleux, plus ou moins enflammés; les croûtes sont très-adhérentes et ne se détachent que dans l'espace de quelques semaines; elles persistent même quelquefois plusieurs mois. Si elles tombent accidentellement, il en résulte une ulcération de mauvais caractère, qui se recouvre difficilement d'une nouvelle croûte.

Quelquefois des symptômes généraux, tels que de l'abattement, de l'anorexie, une fièvre lente, de la constipation, etc., précèdent ou accompagnent l'éruption, mais ces symptômes disparaissent en général avec elle. Dans quelques cas les ganglions lymphatiques correspondans s'engorgent, et déterminent des douleurs très-vives, qu'il faut souvent combattre par des applications émollientes, et quelquefois même des saignées locales.

La suppuration et la dessication sont les terminaisons les plus ordinaires de l'ecthyma; la résolution et l'ulcération sont beaucoup plus rares.

Diagnostic. = Les pustules d'ecthyma sont en général faciles à reconnaître par leur volume, l'inflammation de leur base et leur mode de développement. Ces caractères suffiront pour empêcher de les confondre avec les pustules de l'acné, de l'impétigo, de la mentagre, du porrigo. Cependant, lorsque des pustules de mentagre ou d'acné offrent, comme cela se voit assez souvent, une base dure et rouge, elles pourraient en imposer pour les pustules *phlysaciées* de l'ecthyma, si l'état d'induration plutôt que d'inflammation de la base chez les premiers, et les caractères propres que l'on retrouve facilement dans le plus grand nombre, n'étaient suffisans pour empêcher l'erreur.

Les pustules ombiliquées de la variole, les pustules multiloculaires de la vaccine, et leur nature contagieuse, ne permettent pas de confondre cette maladie avec l'ecthyma.

Il est plus difficile de distinguer les pustules de l'ecthyma d'avec les pustules siphilitiques qui offrent à peu près les mêmes caractères, d'autant mieux que quelquefois la siphilide pustuleuse peut se manifester par de véritables pustules ecthymoïdes. Dans ces cas, l'auréole cuivrée, les signes commémoratifs et les symptômes concomitans formeront la base du diagnostic.

On ne confondra sans doute jamais la *gale* avec l'ecthyma, en se rappelant qu'il n'y a point de gale pustuleuse, et si parmi les vésicules on rencontre des pustules proprement dites, les caractères assignés aux pustules d'impétigo et à celles de l'ecthyma, serviront à faire reconnaître si la complication est de télle ou telle espèce; du reste on les retrouve souvent les unes et les autres, mais on observe celles de l'ecthyma plus fréquemment et en plus grand nombre. D'ailleurs les petites vésicules dont elles sont entremêlées ne peuvent laisser aucun doute.

On distingue l'ecthyma du *furoncle* en ce que dans le premier cas c'est une inflammation de la peau, qui se propage de dehors en dedans, tandis que le furoncle occupe le tissu cellulaire sous-cutané, dont il occasione la mortification dans une petite étendue, et se termine par l'expulsion au dehors, sous forme de bourbillon, de cette petite portion mortifiée.

Enfin le *rupia* offre beaucoup de ressemblance avec l'ecthyma, et ces deux maladies paraissent quelquefois comme deux degrés d'une seule et même lésion; on les voit souvent ensemble, et s'il existe des caractères assez positifs pour empêcher de confondre l'ecthyma simple avec le rupia, il n'en existe pas pour distinguer de cette maladie ces larges inflammations circonscrites de la peau (*ecthyma luridum*) où l'épiderme, soulevé par un sang noirâtre, se trouve remplacé par une croûte très-épaisse qui recouvre une surface plus ou moins profondément ulcérée. Quoi

13

qu'il en soit, un soulèvement de l'épiderme formé par une sérosité purulente, et qui constitue une véritable bulle, des croûtes saillantes semblables à une écaille d'huître ou à une coque de patelle, et enfin des ulcérations souvent profondes, diffèrent assez des pustules phlysaciées à base dure et enflammée, des croûtes informes et des excoriations superficielles et d'ailleurs assez rares, de l'ecthyma, pour faire dans tous les cas distinguer le rupia d'avec l'ecthyma simplex.

Prognostic. = L'ecthyma n'est point une maladie grave; son prognostic varie suivant l'étendue de la maladie, l'âge et l'état du sujet, la nature des lésions concomitantes.

Traitement. = Lorsque l'éruption est partielle, peu intense, et suit une marche régulière, elle ne réclame d'autres moyens de traitement que des boissons délayantes, des bains simples ou émolliens, et un régime doux. Si elle était plus grave, et accompagnée de beaucoup d'inflammation, on pourrait pratiquer une petite saignée, ou appliquer quelques sangsues à l'anus.

Lorsque la maladie se prolonge, surtout chez des individus dont la constitution est plus ou moins détériorée, les soins hygiéniques tiennent le premier rang dans le traitement à suivre. On soumet le malade à un exercice modéré, à l'usage d'alimens de bonne qualité. On lui fait prendre des bains simples, ou mieux légèrement excitans : des bains alcalins, par exemple, ou des bains de mer. Des laxatifs doux sont ordinairement très-utiles, à moins que leur emploi ne soit contre-indiqué par l'existence de symptômes évidens de gastro-entérite. Le malade devra surtout éviter les écarts de régime, l'usage des boissons spiritueuses, les travaux fatigans, les veilles, etc.

Quelquefois il faut avoir recours aux toniques, à la décoction de quinquina, aux préparations ferrugineuses, etc.

Les ulcérations qui suivent la chute des croûtes offrent en général un mauvais caractère, et sont lentes à se cicatriser. S'il y avait beaucoup d'inflammation, on emploierait des applications émollientes; mais le plus ordinairement, au contraire, il devient nécessaire d'en exciter la surface, soit en la touchant avec le nitrate d'argent fondu, soit en la lavant à plusieurs reprises avec des décoctions aromatiques, ou légèrement stimulantes. L'acide hydrochlorique étendu d'eau est quelquefois très-avantageux pour vivifier les surfaces et changer le mode d'inflammation. Celle-ci devient plus vive, et les ulcérations se cicatrisent promptement.

IMPÉTIGO.

(Dartre crustacée.)

C'est à un des états de l'*impétigo* que répond la *dartre crustacée* (herpès crustaceus) de M. Alibert, qui a divisé cette espèce en trois variétés : 1° la *dartre crustacée flavescente*, qui est celle qui correspond le mieux à l'*impetigo* (impetigo figurata) ; 2° la *dartre crustacée stalactiforme*, qui est une sous variété basée sur la forme de la croûte; 3° la *dartre crustacée en forme de mousse*, qui paraît se rapporter à plusieurs maladies différentes.

On désigne sous le nom d'*impétigo* une maladie non contagieuse, caractérisée par une éruption de pustules *psydraciées*, le plus souvent très-rapprochées les unes des autres, qui forment des croûtes en général épaisses, rugueuses et jaunâtres.

Tantôt tout-à-fait agglomérées, les pustules occupent une surface plus ou moins étendue, mais assez exactement circonscrite, et à laquelle on peut assigner une forme soit circulaire soit ovale, ce qui constitue l'*impetigo figurata* de Willan. Tantôt les pustules sont disséminées, éparses, et n'affectent aucune forme régulière. Cette variété a reçu du même auteur le nom d'*impétigo sparsa*. Il existe entre ces deux variétés beaucoup de degrés intermédiaires, mais elles offrent des caractères assez distincts pour pouvoir y rattacher l'étude générale de la maladie. Toutes deux peuvent exister, soit à l'état aigu, soit à l'état chronique.

A. L'*impétigo figurata* (dartre crustacée flavescente de M. Alibert) occupe le plus souvent la face, et en particulier les joues; on l'observe cependant assez fréquemment sur les membres et même sur le tronc. Les enfans à l'époque de la dentition, les jeunes gens et les femmes d'un tempérament lymphatique ou sanguin, dont le teint est frais et la peau fine et impressionnable, en sont souvent affectés. Il se développe surtout au printemps, et quelques individus en sont périodiquement atteints à cette époque pendant plusieurs années consécutives.

Son apparition est rarement accompagnée de symptômes généraux autres que d'un peu de malaise, quelquefois de la céphalalgie.

Lorsque l'*impétigo figurata* se développe à la face, il peut occuper un espace très-variable. Tantôt on voit une ou plusieurs petites surfaces distinctes, rouges, un peu élevées, qui se recouvrent assez promptement de petites pustules assez rapprochées : ces surfaces enflammées peuvent rester isolées, ou bien se confondre par le développement de pustules à leur circonférence. Tantôt l'éruption est plus étendue, et l'inflammation plus intense. Ainsi les deux joues ou tout le menton peuvent être envahis à la fois; il existe dans ce cas, comme dans le premier, beaucoup de démangeaisons, et même une espèce d'érysipèle précède et accompagne l'éruption. Celle-ci est pustuleuse dès le début; les pustules sont petites, agglomérées, peu saillantes au-dessous du niveau de la peau. Elles ne restent pas long-temps dans le même état, mais dans l'espace de trente-six à quarante-huit heures, ou au plus trois jours, elles s'ouvrent, et versent au-dehors un liquide purulent. La chaleur, le prurit, la tension sont en même temps plus prononcés. Le fluide, versé en abondance sur la surface malade par une foule de points, s'y dessèche promptement en grande partie, et forme des croûtes plus ou moins épaisses, jaunâtres, très-friables, semi-transparentes, qui offrent une certaine ressemblance avec le suc gommeux de quelques arbres, ou à un peu de miel desséché. Le suintement continue, les croûtes augmentent d'épaisseur, et c'est dans cet état ordinairement que les malades se présentent à l'examen du médecin. On aperçoit alors des croûtes plus ou moins épaisses, friables, d'un jaune verdâtre, qui recouvrent une surface rouge, enflammée, d'une forme irrégulièrement circulaire, d'où suinte un liquide séro-purulent en plus ou moins grande abondance.

Vers les bords de cette surface on trouve encore quelques pustules psydraciées intactes, et d'autres sur lesquelles le fluide versé au dehors est à peine coagulé. Les traits de la face sont presque méconnaissables pour peu que la maladie soit étendue.

L'*impétigo figurata* reste ainsi à l'état crustacé pendant un temps variable, qui est de deux à quatre septénaires, lorsqu'il n'est pas prolongé par des éruptions successives : alors le prurit et la chaleur diminuent, ainsi que le suintement, et les croûtes se détachent peu à peu d'une manière irrégulière; la surface qu'elles laissent à découvert par leur chute est rouge, tendue : et souvent il s'y fait de légères gerçures d'où suinte un fluide qui en se desséchant forme de nouvelles croûtes, mais plus minces. Enfin lorsque les croûtes se sont entièrement détachées, la peau y reste long-temps plus rouge; elle est luisante, l'épiderme très-fin, et il suffit quelquefois d'une légère excitation pour reproduire la maladie.

L'*impétigo figurata* peut n'occuper qu'une petite surface à son début, et s'étendre ensuite plus ou moins par le développement successif de pustules psydraciées à sa circonférence; dans ces cas la dessication commence par le centre.

Quelquefois des éruptions successives prolongent pendant des mois et même des années la durée de l'*impétigo figurata*, et il est alors chronique par sa durée, bien que ces inflammations qui se succèdent le tiennent toujours à cet état aigu. Les causes qui prolongent ainsi la maladie, sont des excès dans le régime, ou bien l'emploi de moyens excitans, de la cautérisation par exemple, de l'emploi intempestif de préparations sulfureuses. Dans ces cas même la peau peut s'enflammer à une profondeur assez grande, elle s'épaissit, mais jamais la surface malade n'offre cet état de sécheresse que l'on observe dans quelques cas d'*impétigo figurata* chronique, lorsqu'il occupe les membres.

L'*impétigo figurata* du visage n'occupe quelquefois qu'une surface très-petite. C'est ainsi que nous l'avons vu dans plusieurs cas, à l'hôpital Saint-Louis, borné aux deux paupières, et former au milieu des croûtes saillantes et coniques, que M. Alibert a comparées aux stalactites que l'on trouve dans certaines grottes. Il y entretenait une ophthalmie chronique.

D'autres fois nous l'avons vu, autour de la lèvre supérieure, se prolonger inférieurement de chaque côté d'une manière égale, et offrir dans tous les points une largeur uniforme, qui ne dépassait pas quatre ou cinq lignes, de manière à imiter la forme d'une paire de moustaches.

L'*impétigo figurata* peut se montrer sur les membres et

même sur le tronc. Lorsqu'il occupe les membres inférieurs, les surfaces sont en général larges et d'une forme
irrégulièrement ovale, tandis qu'elles sont moins étendues
et d'une forme plus arrondie sur les membres supérieurs.
Les pustules se développent de la même manière qu'à la
face : elles sont promptement remplacées par des croûtes
épaisses d'un jaune verdâtre ou brunâtre. Lorsqu'elles
tombent, d'autres sont successivement formées par la dessication du fluide séro-purulent qui sort de la surface enflammée. La durée de la maladie est très-variable, souvent
elle devient chronique; mais alors on n'observe pas d'é-
ruptions successives et abondantes de pustules sur ces
larges plaques enflammées, il en paraît seulement de
temps en temps sur quelques points de leur surface, surtout vers la circonférence. Le derme lui-même semble
enflammé à une certaine profondeur, il acquiert une
épaisseur morbide. Chez la même personne on trouve
des plaques crustacées d'*impétigo figurata* d'étendue variable : quelquefois une large plaque occupe la partie interne
de l'une ou l'autre cuisse, tandis que d'autres se trouvent
à la partie externe, d'autres sur la jambe : dans quelques
cas on en trouve sur le ventre. Quelquefois les croûtes qui
recouvrent ces plaques acquièrent une grande épaisseur,
et la maladie répond à l'*impétigo scabida* de Willan.

Lorsque la maladie est ainsi chronique, souvent on ne
trouve pas de pustules; mais la forme particulière des
plaques, celle des croûtes, et des éruptions partielles qui
ont lieu de temps en temps, suffisent pour la caractériser.

Quand la guérison a lieu, soit naturellement, soit par
l'effet du traitement, la chaleur et les démangeaisons diminuent, le suintement devient moins abondant, les croûtes
moins épaisses : les bords commencent à se sécher, et peu
à peu la surface malade cesse de se couvrir de croûtes;

mais dans ces endroits la peau ne reprend que lentement sa couleur naturelle.

B. L'*impetigo sparsa* ne diffère de la variété précédente que par la distribution irrégulière et éparse des pustules, qui, du reste, suivent la même marche, et donnent lieu également à la formation de croûtes épaisses, rugueuses, d'un jaune verdâtre. On observe surtout cette variété en automne : elle persiste avec opiniâtreté pendant tout l'hiver pour disparaître avant le retour de la belle saison. Elle a plus de tendance que l'*impetigo figurata* à passer à l'état chronique. La teigne muqueuse ne paraît être autre chose qu'un *impétigo sparsa*.

Bien qu'il puisse se développer sur toutes les parties du corps, l'*impétigo sparsa* affecte surtout les membres : on le voit principalement aux plis des articulations. Son siége de prédilection est surtout aux jambes. Tantôt il ne se manifeste que sur une seule région, tantôt il couvre un membre tout entier, ou plusieurs à la fois.

Les pustules se développent de la même manière que dans la variété précédente ; mais, au lieu d'être groupées, elles sont irrégulièrement répandues sur la surface malade : elles sont accompagnées de vives démangeaisons et ne tardent pas à se rompre. Il se forme bientôt des croûtes jaunes par la dessication partielle du liquide séro-purulent versé au dehors : ces croûtes sont rugueuses, plus ou moins épaisses, friables, et ne forment pas de larges lames, comme les squammes de l'eczéma ; elles couvrent bientôt toute la surface ; mais, presque toujours, on trouve çà et là quelques pustules éparses. A cette période la maladie répond aussi à la *dartre crustacée* de M. Alibert. Lorsque les croûtes tombent, soit naturellement, soit sous l'influence du traitement, on trouve au-dessous une surface enflammée, offrant çà et là des excoriations superficielles, et dans quelques points des pustules irrégulièrement éparses : un fluide séro-purulent s'écoule de cette surface, et renouvelle les croûtes par sa dessication partielle. Souvent ce suintement est très-abondant, et imbibe promptement les linges que l'on applique sur la surface malade.

Dans quelques cas, et surtout chez les individus d'un certain âge, dont la constitution est détériorée, les croûtes acquièrent une grande épaisseur; elle sont d'un brun jaunâtre foncé, et ont été comparées à une écorce d'arbre par Willan, qui donne à cette variété le nom d'*impétigo scabida*. Quelquefois ces croûtes recouvrent tout un membre qui 'en paraît encaissé, et dont les mouvemens sont difficiles et douloureux; il y a en même temps de la chaleur et un prurit fort incommode. Ces croûtes épaisses se fendent dans un certain espace de temps, et lorsqu'il s'en détache des portions plus ou moins étendues, une nouvelle croûte se reforme promptement sur la surface mise à découvert. Quand la maladie est aussi intense et qu'elle occupe les membres inférieurs, elle se complique quelquefois d'anasarque et même d'ulcérations étendues. Si elle se propage jusqu'aux orteils, les ongles peuvent être détruits; et, comme dans certains cas de *lèpre* et de *psoriasis*, ils sont épais, irréguliers, lorsqu'ils reparaissent.

Enfin l'impetigo qui, comme nous l'avons dit, ne s'accompagne dans la plupart des cas d'aucuns symptômes généraux, peut cependant, dans quelques circonstances, se présenter avec un appareil inflammatoire très-prononcé. Ainsi nous avons vu plusieurs malades, dans les salles de M. Biett, chez lesquels il existait en même temps un trouble général très-marqué, de la fièvre, une cuisson brûlante, beaucoup de chaleur, une injection érysipélateuse à la peau (*impetido erysipelatodes.* Willan.).

On conçoit bien qu'il existe, entre toutes ces variétés, une foule de degrés intermédiaires qu'il est impossible de décrire, mais qui se rapportent plus ou moins à l'une d'elles.

La durée de l'*impétigo* est très-variable ; il peut se terminer dans trois ou quatre septénaires, ou bien se prolonger d'une manière indéfinie. Il existe, entre ces deux termes, une foule de degrés qui ne sauraient être précisés d'avance.

Causes. == Certaines causes extérieures peuvent développer les pustules de l'impétigo, en agissant directement sur la peau ; telles sont les éruptions qui paraissent souvent sur les mains des individus qui manient différentes substances irritantes, le sucre brut, la chaux, les poussières métalliques. Les mêmes causes peuvent souvent développer les pustules d'ecthyma.

On observe l'impétigo dans toutes les saisons, mais surtout au printemps et en automne. Les enfans à l'époque de la dentition, les femmes à l'époque critique, en sont souvent affectés. On a remarqué que les personnes d'un tempérament lymphatique ou sanguin, dont la peau est très-fine et le teint très-frais, y sont surtout prédisposées. Des excès quelconques, un exercice violent, paraissent quelquefois occasioner le développement de l'impétigo; et les affections morales vives, surtout le chagrin et la crainte, exercent, dans quelques cas, sur son apparition, une influence remarquable.

L'impétigo vient souvent compliquer d'autres inflammations de la peau, et surtout le *lichen.*

Diagnostic. == Le développement de pustules *psydraciées* en groupes ou éparses, qui donnent lieu à la formation de croûtes épaisses, rugueuses et jaunâtres, suffit pour distinguer l'impétigo des éruptions vésiculeuses ou vésiculopustuleuses de l'*eczéma*, auxquelles succèdent des croûtes lamelleuses ou squammeuses et minces, et dans lesquelles d'ailleurs on retrouve presque constamment les lésions élémentaires qui sont des *vésicules*.

Lorsque l'*impétigo figurata* occupe le menton, il faut quelquefois une certaine attention pour ne pas le confondre avec la *mentagre*. Dans l'impétigo les pustules sont petites, jaunes, rapprochées; le suintement est abondant; les croûtes sont épaisses, d'un jaune verdâtre, semi-transparentes, et d'ailleurs il n'existe ni callosités ni tubercules : les pustules de la mentagre sont plus grandes, moins jaunes, isolées, plus élevées que celles de l'impétigo; le suintement est beaucoup moins abondant, et les croûtes, plus sèches, d'une couleur plus foncée, ne se reproduisent que lors d'une nouvelle éruption.

L'impétigo du cuir chevelu pourrait être pris pour diverses espèces de *teignes*. Les pustules discrètes de la *teigne faveuse*, qui, enchâssées dans l'épiderme, se transforment promptement en une croûte jaune, sèche, disposée en godet. Les pustules de même nature de la teigne annulaire (*porrigo scutulata*), qui par leur agglomération la rapprocheraient plus encore de l'impétigo, suffisent bien pour les distinguer; d'ailleurs, ces deux espèces de *porrigo* sont contagieuses, elles font tomber les cheveux, deux circonstances qui n'existent pas pour l'affection impétigineuse.

La nature des croûtes de la *teigne granulée*, que l'on a comparée à des fragmens de plâtre, distinguerait l'impétigo de cette affection; quant au *porrigo larvalis*, il offre les mêmes caractères que l'*impétigo sparsa* ou *impétigo erysipelatodes*.

Quand l'impétigo complique la *gale*, il suffit de la plus légère attention pour reconnaître les *vésicules*; il faut se rappeler que les pustules, qui ne sont dans la presque totalité des cas que des complications, sont toujours, ou de véritables pustules psydraciées d'impétigo, ou des pustules phlysaciées d'*ecthyma*.

Des croûtes épaisses, développées à la face sur des ulcérations siphilitiques, ont été prises pour des impétigo, par des personnes même que l'on devait supposer versées dans le diagnostic différentiel des maladies de la peau. C'est ainsi qu'il existe en ce moment à l'hôpital Saint-Louis, dans les salles de M. Biett, un malade qui a à la figure la *siphilide* la mieux caractérisée, et qui, il y a quelques mois, était traité en vain dans un service de la Charité pour un *impétigo figurata*. Des croûtes larges, noirâtres, épaisses, très-adhérentes, reposant sur des chairs violacées, entourées çà et là de cicatrices indélébiles, laissant à leur chute des ulcérations profondes ; une certaine forme arrondie de l'éruption prise dans la totalité, et un aspect particulier qu'il suffira certainement d'avoir vu *une seule fois* pour ne s'y jamais méprendre, sont des caractères assez tranchés pour empêcher une erreur aussi grave.

Prognostic. ⚌ L'impétigo n'est point une maladie qui menace les jours du malade, et par conséquent le prognostic n'est point fâcheux : mais s'il est sans danger, il est fort incommode et souvent fort repoussant. En portant le prognostic, on devra surtout se garder de promettre une guérison trop prompte, promesse que le temps dément très-fréquemment. La maladie est plus grave quand elle est déjà ancienne, quand le malade est âgé ou d'une constitution détériorée, que lorsque l'impétigo est aigu, le sujet jeune et robuste.

Traitement. ⚌ Dans le traitement de l'impétigo (ou de la dartre crustacée) l'utilité des préparations sulfureuses a été admise sur une base beaucoup trop étendue, et trop souvent c'est à elle qu'on a recours dans le début comme à un moyen spécifique. Loin d'être constamment utiles, leur emploi intempestif aggrave souvent la maladie; et prolonge de beaucoup sa durée. En général, il ne faut jamais les employer dans les premiers temps.

Lorsque l'impétigo est peu étendu, que les symptômes d'irritation locale sont peu prononcés, il suffit de quelques lotions émollientes avec l'eau de guimauve, les têtes de pavots, le lait tiède, l'eau de son, une émulsion d'amandes. On donnera au malade quelques boissons rafraîchissantes.

Mais si la maladie était plus étendue, si elle occupait une plus ou moins grande partie de la face, il faudrait avoir recours à une émission sanguine, soit locale, soit générale, en ayant égard aux forces du sujet. L'une et l'autre sont souvent parfaitement indiquées. La saignée du pied et une ou plusieurs applications de sangsues aux apophyses mastoïdes ou à l'anus, rempliront cette double indication.

Lorsque la maladie occupe une région aussi irritable que la face, il n'est pas nécessaire pour saigner qu'elle soit à son début; ce moyen sera encore très-utile dans le cas d'*impétigo figurata* fixé à cette partie, et qui aurait été aggravé par un traitement incendiaire. Les lotions émollientes, et en même temps quelques laxatifs tels que l'infusion de chicorée avec demi-once de sulfate de magnésie ou de soude par pinte, seront employés conjointement.

Les bains généraux sont aussi très-utiles, même quand la maladie occupe la face, car ils agissent en diminuant l'éréthysme général; mais ils doivent être à 25 ou 27° Réaumur; plus chauds, ils pourraient occasioner une congestion nuisible vers la tête. Lorsque l'inflammation est diminuée, on peut remplacer avantageusement les lotions émollientes par des lotions légèrement alumineuses.

Ces moyens simples suffisent dans beaucoup de cas; et vers la fin du traitement, on peut employer avec avantage les bains et les douches de vapeur; elles sont surtout utiles lorsque la maladie persiste, et alors elles paraissent agir en changeant le mode de vitalité de la peau.

Dans ces cas, il faut avoir recours à des moyens plus énergiques, et les purgatifs sont sans contredit ceux qui sont le plus souvent suivis de succès. Bien entendu, on devra, dans leur emploi, avoir égard aux organes digestifs. Les purgatifs les plus employés sont le calomel, le sel d'Epsom, le sel de Glauber, le jalap, l'huile de ricin. On peut donner dans les mêmes circonstances au malade des boissons aciculées, par l'addition d'un demi-gros à un gros d'acide sulfurique par pinte d'eau. On lui fera prendre des bains tièdes locaux ou généraux, rendus alcalins par l'addition de sous-carbonate de soude ou de potasse. On fera sur l'éruption des lotions de la même nature.

On peut alterner les lotions alcalines avec des lotions d'eau acidulée ; en particulier avec l'acide hydrocyanique médicinal à la dose de deux ou trois gros dans une demi-livre d'eau distillée, avec addition d'une demi-once d'alcool rectifié. Il est nécessaire, avant de faire ces différentes lotions, de nettoyer autant que possible les surfaces malades des croûtes qui les couvrent. C'est au moyen de bains tièdes prolongés et souvent répétés que l'on obtient ce résultat.

C'est lorsque la maladie passe ainsi à l'état chronique que les préparations sulfureuses sont surtout utiles, et qu'elles ont eu souvent de si heureux résultats. Les eaux de Barèges, d'Enghien, de Bonnes, de Cauterets, sont celles qui sont le plus généralement employées. On les administre en bains ou bien à l'intérieur, soit seules, soit mêlées avec du lait. Il convient souvent aussi d'employer les bains de mer.

Les bains sulfureux artificiels sont préparés par l'addition de deux à quatre onces de sulfure de potasse par bain. On peut employer avec avantage des eaux factices en lotions.

Les bains de vapeur, et surtout les douches que l'on dirige sur les plaques de l'*impetigo figurata*, sont aussi très-utiles dans cette maladie passée à l'état chronique. Le malade doit se tenir à une certaine distance de la douche, dont la durée sera de dix à vingt minutes.

Ces moyens, combinés et employés avec méthode, viennent souvent à bout d'impétigo fort rebelles, et il n'est pas nécessaire pour les employer que les individus soient avancés en âge ou affaiblis; on peut les mettre en usage chez des sujets jeunes, forts et robustes, toutes les fois que la durée de la maladie semble l'exiger.

Dans quelques cas, toutes ces médications ne produisent pas le résultat désiré, et c'est alors que l'on a proposé de cautériser les surfaces malades avec un acide affaibli; on a voulu donner la préférence à l'acide hydrochlorique, qui, disait-on, ne déterminait jamais de cicatrices; mais on sait pertinemment qu'il peut en produire, et que tout autre acide peut remplir le même but, qui est de changer le mode de vitalité de la peau. En bornant l'emploi de la cautérisation aux cas qui ont résisté aux autres moyens de traitement, on évitera les inconvéniens qui résultent si fréquemment de son usage intempestif.

Dans ces cas, ce moyen a été quelquefois suivis de très-bons effets. On peut les faire avec une dissolution étendue de nitrate d'argent, ou bien avec un acide. Pour les employer, on y trempe la barbe d'une plume que l'on promène ensuite sur toute la surface malade, et aussitôt après on asperge abondamment d'eau simple cette même surface, pour empêcher l'acide de porter trop loin son action.

C'est dans de semblables circonstances que le *protonitrate de mercure*, incorporé dans de l'axonge, a été suivi de succès; la dose est d'un scrupule à un gros par once de graisse, suivant l'exitation que l'on veut produire. Souvent il est bon, quand la maladie est peu étendue, de modifier la vitalité de la peau, en appliquant un vésicatoire sur la surface malade elle-même.

Tous ces moyens sont quelquefois infructueux; la maladie réclame alors des remèdes encore plus énergiques, et les préparations arsenicales sont quelquefois suivies d'un succès inespéré; la solution de Pearson suffit dans la plupart des cas pour amener une guérison prompte et solide. On l'administre à la dose d'un scrupule à un demi-gros d'abord, et plus tard on la porte jusqu'à un gros par jour. Cette préparation, qu'il est bon quelquefois d'interrompre pendant quelques jours, pour la reprendre ensuite, peut être continuée pendant un mois, six semaines s'il le faut, en ayant soin seulement, comme pour tous les moyens un peu actifs, d'interroger souvent les organes digestifs.

ACNÉ.

(Couperose. — *Gutta rosea.*)

Le mot *acné*, de αχνη ou αχμη, a été donné à cette maladie parce qu'elle affecte souvent les jeunes gens des deux sexes à l'époque de la puberté. Aétius et plus tard Sauvages ont employé les premiers cette dénomination, qui a aussi été appliquée à cette affection par Willan.

Aux variétés qui constituent le genre acné, se rapportent la dartre *pustuleuse couperose*, et la dartre *pustuleuse miliaire* de M. Alibert.

On désigne par le mot *acné* une affection pustuleuse chronique caractérisée par la présence de petites pustules isolées, dont la base plus ou moins dure, d'un rouge foncé, forme souvent après la disparition de la pustule,

une petite tumeur dure, rouge, circonscrite, presque indolente, et dont la résolution ne s'effectue que lentement.

C'est souvent depuis la puberté jusqu'à l'âge de trente-
cinq à quarante ans, que l'on observe cette maladie; mais
en général elle est plus intense chez les jeunes gens. Les
deux sexes y sont également sujets.

Les pustules de l'*acné* se montrent ordinairement à la
face et en particulier sur la région des masseters et des
tempes, à la partie interne des joues, sur le nez et sur le
front; on les observe aussi sur le col, sur les épaules et à
la partie antérieure de la poitrine; mais le siége le plus
fréquent peut-être, est la partie postérieure et supérieure
du tronc; dans quelques cas, tout le dos en est parsemé.
L'*acné* existe dans cette région chez une foule d'individus dont le visage en est entièrement libre, tandis qu'au
contraire, quand elle existe à la face, il est rare que l'on
ne la retrouve pas aussi en même temps sur le dos. Jamais les membres n'en sont affectés, si ce n'est dans les
cas d'*acné* qui occupe toute la partie postérieure du tronc,
et alors il existe quelques pustules le long de la face postérieure des bras.

On peut admettre trois variétés de l'*acné*, tant pour en
faciliter l'étude, que parce qu'elles présentent en effet
des différences notables; du reste il est impossible de tirer entre elles des lignes de démarcation bien tranchées,
car le même individu peut les offrir simultanément, ou en
être affecté à différentes époques; elles ont été désignées
par Willan sous les noms d'*acne simplex*, *acne indurata*,
et d'*acne rosacea*. Quant à l'*acne punctata* admis comme
variété distincte par le même auteur, elle n'est autre chose
qu'une complication qui peut exister dans les deux premières, et qui consiste dans une accumulation morbide*

14

de matière sébacée dans les follicules qui sécrètent cette substance. L'ouverture de ces follicules offre un point noirâtre, et leur ensemble donne à la maladie une physionomie particulière.

L'*acné* a été regardée par Willan et Bateman comme une affection tuberculeuse, mais M. le professeur Alibert lui a assigné sa véritable place en la rangeant parmi les pustules, et M. Biett adoptant cette dernière opinion, la décrit depuis long-temps comme une éruption pustuleuse. En effet, les indurations circonscrites de la peau, qui ont reçu le nom de tubercules, et que l'on observe si souvent dans cette maladie, ne sont qu'une terminaison des pustules, et ne constituent point la lésion élémentaire.

Quelques auteurs, et en particulier M. Samuel Plumbe, regardent les pustules d'*acné* comme étant le résultat de l'inflammation des follicules sébacés, inflammation qui serait produite et entretenue par l'accumulation de la matière secrétée par ces follicules. À la vérité, on trouve quelquefois à la face, et au menton en particulier, de petites pustules qui résultent évidemment de cette cause, et d'où l'on fait sortir, après l'issue du pus, un petit corps ovale formé par la matière sébacée endurcie; et de plus une accumulation morbide de cette substance accompagne beaucoup de cas d'*acné* (*acne punctata*); mais tout cela est loin de constituer le genre; car ce serait tout au plus une variété, et peut-être même seulement une complication. En effet, on voit très-souvent des individus dont les follicules offrent cet état particulier, et qui ne présentent pas de traces d'*acné*. Cette dernière maladie, au contraire, peut exister sans être accompagnée de cet état des follicules, et quand elle en est compliquée, jamais on ne voit ces points noirs se changer en véritables pustules d'*acne;* enfin, en comprimant ces dernières, on fait sortir du pus à l'époque de la suppuration, et non pas de la matière sébacée endurcie.

L'*acne simplex* affecte surtout les jeunes gens vers l'époque de la puberté : elle se développe sur la région où poussent les favoris ou bien au front; on l'observe souvent chez les jeunes filles lors de la première apparition des règles. Une foule d'individus jeunes et robustes jouissent d'une parfaite santé tout en offrant aux épaules et à la partie supérieure du thorax cette éruption plus ou moins étendue. Ces pustules se développent ordinairement les unes après les autres, sous la forme de petits points enflammés, qui deviennent bientôt pustuleux, mais leur base est généralement entourée d'une auréole rouge; elles suivent leur marche isolément, sans aucun symptôme général, et même le plus souvent sans douleur, sans la moindre chaleur locale. Il n'est pas rare de voir des individus être atteints d'une éruption considérable de pustules d'*acne simplex* sur le dos, sans se douter de leur existence. Quelquefois, comme on l'observe souvent au front chez les jeunes filles, les pustules semblent se développer simultanément et en nombre variable; dans quelques cas toute la surface en est recouverte. En général, lorsqu'il en existe un certain nombre, les follicules sébacés semblent éprouver une certaine excitation, car la peau paraît huileuse et luisante; le travail de la suppuration est lent: elle ne s'établit souvent qu'au bout de huit jours, quelquefois plus tôt; le pus est en petite quantité : il se forme une très-légère croûte qui tombe promptement, et quelquefois est à peine perceptible; d'autres fois la suppuration est plus abondante, ce qui a lieu surtout au dos; la croûte est alors plus épaisse, mais elle se détache bientôt par le frottement des vêtemens. Même lorsque les pustules sont rapprochées, jamais elles ne se recouvrent de croûtes épaisses

comme les pustules de la *mentagre* dans quelques circonstances. La suppuration terminée et la croûte tombée,
il reste un point rouge un peu élevé, qui disparaît peu à
peu : d'autres fois la rougeur et la tuméfaction persistent ; et
si cela a lieu pour un certain nombre, en même temps que
d'autres pustules se développent, la maladie se rapproche
alors plus ou moins de l'acné indurata, et peut même en
offrir tous les caractères.

Les pustules de l'acné simplex sont souvent entremêlées de petits points noirâtres plus ou moins saillans, formés par l'accumulation de la matière sébacée, dans les
follicules de la peau.

Dans l'*acne indurata*, l'inflammation de la peau est plus
profonde, la suppuration s'établit plus lentement encore,
et après elle, la peau et le tissu cellulaire sous-cutané offrent des indurations partielles plus ou moins étendues.

Cette variété affecte en général la face, mais on l'observe aussi très-fréquemment à la partie postérieure du
thorax, et nous avons vu plusieurs cas à l'hôpital St-Louis,
où elle occupait toute la partie postérieure du tronc. On
l'observe surtout chez les jeunes gens, mais il est toujours
difficile d'en apprécier la cause : fréquemment on voit les
individus qui en sont affectés, être forts, robustes et jouir
d'une parfaite santé : d'autres fois on la rencontre chez des
jeunes gens adonnés à l'onanisme, ou bien chez des
personnes qui sont sujettes à des irritations abdominales.
Quelques états semblent y prédisposer : tels sont ceux qui
obligent de tenir la tête basse et rapprochée d'un fourneau.

Cette variété peut être fort légère : quelques points d'inflammation apparaissent aux tempes, sur la région des
masseters ; une pustule s'élève lentement, et la suppuration
ne s'établit que dans l'espace de deux ou trois semaines,
ou bien même, quoique rarement, ne se fait pas. D'au-

tres pustules se forment, elles suppurent; la peau qui en constitue la base reste dure, rouge, et le tissu cellulaire sous-cutané concourt à former une sorte de tubercule ou d'induration chronique. Il peut ainsi s'en développer un nombre limité, et l'affection se borne là.

Mais dans d'autres cas, la maladie est beaucoup plus intense, et les traits du visage sont entièrement bouleversés. On trouve alors la face parsemée de tubercules d'un rouge livide; ils sont surtout nombreux le long des branches de la mâchoire inférieure, sur les tempes, à la partie interne des joues et sur le nez; une foule de pustules, soit naissantes, soit à l'état de suppuration, occupent les intervalles de ces tubercules et sont disséminées sur les autres parties du visage; ailleurs on trouve des taches rouges, et çà et là des croûtes légères. La peau de la face paraît rouge partout; mais cette rougeur est plus ou moins vive suivant les régions. Souvent, au lieu de tous ces symptômes, une multitude de points noirs, résultant de l'accumulation de l'humeur sébacée dans les follicules, occupe le nez, les joues, les régions massétériennes, en un mot, tous les intervalles qui existent entre les pustules et les tubercules. La peau est alors luisante et huileuse, le tissu cellulaire sous-jacent est comme hypertrophié, et la difformité est portée au plus haut point. Cependant la santé générale peut rester bonne, et le malade vaquer à toutes ses occupations. Quelquefois il se plaint de céphalalgie et d'une chaleur incommode au visage.

Lorsque l'acné indurata occupe le dos, elle peut être légère, ou bien présenter tous les symptômes que nous venons d'indiquer, sans que le visage soit affecté en aucune façon. Dans ces cas, comme lorsqu'elle occupe la face, la durée de la maladie est très-longue, et il est toujours impossible de la préciser. Que la disparition ait lieu naturellement, ou à la suite d'un traitement approprié, elle ne s'effectue qu'avec une extrême lenteur, et les malades restent toujours très-disposés à être de nouveau atteints de cette affection.

Les pustules de l'acné indurata laissent souvent après elles des traces indélébiles, et il n'est pas rare de trouver des individus dont le dos est parsemé de petites cicatricules qui sont les restes d'anciennes éruptions de cette nature, plus ou moins répétées.

·La troisième variété, ou l'*acne rosacea*, diffère des précédentes en ce qu'on l'observe en général dans l'âge mûr, et qu'elle s'accompagne d'une rougeur érythémateuse de la peau du visage plus ou moins prononcée.

C'est cette variété de l'*acné* qui est nommée *couperose* par les gens du monde. Elle affecte souvent les femmes à l'époque critique, ceux qui s'adonnent à la boisson, à la bonne chère, ceux qui se livrent avec excès aux travaux de cabinet. Elle résulte fréquemment d'une disposition héréditaire; on l'observe surtout chez les individus pléthoriques qui sont sujets aux hémorroïdes.

Chez les jeunes gens qui semblent avoir une prédisposition héréditaire à cette affection, on observe souvent, soit après une exposition prolongée au soleil, soit après un violent exercice ou des excès quelconques, des taches rouges, irrégulièrement circonscrites, situées au visage, et qui occupent tantôt les joues, tantôt le nez et même toute la face, qui offre alors un aspect particulier; mais cette teinte rouge foncée n'est que passagère; quelquefois il se développe en même temps plusieurs pustules éparses.

Chez les personnes d'un âge mûr, c'est ordinairement au nez que la maladie débute. L'extrémité de cette partie devient d'un rouge violacé, après un léger excès de régime, quelquefois même après un repas ordinaire et fort simple. Peu à peu cette rougeur du nez devient habituelle et donne à la physionomie un aspect particulier. Quelques pustules s'y développent çà et là, mais la suppuration ne s'établit pas ou ne s'établit qu'incomplétement, et dans ces points, la rougeur devient plus vive. Quelquefois la maladie se borne au nez, qui acquiert, dans un certain espace de temps, un volume considérable. Les veinules de la peau deviennent variqueuses : elles forment des lignes bleuâtres irrégulièrement dispersées, qui tranchent avec la couleur rouge ou violacée de la surface malade; mais le plus souvent cette augmentation de volume du nez n'a pas lieu ; sa forme est seulement altérée ; la maladie s'étend sur les joues, sur le front, le menton, et enfin envahit tout le visage ; la teinte rouge n'est pas également prononcée partout ; elle l'est davantage dans les points où se trouvent des pustules; la suppuration ne s'y établit jamais d'une manière franche : il reste toujours une sorte d'induration, et la peau conserve une injection plus prononcée. Lorsque la maladie dure depuis quelque temps, la peau du visage devient inégale, rugueuse : et même, si la maladie vient à disparaître, elle ne reprend jamais entièrement son état naturel.

L'*acne rosacœa* est assez souvent liée avec une affection chronique de l'appareil gastro-intestinal. La rougeur est en général plus marquée le soir, et après le dîner, que dans la matinée. Enfin la maladie peut cesser et revenir sur le même individu, en offrant chaque fois des différences dans son intensité. Les pustules sont assez nombreuses, et la couleur jaune de leur sommet tranche d'une manière remarquable sur la teinte rouge violacée de la peau. Dans tous les cas, les traits du visage sont plus ou moins altérés, et quelquefois l'aspect du malade est repoussant.

Causes. = Nous avons indiqué, en parlant de chaque espèce, les causes qui semblent exercer le plus d'influence sur leur développement ; tels sont les excès de table, certaines professions qui exigent que la tête soit penchée ; et surtout lorsqu'elle est en même temps exposée à une forte chaleur; des affections morales vives, des boissons froides, quelques applications locales, quelques cosmétiques, des lotions irritantes, etc. L'*acne rosacæa*, en particulier, est souvent liée à une affection chronique de la muqueuse, soit gastrique, soit intestinale, et, dans quelques cas, avec une altération organique du foie. En général, tout ce qui tend à gêner la circulation à la tête ou à appeler trop fortement le sang vers cette partie, est une cause du développement de cette affection chez les individus qui y sont prédisposés.

Diagnostic. = L'acné est ordinairement facile à reconnaître. L'*ecthyma*, les *pustules*, et dans quelques cas les *tubercules syphilitiques*, pourraient seuls être confondus avec cette éruption ; mais les pustules d'acné sont petites, leur développement est lent, leur base reste long-temps dure, tandis que celles de l'*ecthyma* sont larges, superficielles, ne s'accompagnent jamais d'indurations chroniques, et forment des croûtes épaisses plus ou moins saillantes que l'on ne retrouve jamais dans l'acné.

L'aspect particulier des *pustules syphilitiques*, qui sont entourées d'une auréole cuivrée, la même teinte qu'offrent les tubercules, qui sont plus larges, luisans, aplatis, distingueront facilement la syphilide de l'acné; d'ailleurs il existe toujours dans la syphilis secondaire et constitutionnelle d'autres symptômes qui accompagnent cette maladie. Ainsi l'on trouve presque constamment des tubercules syphilitiques ulcérés à leur sommet, surtout aux ailes du nez, à la commissure des lèvres, et souvent le pharynx et le voile du palais présentent des signes non équivoques de la maladie.

On ne confondra jamais l'acné avec la *dartre rongeante*, lorsque celle-ci a déjà exercé ses ravages; cependant lorsque, dans son début, elle ne présente encore que quelques tubercules épars sur les joues ou le nez, on pourrait éprouver quelque difficulté à les distinguer de ceux de l'acné ; mais alors il ne se forme pas de pustules comme dans l'acné, et les tubercules sont les premiers élémens de la maladie. Ils ne sont point entourés de cette teinte érythémateuse qui accompagne presque constamment l'acné fixé à cette partie ; ils sont plus larges, d'une teinte rosée, aplatis ; ils donnent lieu à une desquammation sensible, et sont accompagnés d'une espèce de boursoufflement sous-cutané.

Prognostic. == Le pronostic varie suivant telle ou telle variété. Ainsi l'*acne simplex* est souvent de peu de durée, et n'est accompagnée d'aucun inconvénient. L'*acne indurata* est beaucoup plus incommode, surtout lorsqu'elle est étendue, et offre une certaine intensité; elle est très-souvent rebelle à tous les moyens de traitement. Enfin l'*acne rosacea* est une affection que l'on vient rarement à bout de guérir. Du reste, le prognostic devra varier suivant l'ancienneté de la maladie, la constitution de l'individu, son âge, etc., etc.

Traitement. == Le traitement de l'acné offre des différences notables, non-seulement suivant la variété que l'on est appelé à combattre, mais suivant ses causes, l'état de la constitution du sujet et l'ancienneté de la maladie.

Lorsque les pustules sont peu nombreuses dans l'*acne simplex*, elles méritent à peine attention ; mais quand l'éruption est abondante, il faut avoir recours à divers moyens généraux et locaux. Ainsi, un régime adoucissant : pour boisson du *petit lait* ou une *infusion de chicorée*, devront être conseillés au malade, en lui recommandant en outre de cesser l'usage du vin, des liqueurs, du café. On pratiquera une saignée si le sujet est jeune et vigoureux, surtout si la maladie affecte des jeunes personnes à l'époque de la première apparition des règles; et même alors on cherchera à provoquer cette évacuation par des bains de siége, par l'application de sangsues à la partie supérieure et interne de chaque cuisse, ou en dirigeant une vapeur chaude sur les parties génitales ; des lotions faites avec de l'eau de son, une émulsion d'amandes amères, le lait tiède ou une décoction de semences de coings, seconderont efficacement le traitement. Lorsqu'il reste des indurations chroniques, il faut mettre en usage les moyens propres à hâter leur résolution, et que nous indiquerons au traitement de la variété suivante.

Dans l'*acne indurata*, la saignée, soit locale, soit générale, est presque toujours indiquée, même chez des individus qui, au premier coup d'œil, ne paraissent pas d'une constitution robuste ; on la répétera une ou plusieurs fois s'il y a lieu ; on insistera aussi sur un régime adoucissant, et des boissons rafraîchissantes.

Mais ici il faut avoir recours à d'autres moyens pour hâter la résolution des tubercules, et imprimer à l'éruption chronique une marche plus aiguë. Ainsi, on emploie des lotions faites avec l'eau distillée de roses, de petite sauge, de lavande, dans laquelle on ajoute une proportion d'alcool qui doit varier selon l'état des pustules ; elle sera d'un quart, d'un tiers, et même d'une moitié, si l'on cherche à déterminer un accroissement sensible de l'irritation. Une lotion, souvent très-utile dans ces cas, est une légère dissolution de sublimé corrosif à la dose de cinq à six grains dans une demi-livre d'eau distillée, à laquelle on peut ajouter une once d'alcool rectifié. La liqueur de Gowland, tant employée à Londres dans cette affection, ne paraît être autre chose qu'une dissolution de cette préparation mercurielle avec addition d'une substance émulsive.

Un autre moyen fort avantageux encore consiste dans des frictions faites, tant sur les pustules que sur les tubercules, avec un mélange de *protochlorure ammoniacal de mercure*, à la dose d'un scrupule jusqu'à un gros, avec une once d'axonge. L'addition de l'ammoniaque au calomel paraît être indispensable pour obtenir le résultat désiré.

Mais de toutes ces préparations, plus ou moins utiles, pour hâter la résolution des tubercules de l'acné, aucune ne nous semble comparable à l'*iodure de soufre* incorporé dans de l'axonge, à la dose de douze, quinze et même vingt-quatre grains par once. Depuis dix-huit mois M. Biett l'emploie dans ses salles avec un succès réel dans une foule d'éruptions diverses, et, entre autres, nous avons vu des cas des plus graves d'*acne indurata*, être soumis à des frictions d'iodure de soufre, et les tubercules se résoudre avec une promptitude surprenante.

Les bains, et surtout les douches de vapeur aqueuse, dirigées pendant douze à quinze minutes sur la face, peuvent seconder efficacement les autres moyens, qui, employés avec méthode, rendent en général tout-à-fait inutiles les cautérisations faites, soit avec le nitrate d'argent fondu, soit avec l'acide hydrochlorique. Il est d'ailleurs très-difficile de circonscrire dans les limites voulues l'action de ces caustiques, qui, lorsqu'ils pénètrent trop profondément, donnent lieu à des ulcérations larges et douloureuses, et déterminent quelquefois des cicatrices profondes.

On peut, dans quelques circonstances, changer avec avantage le mode de vitalité de la peau par des applications successives de vésicatoires, surtout si l'éruption était bornée à un siége peu étendu. Nous avons vu, à l'hôpital Saint-Louis, ce moyen couronné des plus heureux succès. Si pendant le traitement il survenait de nouvelles éruptions, si la congestion vers la tête était toujours marquée, on n'hésiterait pas à avoir recours à une ou plusieurs évacuations sanguines, et en même temps, suivant l'état de l'éruption, on suspendrait ou l'on continuerait l'usage des résolutifs; on les suspendrait s'il y avait beaucoup d'inflammation, si les tubercules étaient douloureux et les pustules nombreuses; on les continuerait au contraire, si les tubercules étaient durs, volumineux, indolens.

1° Les *purgatifs* et les *drastiques* doivent être bannis du traitement de cette maladie; quelques laxatifs seulement pourront seconder, dans certains cas, l'action des autres moyens, surtout chez les individus forts et robustes, dont le canal intestinal est à l'état normal, et chez lesquels il existe une congestion marquée vers la tête.

2° Les eaux minérales sulfureuses, surtout celles de Barèges, d'Enghien, de Cauterets, d'Aix en Savoie, etc., peuvent être employées avec avantage, soit à l'extérieur en lotions, soit à l'intérieur. En bains généraux, elles ont moins d'action, et les bains simples qui ne dépassent pas 26 ou 27 degrés, produisent un meilleur effet. Les malades devront en prendre deux ou trois par semaine.

Lorsque l'acné disparaît, des douches sulfureuses froides ont été souvent employées avec succès par M. Biett, surtout quand la maladie était compliquée de tannes, etc.

Le traitement de l'*acne rosacea* diffère en plusieurs points de celui des autres variétés. Ici les émissions sanguines doivent être le plus souvent locales. Ainsi il est souvent avantageux d'appliquer quelques sangsues près des parties qui sont le siége de la maladie, aux oreilles, aux ailes du nez; cependant quand l'éruption affecte les femmes à l'époque critique, on pourra, à l'aide des saignées, obtenir des succès marqués. Il faut se rappeler que cette variété de l'acné est très-rebelle; les topiques, dont l'emploi est si souvent utile dans les cas d'*acne indurata*, sont beaucoup moins avantageux ici, et peuvent même devenir nuisibles.

Dans l'*acne rosacea* toute la médication consiste presque

dans les moyens hygiéniques. L'éloignement de toutes les causes qui ont pu exercer de l'influence sur son développement, telles que des excès de table, des liqueurs spiritueuses, du vin, etc.; une vie sobre et régulière, un régime doux, habituellement composé de viandes blanches, de légumes frais, de fruits aqueux et fondans; le soin constant d'éviter les exercices fatigans, les travaux du cabinet, le séjour prolongé dans les lieux chauds, ou près du feu, les affections vives de l'âme, etc., sont les règles hygiéniques sur lesquelles on devra surtout compter.

On a recommandé l'immersion prolongée des jambes dans de l'eau chaude, à laquelle on ajoute deux onces d'acide nitro-muriatique par huit à dix litres d'eau; ce moyen peut être employé comme un auxiliaire utile.

Enfin, dans les cas où il y aurait des tubercules bien indolens, on pourrait avoir recours à des douches de vapeur dirigées sur la face, et même on pourrait faire faire de légères frictions ou lotions résolutives.

MENTAGRE.

(Dartre pustuleuse mentagre de M. Alibert.)

(*Sycosis menti.*)

Cette maladie répond à la première variété de la cinquième espèce de M. Alibert. — *Dartre pustuleuse.* — Première variété. — *Dartre pustuleuse mentagre.*

La *mentagre* est caractérisée par l'éruption successive de petites pustules acuminées, à peu près semblables à celles de l'acné, disséminées sur le menton, les régions sous-maxillaires et les parties latérales de la face.

La mentagre est essentiellement pustuleuse, et ce caractère est facile à reconnaître; il a cependant été méconnu par plusieurs pathologistes anglais, tels que Willan, Bateman, M. Plumbe, etc., qui regardent les tubercules comme les élémens primitifs. MM. Alibert et Biett ont fort bien démontré que ceux-ci ne sont que consécutifs, qu'ils sont loin d'exister dans tous les cas, et qu'enfin c'est constamment par les pustules que la maladie débute.

Symptômes. = La mentagre se développe surtout chez les adultes, bien qu'on l'observe quelquefois chez des hommes avancés en âge. Il est rare qu'avant de se déclarer d'une manière franche, elle n'ait pas été précédée, au moins pendant quelques mois, souvent pendant plusieurs années, par quelques petites éruptions partielles, passagères, soit sur la lèvre supérieure, soit sur le menton, soit dans la région sous-maxillaire ; les pustules disparaissent promptement, et les croûtes qui les remplacent se dessèchent et tombent en quelques jours. Plus tard, les éruptions deviennnent plus abondantes, et alors seulement les malades y font attention ; elles ont lieu le plus souvent sous l'influence de quelques causes occasionelles plus ou moins appréciables, à la suite d'excès de boisson, par exemple.

Presque toujours l'apparition des pustules est précédée de rougeur et de chaleur au menton, avec un sentiment de tension douloureux ; bientôt on aperçoit des points rouges plus ou moins nombreux, qui deviennent pustuleux dans l'espace d'un à trois jours ; ces pustules sont acuminées et le plus souvent discrètes ; mais quand elles sont rassemblées en groupes, et que leur nombre est un peu considérable, la lèvre supérieure et une grande partie du menton se trouvent couvertes de petites tumeurs saillantes, les unes plus volumineuses, les autres moindres, traversées dans leur centre par un poil et renfermant un pus d'un blanc jaunâtre. Les pustules restent dans cet état pendant six ou sept jours, et donnent à la physionomie un aspect par-

ticulier; elles finissent par se rompre et se couvrent peu
à peu de croûtes brunâtres et un peu épaisses, mais il ne
se fait pas de suintement comme dans l'impetigo. Insensiblement les croûtes se détachent, et la maladie cesse entièrement du dixième au quinzième jour, si une nouvelle
éruption n'a pas lieu. Le plus ordinairement il se fait successivement des éruptions partielles, et la peau devient
le siége d'une inflammation chronique, soit dans des
points circonscrits, soit sur une surface un peu étendue,
lorsque l'éruption est abondante; en général, la peau
sur laquelle les pustules se développent s'enflamme profondément, et avec elle le tissu cellulaire sous-cutané; il y a
alors beaucoup de chaleur, des douleurs vives, et même les
croûtes sont quelquefois épaisses.

L'étendue de l'éruption est très-variable; elle est quelquefois bornée à la lèvre supérieure, d'autres fois à un des
côtés du menton; dans quelques cas elle n'occupe qu'une
partie de la région sous-maxillaire : dans d'autres les parties latérales de la face sont seules affectées; enfin tous ces
points peuvent être envahis simultanément. Souvent l'é-
ruption ne se fait pas à la fois, et plusieurs pustules se développent, disparaissent, et sont suivies par d'autres pendant un temps variable. Ordinairement alors, la peau devient rugueuse, et l'épiderme se soulève sous la forme de
petites exfoliations blanchâtres, au milieu desquelles on
voit apparaître çà et là de nouvelles pustules.

Dans beaucoup de cas l'inflammation est loin d'être
franche; sa résolution ne s'opère qu'imparfaitement, et il
s'établit des engorgemens tuberculeux plus ou moins étendus. Cette forme particulière de la maladie a lieu surtout
chez les sujets faibles, chez les vieillards et chez des individus en apparence forts et robustes, mais dont la constitution est plus ou moins détériorée. Ces engorgemens

chroniques offrent une foule de variétés : ils sont quelquefois bien volumineux, et égalent presque la grosseur d'une cerise; dans quelques cas, malgré l'existence de tubercules, l'inflammation devient plus vive; alors des pustules, des croûtes, des squammes et des tubercules, occupent toute la partie inférieure de la face qui, tuméfiée, est devenue tout-à-fait saillante; on en retrouve même sur tous les points de la figure où il existe des poils, sans en excepter les sourcils. Souvent sur ces tubercules il se développe des pustules, mais il est inexact d'avancer, comme le fait M. Plumbe, qu'une matière purulente est contenue dans le centre de chaque tubercule.

Dans quelques cas l'inflammation peut être très-vive dans un seul point, et là gagner le tissu cellulaire et produire une inflammation phlegmoneuse.

En général, lorsque la maladie dure long-temps, les bulles participent à l'inflammation, et les poils se détachent souvent avec une grande facilité; quelquefois même on trouve des espaces plus ou moins étendus où les poils manquent entièrement; mais le plus souvent ils reparaissent plus tard, et d'abord clairs et faibles, ils finissent par reprendre leur couleur et leur épaisseur ordinaires.

Lorsque la maladie cesse, soit naturellement, soit à l'aide du secours de l'art, les tubercules diminuent peu à peu; les croûtes tombent, les pustules ne se développent plus que rarement et çà et là; les points qui étaient le siége de la maladie restent rouges et violacés, et souvent il s'y fait, pendant un certain temps, de petites exfoliations épidermiques. Quelquefois la mentagre est bornée au milieu de la lèvre supérieure, et plusieurs pustules agglomérées sur ce point donnent naissance à une croûte noirâtre épaisse, qui fait souvent une saillie remarquable en avant (*dartre pustuleuse labiale*, Alibert.) A cette description peuvent se rattacher toutes les variétés que peut présenter la mentagre, variétés inutiles et peut-être impossibles à décrire.

La durée de la mentagre est on ne peut plus variable : chez certains individus elle persiste d'une manière infinie et malgré les traitemens les mieux appropriés. Du reste, la maladie est très-sujette à récidiver, surtout chez ceux qui se livrent à de grands écarts de régime.

Causes. = La mentagre affecte surtout les jeunes gens et les adultes; ceux qui sont d'un tempérament sanguin et bilieux, et ceux qui ont beaucoup de barbe. Le climat paraît exercer peu d'influence sur son apparition : on l'observe plus fréquemment au printemps et dans l'automne, ou plutôt c'est à ces époques que la maladie se développe, pour persister souvent ensuite dans les autres saisons. Les hommes qui par profession sont exposés au feu, en sont souvent affectés; tels sont les cuisiniers, les rôtisseurs, les fondeurs, les forgerons, etc.; surtout quand en même temps ils se livrent à des excès de boisson. On la rencontre souvent chez des individus plongés dans la misère, d'une malpropreté extrême, adonnés à toute espèce de débauches; cependant elle se manifeste aussi chez des gens qui, placés dans les classes supérieures de la société, ne négligent aucuns soins de propreté. Les malades accusent ordinairement, comme cause de la maladie, le passage d'un rasoir mal nettoyé; mais, comme M. Biett le fait fort bien observer, c'est seulement un calcul de l'amour-propre, et l'on aime mieux rapporter la maladie à quelque cause extérieure, plutôt que d'avouer qu'un état particulier de l'économie ait eu une influence quelconque sur son apparition. Du reste, une fois que l'éruption est développée, l'action du rasoir augmente l'inflammation.

La mentagre se rencontre rarement chez les femmes.

Diagnostic. = Le diagnostic différentiel de la mentagre est

15

fort important, et il a été parfaitement traité par M. Biett; il est bon de la distinguer de diverses éruptions qui peuvent paraître sur le menton, et en particulier de l'*impetigo figurata* et des *syphilides* soit *pustuleuses*, soit *tuberculeuses*.

Les pustules de l'*ecthyma* sont plus larges que celles de la mentagre, et leur base est plus enflammée; les croûtes de l'ecthyma sont plus étendues, plus épaisses, plus adhérentes : d'ailleurs l'*ecthyma* n'est jamais accompagné de ces indurations circonscrites de la peau, et du tissu cellulaire sous-cutané.

Dans l'*impétigo figurata*, les pustules sont aplaties, à peine élevées au-dessus du niveau de la peau; elles sont disposées en groupes, et leur marche est aiguë; dans la *mentagre*, les pustules sont plus ou moins acuminées et élevées au-dessus du niveau de la peau : elles sont le plus souvent isolées et discrètes. Dans l'*impétigo*, les pustules s'ouvrent du troisième au quatrième jour, et laissent suinter un fluide qui forme promptement, par sa dessication, des croûtes larges, épaisses, d'un jaune éclatant. Dans la mentagre, les pustules ne s'ouvrent guère que du cinquième au septième jour de leur apparition; les croûtes qui les remplacent sont d'un brun foncé, beaucoup plus minces et plus sèches que celles de l'impétigo; enfin dans cette dernière affection on ne rencontre jamais de tubercules comme dans la mentagre.

Tous ces symptômes peuvent être difficiles à apprécier lorsque l'éruption est très-nombreuse, l'inflammation très-vive, et que les pustules sont plus ou moins confondues; il est souvent nécessaire, dans ces cas, de suspendre son jugement et de suivre la marche de la maladie.

Les *pustules syphilitiques* se distinguent de celles de la mentagre par l'absence de la chaleur, de la douleur et de la tension; elles sont aplaties, s'élèvent sur un fond cuivré, violacé, et leur marche est bien plus lente. Les pustules de la mentagre sont acuminées, leur base est d'un rouge vif; d'ailleurs il est rare que les pustules syphilitiques ne se manifestent que sur la partie inférieure de la face; on les trouve presque toujours sur les ailes du nez, sur le front et aux commissures des lèvres.

Les *tubercules syphilitiques* diffèrent des indurations chroniques, qui succèdent si souvent aux pustules de la mentagre, en ce qu'ils sont luisans, d'une couleur terne, cuivrée, et semblent n'affecter que les couches superficielles du derme, tandis qu'au contraire les tubercules de la mentagre sont conoïdes, et leur base paraît implantée profondément dans la peau; enfin le plus ordinairement ces éruptions vénériennes sont suivies de cicatrices . . elles s'accompagnent de douleurs ostéocopes, d . flammation de la gorge, etc., etc.

On confondrait bien plus difficilement la mentagre avec les *furoncles* qui offrent un bourbillon, et laissent de petites cicatrices.

Prognostic. = La mentagre n'entraîne jamais aucune suite fâcheuse, mais on doit être réservé sur le prognostic, surtout avant de promettre une prompte guérison. Plus les éruptions sont fréquentes et successives, plus la durée de la maladie sera prolongée.

Traitement. = Dans le traitement de la mentagre, la première indication à remplir, c'est d'éloigner les causes qui semblent avoir exercé quelque influence sur le développement de la maladie, surtout si elle affecte des individus qui se livrent à des excès de boisson, ou sont par profession exposés à l'ardeur du feu; de même il faudra écarter tout ce qui tendrait à entretenir ou à aggraver l'éruption : ainsi le malade devra éviter de passer le rasoir, et il coupera sa barbe avec des ciseaux.

Lorsque l'éruption est abondante et l'inflammation très-vive, on devra faire une ou plusieurs applications de sangsues, soit derrière les oreilles, soit sous la mâchoire. Si l'individu était fort et robuste, on pourrait pratiquer aussi une saignée générale; en même temps des fomentations émollientes, des cataplasmes de fécule de pomme de terre ou de mie de pain seront employés avec avantage. Les émissions sanguines locales, et surtout les émolliens, ne doivent pas être bornés à ces cas évidemment aigus. Cette médication est encore d'une grande utilité toutes les fois que, malgré la durée de la maladie et la présence d'indurations chroniques de la peau, il existe une inflammation plus ou moins vive; un régime adoucissant, l'usage de boissons rafraîchissantes devront seconder l'emploi de ces moyens.

Les laxatifs conviennent dans tous les cas, à moins de complication d'irritation gastro-intestinale; le calomel, à la dose de quatre grains; le sulfate de potasse, de soude, de magnésie, à la dose de deux gros à demi-once dans une pinte de tisane, sont ceux que l'on emploie le plus communément; il faut en continuer long-temps l'usage, au moins jusqu'à ce qu'il y ait un mieux marqué.

Lorsque la maladie dure depuis un certain temps, que les tubercules sont volumineux, et que la peau et le tissu cellulaire sous-cutané offrent çà et là des engorgemens chroniques plus ou moins étendus, c'est en vain que l'on appliquerait des émolliens : il faut avoir recours à d'autres moyens, entre autres à des frictions résolutives, faites avec une pommade de *protochlorure ammoniacal de mercure*, ou bien de *deutoxyde* ou de *sous-sulfate de mercure*, à la dose d'un scrupule à un gros par once d'axonge.

A ces moyens on ajoutera avec un grand avantage l'usage des bains de vapeur et celui des douches, soit des douches sulfureuses en arrosoir, ou mieux encore des douches de vapeur. Sous l'influence de ces bains, et surtout des douches de vapeur, la circulation devient plus active, les parties malades sont baignées de sueur, et souvent on voit les tubercules se résoudre avec une promptitude étonnante. Nous avons observé ces heureux effets dans une foule d'occasions à l'hôpital St-Louis.

Si l'éruption recommençait abondamment, on suspendrait l'usage des frictions, qu'il ne faudrait pas cesser pour quelques pustules apparues çà et là.

Les cautérisations, soit avec le nitrate d'argent fondu soit avec des acides concentrés, ne doivent être employées que dans les cas où la maladie est devenue tout-à-fait chronique; encore faut-il y avoir recours avec la plus grande réserve.

Enfin, dans certaines circonstances où tous les moyens rationnels avaient échoué, nous avons vu réussir, à l'hôpital St-Louis, des médications tout-à-fait différentes; ainsi nous avons observé des malades qui ont guéri par l'emploi des *toniques*, surtout des préparations ferrugineuses; chez d'autres, le *muriate d'or* a été suivi d'un succès assuré; M. Biett l'administrait à la dose de deux sixièmes, et ensuite de trois sixièmes, en frictions sur la langue.

Enfin les préparations mercurielles à l'intérieur, et surtout le *sirop de Larrey*, ont amené quelquefois une guérison prompte et solide.

PORRIGO (TEIGNES).

Les anciens caractérisaient le genre *porrigo* par des ulcères qui pénétraient le cuir chevelu et le détruisaient; d'autres le regardaient comme constitué par des affections crustacées; les modernes sont arrivés à observer que le plus souvent ces ulcères étaient précédés de pustules;

Aussi a-t-on désigné sous le nom générique de *teignes* ou *porrigo* des éruptions de *pustules psydraciées*, le plus ordinairement contagieuses, qui ont pour siége spécial le cuir chevelu, mais peuvent s'étendre sur le reste du corps.

Suivant les caractères que chacun leur assignait, on a tour à tour admis un nombre variable de teignes.

M. Alibert en décrit cinq variétés sous le nom générique de *tinea* : la *teigne faveuse*, la *teigne granulée*, la *teigne furfuracée*, la *teigne muqueuse*, et une cinquième, qu'il décrivit le premier, la *teigne amiantacée*. Willan, sous le nom de porrigo, en décrit six espèces : le *porrigo larvalis*, le *porrigo furfurans*, le *porrigo lupinosa*, le *porrigo scutulata*, le *porrigo decalvans* et le *porrigo favosa*.

Comme ces deux auteurs sont ceux qui sont le plus généralement suivis dans l'étude *des teignes*, il est bon de faire observer que dans leurs descriptions ils n'ont pas toujours assigné le même nom aux mêmes espèces.

Le *porrigo favosa* de Willan est une variété bien distincte de la *teigne faveuse* de M. Alibert. Par le mot *teigne faveuse*, M. Alibert désigne une éruption d'abord pustuleuse, à laquelle succèdent des croûtes plus ou moins larges, d'un beau jaune, quelquefois tirant sur le blanc, et déprimées au centre; c'est le *porrigo lupinosa* de Willan, qui au contraire donne le nom de *porrigo favosa* à une affection pustuleuse suivie bientôt de croûtes épaisses, d'un brun jaunâtre, et semblables à celles de l'*impétigo* ou du *porrigo larvalis*; il ne paraît être autre chose qu'une variété de ce dernier. Le *porrigo favosa* que nous décrirons est celui de M. Alibert.

Le *porrigo scutulata* ou teigne annulaire, connu en Angleterre sous le nom de *ringworm*, est caractérisé par le développement de pustules analogues à celles du porrigo favosa, mais agglomérées et rassemblées de manière à former des plaques circulaires. Bateman regarde le *porrigo scutulata* comme ayant pour lésion élémentaire des pustules *achores*; d'après un grand nombre de faits observés avec une attention scrupuleuse, M. Biett a été conduit à penser qu'il était au contraire constitué par des *favi*, c'est-à-dire par des pustules analogues à celles qui forment le *porrigo favosa*, dont il ne se distingue que par la disposition et l'arrangement de ces pustules, et plus tard par une certaine différence dans l'état des croûtes. Ce qu'il y a de constant, c'est que nous avons vu plusieurs fois, après avoir fait tomber les croûtes de la *teigne annulaire*, les lésions élémentaires se reformer, et nous avons pu nous convaincre que c'étaient des pustules faveuses, trop distinctes, du reste, des *achores* pour que l'on puisse un seul instant les confondre.

Le *porrigo larvalis*, ainsi dénommé parce que les traits de la face sont souvent cachés sous d'épaisses croûtes, est la même affection décrite par M. Alibert sous le nom de teigne muqueuse; c'est à elle aussi que se rapporte le *porrigo favosa* de Willan : sa nature est également pustuleuse.

Le *porrigo granulata*, teigne granulée, est aussi une affection pustuleuse du cuir chevelu, qui donne lieu à des croûtes irrégulières, rugueuses, grises ou brunâtres, qui sont rassemblées en assez grande quantité sur les cheveux, au milieu desquels elles se détachent çà et là sous la forme de petites granulations grisâtres, sèches et dures. Cette affection n'est pas, comme l'ont pensé Bateman et M. Samuël Plumbe, une variété du *porrigo scutulata*; elle se rapproche beaucoup plus du *porrigo larvalis*, qui lui-même ne paraît être qu'un *impetigo*.

Le *porrigo furfurans*, ou *teigne furfuracée*, auquel M. Alibert a assigné pour caractère positif la présence de squammes, ne semble être dans quelques circonstances que le *pytiriasis capitis*; mais le plus souvent c'est évidemment un *eczema chronique*, et les écailles résultent plutôt de la dessication d'un fluide qui suinte lentement à la surface du cuir chevelu.

Lorsque ce suintement est très-abondant, alors les cheveux, unis ensemble, et souvent dans une grande partie de leur longueur, offrent un aspect grisâtre, soyeux et chatoyant, ce qui constitue la *teigne amiantacée* de M. Alibert.

Enfin l'alopécie partielle, décrite par Willan sous le nom de *porrigo decalvans*, ne doit pas être considérée comme une affection distincte; elle est souvent le résultat des diverses espèces.

D'après ce que nous avons jugé convenable d'exposer, dans le but de dissiper un peu l'obscurité qui règne sur ce sujet, il est facile de voir que l'on a réuni dans un ordre commun des maladies qui présentent entre elles une foule de différences bien tranchées, et dont quelques-unes semblent appartenir évidemment à des affections déjà décrites, soit vésiculeuses, soit pustuleuses.

Les pustules et les croûtes de la *teigne faveuse*, celles de la *teigne annulaire* et la forme arrondie de ses plaques, distinguent de toutes les autres, ces deux espèces qui ne semblent différer entre elles que par l'arrangement de leurs pustules et un certain état de leurs croûtes. Elles ont un caractère spécial, c'est leur nature contagieuse, qui cependant paraît loin d'être constante. Dans ces deux maladies les cheveux tombent promptement dans les endroits affectés; ce qui a fait penser à Underwood, à Luxmore et à Duncan pour la teigne faveuse, que leur siége était dans les bulbes des cheveux; elles se distinguent facilement des autres éruptions cutanées.

La teigne *granulée* et la *teigne muqueuse* ont ensemble

beaucoup de rapports, et ne sont peut-être que des variétés de l'*impétigo* ou de l'*eczema impetigenodes*. Les caractères des croûtes de la teigne granulée suffiraient sans doute pour les distinguer, malgré la ressemblance des éruptions primitives, mais ces caractères ne sont bien prononcés que lorsque les croûtes sont déjà anciennes.

Quant au *porrigo furfurans* et à la *teigne amiantacée*, ce sont évidemment des *eczema chroniques*, et ils présentent tous les caractères des *affections* vésiculeuses.

S'il fallait établir des espèces vraiment fondamentales, M. Biett pense qu'elles pourraient être réduites à deux : le *porrigo favosa* et le *porrigo scutulata*.

En effet, ces deux variétés seulement présentent des caractères qui ne peuvent être rattachés à aucun autre ordre. Cependant, tout en étant persuadé de l'utilité de cette réforme, pour ne pas trop, dans un livre élémentaire, nous écarter des méthodes suivies, et dans la crainte de passer légèrement sur deux affections assez fréquentes, nous décrirons aussi la teigne muqueuse et la teigne granulée qui toutefois, nous ne saurions trop le répéter, ressemblent sous tous les rapports à des affections impétigineuses.

Mais nous rejetterons entièrement, comme faisant partie de l'eczema la *teigne furfuracée* et la *teigne amiantacée*, qui sont des affections vésiculeuses, et par conséquent ne peuvent faire partie d'un genre dont l'élément principal est une pustule.

Ces diverses espèces n'existent presque jamais simultanément. Elles peuvent affecter tout âge et les deux sexes; mais on les observe surtout dans l'enfance.

En général, elles semblent liées à un état particulier de l'économie; mais, dans quelques cas, la malpropreté, la misère, une mauvaise nourriture et des chagrins profonds ont eu, soit isolément, soit collectivement, une influence manifeste sur leur développement. D'autres fois enfin, elles sont produites par contagion, et elles peuvent être le résultat d'une contagion immédiate.

La plus fréquente de toutes est la *teigne faveuse*, et, après elle, la *teigne annulaire*.

Le traitement a été souvent, et est encore quelquefois empirique, puisque l'on applique fréquemment la même médication à des affections tout-à-fait différentes ; puisque l'on traite souvent les variétés les plus simples comme celles qui sont le plus graves ; puisqu'enfin tous les jours, les moyens réputés pour guérir la teigne, sont appliqués à des éruptions d'une tout autre nature, et quelquefois même très-légères ; ce qui explique très-bien ces guérisons promptes et merveilleuses qui, sans cela, devraient étonner ceux qui ont vu des teignes *faveuse* et *annulaire* résister souvent un temps infini aux moyens les mieux appropriés.

VARIÉTÉS.

Le genre *porrigo* reconnaît pour lésion élémentaire deux espèces de pustules bien distinctes ; 1° des *pustules faveuses*, qui appartiennent exclusivement au *porrigo favosa* et au *porrigo scutulata* ; 2° des *achores*, qui constituent la *teigne granulée* et la *teigne muqueuse*.

Nous pensons qu'il est utile d'établir les caractères qui appartiennent à ces élémens différens.

1° Les *pustules faveuses*, petites, exactement arrondies, enchâssées dans l'épiderme, contiennent un liquide qui se concrète dès les premiers momens, et forme une matière d'un jaune paille, présentant une dépression centrale que l'on peut, à l'aide d'une loupe, retrouver dans la pustule naissante. Au bout de quelques jours, cette matière incessamment augmentée forme une croûte épaisse, celluleuse, de plus en plus saillante, qui s'accroît pendant long-temps, et tantôt présente une dépression en forme de godets, tantôt a perdu ce caractère, et ne présente plus qu'une croûte épaisse, d'un jaune grisâtre et souvent fort dure.

2° Les pustules *achores* sont ordinairement un peu plus étendues, toujours superficielles, à base enflammée, plus ou moins irrégulières, confluentes, et formées par la collection d'un liquide purulent qui a soulevé l'épiderme. Au bout de quelques jours les pustules s'ouvrent et laissent échapper un liquide qui se concrète et se convertit en croûtes larges, jaunâtres ou brunes, formées de couches superposées et bien différentes de ces incrustations épaisses qui succèdent aux *favi*.

Les *achores*, admises par Willan et Bateman comme des variétés de pustules, diffèrent peu des pustules psydraciées de l'impétigo.

Variétés qui reconnaissent pour lésions élémentaires des pustules faveuses.

A. PORRIGO FAVOSA.

(Teigne faveuse.)

La teigne faveuse est caractérisée par l'éruption de très-petites pustules aplaties, qui se concrètent promptement, et après être restées enchâssées plus ou moins long-temps dans l'épiderme, forment de petites croûtes très-adhérentes, d'un jaune clair, et déprimées en godet. Ces croûtes augmentent de volume en conservant la dépression centrale et la forme circulaire, à moins qu'elles ne se confondent avec d'autres incrustations ; encore observe-t-on plus ou moins cette dépression au centre. Elle est essentiellement contagieuse.

Cette maladie a pour siége spécial le cuir chevelu, mais

elle peut se développer au front, aux tempes ; sur le menton, aux sourcils ; cependant dans la plupart de ces cas elle existait préalablement au cuir chevelu, et elle s'est étendue de là sur toutes ces parties. Nous l'avons vue plusieurs fois, à l'hôpital St-Louis, fixée aux épaules, à la partie inférieure des omoplates, aux coudes, aux avant-bras, au devant des genoux, à la partie externe et supérieure des jambes, de la cuisse, et au scrotum quand elle occupe le tronc ; c'est surtout à la partie postérieure qu'on l'observe, bien qu'elle puisse affecter l'abdomen. Enfin les mains peuvent aussi en être atteintes, et la maladie alors provient presque toujours du contact immédiat.

Symptômes. = Le porrigo favosa débute par des pustules psydraciées extrêmement petites ; à peine les aperçoit-on le premier jour. Elles apparaissent sous la forme de petits points jaunes ; elles restent toujours au niveau de la peau, et semblent enchâssées sous l'épiderme. A peine se sont-elles développées, que déjà le peu de matière jaunâtre qu'elles renferment se concrète, et on peut apercevoir, soit à l'œil nu, soit au moyen d'une loupe, une très-légère dépression centrale, qui ne tarde pas à devenir plus apparente à mesure que les croûtes augmentent de volume, et qui est très-appréciable au bout de cinq à six jours. Les pustules sont le plus souvent isolées dans le principe ; quelquefois, au contraire, elles sont groupées et se multiplient de manière à former une surface continue. Leur développement est toujours accompagné d'une démangeaison plus ou moins vive, quel que soit le point sur lequel elles se montrent. La peau qui les entoure est très-rouge. Lorsqu'elles sont isolées, leur base est quelquefois élevée et enflammée ; enfin, le plus ordinairement, chaque pustule est traversée par un cheveu.

Les croûtes augmentent lentement de volume en conservant la forme circulaire et la dépression centrale qui devient de plus en plus prononcée; elles peuvent ainsi acquérir une étendue de plusieurs lignes, et M. Biett en a vu qui avaient plus d'un pouce de diamètre. Lorsque les pustules sont rapprochées, ces croûtes se confondent bientôt par leurs bords, y forment ainsi des incrustations jaunes plus ou moins étendues, offrant une foule de dépressions alvéolaires, dont chacune correspond à une ancienne pustule. Ces godets ont été très-judicieusement comparés par M. Alibert, aux alvéoles d'une ruche à miel ou aux cupules de lichens, qui couvrent le tronc de certains arbres. Quelquefois une espèce de calotte croûteuse couvre toute la tête; d'autres fois il se fait dans les divers points qui n'offrent point de pustules une légère desquammation épidermique.

A cette époque, les croûtes sont d'une couleur jaune ou fauve très-prononcée, et si on les fait tomber au moyen de cataplasmes émolliens, ou bien à l'aide de lotions, soit simples, soit alcalines, on trouve au-dessous des érosions légères qui ne se recouvrent pas de croûtes nouvelles; pour que celles-ci se reforment, il faut qu'il se développe de nouvelles pustules.

Lorsque la maladie est abandonnée à elle-même, les croûtes, très-adhérentes, restent en place pendant des mois entiers et même des années; mais alors elles deviennent plus épaisses et blanchâtres; elles se dessèchent, se brisent et se détachent quelquefois accidentellement et par portions. Souvent à mesure que la maladie suit cette marche dans un point, d'autres pustules se développent dans un autre et suivent une marche analogue.

Quand les croûtes existent depuis long-temps, la peau est le siége d'une inflammation chronique, grave et profonde; les couches du derme sont successivement en-

vahies. Elle pénètre quelquefois jusqu'au tissu lamineux;
elle atteint même le péricrâne et les os.

Si l'on examine l'état des cheveux chez les personnes
affectées du porrigo favosa, on trouve toujours qu'ils se
laissent arracher avec la plus grande facilité, dans tous les
points où les pustules se développent, et cela dès les premières éruptions. Plus tard le cuir chevelu se dégarnit et
la peau reste lisse et luisante dans les endroits où les cheveux manquent. Ceux-ci repoussent rarement, ou au moins
ils ne reviennent jamais comme avant l'éruption; ils offrent
au contraire une apparence lanugineuse très-remarquable.

Le porrigo favosa ne s'accompagne jamais de symptômes
généraux dans les premiers temps; mais les démangeaisons
sont quelquefois très-vives; elles le deviennent plus encore lorsque, par le défaut des soins de propreté, comme
on le voit très-fréquemment, des pous pullulent en grande
quantité sous les croûtes. Alors les malades se grattent et
se déchirent; ils augmentent ainsi l'inflammation. Dans
ces cas, il s'exhale de leur tête une odeur fort désagréable,
qui se rapproche, comme l'a remarqué M. Alibert, de celle
de l'urine de chat.

Il est à noter que, lorsque l'on est parvenu à nettoyer le
cuir chevelu de ces insectes ainsi que des croûtes, l'odeur
devient fade et nauséabonde. Les excoriations plus ou
moins superficielles qui se trouvent à la surface du derme,
ne produisent pas de croûtes faveuses déprimées dans le
centre; il en suinte une sanie rougeâtre et fétide qui forme
des croûtes irrégulières : mais il se fait bientôt des éruptions nouvelles, qui donnent lieu à de nouvelles croûtes
faveuses.

La teigne faveuse peut déterminer à de petits abcès
sous-cutanés; les ganglions lymphatiques du cou peuvent
s'engorger sympathiquement, mais il est rare que cette

maladie soit compliquée de l'inflammation de quelques organes intérieurs. Il est à remarquer que les individus qui en sont atteints restent souvent petits, et ne se développent en aucune façon ; leur intelligence est en général très-bornée.

Le siége des pustules faveuses a été placé dans le corps réticulaire par la plupart des pathologistes. Duncan a avancé qu'il était dans les bulbes des cheveux ; et à la vérité, dans presque tous les cas, il est très-facile d'enlever les cheveux et avec eux le bulbe, sur les points où les pustules se sont développées, et il semble comme implanté dans un corps mou. Ceci ne s'observe pas seulement quand la maladie est ancienne, mais aussi sur les points où il se montre de nouvelles pustules ; si on examine avec la loupe le cheveu ainsi arraché, on observe un gonflement ; mais le renflement de sa base, par lequel il tient au derme, n'existe plus.

La durée de cette affection est pour ainsi dire infinie ; il est impossible d'en fixer le terme. Lorsque la guérison a lieu, il ne se fait plus de nouvelles éruptions ; les croûtes se détachent, les surfaces sous-jacentes se dessèchent ; il reste une tache rougeâtre. Il est rare que les cheveux repoussent avec leurs caractères normaux ; cependant nous les avons vus, entre autres chez un malade dans les salles de M. Biett, revenir presque semblables à ceux qui n'avaient point été détruits.

Causes.=Le porrigo favosa est évidemment contagieux ; dans quelques cas cependant, c'est en vain qu'on a provoqué l'infection : la maladie n'a pu se transmettre. Il se développe dans toutes les saisons ; il attaque indistinctement les deux sexes, tous les âges, mais on l'observe surtout chez les enfans, chez les jeunes gens. Diverses circonstances qui semblent agir en détériorant plus ou moins la constitution paraissent aussi en provoquer le développement ;

tels sont le défaut d'alimens nécessaires, la misère et la malpropreté, le séjour prolongé dans des endroits malsains, peu aérés, bas et humides, les prisons par exemple. Enfin on l'observe surtout chez des individus d'une constitution molle, lymphatique, éminemment scrofuleux.

Diagnostic. == La présence de petites pustules jaunes, enchâssées dans l'épiderme, l'existence de croûtes sèches, jaunes, disposées en godets, sont des caractères assez distincts pour empêcher de confondre la *teigne faveuse*, non-seulement avec les autres éruptions, mais aussi avec les autres espèces de teignes. Toutefois elle ne diffère du *porrigo scutulata* (teigne annulaire), qui reconnaît aussi pour élémens des pustules faveuses, que par la disposition de ces pustules elles-mêmes, qui sont le plus souvent discrètes dans la teigne faveuse, au lieu qu'elles sont agglomérées en cercle dans la teigne annulaire.

Lorsqu'il existe beaucoup de croûtes, celles-ci sont alors d'un blanc jaunâtre, sèches, et quelquefois elles se brisent en poussière ; dans ce cas, elles se rapprochent assez de celles de la teigne granulée, mais presque toujours on trouve des croûtes faveuses avec tous leurs caractères ; et d'ailleurs dans le *porrigo favosa* les cheveux sont presque détruits sur les points occupés par la maladie lorsqu'elle est aussi ancienne, ce qui n'a pas lieu pour la teigne granulée.

Il est presque inutile de s'arrêter à décrire les différences qui peuvent exister entre les éruptions des autres genres et le *porrigo favosa* ; pour peu qu'on se rappelle la description de cette dernière espèce, on ne la confondra jamais avec les autres, parce que ses caractères sont tellement exprimés, que l'on doit la reconnaître dans tous les cas. Toutefois nous avons vu un médecin, auquel par sa place on doit supposer au moins la connaissance des maladies qui se présentent journellement à son observation, confondre un cas de *favus* qui occupait une grande partie de la surface cutanée, avec la *lèpre*. De telles erreurs ne doivent pas être relevées parce qu'elles ne peuvent être que très-rarement commises, même par les élèves les moins expérimentés.

Prognostic. == Le prognostic est grave à cause de la durée de la maladie; il est d'autant plus fâcheux que de nouvelles éruptions se succèdent plus fréquemment, lorsqu'on est parvenu à faire disparaître les traces des premières.

Traitement. == Il n'est peut-être pas de maladie contre laquelle on ait proposé plus de moyens que contre la *teigne faveuse*, et en général chacun de ces moyens était infaillible, suivant ceux qui les vantaient. Cependant quelle que soit la méthode de traitement employée, elle est encore trop souvent infructueuse.

Le traitement de la *teigne faveuse* est tout extérieur. Dans quelques circonstances seulement, il est avantageux de relever les forces des malades, à l'aide de quelques amers; enfin on peut aussi, dans certains cas, avoir recours avec avantage à de légers laxatifs.

Il faut commencer, avant tout, par les soins de propreté: ainsi on coupera les cheveux très-courts, ou mieux encore on les rasera; on fera tomber les croûtes, et l'on aura soin de laver la surface avec une décoction émolliente qu'on remplacera de temps en temps par de l'eau de savon. Ces moyens, tout simples qu'ils paraissent, sont des auxiliaires sans contredit utiles et même indispensables dans la plupart des traitemens externes bien dirigés; c'est à eux qu'il faut attribuer, sans le moindre doute, certaines cures dont on rapporte tout l'honneur à une médication au moins inutile, aux vésicatoires, par exemple, que l'on appliquait aux bras en même temps; méthode de traitement, du reste, qui remonte à une époque déjà fort éloignée, puisqu'on la trouve décrite dans l'ancien journal de médecine de Vandermonde.

Dans la grande généralité des cas, ces moyens ne suffisent point pour amener la guérison : il devient nécessaire de modifier l'état de la peau par des applications souvent plus énergiques. La calotte, qui rappelle l'enfance de l'art, a été heureusement abandonnée depuis long-temps, et nous avons de la peine à croire que l'ignorance, reléguée au fond de quelques campagnes, puisse se servir encore d'un moyen aussi cruel ; du reste, elle ne paraissait agir surtout que par l'avulsion des cheveux, qui suivait son emploi. La présence des cheveux est-elle aussi nuisible que quelques auteurs le prétendent? et quand ils tombent par l'effet de la maladie, celle-ci borne-t-elle là ses ravages? Au contraire, les croûtes persistent souvent des années entières sur les points où il n'existe plus de cheveux ; leur avulsion d'ailleurs pratiquée avec de petites pinces, mais seulement sur les points qui sont le siége de la maladie, est loin d'être aussi douloureuse qu'on se l'est imaginé. En effet, dans ces points, les cheveux ne tiennent presque plus ; au reste, on peut parvenir à les détruire par des moyens bien plus doux : les préparations alcalines remplissent très-bien ce but, et en même temps, chose non moins essentielle, elles modifient d'une manière très-avantageuse l'état de la peau malade.

Les moyens sur lesquels on peut surtout compter conjointement avec les soins de propreté dans le traitement de la teigne faveuse, ce sont les préparations alcalines et sulfureuses et les lotions acidulées.

Les préparations alcalines, dont on doit faire usage, offrent beaucoup de différence suivant l'action qu'on cherche à produire; lorsqu'on veut faire tomber promptement les cheveux, et en même temps agir un peu activement sur le cuir chevelu, on se sert de sous-carbonate de potasse ou de soude, incorporé à la dose d'un ou deux gros dans une once d'axonge; on fera avec cette pommade des onctions sur les points malades tous les jours pendant cinq ou dix minutes: au bout d'un certain temps les cheveux se détachent sans effort; on peut en même temps faire des lotions rendues légèrement alcalines par la dissolution d'une petite quantité de ces mêmes sels dans la proportion de deux gros par pinte. Avant de commencer l'usage de ces moyens, il faut, comme nous l'avons dit, couper les cheveux et appliquer de larges cataplasmes émolliens, et faire des lotions avec de l'eau de savon tiède, de manière à faire tomber les croûtes et à nettoyer toute la surface avec le plus grand soin.

Nous avons vu plusieurs fois à l'hôpital Saint-Louis employer avec beaucoup d'avantage le sulfure de potasse à la dose d'un gros ou deux, en dissolution dans une livre d'eau distillée, ou bien encore la lotion suivante, dite lotion de Barlow (sulfure de potasse ʒ ij, savon blanc ʒ jj ß, eau de chaux ℥ vij alcool rectifié ʒ j). Enfin, dans quelques circonstances, la maladie a été singulièrement amendée par l'emploi du chlorure de chaux.

Des douches sulfureuses légères, et répétées chaque jour, rempliraient encore mieux le but qu'on se propose; elles ont, ainsi que les lotions, l'avantage d'empêcher que la pommade dont on s'est servi en friction ne reste trop longtemps en contact avec la peau. Il faut surtout beaucoup de patience et veiller avec un grand soin à ce que ces moyens soient suivis exactement. Les médicamens dont se servent MM. Mahon ont pour base, ainsi qu'on l'a vérifié, des préparations alcalines, et le soin qu'ils mettent à faire le traitement, pour ainsi dire de leurs propres mains, ne doit pas être

compté pour peu de chose dans les nombreux cas de guérisons qu'ils ont obtenus. Bien loin de nous l'idée de con-
tester leurs succès, mais ils seraient, il n'en faut pas douter, bien moins nombreux si l'on réduisait le nombre des
maladies qu'ils ont traitées aux teignes proprement dites
(*porrigo favosa* et *porrigo scutulata*), et nous pensons que
ces deux variétés, que nous avons vues si souvent rebelles
aux médications les plus rationnelles, résistent quelquefois tout aussi bien à leur utile secret qu'aux diverses méthodes dont on fait usage à l'hôpital St-Louis.

Quelques acides fortement étendus, tels que l'acide mu-
riatique, l'acide nitrique, ont été, dans quelques cas, employés avec succès; ces lotions acidulées pourraient être
remplacées avec avantage par des lotions faites avec de
l'acide hydrocianique médicinal très-étendu, à la dose d'un
gros pour chaque livre d'eau distillée.

Les autres moyens qui ont été employés par divers auteurs avec des succès variables sont des dissolutions de
sulfate de zinc, de cuivre, de nitrate d'argent fondu, à la
dose de trois à six grains dans une once d'eau distillée, ou
enfin du sublimé corrosif dans les mêmes proportions. On
peut ajouter à ces dissolutions une certaine quantité d'alcool, deux ou trois onces par livre d'eau.

Les substances qui ont été le plus vantées en pommade
sont : le soufre sublimé incorporé dans de l'axonge, à la
dose de deux gros par once, avec autant de savon blanc; le
calomel à la même dose dans une même quantité de graisse ;
l'oxyde de manganèse dans les mêmes proportions, ou bien
encore la pommade de Banyer (litharge $\mathfrak{z}$ ij, alun calciné
$\mathfrak{z}$ j ß, calomel $\mathfrak{z}$ j ß, axonge ℔ ij, thérébentine de Ve-
nise ℔ ß).

De tous les médicamens employés en frictions, celui que
nous avons vu réussir d'une manière et plus prompte et

plus sûre, c'est sans contredit l'*iodure de soufre* ; employé dans ces derniers temps pour la première fois par M. Biett, appliqué par lui entre autres au traitement de la *teigne faveuse*. Nous avons vu, dans l'espace de quelques semaines seulement, ce médicament imprimer à la peau une modification nouvelle; sous son influence les pustules cessaient de se former, et c'est même chez un malade traité de cette manière que nous avons vu les cheveux en repoussant présenter tous les caractères de ceux qui recouvraient les parties saines. On fait faire au malade matin et soir sur les surfaces affectées des frictions légères avec la pommade suivante : iodure de soufre ℈ j à ʒ ß , axonge ℥ j.

Dans l'emploi de tous ces moyens, il faut avoir grand soin de faire tomber les croûtes à mesure qu'il s'en forme, surtout à l'aide de lotions émollientes ou alcalines long-temps prolongées. Du reste, M. Biett a commencé depuis long-temps une série d'expériences, non-seulement sur les méthodes de traitement déjà connues, mais encore sur plusieurs substances nouvelles ou récemment introduites dans la matière médicale. Les résultats de ces expériences offrant encore de l'incertitude sur plusieurs points essentiels, M. Biett a cru devoir ajourner leur publication.

Les bains sont toujours utiles; on en fera prendre de temps en temps, surtout quand la maladie occupe le tronc ou les membres. Les bains sulfureux sont très-avantageux dans quelques cas.

Lorsque la maladie est locale et ne consiste que dans quelques pustules répandues çà et là, on peut, après avoir fait tomber les croûtes, cautériser la surface mise à découvert avec le nitrate d'argent. La cautérisation a été aussi proposée et employée avec succès dans quelques cas très-opiniâtres, et l'on s'est servi pour la pratiquer d'acides concentrés, tels que l'acide nitrique, sulfurique, hydrochlorique

et acétique; pour les employer, après avoir nettoyé avec
le plus grand soin le cuir chevelu et surtout après avoir
fait tomber les croûtes, on promène sur les surfaces malades une barbe de plume trempée dans l'un de ces acides, et
aussitôt, avant que le caustique ait eu le temps d'exercer un
peu loin son action, on fait plusieurs ablutions d'eau froide.

Les sétons, les vésicatoires et les exutoires ont en général moins d'utilité qu'on ne leur en suppose.

Enfin, dans le traitement de la *teigne faveuse*, il ne faut
jamais oublier qu'un seul moyen est bien loin d'être toujours suivi de succès, que beaucoup de persévérance est
nécessaire tant de la part du médecin que de la part du
malade, et que, dans les cas où les traitemens employés
n'ont pas réussi, il ne faut jamais négliger les soins de
propreté.

B. PORRIGO SCUTULATA.

(Teigne annulaire.)

(*Ringworm.*)

La *teigne annulaire* est une inflammation chronique du
cuir chevelu, caractérisée par des pustules faveuses, non pas
discrètes et isolées comme dans le *porrigo favosa*, mais réunies en groupe, et disposées de manière à former des cercles
à la circonférence desquels ces petites pustules jaunes sont
en plus grand nombre qu'au centre; ces pustules sont suivies de croûtes minces d'abord, mais qui le plus souvent
deviennent fort épaisses, et par l'agglomération des *favi*
constituent des incrustations souvent fort étendues. Cette
éruption est essentiellement contagieuse.

La teigne annulaire se développe surtout au cuir chevelu, qui en est le siége spécial : elle existe en même temps
souvent au front et au col. Quand on l'observe dans d'au-

tres parties du corps, ce qui est assez rare, elle est en général produite par une contagion directe.

Symptômes. = Cette maladie débute par des taches
rouges, circulaires, sur lesquelles on ne tarde point à apercevoir de très-petites pustules jaunes, nullement saillantes
au-dessus du niveau de la peau, et comme enchâssées dans
l'épiderme. Ces pustules sont agglomérées, et beaucoup
plus nombreuses vers la circonférence de la plaque qu'au
centre; de vives démangeaisons accompagnent et leur
formation et celle des taches érythémateuses qui les précèdent. Absolument semblables à celles de la *teigne faveuse*, les pustules du *porrigo scutulata*, d'un jaune un
peu moins éclatant peut-être, comme elles présentent une
dépression centrale, et sont le plus ordinairement traversées par un cheveu; elles se déssèchent aussi très-prompt-
tement. Il se forme à leur surface des croûtes minces
d'abord; ces croûtes augmentent d'épaisseur, deviennent
de plus en plus saillantes, et se réunissent, si on leur
permet de s'accumuler, de manière à former des incrustations plus ou moins larges, et le plus souvent exactement bornées par une ligne circulaire. Si elles tombent,
ou que l'on détermine leur chute à l'aide d'applications
convenables, on trouve alors la peau rouge, luisante,
enflammée; d'autres petites pustules analogues ne tardent
pas à se développer et à former des croûtes nouvelles.
Cette éruption a lieu surtout à la circonférence des plaques
qui s'étendent peu à peu, et peuvent acquérir de un à
deux pouces de diamètre.

Dès le commencement on observe que les cheveux qui
recouvrent ces plaques sont moins nombreux; ils sont
secs, lanugineux; il suffit d'un léger effort pour les arracher : il est évident que les bulbes sont affectés dès le
commencement même de la maladie. Enfin les cheveux

finissent par être entièrement détruits aux endroits qui étaient le siége des plaques.

Ordinairement, quand la maladie dure depuis quelque temps, les autres parties du cuir chevelu qui ne sont point atteintes de pustules faveuses sont le siége d'une légère exfoliation épidermique.

Lorsque les taches circulaires sont nombreuses, soit parce qu'elles se sont développées spontanément, soit que le malade en se grattant ait inoculé l'éruption sur plusieurs points, elles peuvent s'étendre et se confondre; les pustules rapprochées, réunies, forment des croûtes beaucoup plus épaisses, et, dans quelques cas, ces incrustations peuvent recouvrir tout le cuir chevelu. Le malade alors offre un aspect remarquable, surtout si l'éruption est ancienne : la tête est occupée par une espèce de calotte épaisse dont la circonférence présente des traces évidentes de la forme première de l'éruption. Ainsi, on y observe des quarts, des moitiés de cercle bien distinctes, et l'on ne trouve de cheveux qu'au point de réunion du cuir chevelu avec la peau de la face; au-dessus de cette espèce de couronne, formée par des cheveux grêles et lanugineux, on voit une enveloppe crustacée d'un jaune grisâtre, ne présentant point, comme dans la *teigne faveuse*, de dépressions centrales en godets, mais des croûtes sèches, friables, qui se détachent par petites portions et ressemblent à du mortier grossièrement brisé, ou à du plâtre tombé des murs et sali par l'humidité et la poussière. Quelquefois la maladie, dans cet état, au lieu d'occuper ainsi toute la tête, est bornée à une ou plusieurs de ses régions; on trouve souvent alors l'éruption à ses diverses périodes. Ainsi, l'on aperçoit des taches d'un rouge vif, surtout à la circonférence; puis un plus ou moins grand nombre de pustules jaunâtres, plus loin des croûtes plus ou moins épaisses, et enfin çà et là des places blanches entièrement dépouillées de cheveux, et à côté des points légèrement enflammés qui sont le siége d'une exfoliation épidermique.

La maladie peut rester ainsi dans cet état pendant un temps qu'il serait difficile de préciser ; elle peut durer des mois entiers ; mais soit naturellement, ce qui est rare ; soit par l'effet de l'art, les croûtes tombent, les surfaces qu'elles laissent après elles deviennent de moins en moins enflammées, les éruptions qui se reforment sont moins nombreuses, moins considérables, les croûtes redeviennent plus minces, elles cessent de se reformer, et la maladie disparaît en laissant après elle des points plus ou moins étendus sur lesquels les cheveux, pendant long-temps, restent rares, mous et décolorés, et souvent même ne se régénèrent jamais.

Causes. = Lorsque cette affection se développe spontanément, on ne l'observe guère que chez les enfans, chez les individus d'une constitution lymphatique, mal nourris, mal vêtus ; mais ordinairement elle se propage par le contact immédiat : l'usage des mêmes serviettes, des peignes, des mêmes bonnets peut en être la cause occasionelle ; on l'observe aussi, mais plus rarement, chez les adultes.

Diagnostic. = Le diagnostic de la teigne annulaire peut offrir, dans certains cas, quelques difficultés : le *porrigo favosa* est la seule espèce de teigne avec laquelle on pourrait la confondre. Elle diffère en effet des autres d'une manière assez tranchée par la nature de ses pustules (*favi*), par la couleur, la forme des croûtes, par l'alopécie qu'elle détermine, et enfin par son caractère contagieux, etc.

Quant à la *teigne faveuse* : le porrigo scutulata reconnaît comme elle pour lésions élémentaires de petites pustules jaunes, enchâssées dans l'épiderme, déprimées au centre ; mais ici elles sont agglomérées, elles forment par leur réunion des cercles le plus souvent bien distincts, caractères qui ne se retrouvent point dans la *teigne faveuse*, dont les pustules discrètes ne se réunissent jamais de manière à affecter une forme régulière. Cependant, dans les cas où les croûtes du *porrigo scutulata* recouvrent presque la totalité du cuir chevelu, on pourrait le confondre avec ces incrustations épaisses de la *teigne faveuse*, formant une espèce de ca-lotte qui entoure toute la tête; mais les croûtes de la *teigne faveuse*, examinées avec attention, présentent tou-jours çà et là quelques points où l'on retrouve évidem-ment la dépression centrale en godet; et d'ailleurs les larges incrustations ne sont jamais circonscrites par des lignes régulières, tandis que celles du *porrigo scutulata* présentent toujours à la circonférence des portions de cercle qui indiquent la forme première de l'éruption, et que, dans cette dernière maladie enfin, où l'on ne retrouve jamais les godets, on rencontre, au contraire, de petits débris de croûtes semblables à du mortier brisé.

L'*impétigo figurata* pourrait aussi en imposer pour la *teigne annulaire* lorsqu'il a son siége au cuir chevelu, ou bien cette dernière maladie, développée sur les mem-bres, pourrait être confondue avec l'affection *impétigi-neuse*; en effet, l'*impétigo figurata* est caractérisé par une réunion de pustules agglomérées qui donnent lieu à des croûtes épaisses, assez régulièrement circonscrites et souvent parfaitement circulaires; mais ces deux maladies présentent des différences très-grandes, soit à l'état pus-tuleux, soit quand elles sont recouvertes de croûtes. A l'*état pustuleux*: on ne saurait confondre les pustules superficielles légèrement proéminentes, reposant sur une surface rouge et très-enflammée, etc., qui caractérisent l'*impétigo*, avec celles du *porrigo scutulata*, qui, plus profondes, restent enchâssées dans l'épiderme, ne s'accompagnant que d'une très-légère inflammation à leur base, et enfin présentent une matière concrète presque en naissant, tandis que les pustules *psydraciées* de l'*impétigo* contiennent un liquide qui s'épaissit peu à peu, et ne forme une véritable croûte qu'au bout de quelques jours. A l'*état crustacé* : les différences ne sont pas moins tranchées; les croûtes de l'*impétigo* sont beaucoup plus épaisses; à leur chute elles se reforment par un suintement séro-purulent, tandis qu'il faut de nouvelles pustules faveuses pour donner naissance aux nouvelles incrustations de la teigne annulaire; d'ailleurs, l'*impétigo figurata* est presque toujours borné à des points peu étendus; ses plaques sont souvent isolées, et la teigne annulaire à cet état offre un aspect différent très-facilement appréciable : ses croûtes sont plus épaisses à la circonférence qu'au centre, tandis que le contraire a lieu dans l'*impétigo.*

Enfin si l'on réfléchit que l'*impétigo* n'est point contagieux, que quand il a son siége au cuir chevelu il ne détermine jamais la chute des cheveux, que d'une autre part la présence du *porrigo scutulata* sur les membres est extrêmement rare et coïncide presque toujours alors avec la même éruption développée au cuir chevelu, on aura des caractères assez tranchés pour ne jamais confondre ces deux affections, qu'il est très-important de distinguer.

Des plaques de l'*herpès circinnatus* au début, ou de la *lèpre* dépouillée de ses squammes qui auraient leur siége au cuir chevelu pourraient être prises peut-être pour un *porrigo scutulata* commençant et qui ne serait encore caractérisé que par les petites taches rouges, circulaires, qui précèdent l'apparition des pustules; il est presque inutile d'ajouter que le développement de chacune de ces maladies présentera des symptômes assez distincts pour ne pas laisser long-temps dans le doute ou pour dissiper promptement l'erreur.

Prognostic. == La *teigne annulaire* n'est point grave par elle-même, mais elle peut le devenir par sa durée et par son opiniâtreté à résister aux divers moyens de traitement; cependant elle est en général moins fâcheuse que le *porrigo favosa*.

Traitement. == Les bases du traitement du porrigo scutulata sont en général absolument les mêmes que celles du traitement de la teigne faveuse; comme pour cette dernière maladie, les médications intérieures n'ont que des effets peu marqués, et c'est localement qu'il faut attaquer cette variété du genre *porrigo*.

Des lotions fréquentes avec de l'eau ou du lait tiède, le soin de couper les cheveux très-courts, ou même de les raser, si cette opération ne détermine pas une inflammation trop vive; des cataplasmes émolliens pour faire tomber les croûtes, sont les seuls moyens qu'il soit convenable d'employer au début: plus tard il devient souvent nécessaire, comme pour le *porrigo favosa*, de modifier l'état des parties malades, et l'on peut avoir recours, suivant la gravité du mal, à l'une ou l'autre des préparations que nous avons indiquées plus au long au traitement de cette dernière maladie: ainsi on emploiera les préparations alcalines ou sulfureuses; la lotion de Barlow, quelques dissolutions de sulfate de zinc, de cuivre, et même de sublimé corrosif avec addition d'une certaine quantité d'alcool. On pourra faire quelques frictions avec des pommades sulfureuses ou au calomel; mais surtout, si la maladie est rebelle, on aura recours à l'*iodure de soufre* incorporé dans de l'axonge. Les bains simples, les douches sulfureuses, et surtout les soins de propreté seront aussi très-efficaces.

En un mot, on appliquera au *porrigo scutulata* la même médication que celle que nous avons indiquée pour la *teigne faveuse*, au traitement de laquelle on trouvera tous ces moyens exposés en plus grand détail.

B. *Variétés qui reconnaissent pour lésions élémentaires des* achores.

PORRIGO LARVALIS.

(Teigne muqueuse.)

(Croûte de lait.— *Tinea muciflua.*)

Le *porrigo larvalis* (de larva masque) est caractérisé par une éruption de pustules superficielles d'un blanc jaunâtre, plus ou moins confluentes, réunies en groupes, auxquelles succèdent des croûtes jaunes ou verdâtres, tantôt lamelleuses et minces, tantôt épaisses et rugueuses, qui offrent la plus grande analogie avec celles de l'*eczema impetigenodes* ou de l'*impetigo figurata*.

On observe surtout cette maladie chez les jeunes sujets et principalement chez les petits enfans; elle peut se développer sur toutes les parties du corps, mais les régions qui en sont le plus spécialement le siége sont : le cuir chevelu, les oreilles, les lèvres; et souvent la face se trouve presque totalement couverte par des croûtes plus ou moins épaisses qui la cachent comme le ferait un masque, d'où lui vient le nom de *larvalis*.

La *teigne muqueuse* offre beaucoup de variétés qui résultent surtout du degré d'inflammation et de l'épaisseur plus ou moins grande des croûtes.

Chez de très-jeunes enfans la maladie consiste seulement dans le développement de petites pustules qui, répandues sur le cuir chevelu, sur les tempes, etc., forment bientôt des croûtes en général minces, mais qui peuvent devenir quelquefois plus épaisses quand le suintement est abondant; ce sont elles que les auteurs ont désignées sous le nom de croûtes de lait. Dans ce cas, l'affection est des plus bénignes; mais souvent elle est beaucoup plus grave et se montre soit

à la face, soit au cuir chevelu, soit enfin sur ces deux régions
et dans différens points du corps à la fois.

A la face, la maladie débute ordinairement sur le front et
sur les joues, par de petites pustules groupées sur une surface enflammée et plus ou moins étendue ; de vives démangeaisons accompagnent leur apparition ; elles s'ouvrent bientôt, soit spontanément, soit par l'action des ongles ; il s'en
écoule un fluide visqueux, jaunâtre, qui forme des croûtes
minces, molles et d'un jaune verdâtre ; le suintement continue ; de nouvelles croûtes se forment, les premières augmentent d'épaisseur, et l'on en trouve dans un point qui sont
épaises, molles et arrondies, tandis qu'elles sont minces et
lamelleuses dans d'autres. Quand elles se détachent, elles
laissent une surface rouge, très-enflammée, sur laquelle il
se forme des croûtes nouvelles : le suintement est quelquefois si abondant, que le fluide ne se concrète point, que la
surface du derme se trouve pour ainsi dire à nu, et que
l'on en voit s'écouler, par une multitude de petits points,
un fluide visqueux, peu épais et âcre.

Quand la maladie offre une certaine étendue, les démangeaisons et les douleurs même sont souvent très-vives ;
quand elle occupe le front, les joues et le menton, toutes
ces parties se recouvrent d'une large croûte épaisse, semblable à un masque ; le nez seul et les paupières en paraissent exempts le plus souvent.

Dans d'autres cas, les pustules sont plus volumineuses ;
elles se développent derrière les oreilles, autour de la bouche, sur le menton, et donnent bientôt lieu à la formation
de croûtes épaisses d'un jaune verdâtre. Dans quelques circonstances on voit ainsi toute la bouche entourée de larges
et épaisses incrustations jaunes, et qui sont d'un brun foncé
dans certains endroits où il se trouve un peu de sang mêlé
au fluide desséché ; dans ces cas les mouvemens des lèvres

sont singulièrement gênés ; d'autres fois c'est derrière les oreilles que ces larges incrustations se forment. Ces croûtes exhalent une odeur nauséabonde; très-souvent les ganglions lymphatiques voisins s'enflamment et peuvent même supurer; quelquefois les paupières sont le siége d'une inflammation chronique : il y a souvent coryza et écoulement abondant de mucus par les fosses nasales.

Lorsque la maladie tend à la guérison, le suintement diminue, les croûtes se reforment plus lentement, elles deviennent plus minces, plus blanches; la surface sur laquelle elles reposent est de moins en moins rouge; bientôt elles sont remplacées par une desquammation légère, qui elle-même ne tarde pas à cesser, et l'on n'observe plus qu'une petite teinte rosée sur les points qui étaient le siége de l'éruption et qui se dissipe peu à peu. C'est ainsi que se termine cette variété le plus ordinairement; quelquefois cependant il s'établit des fissures, des crevasses, et dans quelque cas enfin, au moment où tout semblait terminé, une nouvelle éruption se développe spontanément, et la maladie recommence : il n'en résulte jamais de cicatrices, et si l'on en a observé quelquefois, elles étaient évidemment le résultat d'une altération plus profonde, déterminée par l'action des ongles des enfans, qui, si l'on n'y fait attention, se grattent quelquefois au point de faire ruisseler le sang sur toutes les parties de la figure.

Lorsque cette affection occupe le *cuir chevelu*, les pustules sont assez rapprochées; elles sont d'un blanc jaunâtre; elles occupent tantôt la partie postérieure de la tête seulement; tantôt tous les points qui sont couverts de cheveux en sont atteints; quelquefois ces pustules sont très-petites et entremêlées de vésicules dont la plupart deviennent pustuleuses, tandis que les autres deviennent transparentes; elles sont accompagnées de démangeaisons assez vives; bientôt elles s'ouvrent, et le plus souvent elles sont déchirées; elles laissent écouler un fluide visqueux, épais et qui colle les cheveux ensemble, et en se desséchant forment des croûtes irrégulières d'un brun jaunâtre. Tantôt ces croûtes sont éparses, tantôt elles sont confondues et recouvrent une plus ou moins grande surface; le suintement persiste, et si les cheveux sont longs et que l'on néglige les soins de propreté, une partie plus ou moins considérable du cuir chevelu se recouvre à la fin d'une croûte très-épaisse, brunâtre, qui se dessèche, se brise quelquefois en petites portions friables, et présente enfin tous les caractères qui, comme nous le verrons plus loin, ont été assignés à la teigne granulée. Lorsque ces incrustations sont épaisses et étendues, que le malade malpropre a la tête entourée de linges qui, imprégnés de ce fluide, y séjournent des mois entiers, il s'en exhale, lorsqu'on les retire, une odeur fétide et repoussante; dans ces cas, on trouve encore des myriades de poux qui augmentent le prurit et l'inflammation.

Dans les cas contraires, lorsque les croûtes sont enlevées avec soin, au moyen de lotions émollientes, on trouve une surface peu enflammée, qui offre des excoriations légères et d'où suinte, par une multitude de points, un fluide visqueux d'une odeur fade; quelquefois le tissu cellulaire sous-cutané s'enflamme dans quelques points qui forment souvent de petits foyers purulens, circonscrits, qui se terminent rarement par résolution et que l'on est souvent obligé d'ouvrir.

Lorsque la maladie dure depuis long-temps; que les croûtes abandonnées à elles-mêmes sont restées des mois entiers sans qu'on ait cherché à les détacher, les cheveux tombent quelquefois dans une étendue plus ou moins grande; mais cette alopécée, bien différente de celle qui suit constamment les teignes faveuses et annulaires, n'est qu'accidentelle et momentanée; les bulbes ne sont point détruits, mais enflammés; aussi les cheveux ne tardent-ils pas à repousser et avec tous les caractères que présentent ceux qui recouvrent des surfaces qui n'ont point été le siége de l'éruption.

Non seulement le cuir chevelu, le front, les régions mastoïdiennes et toute la face peuvent être plus ou moins affectées à la fois, mais encore la maladie peut s'étendre sur le tronc et même sur les membres; les pustules semblent être dans ce cas plus petites, moins confluentes, les croûtes qui leur succèdent moins épaisses, et c'est surtout alors que la maladie se rapproche davantage de l'*impétigo*.

La durée de cette maladie est très-variable; toujours moins opiniâtre que les deux variétés précédentes, elle persiste cependant le plus souvent des mois entiers.

Causes. = La *teigne muqueuse* n'est contagieuse dans aucun cas, on l'observe surtout chez les jeunes enfans: elle se manifeste à l'époque de la première et de la seconde dentition; les causes sont, dans la plupart des cas, très-difficilement appréciables; si elle se développe chez les enfans mal nourris et débiles, on l'observe aussi fréquemment chez les enfans forts, très-bien portans; le défaut de soins de propreté peut surtout avoir quelque influence sur son apparition; cette maladie affecte assez souvent les adultes.

Diagnostic. = Les caractères indiqués plus haut qui appartiennent au *porrigo favosa* et au *porrigo scutulata* sont certainement assez tranchés pour empêcher qu'on ne les confonde jamais avec le porrigo larvalis.

Il serait plus difficile de tirer une ligne de démarcation entre cette dernière maladie et la *teigne granulée* qui n'est peut-être qu'une variété de la même espèce, surtout lors-

17

que celle-ci est à son début : plus tard, la forme des croûtes qui, dans la *teigne granulée*, deviennent sèches, très-dures, grisâtres dans un certain espace de temps, est le seul caractère qui pourrait les faire différer.

Il est encore plus difficile, pour ne pas dire impossible, de distinguer la *teigne muqueuse* de l'*impétigo* ou d'autres éruptions de même nature, telles que l'*eczema impétige-nodes* : mêmes élémens, mêmes développemens, même forme des croûtes ; seulement le siége à la face et au cuir chevelu et l'intensité plus ou moins grande de l'inflammation pourraient faire admettre quelque légère différence.

En décrivant le *porrigo favosa* de Willan, qui n'est autre chose qu'une variété du *porrigo larvalis*, Bateman fait observer que la dartre crustacée flavescente de M. Alibert paraît être un *porrigo favosa* situé à la joue : or la dartre crustacée flavescente n'étant qu'un *impétigo figurata*, il est évident que les apparences du *porrigo favosa* de Willan sont les mêmes que celles de l'*impétigo* ; et il est clair par conséquent que Bateman, qui admet que le *porrigo larvalis* est une variété de cette dernière maladie, admet encore qu'il en est de même de l'affection décrite

En général le prognostic de la *teigne muqueuse* n'est point grave, et cette affection n'est fâcheuse qu'autant qu'elle est accompagnée ou suivie de quelque affection de viscères plus ou moins importans. Si la maladie durait depuis long-temps, si elle donnait lieu à un suintement très-abondant, elle serait d'autant plus fâcheuse qu'elle se serait développée chez un enfant plus jeune, plus grêle, plus chétif, et placé dans des conditions moins favorables aux soins qu'elle réclame.

Traitement. = Dans la plupart des cas, des lotions d'eau tiède, de lait ou d'eau de guimauve, qui réunissent le double avantage d'empêcher les croûtes de s'amonceler et de calmer l'intensité de l'inflammation, constituent tout le traitement; et chez les petits enfans à la mamelle, la meilleure médication à suivre est de conseiller à la nourrice de faire jaillir du lait de son sein, et d'en arroser les surfaces malades. Lorsqu'il existe beaucoup de démangeaisons, que l'irritation est vive, il est bon d'avoir recours à des bains entiers tièdes, et émolliens. Enfin, il sera souvent utile de faire changer le lait de l'enfant, si cela est possible, ou au moins de lui donner moins à téter et de lui faire prendre un peu d'eau de gruau ou d'eau d'orge.

Quant aux émissions sanguines, on ne les emploiera guère que chez des enfans déjà un peu âgés, de deux ou trois ans par exemple, et quand il y aura beaucoup d'inflammation : une saignée locale faite en appliquant deux sangsues derrière chaque oreille, remplira le but proposé.

Pour les jeunes gens et les adultes le traitement est analogue ; seulement si le cuir chevelu et la face étaient le siége d'une irritation très-vive, on pratiquerait un saignée générale, et les sangsues, soit derrière les oreilles, soit aux apophyses mastoïdes, seraient appliquées en plus grand nombre.

On aura soin de couper les cheveux très-courts quand la maladie occupe le cuir chevelu, et l'on appliquera des cataplasmes émolliens de mie de pain et de lait, ou de fécule de pommes de terre et d'eau de guimauve, en ayant soin de les renouveler fréquemment.

Lorsque l'éruption dure depuis quelque temps, qu'elle est assez étendue, il devient nécessaire de modifier l'état de la peau, et pour cela des lotions sulfuro-alcalines dans la proportion d'un gros de *sulfure de potasse* et deux gros de *sous-carbonate de potasse* ou de *soude* dans une livre d'eau, peuvent produire de très-bons effets. Ces lotions et ces onctions légères doivent être faites deux ou trois fois par jour.

De légers laxatifs sont quelquefois avantageux; c'est ainsi que l'on peut employer avec succès le sirop de chicorée chez les plus jeunes enfans; chez ceux qui sont plus âgés, chez les jeunes gens et les adultes, le calomel à la dose de deux ou quatre grains par jour, le sulfate de soude à la dose de deux gros, ou d'une demi-once dans une pinte d'eau d'orge, etc., ont quelquefois amené une prompte amélioration.

Les douches sulfureuses peuvent devenir utiles, et quand la maladie occupe le tronc ou les membres, et qu'elle montre quelque opiniâtreté, on peut faire prendre quelques bains sulfureux alternés avec des bains tièdes émolliens.

Enfin on a conseillé des exutoires, l'application de vésicatoires aux bras; mais leur emploi ajoute constamment à l'irritation de la peau.

Dans quelques cas rares, l'apparition de la *teigne muqueuse* a paru établir une dérivation utile, sous l'influence de laquelle on a vu s'amender des affections plus graves. Dans ces circonstances, et surtout quand l'abondance du suintement parait coïncider plus ou moins avec la disparition de la maladie première, ce n'est qu'avec la plus grande prudence qu'il faut procéder au traitement; et souvent il est utile de s'en tenir, pendant un temps plus ou moins long, à de simples palliatifs et aux soins de propreté.

PORRIGO GRANULATA.

(Teigne granulée.)

(*Tinea granulata : porrigo lupinosa.* — Galons.)

La *teigne granulée* est caractérisée par la présence au milieu des cheveux de petites croûtes séparés, grisâtres, d'une figure très-irrégulière et très-inégale; ces croûtes, comparées par M. Alibert à des fragmens de mortier grossièrement brisé, ressemblent à ces débris que l'on remarque quelquefois sur ces incrustations épaisses du *porrigo scutulata*, et mieux encore à certains états de la *teigne muqueuse*, dont la *teigne granulée* ne semble être qu'une variété. Elles succèdent à de petites pustules, le plus souvent irrégulièrement disséminées sur le cuir chevelu.

On l'observe surtout chez les enfans et les jeunes gens, mais on la rencontre aussi chez les adultes. Elle occupe le plus ordinairement la partie postérieure du cuir chevelu; mais elle peut l'envahir tout entier.

Symptômes. = La teigne granulée se manifeste d'abord par des pustules d'un blanc jaunâtre, accompagnées d'une inflammation assez vive, et de beaucoup de démangeaison: elles sont traversées à leur centre par un cheveu, et s'ouvrent dans l'espace de deux à quatre jours; il se fait alors un suintement assez abondant à la surface malade. Bientôt il se forme des croûtes brunâtres, rugueuses, qui souvent agglutinent plusieurs cheveux ensemble. Ce sont ces croûtes qui, en se desséchant, forment au bout d'un certain temps

les caractères qui constituent cette variété. Elles deviennent dures, bosselées, inégales : elles prennent une couleur brune, ou d'un gris foncé. De petites granulations
inégales, sèches, friables, irrégulières, se détachent et
restent éparses çà et là dans les cheveux, qui en sont
comme hérissés.

Les cheveux ne sont jamais détruits, seulement, lorsque
la maladie est étendue, ils se trouvent réunis en groupes
par une agglomération de croûtes. Il s'exhale en même
temps de la tête une odeur fort désagréable, nauséabonde :
cette odeur est quelquefois telle chez des individus d'une
saleté extrême, que les endroits dans lesquels ils se trouvent
en sont infectés ; ceci du reste n'est qu'accidentel ; dans ces
cas, des poux pullulent en grande quantité au milieu de
ces croûtes et dans les cheveux. Cette odeur n'existe jamais
chez les malades qui ont recours aux soins de propreté ;
les croûtes même alors, la plupart du temps, ne présentent plus leurs caractères distinctifs, et ressemblent entièrement à celles de l'impétigo.

La durée de la teigne granulée est très-variable, elle
dépasse rarement quelques mois. Abandonnée à elle-même,
elle pourrait persister plus long-temps ; mais le plus souvent, quand on a recours à un traitement convenable,
quelquefois seulement aux soins de propreté, elle cesse
au bout de quelques semaines.

Causes. = La teigne granulée n'est pas contagieuse.
La misère, la malpropreté, les privations de toute espèce,
des habitations malsaines sont autant de causes qui semblent avoir quelque influence sur son développement. C'est
de toutes les variétés du genre *porrigo*, la moins fréquente, ce qui s'explique facilement par le peu de stabilité
de ses caractères, qui reposent sur un état particulier d'une
éruption impétigineuse parvenue à une certaine période.

Diagnostic. == Le diagnostic de cette affection ne présente aucune difficulté lorsqu'elle offre ses croûtes rugueuses, brunes, ou d'un gris obscur, ressemblant par leur forme à de petits morceaux de plâtre salis. Cependant il est certains cas où la *teigne annulaire* présente une foule de granulations analogues, et même beaucoup de descriptions de teignes granulées se rapportent évidemment au *porrigo scutulata.* Toutefois la teigne granulée ne présente jamais ces larges incrustations épaisses et continues que l'on remarque dans la teigne annulaire parvenue à cet état. D'ailleurs, si l'on fait tomber les croûtes, la forme circulaire des plaques, et la nature des pustules de cette dernière maladie, suffiront bien pour la distinguer. La teigne granulée enfin n'est jamais contagieuse et ne détruit pas le bulbe des cheveux. Quant à la *teigne faveuse*, indépendamment des autres caractères, il suffira de la couleur de ses croûtes et de leur dépression en godets pour empêcher la moindre erreur.

Il serait plus difficile de distinguer la teigne granulée à son début, de la *teigne muqueuse* et de l'*impétigo.* En effet, ce sont les mêmes pustules, les mêmes croûtes, etc. Quant à l'apparence particulière que celles de la teigne granulée offrent quand elles sont desséchées, on pourrait la regarder comme accidentelle.

Prognostic. == Cette maladie est en général peu grave; quelquefois elle est assez rebelle, quoique, le plus ordinairement, beaucoup moins que les autres variétés.

Traitement. == Enlever les croûtes, couper les cheveux et mettre à nu les surfaces malades, sont les premières indications à remplir, et il ne faut jamais les oublier, même dans le cours du traitement quel qu'il soit.

Des lotions et des applications émollientes sont les seuls moyens qu'il soit convenable de mettre en usage dans les commencemens, en même temps que l'on fait prendre au malade des boissons délayantes et rendues laxatives par l'addition d'une demi-once de *sulfate de potasse*, ou de *magnésie* par pinte, ou de deux gros à une demi-once de *sulfate de soude*, etc. Il est souvent nécessaire de s'en tenir pendant long-temps aux applications émollientes; mais plus tard, quand l'inflammation du cuir chevelu est peu intense, il faut avoir recours aux préparations alcalines, à l'aide desquelles on obtient souvent beaucoup de succès.

Les lotions, les douches sulfureuses, etc., tiennent aussi une place avantageuse dans le traitement, qui du reste est à cette époque tout-à-fait analogue à celui de la *teigne muqueuse*, où nous avons indiqué plus au long les moyens qu'il convient d'employer pour changer le mode de vitalité de la peau.

PAPULES.

Les maladies rangées dans cet ordre sont caractérisées par de petites élevures solides et résistantes; ces élevures ont reçu le nom de *papules*. Tantôt elles sont constituées seulement par l'accroissement morbide des papilles, tantôt ce sont de véritables élevures de la peau. Légèrement saillantes, elles ne contiennent jamais ni sérosité, ni pus; elles s'accompagnent constamment d'un prurit plus ou moins vif et quelquefois intolérable.

Les affections papuleuses suivent le plus souvent une marche chronique : elles se présentent quelquefois à l'état aigu.

Leur durée varie depuis un ou deux septénaires jusqu'à plusieurs mois et même des années; le *prurigo*, par exemple, peut se prolonger des années entières.

Siége. = Il n'est aucun des points de l'enveloppe cutanée qui ne puisse devenir le siége de *papules*. L'éruption, quelquefois bornée à une seule région plus ou moins circonscrite, peut d'autres fois être générale : le plus ordinairement elle occupe à la fois plusieurs surfaces souvent fort éloignées les unes des autres. Aux membres, les inflammations papuleuses affectent de préférence les faces externes : au tronc, on les rencontre principalement à la partie postérieure. Enfin, elles se montrent en général dans le sens de l'extension.

Symptómes. = Développées le plus ordinairement d'une manière lente, les papules sont précédées d'une démangeaison plus ou moins vive. Bientôt elles apparaissent sous la forme de petits points légèrement proéminens, le plus souvent de la couleur de la peau : quelquefois cependant ils sont plus rouges, et enfin dans quelques cas de lichen, au contraire (*strophulus*), leur teinte est plus blanche. Peu à peu elles se dessinent davantage, et deviennent très-appréciables au doigt, qui, promené sur l'éruption, perçoit la sensation de petits corps durs et saillans. Elles sont ordinairement assez régulièrement arrondies, le plus souvent discrètes, peu volumineuses dans le *lichen*, plus développées dans le *prurigo*.

Ces éruptions s'accompagnent rarement de symptômes généraux.

Les affections papuleuses se terminent par résolution, par une desquammation légère, c'est le mode de terminaison le plus fréquent, et aussi quelquefois par de petites ulcérations qui, survenues au sommet de chaque papule, changent l'aspect et l'état de la maladie (*lichen agrius*).

Une suite presque inévitable des affections papuleuses en général, c'est une coloration jaunâtre, fauve, sur les points qui ont été long-temps le siége des éruptions. Cette coloration persiste quelquefois pendant des années.

Causes. = Aucune de ces maladies n'est contagieuse : elles se développent le plus souvent sans causes appréciables. Quelquefois elles se manifestent évidemment sous l'influence de la misère et de la malpropreté, comme dans la plupart des *prurigo*.

Diagnostic. = Le diagnostic des inflammations papuleuses est en général assez facile ; il présente quelquefois des difficultés, surtout quand il s'agit de les distinguer de la *gale* et de certains *eczéma*; mais dans la plupart des cas, pour ne pas dire dans tous, avec un peu d'attention, on pourra toujours retrouver la lésion élémentaire primitive (*papule*) même dans ceux où la maladie aurait été jusqu'à un certain point dénaturée par de petites croûtes qui auraient succédé à ces ulcérations dont nous avons parlé plus haut.

Prognostic. = Le prognostic, le plus souvent peu fâcheux, peut quelquefois cependant le devenir, par la durée de la maladie, qui finit par altérer les couches les plus profondes de la peau, et surtout par le prurit de certaines espèces locales que l'on a vu devenir insupportable et déterminer des accidens graves, comme dans le prurigo du pubis par exemple, etc.

Traitement. = Quelquefois les affections papuleuses cèdent aux médications les plus simples : souvent au contraire elles sont rebelles et opiniâtres, et même dans certains cas elles réclament l'emploi de moyens très-énergiques.

Les papules constituent deux genres, le *lichen* et le *prurigo*.

LICHEN.

Le mot *lichen* du grec λειχην, admis par des auteurs latins comme synonyme d'*impétigo*, a été appliqué par les pathologistes anglais à des affections papuleuses.

Le lichen est caractérisé par des élévations pleines, solides, le plus ordinairement très-petites, quelquefois légèrement rouges, mais le plus souvent de la couleur de la peau, presque toujours agglomérées et accompagnées de prurit.

Le lichen peut être aigu, mais dans la plupart des cas il affecte une marche chronique.

Il peut se développer sur tous les points de la surface du corps; quelquefois général, il est le plus ordinairement local, et alors les mains, les avant-bras, le col et la face en sont les siéges les plus fréquens.

Il peut se présenter à deux états bien différens, le *lichen simplex* et le *lichen agrius*.

1° *Lichen simplex.* = Le *lichen simplex* se manifeste par des papules ordinairement très-petites, dépassant rarement la grosseur d'un grain de millet, agglomérées en plus ou moins grand nombre, et présentant quelques différences suivant qu'il est aigu ou chronique.

Dans le *lichen simplex aigu* les papules sont rouges, enflammées; elles s'accompagnent d'une chaleur et d'un prurit incommodes. Au bout de trois ou quatre jours la rougeur diminue, il s'établit une légère desquammation furfuracée, et la maladie se termine avant le second septénaire, à moins d'éruptions successives.

Quand il affecte une *marche chronique*, ce qui arrive le plus souvent, les papules sont peu ou point enflammées; le plus ordinairement elles sont de la même couleur que la peau. Précédées d'une légère démangeaison, elles apparaissent sous la forme de petites saillies fort appréciables au doigt, qui, promené sur l'éruption, perçoit la sensation de petits corps durs, dont la peau serait comme hérissée. Dans ce cas, il est bien loin de se terminer au bout de sept ou huit jours; les papules restent stationnaires pendant un temps infini: il s'en développe de nouvelles, et la maladie peut durer quelques semaines, quelquefois même des mois entiers. Le lichen simplex chronique s'accompagne toujours d'un épaississement plus ou moins considérable de la peau, et donne lieu souvent à une exfoliation assez abondante.

Le lichen simplex *aigu* est fixé le plus souvent à la face, sur le tronc : à l'état *chronique*, on le rencontre presque toujours sur les membres et principalement sur les mains, dont il occupe de préférence la face dorsale.

Symptômes. = Développé sans autres symptômes qu'un peu de cuisson et quelquefois une démangeaison assez vive, le lichen simplex est rarement annoncé par des phéno-

mènes généraux; il n'est précédé de malaise et d'un peu
de fièvre que dans les cas rares de lichen simplex *aigu*,
très-étendu ou général.

Quelquefois les papules se développent sur les points
de la peau traversés par des poils (*lichen pilaris*); dans ce
cas le lichen dure fort long-temps.

D'autres fois, et surtout chez les individus affaiblis par
la misère et les privations de tout genre, l'éruption prend
une teinte violacée (*lichen lividus*); les papules, peu résistantes, aplaties, ont surtout leur siége aux membres inférieurs, et sont souvent entremêlées de taches purpurines
et hémorrhagiques. Ce lichen paraît extrêmement rare.

Les papules du lichen, le plus souvent agglomérées
sans ordre, peuvent, dans quelques circonstances, se réunir
en groupes assez arrondis (*lichen circumscriptus*), et former des cercles dont les bords, ordinairement très-prononcés, sont sans cesse agrandis et augmentés par des
éruptions nouvelles, en même temps que le centre se guérit par une exfoliation légère; ces cercles, rarement isolés, sont plus ou moins nombreux, et alors ils finissent par
se confondre par l'accroissement de leur circonférence.

Il est une autre forme très-rare dont les auteurs n'ont
pas parlé, et cependant très-remarquable : M. Biett, qui
l'a observée et décrite plusieurs fois, pense qu'on pourrait lui donner le nom de *lichen gyratus*. En effet, nous
avons vu, dans un exemple récent à l'hôpital St-Louis, les
papules, disposées en petits groupes, former une espèce de
ruban qui, partant de la partie antérieure de la poitrine,
gagnait la partie interne du bras, dont il longeait, en se
contournant, tout le bord interne jusqu'à l'extrémité du
petit doigt, en suivant exactement le trajet du nerf cubital.

Indépendamment de ces anomalies de siége, d'aspect et
de forme, qui ne sont que des modifications qui rentrent

dans l'histoire du *lichen simplex*, il présente deux variétés réellement importantes : *le lichen urticatus* et le *lichen strophulus*.

Lichen urticatus. = Le lichen urticatus est une éruption plus ou moins considérable de papules plus larges que les papules ordinaires du lichen, enflammées, saillantes, volumineuses, comme confluentes, semblables aux piqûres d'ortie ; elles paraissent subitement, et déterminent un prurit brûlant et incommode ; le plus souvent fixées au col et à la face, elles se montrent surtout chez les jeunes gens et chez les femmes, dans l'été ou au printemps : chez les individus dont la peau est blanche et fine ; on l'observe aussi chez les enfans. L'éruption, fugace, irrégulière, disparaît le plus souvent spontanément pour reparaître dans un court espace de temps ; elle se termine par résolution ou par une desquammation furfuracée.

Lichen strophulus. = Le lichen strophulus est une variété qui affecte essentiellement les enfans à la mamelle ; il existe toujours à l'état aigu, et consiste dans une éruption, le plus souvent générale, de papules ou plus rouges ou plus blanches que le reste de la peau, accompagnée de démangeaisons très-vives, qui sont augmentées par la chaleur du lit et sujettes à des exacerbations très-prononcées. Il présente une foule de variétés de couleur, de forme et de dimension, que l'on n'observe le plus souvent que dans des éruptions diverses, mais qui peuvent cependant se rencontrer quelquefois en même temps chez le même enfant.

Tantôt les papules sont rouges : et alors, ou bien très-enflammées et proéminentes, elles sont éparses çà et là et entremêlées de petites taches érythémateuses (*strophulus intertinctus*) ; ou bien plus petites, mais plus rapprochées, beaucoup plus nombreuses et plus confluentes, elles constituent une éruption considérable (*strophulus confertus*), ou bien encore disposées par petits groupes peu nombreux, assez régulièrement arrondis, elles sont répandues sur diverses régions (*strophulus volaticus*).

Tantôt les papules sont blanches, et dans ce cas elles peuvent être petites, peu étendues et entourées d'une légère auréole inflammatoire (*strophulus albidus*), ou bien plus larges, épaisses et sans inflammation à leur base (*strophulus candidus*).

Développé la plupart du temps sous une influence inconnue, le *strophulus* accompagne souvent le travail de la première dentition, il semble quelquefois lié avec une phlegmasie des organes intérieurs. Sa durée varie depuis un jusqu'à trois ou quatre septénaires. C'est en général une maladie éphémère et toujours sans danger : elle ne réclame souvent d'autre traitement que quelques bains tièdes pour l'enfant, et des boissons rafraîchissantes pour la nourrice ; seulement elle doit éveiller l'attention sur les causes qui pourraient l'avoir produite et qu'il devient quelquefois urgent de combattre.

2°. *Lichen agrius.* == Le *lichen agrius* peut exister spontanément, ou il peut succéder au *lichen simplex*.

Le *lichen agrius* spontané se manifeste par une foule de petites papules très-rouges, très-enflammées, développées sur une surface érythémateuse ; elles sont petites, réunies en grand nombre, saillantes, comme acuminées ; la surface qu'elles occupent, ordinairement peu étendue, est entourée elle-même d'une rougeur inflammatoire très-prononcée, accompagnée d'une chaleur et d'une tension douloureuse ; les élevures solides augmentent de volume, et l'inflammation, bien loin de diminuer du quatrième au cinquième jour, semble augmenter encore ; le sommet des papules devient le siège de petites ulcérations, il s'en écoule un liquide séro-purulent, qui se concrète en forme de véritable petites croûtes jaunâtres proéminentes; un peu rugueuses, mais molles et peu adhérentes; ces croûtes tombent et sont remplacées par des squammes assez minces. Quelquefois alors la rougeur diminue, l'inflammation s'apaise, il s'établit une petite desquammation, et la maladie se termine au bout de douze ou quinze jours : mais le plus souvent il se sécrète sans cesse un liquide plus ou moins abondant; les squammes tombent, et se reforment tour à tour.

La dartre squammeuse humide de M. Alibert, que nous avons vue correspondre à l'*eczema*, répond aussi à cet état du lichen.

Le *lichen agrius* s'accompagne de démangeaisons quelquefois si vives que le malade ne trouve pas de corps assez durs pour se frotter la peau : quelquefois il est aggravé par des exacerbations douloureuses et des éruptions nouvelles. Il peut durer ainsi plusieurs septénaires; quelquefois enfin le *lichen agrius* passe tout-à-fait à l'état chronique : la quantité du liquide séro-purulent sécrété devient de moins en moins abondante, les squammes deviennent plus sèches; elles sont remplacées par une exfoliation farineuse : cet état, qui s'accompagne d'un épaississement de la peau, souvent très-considérable, peut durer des mois entiers.

Le *lichen simplex* peut passer à l'état de *lichen agrius*, le malade éprouve, au lieu du prurit habituel, une cuisson et une chaleur insolites. Les papules semblent devenir confluentes; elles s'entourent d'une petite auréole rougeâtre; elles-mêmes deviennent rouges, et l'éruption suit alors la même marche que le *lichen agrius spontané*; dans ce cas, quelquefois, toute l'éruption ne participe pas à l'inflammation, qui, d'ailleurs, est toujours moins vive, de moindre durée, et qui, dans ces circonstances, loin d'être fâcheuse, imprime souvent à la maladie une marche salutaire.

Le *lichen agrius* se développe assez souvent à la face ; il est rarement général ; on l'observe le plus ordinairement, non pas, comme le dit un auteur moderne, chez les individus affaiblis par l'âge, etc., mais chez les jeunes gens, chez les adultes sanguins et vigoureux.

Causes. = Le lichen affecte tous les âges, depuis l'enfant à la mamelle jusqu'aux vieillards, et se rencontre dans les deux sexes ; il survient surtout en été et au printemps, les températures élevées influent sur son développement d'une manière remarquable : à la face il est souvent produit par l'ardeur du soleil ; il est très-fréquent dans les régions tropicales, et l'on a même fait pour ces cas, et à tort, une espèce particulière (*lichen tropicus*) ; il est quelquefois le résultat de veilles prolongées, d'affections morales vives, d'écarts de régime, surtout d'abus de boissons alcooliques. Quelques causes semblent produire certaines espèces locales : aux mains, par exemple, on l'observe souvent chez des gens qui manient habituellement des substances pulvérulentes, du sucre, etc. ; surtout chez les épiciers ; on le rencontre encore aux bras, aux avant-bras chez les cuisiniers, les forgerons, exposés à un foyer ardent ; enfin il semble quelquefois être le résultat de phlegmasies intérieures, surtout chez les enfans.

Diagnostic. = Le diagnostic du lichen est souvent fort difficile : le *lichen simplex* peut surtout très-bien être confondu avec l'*eczema*, la *gale* et le *prurigo* ; mais le lichen a pour caractère des boutons pleins, solides, développés ordinairement à la face externe des membres, et accompagnés de prurit, tandis que l'*eczema* est caractérisé par des vésicules transparentes, situées le plus souvent au ventre et à la face interne des bras, etc., accompagnées seulement d'un peu de cuisson.

La *gale*, indépendamment des élémens qui sont si différens (elle est vésiculeuse), affecte aussi le sens de la flexion, les plis des articulations, les intervalles des doigts. Les *vésicules* sont discrètes, les *papules* sont agglomérées dans le lichen : enfin la gale est contagieuse.

Les papules du *prurigo* ont bien, comme celles du lichen, les faces externes et le sens de l'extension pour siéges; mais elles sont plus larges, aplaties : presque toujours leur sommet déchiré est recouvert d'une petite croûte noirâtre, formée par un petit caillot de sang desséché. Le prurit du *lichen simplex* est le plus souvent très-léger, il est âcre et brûlant dans le prurigo.

Le *lichen circumscriptus* peut être confondu avec l'*herpes circinnatus*, mais les bords de l'herpes reposent sur une surface plus enflammée. Plus prononcés dans le lichen, ils conservent le plus souvent la teinte naturelle de la peau. Les plaques sont papuleuses au centre comme à la circonférence, et ce n'est qu'à une époque assez avancée de l'éruption qu'il devient sain. Le centre au contraire est presque constamment intact dans l'herpes, du reste, il n'est jamais vésiculeux. Enfin, avec un peu d'attention, on retrouve dans le plus grand nombre des cas le caractère de l'herpes, ou dans les vésicules elles-mêmes, ou dans leurs débris, qui présentent une foule de petits points régulièrement arrondis, entourés d'un petit liseret blanchâtre qui est formé par la portion d'épiderme qui constituait la base de chaque vésicule et qui se trouve détachée. La surface du lichen est rugueuse au toucher.

Le *lichen urticatus*, par la largeur de ses papules, pourrait quelquefois être pris pour l'*erythema papulatum*, ou le *lichen syphilitique*; les plaques de l'érythème sont beaucoup plus larges, moins rouges, moins proéminentes; elles ne s'accompagnent jamais de cette démangeaison vive qui existe constamment dans cette variété du lichen ; enfin , l'éruption érythémateuse ne disparaît pas, comme le *lichen urticatus*, pour reparaître tour à tour.

Dans le *lichen siphilitique* les papules présentent une teinte cuivrée : elles ne sont jamais enflammées comme celles du *lichen urticatus* : elles ne s'accompagnent pas non plus comme lui d'un prurit continuel. Les papules siphilitiques suivent une marche plus lente, et jamais fugace. Enfin , elles sont rarement les seuls caractères par lesquels se montre la maladie vénérienne, et l'on observe le plus souvent avec elles des symptômes concomitans et surtout l'*iritis*, comme nous en avons vu plusieurs exemples à l'hôpital Saint-Louis.

Le *lichen agrius*, à ses différens états, peut simuler un *eczéma aigu*, un *impétigo*, un *eczéma chronique*, un *psoriasis*. Les papules confluentes et ulcérées peuvent en imposer pour un *eczéma aigu* ; mais la surface malade elle-même ou les environs présentent toujours quelques élémens (*papules*) moins développés qui ne permettent pas long-temps l'erreur.

On ne saurait le confondre avec l'*impétigo*, car, dans le *lichen*, les petites croûtes sont peu épaisses, molles, peu adhérentes : elles succèdent d'ailleurs à des papules ulcérées et jamais à des pustules, lésion élémentaire que l'on n'a trouvé dans aucun cas, tandis que constamment on observe autour de l'éruption une foule de papules enflammées.

Il est bien plus difficile de le distinguer de l'*eczéma chronique* ; le prurit, l'épaississement de la peau et l'existence de quelques papules , sont les seuls caractères qui puissent dans ces cas dénoter la présence d'un lichen.

Enfin , dans le *psoriasis* les squammes sont toujours plus larges que les petites exfoliations farineuses du *lichen agrius* devenu chronique; elles laissent à leur chute une surface plus ou moins rouge et légèrement tuméfiée, ce que l'on n'observe pas dans le lichen, à moins que ce soit un *psoriasis invétéré*, mais alors il a des caractères assez tranchés pour ne pas le confondre.

Prognostic. = Le lichen n'est jamais une maladie incessamment grave, mais son opiniâtreté, son prurit et ses fréquentes récidives en font souvent une affection fâcheuse. Le *lichen simplex* est une éruption le plus ordinairement légère, dont la durée dépasse rarement deux ou trois septénaires. Le *lichen agrius* est en général plus fâcheux et surtout plus rebelle.

Dans le lichen invétéré la peau est sèche, rugueuse, dure, sillonnée par des rides profondes, surtout au niveau des articulations. Dans les points qui sont le siége de l'éruption, le système exhalant est dans un état d'inertie complète, et M. Biett a observé plusieurs fois que, dans le bain de vapeur même, ces surfaces conservaient leur sécheresse.

Le lichen peut être compliqué de vésicules, de pustules d'impétigo, et même d'ecthyma. Se terminant toujours par la guérison qui a lieu par résolution ou par desquammation, il peut rester long-temps stationnaire, mais il ne se convertit jamais en *psoriasis*, et encore moins en *impétigo* comme l'a dit Willan, et après lui l'auteur d'un traité récent.

Traitement. = Le lichen simplex aigu ne réclame d'autre traitement que quelques boissons délayantes et des bains tièdes, souvent même des bains frais de rivière, qui la plupart du temps sont les seuls que l'on doive conseiller, dans les cas de *lichen urticatus*.

Quand il est chronique, il faut avoir recours à des limonades végétales, à quelques laxatifs légers, aux bains alcalins ou sulfureux, à des bains locaux émolliens d'abord (d'eau de son, d'eau de vaisselle), et plus tard rendus alcalins par l'addition de sous-carbonate de potasse, à la dose de demi-once à une once pour quatre ou cinq livres d'eau; il est rarement besoin d'employer des moyens plus énergiques qui, du reste, seraient les mêmes que ceux que nous allons indiquer pour le *lichen agrius* : il est quelquefois avantageux cependant de faire des frictions sur la surface même qui est le siége de l'éruption, avec quelques pommades dans lesquelles le calomel est mêlé au camphre (*calomel*, un demi-gros; *camphre*, douze grains; *axonge*, une once), ou le *protoïodure de mercure* incorporé dans de la graisse, à la dose de douze grains à un scrupule par once.

Dans le lichen agrius, au début, si c'est un sujet jeune, fort vigoureux, sanguin, il faut pratiquer une ou deux saignées générales. Les saignées locales aussi sont souvent utiles, mais hors du siége de l'éruption; il faut prescrire des boissons délayantes, des cataplasmes émolliens et des bains simples tièdes; faire observer au malade un régime sévère, souvent même le tenir à la diète, surtout s'il existe quelques symptômes d'irritation des organes digestifs; si au contraire ces organes ne présentent aucun signe d'altération, on emploiera avec avantage les acides minéraux, l'acide sulfurique ou nitrique, à la dose d'un gros par pinte d'eau d'orge.

Plus tard on administrera quelques légers purgatifs, le *calomel* à la dose de quatre grains tous les jours, ou l'huile de ricin à petites doses (une once) deux ou trois fois par semaine.

Il faut bien se garder, dans le début, d'employer les bains sulfureux ou alcalins : ils aggraveraient la maladie; plus tard, au contraire, quand l'inflammation est décroissante, ils sont fort utiles.

Enfin, si la maladie persiste, il faut avoir recours aux

préparations arsenicales, à la solution de *Fowler* ou de Pearson : la première à la dose de cinq gouttes d'abord, que l'on augmente successivement de cinq en cinq gouttes, tous les huit jours, jusqu'à vingt-cinq ou trente gouttes, en interrompant de temps en temps son usage, que l'on cesserait d'ailleurs entièrement s'il survenait quelques symptômes d'irritation gastro-intestinale. La solution de Pearson s'administre à la dose d'un demi-gros à un gros, pendant un mois ou six semaines, avec les mêmes précautions.

On a souvent aussi employé avec succès dans ces cas, et quelquefois même dans le *lichen simplex* chronique, les *pilules asiatiques* : on en faisait prendre au malade une par jour, pendant un mois et plus.

Enfin les frictions locales, conseillées plus haut, conviennent aussi dans le *lichen agrius* devenu chronique ; il est même quelquefois utile d'en employer de plus énergiques encore : ainsi souvent on les compose avec avantage de *deutoiodure de mercure* que l'on mêle à l'axonge, dans la proportion de quinze à vingt grains par once.

PRURIGO.

Cette dénomination, introduite par Willan, avait été adoptée par M. Alibert, mais il lui a préféré, dans ces derniers temps, le nom de *psoride papuleuse*.

Le *prurigo* est une affection caractérisée par des papules plus ou moins étendues, plus larges que celles du lichen, sans changement de couleur à la peau, développée le plus souvent dans le sens de l'extension, et constamment accompagnée d'un prurit quelquefois insupportable.

Il est toujours chronique ; sa durée varie depuis un mois jusqu'à des années.

Siége. == Il occupe ordinairement plusieurs surfaces plus ou moins étendues; quelquefois il est plus grave : alors il occupe toute la peau, le tronc, les membres et même la face, quoi qu'en aient dit quelques pathologistes; mais les épaules et le col sont les lieux d'election. Quand il occupe. les membres et la face, la maladie est déjà ancienne et grave; enfin, quelquefois tout-à-fait local, il est borné à un seul siége plus ou moins circonscrit.

On distingue trois variétés : le *prurigo mitis*, le *prurigo formicans* et le *prurigo senilis*; les deux premières ne diffèrent que par le plus ou moins d'intensité, aussi n'est-il pas rationel d'admettre cette distinction; quant au *prurigo senilis*, il présente, lui, une modification particulière.

Symptómes. == Le *prurigo* se manifeste par des papules tantôt petites, peu proéminentes, appréciables au toucher, accompagnées d'un prurit incommode (*prurigo mitis*); tantôt plus larges, plus saillantes, aplaties, accompagnées d'une démangeaison quelquefois intolérable, augmentant surtout le soir et par la chaleur du lit, et que l'on a comparée tour à tour à la sensation d'insectes ou de fourmis qui vous dévorent, ou bien encore d'aiguilles brûlantes qui transpercent la peau (*prurigo formicans*). Ces papules discrètes, isolées, ordinairement de la même couleur que la peau, lorsqu'elles n'ont pas été déchirées par les ongles, occupent spécialement la partie postérieure du tronc et la face interne des membres. Elles peuvent être peu nombreuses, et le prurit modéré.

D'autres fois, au contraire, et surtout chez les sujets jeunes, elles sont très-multipliées, le prurit est plus fort, les ongles les irritent sans cesse, elles se déchirent au sommet; il s'en écoule une petite gouttelette de sang qui se coagule, et, sous la forme d'une petite croûte noirâtre, constitue un caractère accidentel, mais spécifique; dans

quelques cas cette petite croûte noire tombe et laisse à
découvert un point saillant, souvent peu appréciable ;
quelquefois même la papule a entièrement disparu. Celles
qui n'ont pas été déchirées, ou se résolvent, ou disparaissent par un légère desquammation, et la maladie se termine
en deux ou trois septénaires ; d'autres fois, et le plus souvent encore, les papules persistent plus long-temps : il s'en
reforme de nouvelles, et la maladie dure de un à trois mois.

Dans quelques circonstances, que l'on rencontre assez
fréquemment, surtout chez les vieillards et chez les enfans
débiles, le *prurigo* persiste deux ou trois ans, quelquefois
même indéfiniment : il devient général ; les papules sont
dures, très-larges, très saillantes ; l'éruption accompagnée
d'un épaississement de la peau, souvent très-considérable,
présente de temps en temps des exacerbations très-vives,
dans lesquelles les papules deviennent comme confluentes ;
la peau, dans une surface souvent fort étendue, se tuméfie, s'enflamme : elle se couvre accidentellement de vésicules, de pustules, de furoncles ; il se forme quelquefois
des abcès ; il y a souvent alors des symptômes généraux,
de la fièvre, de l'agitation, de l'insomnie ; quelquefois des
signes d'inflammation gastro-intestinale, etc. Enfin, dans
ces cas graves et excessivement rebelles, le malade est
tourmenté de démangeaisons affreuses, et c'est surtout à
ces états que sont applicables ces descriptions souvent
exagérées, et que l'on a trop généralisées, des tortures
auxquelles les malades sont en proie.

Quand les papules du prurigo sont très-nombreuses, et
qu'elles se sont développées plusieurs fois sur les mêmes
surfaces, elles semblent altérer plus profondément le système dermoïde, puisqu'on voit sur les points qu'elles ont
occupés des petites cicatrices légères, mais facilement appréciables à l'œil nu.

Causes. = Le *prurigo* attaque tous les âges, tous les sexes : on le rencontre le plus ordinairement chez les enfans et chez les vieillards ; il se développe dans toutes les saisons, mais surtout au printemps et dans l'été ; on le retrouve dans toutes les conditions sociales : cependant des habitations basses et humides, une mauvaise nourriture, des lits infectes, le défaut de changement de linge, la misère, la malpropreté, les privations de tout genre, les alimens salés, les poissons de mer, les coquillages paraissent être autant de causes sous l'influence desquelles il peut se développer ; il survient quelquefois aussi à la suite d'affections morales vives. Quant à la cause spéciale, elle est fort obscure.

Diagnostic. = Les maladies avec lesquelles on pourrait surtout confondre le *prurigo*, sont le *lichen* et quelques *affections vésiculeuses.*

Les *papules du prurigo* sont plus larges et plus étendues que celles du *lichen ;* le *lichen* ne se recouvre jamais de ces petites croûtes noirâtres qui surmontent si souvent les papules du *prurigo.* Dans le *lichen* le prurit est bien moindre.

En examinant avec soin on ne pourra pas s'y méprendre avec les *affections vésiculeuses :* les lésions élémentaires sont trop différentes, d'ailleurs ce n'est pas le même siége, le même ordre d'éruption.

La *gale* cependant, dans quelques circonstances, pourrait peut-être, jusqu'à un certain point, en imposer pour le prurigo ; mais les *papules* du prurigo sont aplaties et de la même couleur que la peau ; les *vésicules* sont acuminées et rosées dans la *gale.* Le prurigo présente presque toujours une foule de papules recouvertes d'une petite croûte noirâtre, tandis que la petite squammé qui recouvre quelquefois les vésicules de la *gale* déchirées, est jaunâtre et mince ; le prurigo a son siége au dos, aux épaules et aux membres dans le sens de l'extension : la *gale* occupe des points tout opposés : on la rencontre au ventre, à la partie interne des bras, des cuisses, dans le sens de la flexion ; dans la *gale*, le prurit est beaucoup moins âpre. Le prurigo n'est point contagieux.

Le prurigo peut exister avec le *lichen*, avec la *gale*, avec l'*eczema* ; il peut être compliqué de pustules d'*impétigo*, d'*ecthyma*.

Il se termine par résolution ; par une desquammation furfuracée ; cette dernière terminaison est surtout fréquente dans le prurigo chronique.

Prognostic. = Souvent rebelle, le prurigo constitue fréquemment une maladie, sinon grave par elle-même, au moins fâcheuse par son opiniâtreté et par le prurit qui l'accompagne ; il est sujet à de fréquentes récidives. Enfin il est quelquefois incurable chez des individus débiles, plongés dans la misère, et qui en ont été atteints plusieurs fois.

Traitement. = Le traitement du prurigo (*mitis* et *formicans*) consiste, pour les cas les plus simples, en une boisson alcaline (orge avec deux gros de *sous-carbonate de potasse* par pinte) et quelques bains. Willan a conseillé le *soufre* uni aux alcalins, le *sous-carbonate de soude* ou *de potasse*) ; M. Biett en a souvent obtenu de bons effets ; dans la proportion d'un quart des sels alcalins sur trois quarts de soufre. Dans des cas plus graves on a quelquefois eu recours avec avantage à des boissons acidulées, avec un gros d'acide nitrique ou sulfurique par pinte. Quand la constitution est détériorée, on tient le malade à un régime succulent ; quand les organes digestifs sont altérés, on lui fait suivre un régime *lacté*.

Si la peau est fine et irritable, on s'abstient de toute application stimulante ; si au contraire la peau est rude et sèche, on a recours à des lotions salines, alcalines, à des bains alcalins, des bains de vapeur alternés avec eux, à des bains de mer. En général les onctions sont peu utiles, mais dans quelques cas on emploie avec succès des lotions alcalines sulfureuses (sulfure de potasse, *deux gros*; sous-carbonate de potasse, *un gros*; eau, *une livre*), surtout au déclin, quand le prurit a diminué.

On a recommandé les lotions de plantes âcres, telles que l'ellébore blanc, la staphysaigre, etc. Elles ont le plus souvent peu de succès, et constamment enflamment la peau.

Quelquefois on est obligé d'employer les opiacés à l'intérieur, pour calmer l'irritation et l'agacement général qui détermine dans quelques cas les exacerbations et le prurit.

Enfin chez les jeunes gens, et surtout chez les enfans, il est quelquefois utile de faire usage du soufre uni à la magnésie (soufre sublimé, magnésie calcinée : *quatre gros pour huit paquets*); on fait prendre au malade un paquet tous les jours; on y joint des boissons délayantes, des bains simples, quelquefois même émolliens d'abord, et plus tard rendus alcalins par l'addition d'une, deux, trois ou quatre onces de sous-carbonate de potasse par bain, suivant l'âge.

Les *émissions sanguines* ont en général peu d'effet, et ne pourraient être mises en usage que chez des individus vigoureux et jeunes. Tous ces moyens, du reste, doivent toujours être secondés par un régime approprié.

Prurigo pédiculaire (senilis). Le prurigo pédiculaire diffère peu du précédent quant aux papules : elles sont seulement moins saillantes, plus aplaties et moins nombreuses. La sécheresse de la peau qui, dans le *prurigo formicans*, n'est qu'accidentelle, ici est spécifique; mais ce qui le différencie surtout, c'est que tout le corps est couvert d'insectes ; les anciens attribuaient cette maladie à la colère des dieux.

Il affecte le plus ordinairement les vieillards (*senilis*). Cependant M. Biett a vu une femme, jeune encore, en être atteinte à la suite de couches. Toutefois on le rencontre presque toujours au déclin de l'âge, chez des individus affaiblis par la misère, rarement chez des vieillards forts et robustes. La peau est brune, les fonctions détériorées ; le corps est couvert d'insectes qui se reproduisent et se multiplient avec une prodigieuse facilité. Ces insectes se rapportent ordinairement au *genre pediculus*. Willan a observé le *genre pullex*.

La présence de ces insectes est un caractère assez remarquable et assez spécifique pour ne pas confondre le *prurigo senilis* avec aucune autre affection.

C'est une maladie grave, souvent incurable ; on peut la modérer.

Les moyens que nous avons conseillés plus haut sont applicables au traitement du *prurigo pédiculaire* ; seulement il en est quelques-uns qui lui conviennent plus particulièrement, tels sont les *bains sulfureux* ; mais un des meilleurs moyens, c'est l'emploi des *fumigations cinabrées*, qui réussissent presque toujours à détruire les insectes, et, agissant plus promptement, sont plus commodes que les frictions mercurielles, qui ont été aussi conseillées dans ces cas, et qui ont souvent beaucoup plus d'inconvéniens.

Enfin il est presque constamment utile de donner au malade quelques préparations ferrugineuses (*eau de Passy*, *vin chalibé*, etc.), des vins amers et des mets succulens. Il faut, autant que possible, recommander les soins de propreté.

Willan a admis quelques espèces locales dans lesquelles il est extrêmement rare, il est vrai, de découvrir des papules, mais qui se rapportent réellement au *prurigo* par les démangeaisons dont elles s'accompagnent.

Le prurit peut être concentré sur une petite surface et constituer quelques variétés dont les plus intéressantes sont le *prurigo des parties génitales* et le *prurigo de l'anus.*

Prurigo des parties génitales. Cette variété a son siége aux bourses chez l'homme, et au pudendum chez la femme; il peut, chez l'un et chez l'autre, s'étendre aux parties voisines : il gagne souvent l'intérieur du vagin; il peut exister avec le *prurigo podicis.*

Chez l'homme il se fait un suintement de matière sébacée; le plus souvent on ne rencontre pas de papules; dans quelques cas rares, cependant, on observe de légères élévations papuleuses : la peau du scrotum brunit, elle s'épaissit quelquefois; mais il y a constamment un prurit intolérable; souvent les malades ne peuvent pas y tenir, ils s'arrachent, se déchirent. Le prurit vient par exacerbations.

Chez la femme, les symptômes sont bien plus graves encore : la maladie gagne le vagin; elle détermine souvent l'onanisme : d'abord ce sont de simples frottemens, bientôt c'est un plaisir voluptueux. Souvent enfin survient la nymphomanie. M. Biett l'a observée chez une femme de soixante ans : il examina les parties génitales à la loupe, il n'y découvrit jamais rien. Cependant cette femme avait des pollutions fréquentes : la maladie avait commencé d'abord par des démangeaisons; celles-ci augmentèrent et prirent le caractère de la nymphomanie: la malade avait des syncopes à la vue des jeunes gens.

Ces démangeaisons affreuses, l'absence de toute rougeur, de tout élément et surtout de *vésicules,* distinguent cette maladie de certains *eczema* qui affectent quelquefois ce siége, et sont accompagnés de prurit,

Le prurigo des parties génitales se développe souvent sans cause appréciable. Le frottement des vêtemens de laine, un exercice violent dans un temps très-chaud, et les causes générales du prurigo peuvent influer sur son développement. Il accompagne souvent chez les femmes un écoulement chronique; il se développe aussi surtout chez elles à l'époque critique; enfin il coexiste souvent avec le *prurigo podicis.*

Prurigo podicis. Le prurigo podicis ne diffère du précédent que par son siége; il attaque plus particulièrement les personnes sédentaires : il accompagne souvent des hémorroïdes ou des ascarides dans le rectum, ou bien encore une inflammation chronique de cet intestin. Du reste, il peut être produit par les mêmes causes que les autres espèces de prurigo.

Les malades éprouvent autour des sphincters une démangeaison des plus incommodes, qui s'étend toujours jusque dans l'intestin; ce prurit, qui augmente le soir et sous l'influence des plus petits écarts de régime, les plonge quelquefois dans un état d'agitation et d'anxiété affreux.

Ces espèces locales présentent quelquefois de la gravité; elles sont constamment très-rebelles, et souvent on a beaucoup de peine seulement à calmer un peu le prurit. Dans quelques cas, pourtant, elles cèdent assez bien à des applications de sangsues aux environs des parties malades, à des lotions d'abord émollientes, puis froides, souvent alcalines et quelquefois opiacées; à des bains locaux froids, à des bains alcalins ou sulfureux. Les fumigations sulfureuses et quelquefois les fumigations cinabrées, sont surtout très-utiles dans ces circonstances.

Ce dernier moyen a été surtout employé avec des avantages réels par M. Biett dans plusieurs cas; mais comme on est obligé d'y avoir recours pendant plus ou moins long-temps, il résulte que les fumigations générales, prises dans l'appareil de Darcet, finissent à la longue par diminuer considérablement les forces ; c'est ce qui a déterminé M. Biett à imaginer un appareil, à l'aide duquel on pût soumettre seulement la partie affectée à l'influence de la vapeur sulfuro-mercurielle. Cet appareil est employé jour-nellement à l'hôpital Saint-Louis et à l'établissement ther-male d'Enghien.

Cependant, malgré l'emploi de ces divers moyens, le *pru-rigo des parties génitales*, chez l'homme, et principalement chez la femme, dure quelquefois six mois et plus. Nous l'avons vu persister des années ; il présente des rémissions complètes et de promptes et fréquentes récidives.

C'est à tort, dira-t-on peut-être, que nous décrivons ici des maladies qui, la plupart du temps, ne présentent pas l'élément primitif ; mais en outre qu'on l'observe cepen-dant dans quelques cas, rares il est vrai, la démangeaison qui les rapproche du prurigo, et leur importance, nous ont engagés à ne pas les rejeter entièrement, puisque d'ailleurs elles ont été admises par Willan.

SQUAMMES.

On range dans cet ordre des inflammations chroniques de la peau, caractérisées par la formation, à la surface malade, d'une substance inorganique, lamelleuse, d'un blanc grisâtre, sèche, friable, plus ou moins épaisse, plus ou moins adhérente.

Ces lamelles blanchâtres ont reçu le nom de *squammes*; elles surmontent en général des élevures plus ou moins prononcées et laissent, après leur chute, la peau rouge et enflammée. Véritable sécrétion morbide de l'épiderme, elles sont bien différentes des *squammes* que l'on observe dans les *affections vésiculeuses*, et qui sont le résultat d'un liquide concrété.

Les maladies décrites par M. Alibert sous le nom commun de *dartre squammeuse*, ne se rapportent pas toutes à cet ordre; il n'y a que la *dartre squammeuse lichenoïde* (*psoriasis*) et les *dartres squammeuse orbiculaire* et *squammeuse centrifuge*, qui ne sont que des variétés de la première, qui correspondent aux *squammes* proprement dites. La *dartre squammeuse humide* de ce pathologiste répond, comme nous l'avons vu, tantôt à l'*eczema*, tantôt au *lichen*. D'une autre part, c'est ici qu'il faut ranger deux éruptions qui constituent un ordre particulier du même auteur; la *dartre furfuracée volante*, et la *dartre furfuracée arrondie* : la première a été décrite par Willan sous le nom de *pityriasis*; la seconde a été décrite par les pathologistes anglais sous le nom de *lèpre*.

Ces affections suivent toutes une marche chronique; développées le plus ordinairement d'une manière lente, mais quelquefois cependant assez rapidement pour que l'éruption se fasse en deux ou trois jours, elles durent souvent plusieurs mois, et même des années.

Symptômes. = Dans le début on observe quelques points de la surface de la peau, rouges, légèrement tuméfiés, isolés et distincts. Quelquefois ces petits centres d'inflammation se rapprochent, se joignent, se confondent, et en même temps qu'ils se recouvrent de squammes, ils affectent telle ou telle forme, et constituent ainsi tel ou tel genre, telle ou telle espèce. Ce développement a constamment lieu sans symptômes généraux; le malade même ne s'en aperçoit la plupart du temps que lorsque les plaques sont formées, ou que l'épiderme est sur le point de se détacher.

Ces éruptions semblent affecter les membres de préférence; cependant on les rencontre aussi sur le tronc et sur la tête; souvent les plaques répandues çà et là et bien distinctes sont bornées à un petit nombre, mais on les voit aussi occuper un membre tout entier, et même former, pour ainsi dire, une nouvelle enveloppe presque générale.

Quant à la nature des squammes, elle présente quelques différences suivant les variétés, paraissant dans tous les cas être le résultat d'un vice de sécrétion de l'épiderme; tantôt elles sont minces et légères, et ne semblent constituées que par des parcelles de cette membrane devenue sèche et blanchâtre, qui se détachent avec une facilité et une abondance prodigieuses; tantôt plus adhérentes, elles sont formées par des portions d'épiderme altéré et épaissi.

Tout cet appareil de symptômes que l'on retrouve dans tous les auteurs, comme accompagnant constamment les affections squammeuses, souvent avec beaucoup d'inten-

19

sité, existe au contraire très-rarement ; et quand par hasard on l'observe, ils est toujours très-peu marqué. Seulement les malades éprouvent quelques démangeaisons ; encore sont-elles loin d'être constantes. Quelquefois aussi les mouvemens sont gênés dans les articulations, qui sont entourées d'un grand nombre de plaques ; et lorsque la maladie est ancienne, la région de la peau qui en est le siége, et qui a cessé depuis long-temps ses fonctions, s'altère et s'épaissit.

Causes. = Aucune de ces inflammations chroniques de la peau n'est contagieuse ; elles peuvent être héréditaires. Une d'elles (l'icthyose) est le plus souvent congéniale. Elles attaquent indistinctement les individus de toutes les classes, l'un et l'autre sexe, plus particulièrement les adultes. Elles se manifestent dans toutes les saisons ; on observe même quelquefois une espèce de prédilection pour telle saison, qui fait que la maladie, développée dans l'automne, cesse au bout de quelque temps, pour reparaître à l'automne prochain.

Diagnostic. = On ne saurait confondre ces affections avec des maladies de la peau appartenant à d'autres ordres. La présence de leurs squammes est un caractère suffisant ; il y a bien quelques inflammations plus aiguës, qui présentent aussi des squammes, mais alors ce ne sont plus, comme ici, de simples lames d'épiderme plus ou moins altéré, mais, précédées de petites collections séreuses ou séro-purulentes, elles sont le résultat de la concrétion du liquide ; ce ne sont plus des lamelles minces, sèches, grisâtres et friables, mais bien des squammes assez larges, molles, jaunâtres, reposant sur des surfaces humides et plus enflammées, et surtout constamment entourées de lésions élémentaires semblables à celles qui les ont produites, de vésicules d'*eczéma* ou de papules de *lichen*. Même privées de leurs squammes, et ne présentant plus que le corps muqueux, enflammé, on distinguera encore ces éruptions par leur forme, par la surface qu'elles laissent à nu, par l'absence de lésions élémentaires, etc.

Les affections squammeuses entraînent rarement d'accidens graves ; mais elles sont souvent rebelles et exigent des traitemens énergiques.

L'ordre des squammes contient quatre genres : la *lèpre* : (dartre furfuracée arrondie de M. Alibert), le *psoriasis* : (dartre squammeuse lichénoïde de M. Alibert) ; le *pityriasis* : (dartre furfuracée volante de M. Alibert), et l'*icthyosis* : (icthyose de M. Alibert) que nous conserverons avec Willan dans cet ordre, puisqu'elle présente, comme toutes les autres espèces, les caractères qui le constituent (*des squammes*), bien qu'elle semble en différer par sa nature et par l'altération profonde de la peau.

LÈPRE.

(*Lepra vulgaris*, Willan. — Dartre furfuracée arrondie de M. Alibert.)

Depuis long-temps, et surtout depuis que, à la renaissance des lettres, les Arabistes avaient regardé l'*elephantiasis* comme synonyme avec la *lèpre*, cette dernière dénomination, employée indistinctement pour des affections différentes, et pour presque toutes les maladies graves de la peau, avait amené une confusion extrême, quand Willan, s'étayant sur ce que primitivement les Grecs avaient appelé λεπρα, de λεπις, écaille, une affection squammeuse, se manifestant sous la forme de taches circulaires, lui rendit son véritable sens.

Nous entendrons donc avec lui par le mot *lèpre* une affection squammeuse, caractérisée par des plaques arrondies ; élevées sur les bords ; déprimées au centre et pouvant se confondre au point de former une plaque continue.

Les variétés qui ont été admises ne sauraient être conservées. L'une, *lepra alphoides*, ne diffère de la *lèpre vulgaire* que par une étendue un peu moindre, une teinte un peu plus blanche des plaques : on l'observe chez les enfans et chez les sujets faibles ; l'autre, *lepra nigricans*, est une maladie rare, et bien différente, que Willan et après lui M. Rayer, sans doute sur son autorité, ont eu tort de rapprocher de la lèpre : c'est évidemment une syphilide ; elle sera décrite en son lieu.

Symptômes. = La lèpre, bien qu'elle puisse se développer sur toutes les parties du corps, affecte pour siége spécial les membres, le voisinage des articulations, et surtout les coudes et les genoux : au moins c'est là qu'elle commence, d'abord sous la forme de petits points rouges, peu appréciables, et légèrement saillans au-dessus du niveau de la peau. Ces élevures lisses, distinctes, se recouvrent d'une squamme extrêmement mince, qui ne tarde pas à tomber ; peu à peu les petites plaques s'étendent, en affectant toujours la forme circulaire ; les écailles se renouvellent, deviennent plus épaisses, se superposent, surtout sur les bords qui se trouvent élevés ; le centre redevient et reste intact, excepté quelques cas très-rares, où l'on rencontre des plaques isolées, dont le caractère est masqué par des squammes qui occupent aussi bien le centre que les bords. Ce développement orbiculaire continue jusqu'à ce qu'il soit parvenu à un diamètre, quelquefois de plusieurs pouces, et même, dans quelques circonstances, bien au-delà, mais le plus souvent beaucoup moindre ; alors il s'arrête, et l'on voit des plaques arrondies, dont la largeur varie assez ordinairement depuis celle d'un franc jusqu'à celle d'un écu ; le centre sain est déprimé ; les bords sont élevés et recouverts de squammes multiples, grisâtres, très-adhérentes.

Ces plaques orbiculaires ne sont pas toujours toutes entières et distinctes : souvent même, lors de leur développement, les petites élevures se sont réunies dans leurs progrès, les circonférences, se sont entrelacées, et ont donné lieu à des plaques agglomérées et confondues. Cette disposition est surtout très-commune, et même presque constante, aux environs des articulations, aux coudes et aux genoux.

Pendant que s'opère ainsi le développement individuel, a lieu aussi l'accroissement général de l'éruption : elle s'étend progressivement sur le ventre, les épaules, le dos, la poitrine, quelquefois le cuir chevelu et le front, rarement la face et les mains.

Les squammes tombent et se renouvellent sans cesse ; elles laissent après leur chute une surface rouge, peu enflammée, lisse quand l'éruption est récente, et sillonnée d'empreintes quand elle est ancienne.

Tels sont les caractères avec lesquels la lèpre se manifeste dans la presque totalité des cas ; mais elle se présente quelquefois avec des symptômes sinon différens, au moins tout-à-fait remarquables.

Ainsi, soit d'une part, que s'écartant pour son développement de sa marche ordinaire, l'éruption se soit manifestée par de petits points rouges, disposés circulairement, et qui se seraient rejoints par leurs extrémités ; soit qu'une seule, ou plusieurs élevures aient, par un accroissement excentrique extraordinaire, acquis un développement énorme ; et, de l'autre part, soit que les plaques n'aient jamais été recouvertes de squammes, ou bien que, tombées sous une influence inconnue, elles n'aient pas été renou-

velées, toujours est-il que, chez plusieurs malades que
nous avons observés dans les salles de M. Biett, à l'hôpital
Saint-Louis, l'éruption s'est présentée avec les caractères
suivans :

Le tronc, et surtout le dos, était le siége de larges plaques très-rouges, d'un diamètre quelquefois de plus d'un
pied ; elles étaient constituées par un cercle saillant, de
quelques lignes de largeur seulement, et accompagné, à la
grande comme à la petite circonférence, d'un liseret rougeâtre, de quelques lignes aussi ; le centre présentait une
surface très-étendue, et entièrement intacte. Ces bords proéminens n'étaient point recouverts de squammes, et quelquefois deux ou trois cercles seulement, et même, dans
quelques circonstances, un seul occupait toute la partie
postérieure du tronc.

Nous avons vu des malades au corps desquels la lèpre,
ainsi dessinée à grands traits, et dépouillée de squammes,
imprimait un aspect tout-à-fait singulier.

Souvent en même temps on retrouvait sur les membres
des plaques qui avaient suivi dans leur développement la
marche ordinaire, et qui présentaient les caractères que
l'on rencontre le plus communément et que nous avons
décrits plus haut.

La lèpre peut rester stationnaire pendant un temps infini,
sans déterminer aucun accident, sans que les fonctions
intérieures soient sensiblement altérées ; seulement à la
longue il s'établit une tension des articulations qui occasione souvent beaucoup de gêne dans les mouvemens.
Quant aux ulcérations qui s'y établiraient, et aux cicatrices
qu'elles laisseraient après elles, elles n'existent jamais, ou
elles seraient le résultat d'un accident très-rare, et qui n'appartiendrait pas à cette maladie.

Abandonnée à elle-même, la lèpre peut disparaître, pour

revenir le plus souvent peu de temps après ; ou bien elle persiste plus ou moins long-temps, et ne cède quelquefois même qu'à un traitement fort énergique. Au reste, qu'elle disparaisse sous l'influence d'une cause inconnue, ou sous celle des moyens thérapeutiques employés pour la combattre, elle marche à la guérison d'une manière lente et constante.

D'abord les plaques s'affaissent dans leur centre, les squammes se reforment plus rarement, elles sont moins nombreuses, et enfin elles cessent de se reformer, et *la guérison marchant du centre vers la circonférence*, les cercles se rompent en plusieurs endroits, les élevures s'affaissent, et la plaque disparaît.

Dans cette variété, où la lèpre se manifeste par des cercles énormes, rouges et sans squammes ; avant de disparaître, les surfaces deviennent toujours beaucoup plus enflammées ; bientôt les bords s'affaissent ; des portions de cercle reviennent çà et là, au niveau de la peau ; la teinte devient de moins en moins foncée ; enfin il ne reste plus qu'une injection légère qui ne tarde pas à disparaître.

Causes. = La lèpre n'est pas contagieuse ; elle se développe dans toutes les saisons, cependant on la voit plus fréquemment à l'automne. Elle affecte plus fréquemment les hommes que les femmes ; sans doute parce qu'ils sont plus exposés aux causes diverses qui peuvent la produire. On l'observe bien moins souvent chez les enfans. Les causes qui semblent agir sur son développement sont peu connues ; cependant nous avons pu constater à l'hôpital Saint-Louis, la validité de quelques-unes, parmi le grand nombre de celles qui lui ont été assignées. Ainsi elle peut se développer sous l'influence d'une atmosphère froide et humide ; elle survient

assez fréquemment, quoi que l'on en ait dit, après l'ingestion d'alimens salés, de poissons de mer. Certaines professions y prédisposent : telles sont, par exemple, celles où
l'on est en contact avec des substances pulvérulentes, où
l'on manie des métaux. Une des causes les plus fréquentes
se trouve dans les affections morales : ainsi il n'est rien
moins que rare de voir la lèpre vulgaire survenir peu de
temps après un accès de colère, un violent chagrin, une
frayeur. Enfin elle peut être héréditaire.

Diagnostic. = Le diagnostic de la lèpre est, dans la
plupart des cas très-facile, et le plus léger examen suffit
pour la distinguer surtout des maladies d'un autre ordre.
Nous allons indiquer les caractères qui la différencient
de celles avec lesquelles on pourrait quelquefois la confondre.

Le *porrigo scutulata* (*ringworm*), à certaines périodes,
au commencement, ou à la fin quand les croûtes sont
tombées, et ne laissent qu'une surface rouge en forme
d'anneau, pourrait en imposer peut-être un instant, pour
une lèpre qui aurait son siége au cuir chevelu, surtout si,
comme cela arrive quelquefois, la teigne annulaire avait
quelques plaques sur le reste du corps. D'abord il est bien
plus rare encore de voir le *porrigo scutulata* sur le tronc et
les membres, que de voir la lèpre au cuir chevelu ; ensuite
l'erreur serait bientôt dissipée. Cette variété du genre
porrigo reconnaît pour élémens des *pustules faveuses*, et
si c'étaient des anneaux commençant, on ne tarderait pas
à apercevoir ces pustules se développer. Il est inutile d'a-
jouter ici les différences tranchées que présente la teigne
annulaire qui ne pourrait être confondue qu'à un état
auquel elle ne reste pas long-temps ; la présence et la nature des croûtes, l'altération et la destruction des bulbes,
enfin le caractère contagieux suffisent bien sans doute

pour ne pas laisser même supposer que l'on puisse confondre ultérieurement ces deux maladies.

La forme ronde qu'affectent les *syphilides* pourrait, dans quelques cas de *syphilide tuberculeuse*, en imposer pour la lèpre, surtout au front ou au dos. Mais en mettant de côté la teinte cuivrée et violacée, les cicatrices que l'on rencontre presque toujours dans les environs de l'éruption, les symptômes concomitans, etc., etc., si l'on examine avec un peu d'attention, il sera facile de voir que ce n'est point un cercle continu, mais que ce sont des tubercules isolés, disposés en anneaux, il est vrai, mais laissant entre eux des intervalles marqués; que ces tubercules sont lisses, saillans; qu'ils ne sont point recouverts de squammes, ou qu'au moins, dans les cas rares où l'on en rencontre, ce sont des lamelles extrêmement minces et dures, toujours plus petites que l'induration circonscrite, dont elles ne recouvrent qu'une petite partie. Dans quelques circonstances où les tubercules ont commencé à se résoudre, et sont moins proéminens, on pourrait très-bien prendre ces anneaux pour des plaques de lèpre en *voie de guérison;* restent toujours pour les distinguer les caractères énoncés plus haut.

Enfin la lèpre pourrait être confondue avec une éruption que l'on a décrite jusque dans ces derniers temps sous le nom de lèpre noire (*lepra nigricans*, Willan), et qui n'est qu'une variété de la *syphilide squammeuse*. La teinte noire des plaques est plus que suffisante pour les distinguer.

Si maintenant nous comparons la lèpre avec les maladies du même ordre, nous voyons que ses caractères si tranchés suffisent, dans la plupart des cas, pour la différencier au premier coup d'œil des plaques irrégulières du *psoriasis*, qui pourrait seul être un instant confondu avec elle.

Cependant il est une variété de ce genre, le *psoriasis guttata*, caractérisée par des plaques isolées, que dans quelques cas il est difficile de distinguer d'avec la lèpre, surtout d'avec la lèpre en voie de guérison. Toutefois les plaques du *psoriasis guttata*, beaucoup plus petites que celles de la lèpre, ne sont jamais aussi régulières; le centre, qui n'est jamais intact, ne présente pas de dépression; et lors même que, dans la lèpre, quelques points des plaques qui sont en voie de guérison ont disparu, les portions de cercle qui restent suffisent pour le diagnostic.

Enfin dans les cas de lèpre, où les plaques se sont agglomérées et confondues, avec un peu d'attention on pourra souvent distinguer des moitiés, des quarts de cercle saillans, aux environs, quelquefois même au milieu de l'agglomération, et sur d'autres parties du corps; on surprendra fréquemment une plaque nouvelle dans son développement, qui ne laissera plus de doute sur l'espèce de l'éruption.

Prognostic. = La lèpre n'est point une maladie qui fasse courir de grands dangers; mais dans tous les cas, on peut la considérer comme une affection très-rebelle, et souvent très-difficile à combattre.

Traitement. = Le traitement de la lèpre se compose de moyens extérieurs, de moyens intérieurs, et de moyens hygiéniques.

Mais avant d'entreprendre la moindre médication, il faut avoir égard à l'âge, à la vigueur du malade, à l'état de l'éruption.

Si c'est un sujet jeune, fort, vigoureux; si la maladie a fait des progrès rapides; si la peau est rouge, enflammée; le pouls plein, élevé, il faut avant tout avoir recours

aux évacuations sanguines, aux bains simples, aux boissons délayantes, à un régime sévère et au repos. Nous
entendons ici par évacuations sanguines des saignées générales ; car proposer d'appliquer des sangsues aux environs
des plaques, c'est présenter un moyen, dans la plupart des
cas, impraticable, et dans tous, sans aucun résultat heureux.

Chez les vieillards languissans, au contraire, chez les
individus dont la constitution est détériorée, qui sont affaiblis par la misère et les privations de tout genre, chez
qui l'éruption est peu ou point enflammée, il faudra souvent employer pendant quelque temps les toniques, pour
les préparer à un traitement actif.

Ces précautions une fois prises, on peut attaquer la maladie de front, et pour cela on a proposé des moyens *extérieurs*, et des moyens *intérieurs*.

Si l'on en excepte les bains, qui sont de si puissans auxiliaires dans le traitement de la lèpre, en général les médications extérieures, surtout celles qui ont été si vantées par
les anciens, et qui consistaient en lotions, applications,
etc., dans lesquelles entraient toujours des médicamens très-
irritans, tels que la *racine de brione*, l'*alun calciné*, etc.,
sont constamment inutiles, et quelquefois même ne sont pas
sans inconvéniens ; elles pourraient tout au plus réussir
dans quelques cas rares où la maladie est bornée à de très-
petites surfaces. Ceci s'applique très-bien à ces lotions alcoolisées, etc., et surtout à ces topiques d'*onguent de poix
blanche*, ou d'*onguent de goudron*, etc., qui ont été recom-
mandés en Angleterre. Indépendamment de leur inef-
ficacité réelle, on conçoit facilement quelle valeur ces petits topiques d'*onguent de poix* pourraient avoir dans les
cas si nombreux où la lèpre couvre non-seulement les
membres, mais encore le dos, le ventre, etc. Tous ces

moyens, qui sont les fruits de l'imagination plutôt que les résultats de la pratique, doivent donc être rejetés, et avec eux les *vésicatoires* et les *cautérisations*.

Parmi les applications extérieures, cependant, nous en citerons une seule que nous avons vu employer avec beaucoup de succès, depuis plusieurs mois, à l'hôpital St-Louis, par M. Biett, dans plusieurs maladies de la peau, et entre autres dans la lèpre : c'est une pommade essentiellement résolutive, composée d'*iodure de soufre*, incorporée dans de l'*axonge* à la dose de douze ou quinze grains par once de graisse. Cette préparation peut être portée graduellement jusqu'à un demi-gros.

Ce moyen peut être mis en usage dans une lèpre récente chez des individus faibles, et qui ne pourraient supporter un traitement énergique ; du reste, les succès dont nous avons été témoins nous font croire que tout nouveau encore, il pourra avantageusement occuper sa place dans la thérapeutique des maladies de la peau. Pendant que le malade est en même temps à l'usage d'une tisane amère, il fait matin et soir des frictions sur plusieurs plaques à la fois ; peu à peu il s'établit une vitalité plus grande, la peau s'enflamme, les squammes tombent, les élévures s'affaissent ; au bout de quelques jours la résolution est complète, et la peau a repris son état naturel ; alors on attaque des plaques nouvelles.

Les bains sont tous plus ou moins utiles dans le traitement de la lèpre, mais aucuns ne pourraient seuls en amener la guérison complète. On a vanté avec raison les bains sulfureux et les bains de mer. Sans doute ils peuvent modifier avantageusement la marche et l'état de l'éruption, mais de tous, ceux qui agissent d'une manière plus sûre et plus constante, ce sont les bains de vapeur : ils rendent la circulation plus active, la peau s'anime, la sueur vient l'humecter, elle détache les squammes, au-dessous desquelles on la voit s'écouler, quoique plus difficilement que sur la peau saine. Bien loin de répondre aux succès qu'on s'est plu à leur attribuer, les fumigations sulfureuses ne produisent que des modifications passagères, et échouent dans la plupart des cas.

Une maladie aussi rebelle que la lèpre ; une maladie qui occupe souvent une grande partie de l'enveloppe tégumentaire, ne saurait donc le plus ordinairement être attaquée avec avantage par les médications extérieures, qui sont presque constamment infructueuses, et très-souvent inapplicables. Il a fallu avoir recours à un traitement interne, et la thérapeutique a fourni des moyens énergiques, auxquels elle ne résiste point dans la grande majorité des cas.

L'orme pyramidal, le *daphne mesereum*, le *daphne cnidium*, la *poudre d'ellébore*, le *rhus radicans*, etc., ont été vantés tour à tour, et n'ont pas toujours mérité les éloges qui leur ont été prodigués par des praticiens trop pressés de conclure d'un trop petit nombre de faits. Presque toutes ces préparations sont d'assez bons moyens auxiliaires ; quelques-uns même ont pu procurer une amélioration sensible, mais rarement une guérison complète : leur action souvent incertaine a rendu leur emploi beaucoup moins fréquent.

Les propriétés de la *douce-amère* paraissaient avoir été constatées d'une manière moins vague. Préconisée d'abord en France par Carrère, elle a été plus tard introduite en Angleterre par le docteur Crichten, médecin de l'hôpital de Westminster. Des expériences assez nombreuses, qui ont été faites par ce praticien, et qui ont été rapportées avec quelques détails dans l'ouvrage de Willan, semblent prouver que les tiges de cette plante ont été employées avec un véritable avantage dans un certain nombre de cas de *lepra vulgaris*. Toutefois des expériences semblables, faites d'abord par M. le professeur Alibert, et plus tard par M. Biett, n'ont pas été suivies des mêmes résultats que ceux qui avaient été obtenus par Crichten.

Cette plante, administrée à un nombre assez considérable d'individus atteints de la *dartre furfuracée arrondie* (lepre vulgaire), a produit chez quelques-uns une légère modification, et chez la plupart aucun effet sensible : deux seuls individus, qui présentaient des conditions plus favorables, ont été guéris complétement. Dans le plus grand nombre des cas, M. Biett a remarqué que, lorsque la *douce-amère* était portée à une dose élevée, elle donnait lieu à un léger trouble des facultés mentales, et d'autres fois à des nausées, et même à des vomituritions. Ces symptômes ne paraissaient pas dépendre d'un état phlegmasique de la membrane muqueuse gastro-intestinale. On doit donc ranger la *douce-amère* parmi ces moyens qui peuvent être utiles dans quelques circonstances, mais dont les propriétés doivent encore être le sujet de nouvelles recherches.

Le *soufre* a agi comme auxiliaire utile ; l'*antimoine*, et surtout son *sulfure*, qui semblait devoir amener des résultats avantageux comme puissant révulsif, a bien souvent échoué ; le *mercure métallique*, son *deuto-chlorure* ne paraissent pas avoir eu plus de succès. Le calomel seul a eu souvent de très-bons effets, mais comme purgatif. Le *goudron* a été suivi de résultats variables ; il en est de même du *sulfite sulfuré de soude*. Enfin est-il besoin de rappeler les bouillons de vipères, si célèbres dans l'antiquité?

D'après des expériences nombreuses, faites à l'hôpital Saint-Louis depuis plusieurs années par M. Biett, on peut traiter avec succès cette maladie, surtout par les trois méthodes suivantes : 1° par les purgatifs; 2° par la teinture des cantharides; 3° par les préparations arsenicales.

Il serait difficile de préciser d'une manière bien exacte les cas où telle méthode doit être préférée, et souvent on a vu les *purgatifs* réussir là où la *teinture de cantharides* avait échoué, et *vice versâ*. Cependant, d'après un grand nombre de faits, il nous a été possible d'établir quelques données positives.

Par les purgatifs. Il convient, en général, d'employer cette méthode, dite de Hamilton, quand la lèpre est récente, peu étendue, qu'elle se manifeste pour la première fois; c'est la seule à laquelle on doive avoir recours pour les enfans. Elle consiste à administrer tous les matins à jeun, tantôt une prise de *calomel* de quatre grains; tantôt une pareille dose d'un mélange à parties égales de cette préparation mercurielle avec la poudre de jalap. Quelquefois il suffit d'ajouter dans une pinte d'une tisane amère une légère dose d'un sel purgatif, deux gros ou une demi-once de sulfate de *magnésie*, de *soude*, par exemple. D'autres fois il faut avoir recours à des médicamens plus actifs, et l'*aloës*, l'*extrait de coloquinte*, la *résine de jalap*, la *gomme-gutte*, etc., le plus souvent combinés, opèrent de très-bons effets. Le choix, au reste, de tel ou tel moyen ne saurait être indiqué *à priori*; il devra varier suivant l'individu, suivant l'état de l'éruption, et surtout suivant l'effet du médicament employé. Toutefois le *calomel* est sans contredit de tous celui qui réussit le plus souvent et le plus promptement. Il n'est pas rare d'obtenir une guérison complète en deux mois, quelquefois moins, à l'aide de cette préparation, qui, administrée tous les jours à la dose de quatre grains, n'occasione presque jamais d'accidens. Il est vrai que dans quelques circonstances

il détermine une salivation qui oblige d'en cesser l'usage ;
mais, quoi que l'on en ait dit, ces cas forment des exceptions assez rares lorsqu'il est employé à cette dose. Il est
très-précieux surtout chez les enfans, administré avec du
sucre dans des proportions relatives à leur âge. Quel que
soit, du reste, le remède que l'on choisisse, il ne faut pas
oublier que ce n'est point une révulsion prompte et quelquefois dangereuse qu'il s'agit d'opérer, mais bien une
dérivation lente, mais sûre ; aussi les médicamens destinés
à être continués long-temps devront-ils toujours être administrés à petite dose; souvent même il sera avantageux
d'en interrompre plusieurs fois l'usage trois ou quatre
jours pendant le cours du traitement.

Par la teinture de cantharides. Quand la lèpre a reparu
après un temps plus ou moins long sous l'influence d'une
cause inconnue, quand elle existe chez des sujets d'une
constitution molle, quand elle occupe une grande étendue,
enfin quand elle a résisté aux purgatifs, elle cède quelquefois d'une manière merveilleuse à l'emploi bien dirigé de
la teinture de cantharides.

Le malade, soumis à un régime sévère, en prend tous
les matins de trois à cinq gouttes d'abord dans une cuillerée de tisane. A mesure que l'on avance dans le traitement, on interroge avec soin les organes digestifs et génito-urinaires, et s'ils ne présentent aucun symptôme, on
augmente tous les six ou huit jours de cinq gouttes. Si,
au contraire, il se manifestait beaucoup de chaleur à l'épigastre, des nausées, du dévoiement, des ardeurs d'urine,
des érections, etc., ce qui est très-rare, il faudrait en interrompre l'usage ; mais administrée ainsi avec prudence et
d'une manière graduée, elle a pu cent fois être portée jusqu'à vingt-cinq, trente gouttes et plus, sans déterminer le
moindre accident. Souvent, et surtout chez les femmes, on

obtient une cure solide en quarante-cinq et cinquante jours; et entre autres exemples remarquables qui se sont offerts à notre observation à l'hôpital Saint-Louis, nous avons vu un cas de lèpre qui durait depuis dix-huit ans, et qui a disparu dans l'espace d'un mois sous l'influence de la teinture de cantharides.

Par les préparations arsenicales. Si la lèpre existe depuis plusieurs années, si elle a envahi la presque totalité de l'enveloppe tégumentaire, si la peau est épaissie, altérée, elle résistera probablement aux méthodes indiquées ci-dessus. Il faut l'attaquer par les préparations arsenicales, non pas qu'il soit nécessaire, pour employer cette médication, d'attendre que la maladie soit parvenue à ce degré, mais on en a obtenu des résultats très-heureux, surtout lorsque tous les autres moyens avaient échoué; on peut même ajouter que, dans ce dernier cas, leur effet est presque assuré.

Parmi ces préparations diverses, celles qui sont employées avec le plus d'avantage sont la *solution de Pearson* et la *solution de Fowler.* La première a pour base l'arseniate de soude dans la proportion d'un grain par once d'eau distillée; elle a beaucoup moins d'action que la *solution de Fowler,* mais elle est plus facile à manier. On l'emploie surtout chez les femmes et chez les sujets foibles; on l'administre d'abord à la dose d'un scrupule, puis un peu plus tard d'un demi-gros jusqu'à un gros. La *solution de Fowler* contient huit grains d'arsenite de potasse pour une livre d'eau; c'est un des médicamens les plus énergiques que la thérapeutique possède. On l'administre à la dose de trois gouttes d'abord dans un véhicule inerte, le matin, à jeun, puis tous les cinq ou six jours on augmente de deux ou trois gouttes seulement. On peut aller ainsi jusqu'à vingt ou vingt-cinq gouttes; mais il est prudent de ne pas dépasser ce terme, et souvent, comme pour la teinture de cantharides, il est bon d'en interrompre l'usage de temps en temps, et lorsqu'on veut l'administrer de nouveau, il faut recommencer non pas par les doses auxquelles on s'était arrêté, mais par des proportions minimes. Quelquefois la *solution de Fowler* réussit très-bien quand la *solution de Pearson* a échoué.

S'il survenait quelques symptômes d'inflammation des muqueuses gastro-intestinales, il faudrait se garder d'insister sur l'usage de ces deux préparations ; mais en ayant égard à l'état des organes digestifs, on aurait tort de refuser au malade un moyen précieux sur les craintes chimériques de quelques médecins trop pusillanimes. Les préparations arsenicales peuvent être dangereuses, il est vrai, dans des mains imprudentes et inhabiles ; mais administrées sagement, elles ne peuvent, d'une part, occasioner aucun accident, et de l'autre, elles sont souvent des moyens héroïques. Ici, par exemple, leurs effets sont constans ; ils consistent d'abord dans un surcroît d'activité dans l'éruption ; les plaques deviennent chaudes et animées, le centre se guérit, les bords se brisent, s'affaissent peu à peu, et souvent, en moins de deux mois, on voit disparaître entièrement une maladie grave, invétérée, qui existait depuis plusieurs années.

Le *traitement hygiénique* seul ne saurait, dans aucun cas, suffire pour guérir la lèpre ; mais il est utile pour maintenir la guérison. Ainsi, les malades devront se soustraire à l'influence des causes que l'on aura soupçonnées de l'avoir produite ; souvent ils devront renoncer à leur profession. Il sera surtout indispensable qu'ils observent un régime sévère et qu'ils évitent l'abus des boissons alcooliques ; enfin ils devront de temps en temps prendre quelques bains, pour entretenir et activer les fonctions de la peau.

C'est faute de ces précautions qu'il survient quelquefois des récidives que l'on ne manque pas d'attribuer au peu d'efficacité du traitement. Nous avons vu, dans les salles de M. Biett, des malades, pour ainsi dire ivrognes de profession, ou bien qui exerçaient un état qui avait agi plus ou moins directement sur le développement de leur maladie, rester à l'hôpital deux et trois mois après une entière guérison sans qu'il ait reparu la moindre trace de l'éruption, et revenir quinze jours ou trois semaines au plus après leur sortie, couverts de nouveau des plaques de lèpre. La maladie avait été évidemment reproduite ou par des écarts de régime, ou par l'influence de leur profession.

PSORIASIS.

(Dartre squammeuse lichenoïde de M. Alibert.)

Psoriasis vient de psora, mot ancien, employé jadis dans deux sens; 1° pour une ulcération de la peau ψωρα ελκωδες, ce qui semble se rapporter à l'*impétigo*; 2° seul, ψωρα, pour désigner les affections écailleuses.

Le genre psoriasis est caractérisé par des plaques, plus ou moins étendues, irrégulières, légèrement élevées au-dessus du niveau de la peau, recouvertes de squammes minces, d'un blanc chatoyant.

Il constitue sinon plusieurs espèces, au moins plusieurs variétés distinctes, les unes relatives à la forme et à l'intensité avec lesquelles il se présente; les autres relatives au siége qu'il affecte.

A. *Suivant la forme et l'intensité.* Tantôt les plaques sont séparées et peu étendues; tantôt elles sont plus larges, confondues et irrégulières; tantôt elles sont très-larges et forment une surface continue; enfin quelquefois ce sont

des stries allongées, contournées; ce qui forme quatre
variétés principales. *Psoriasis guttata*, *diffusa*, *inveterata*,
gyrata.

1° *Psoriasis guttata.*—Le psoriasis guttata peut être considéré comme une espèce intermédiaire entre la lèpre et le
psoriasis; il est caractérisé par de petites plaques arrondies,
mais d'une manière irrégulière, plus élevées au centre qu'aux
bords. D'abord ce sont de petits points rouges, distincts,
au centre desquels on aperçoit bientôt une écaille légère :
les plaques s'arrondissent, s'étendent sans jamais dépasser
quelques lignes : elles restent isolées, séparées par des espaces sains, et ressemblent assez bien à des gouttes d'un
liquide que l'on aurait projeté sur la peau (guttata). Les
squammes sont plus ou moins adhérentes, elles laissent
après leur chute une surface souvent très-rouge, un peu
douloureuse, proéminente au toucher.

On l'observe sur tous les points du corps, mais plus
particulièrement à la partie postérieure du tronc, et à la
face externe des membres. Elle ne s'accompagne presque
jamais de symptômes généraux : seulement, le soir et la
nuit, la chaleur détermine un léger prurit, et soit par
l'action des ongles, soit par leur desquammation naturelle,
les lames épidermiques tombent, mais sont bientôt renouvelées.

Cette variété n'est pas rare : elle se rencontre le plus
souvent chez les adultes : elle est comparativement peu
grave.

2° *Psoriasis diffusa.*—Le psoriasis diffusa se manifeste
par des plaques beaucoup plus étendues, plates, angu-
leuses, tout-à-fait irrégulières. Dans le début ce sont aussi
de petites élévations séparées, des espèces de papules rouges, qui ne tardent point à se confondre; et bientôt ce
ne sont plus des disques squammeux distincts, mais bien

de larges surfaces informes, recouvertes de squammes plus ou moins épaisses, plus ou moins adhérentes.

Bien qu'on puisse l'observer sur toutes les parties du corps, le psoriasis diffusa occupe spécialement les membres : il n'est pas rare de le voir couvrir d'une seule plaque continue toute la partie antérieure de la jambe, ou la face postérieure de l'avant-bras : les coudes et les genoux surtout en sont constamment affectés, et même souvent il a entièrement disparu depuis long-temps de tous les autres points qu'il occupait, que fixé à ces deux régions, il résista encore aux divers moyens employés pour le combattre.

Dans quelques cas rares le *psoriasis diffusa* peut présenter à la fois une foule de plaques dans des régions différentes, et nous l'avons vu à l'hôpital Saint-Louis occuper chez le même individu une grande partie du dos, de l'abdomen, les bras, et s'étendant sur les doigts, y former des espèces d'étuis à moitié soulevés, et dont les bords détachés et plus blancs que le centre, laissaient voir au-dessous d'eux une surface très-rouges et polie.

Le psoriasis diffusa est ordinairement précédé de quelques symptômes généraux de céphalalgie, de malaise, de démangeaisons assez incommodes, quelquefois de douleurs intestinales : bientôt ces symptômes diminuent et ne tardent pas même à disparaître lors de l'éruption. Quelquefois, et c'est le plus souvent, les plaques sont peu enflammées, et alors le malade se plaint seulement d'un peu de fourmillement. Mais dans quelques cas rares, l'inflammation est plus forte, les plaques plus proéminentes, les squammes plus épaisses ; il s'établit des fissures, des rhagades, qui quelquefois s'entr'ouvrent et se déchirent, surtout dans les cas où l'éruption, très-étendue, emboîte pour ainsi dire l'avant-bras, les doigts, etc.

Le psoriasis diffusa attaque ordinairement les adultes :

cependant on l'observe quelquefois chez les enfans en bas âge (*psoriasis infantilis*, Willan). Il s'y développe même avec une rapidité remarquable.

Dans tous les cas cette affection est très-commune et souvent grave ; elle dure quelquefois des années entières, et on la voit fréquemment rebelle aux divers moyens de traitement.

3° *Psoriasis inveterata.*==Le psoriasis inveterata n'est que la même espèce, mais beaucoup plus grave. Soit que, existant depuis long-temps, il n'ait été attaqué par aucuns moyens ; soit qu'il ait été exaspéré par une cause toujours présente ; soit enfin qu'il se soit développé chez des vieillards, chez des malheureux affaiblis par la misère et la malpropreté, chez des individus adonnés aux excès de tous genres, le *psoriasis diffusa* peut faire des progrès insensibles et prendre une intensité extrême : alors la peau est épaissie, souvent même hypertrophiée : elle est fendillée en tous sens, et tellement que ce ne sont plus des squammes qu'elle présente, mais une véritable *farine*, qui remplissant les interstices formés par les nombreux sillons, donne lieu à une desquammation des plus abondantes : quelquefois même, dans ce dernier état du psoriasis, les surfaces sont entièrement dégarnies de squammes ; elles sont rouges, peu enflammées, sillonnées dans tous les sens. Si l'on cherche à pincer la peau, à la soulever entre les doigts, elle semble altérée jusque dans ses couches les plus profondes : du reste elle laisse au doigt l'impression d'un corps rude, raboteux et inégal.

Quelquefois l'éruption est bornée aux membres, d'autres fois elle recouvre tout le corps, et dans ces cas très-rares le malade a l'air d'être dans un *étui squammeux*. Le moindre mouvement alors détermine des plis, des déchirures avec émission de sang. Les ongles jaunissent, se fêlent tombént ; et ne sont remplacées que par des incrustations écailleuses et informes.

Quelquefois le système muqueux lui-même est affecté, et l'on observe des symptômes d'inflammation gastro-intestinale ; mais le plus souvent, au contraire, et surtout quand la maladie se développe chez des sujets jeunes et robustes, il n'en est pas ainsi, et même il semble que l'appareil digestif ait acquis une énergie extraordinaire.

C'est l'état le plus grave du genre *psoriasis*.

4° *Psoriasis gyrata*. Cette variété consiste dans des plaques allongées vermiformes, contournées en spirales, étroites, peu nombreuses, qui se manifestent le plus souvent sur le tronc.

Elle est extrêmement rare, et on l'a souvent confondue avec des plaques de *lèpre* ou des *éruptions syphilitiques* en voie de guérison. M. Biett, a qui il est passé sous les yeux tant de maladies de la peau, surtout au traitement externe de l'hôpital Saint-Louis, n'en a rencontré que deux ou trois exemples.

Enfin nous avons observé une foule d'états intermédiaires entre ces quatre variétés, et qui se rapportaient plus ou moins à l'une d'elles, mais qu'il serait inutile et trop long d'écrire. C'est ainsi que, par exemple, pour nous arrêter à une forme qui nous a semblé remarquable, nous avons rencontré quelquefois chez des sujets jeunes, blonds, dont la peau était fine et blanche, des plaques très-régulièrement arrondies, mais ni élevées sur les bords, ni saillantes au centre. L'éruption consistait en un ou plusieurs ronds, presque toujours distincts, de la largeur d'un écu de trois francs, régulièrement aplatis, couverts de petites squammes minces et légères, qui adhéraient fort peu à une surface ordinairement rosée, peu enflammée. Elle avait lieu sur le tronc et sur les bras. Cette variété correspondait assez bien à la dartre *squammeuse orbiculaire* de M. Alibert.

B. VARIÉTES RELATIVES AU SIÉGE.

Le *psoriasis* présente quelques particularités de siége, qu'il importe de noter, non-seulement parce que quelquefois il est tout à fait local, mais encore parce que, dans la plupart de ces cas, il offre des symptômes entièrement relatifs au siége qu'il occupe.

Psoriasis ophtalmica. = Le psoriasis ophtalmica est caractérisé par de petites squammes fixées aux angles des yeux et aux paupières qui sont tendues et dont les mouvemens sont gênés ; il est remarquable en ce que, bien qu'il soit souvent accompagné de celui de la face, il existe quelquefois seul, surtout chez les enfans. Il détermine quelquefois une démangeaison assez vive, et souvent, par continuité, l'inflammation gagne la conjonctive, ce qui le rend le plus ordinairement assez rebelle.

Psoriasis labialis. = Le psoriasis labialis existe presque constamment seul : il se présente sous la forme d'un cercle qui entoure complétement la bouche, souvent dans l'étendue d'un demi-pouce, dans tous les sens (dartre squammeuse orbiculaire de M. Alibert). Ce cercle est sillonné d'une foule de lignes, qui, parties toutes de la circonférence, vont se rendre au bord des lèvres, et donnent à ces parties un aspect froncé qui imprime à la figure quelque chose de désagréable. L'épithélium est épaissi, les squammes sont plus larges que dans les autres variétés.

C'est en général une maladie opiniâtre.

Psoriasis preputialis. = Le psoriasis du prépuce existe souvent seul ; souvent aussi il accompagne celui du scrotum ; il est caractérisé par un épaississement et des gerçures de la peau, par un rétrécissement quelquefois tel, qu'il détermine un véritable phymosis; le moindre effort pour découvrir le gland est douloureux, et souvent suivi d'un écoulement de sang.

C'est une maladie longue et assez douloureuse.

Psoriasis scrotalis.—Le psoriasis du scrotum et celui des grandes lèvres chez la femme, est rare dans la plupart des cas, et les maladies décrites comme telles étaient des *eczema chroniques*. Cependant le *psoriasis diffusa* peut quelquefois se fixer à ces régions : alors la peau est sèche, rugueuse, épaissie, fendillée; elle présente des rhagades; quelquefois même la maladie s'étend sur la verge, qui se trouve recouverte d'une enveloppe squammeuse. Quant aux plaques de *psoriasis guttata*, que l'on y aurait observées, elles ont été très-souvent confondues avec des tubercules syphilitiques, dont ces parties sont si fréquemment le siége.

Psoriasis palmaria.==(Dartre squammeuse centrifuge de M. Alibert.) Cette variété se manifeste d'abord par une inflammation légère, qui se présente sous la forme d'une élevure rouge solide, à la paume de la main, et plus rarement à la plante des pieds. Quelquefois elle est accompagnée de cuisson et d'une vive chaleur. Bientôt cette élevure se recouvre d'une squamme blanche et sèche, souvent très-étendue; celle-ci tombe : il se forme une couche excentrique, et ainsi de suite, à mesure que le centre guérit, la circonférence s'accroît, jusqu'à ce que la maladie ait envahi toute la main. Le centre dépouillé, pour ainsi dire, prend une teinte violacée; les squammes restent dures; la peau s'épaissit, se fendille; il s'établit des gerçures, les doigts dont la face palmaire est aussi atteinte, ne sauraient s'étendre entièrement; le moindre effort, dans ce sens, détermine des tiraillemens très-douloureux.

Chez les femmes, cette variété est quelquefois compliquée avec le *psoriasis* des grandes lèvres.

C'est une maladie difficile à guérir, et d'autant plus sujette à récidives, qu'on l'observe souvent chez des individus livrés à des travaux manuels, qu'ils s'empressent de reprendre une fois qu'ils sont guéris.

Enfin quelquefois le psoriasis est fixé *exclusivement sur le dos de la main*, et s'étend peu à peu sur la face dorsale des doigts; il présente des squammes plus larges, plus sèches, plus dures; il se complique de gerçures profondes et douloureuses au niveau des articulations. Cette variété a été désignée sous le nom de *gale des boulangers*. En effet, bien qu'on l'observe, dans quelques cas rares, dans des conditions différentes, elle attaque souvent les gens de cette profession et ceux qui, comme eux, sont en contact avec des substances pulvérulentes, les épiciers, etc.; on l'a observée aussi chez les blanchisseuses, déterminée sans doute par l'irritation presque constante entretenue par le savon.

Causes. = Les causes du psoriasis sont tout aussi obscures que celles de la lèpre; il n'est jamais contagieux: il peut être héréditaire. Il attaque les deux sexes, tous les âges, mais surtout les adultes. Il se manifeste dans toutes les saisons, mais plus particulièrement au printemps et à l'automne. Bien qu'on l'observe au sein de la propreté et même du luxe, il est bien plus fréquent de le voir chez les gens mal propres et mal vêtus.

Les écarts de régime, les excès, certains alimens salés, des poissons de mer, etc., des affections morales, sont autant de causes sous l'influence desquelles il peut se développer.

Enfin toutes les causes irritantes directes peuvent agir plus ou moins sur l'apparition des psoriasis locaux.

Diagnostic. = Il est quelquefois très-difficile de distinguer le psoriasis de la lèpre, d'autant mieux que dans certaines circonstances, cette dernière maladie semble se changer en psoriasis.

Le plus souvent, cependant, on évitera de confondre ces deux affections, en se rappelant que dans la lèpre les plaques sont assez larges, arrondies, déprimées au centre, élevées sur les bords; au lieu que, dans le *psoriasis guttata*, qui est celui qui pourrait surtout être pris pour elle, les plaques sont petites, et leur centre saillant; que, dans le *psoriasis diffusa*, elles sont quadrangulaires, irrégulières et inégales; enfin que dans le *psoriasis inveterata*, ce sont de larges surfaces, sillonnées, qui enveloppent pour ainsi dire les membres, etc., etc. La forme du *psoriasis gyrata* serait plus que suffisante pour le faire distinguer.

L'une des formes les plus communes de *la syphilide squammeuse* pourrait être confondue avec le *psoriasis guttata*. Ainsi la syphilis se manifeste quelquefois sur la peau, par des plaques arrondies, isolées, proéminentes; mais, dans le psoriasis, elles sont d'un rouge vif, et recouvertes de squammes, tandis que dans la *syphilide* elles présentent une teinte cuivrée; elles ne sont pas recouvertes de squammes, ou au moins celles-ci sont extrêmement minces, et de plus on y trouve un caractère qui semble constant et même pathognomonique, que M. Biett a souvent signalé dans ses leçons cliniques : c'est un petit liseret blanc, analogue à celui qui aurait succédé à une vésicule, qui entoure la base de chaque élevure.

Quelquefois des débris de plaques de la *syphilide squammeuse*, et surtout des *tubercules syphilitiques* en voie de guérison, ont été pris pour le *psoriasis gyrata*. Mais ici, comme dans le cas précédent, indépendamment des caractères propres à chaque éruption, la teinte et les symptômes concomitans suffisent pour éviter l'erreur.

On a souvent pris encore pour cette dernière variété du psoriasis les bords des larges plaques de lèpre. Mais en examinant avec attention, on verra que ces bords affectent la forme circulaire; on y reconnaîtra des portions de cercle; et, en reformant par la pensée les points qui ont disparu, on verra qu'unis avec ceux qui restent ils forment les cercles complets de la lèpre, bien différens de ces sinuosités qui caractérisent le *psoriasis gyrata.*

L'épaisseur des squammes, la présence d'élevures solides, et plus ou moins saillantes, empêcheront de confondre le psoriasis qui aurait son siége au cuir chevelu, avec le *pityriasis;* il sera quelquefois plus difficile de le distinguer d'un *eczema chronique.* Cependant, dans l'affection vésiculeuse on trouve des écailles jaunâtres; elles reposent sur une surface souvent humide; enfin on aperçoit presque toujours aux environs les élémens de la maladie.

Le *psoriasis des lèvres* se rapproche d'autant plus de l'aspect d'un *eczema* qu'il présente les gerçures que l'on observe dans les affections vésiculeuses chroniques. Ici le diagnostic sera surtout basé sur l'absence des vésicules, la largeur, la dureté des squammes, et l'épaississement de l'épithelium.

Diverses affections squammeuses peuvent exister quelquefois simultanément; ainsi l'on a vu non-seulement des plaques de psoriasis chez des individus atteints de la lèpre, mais encore plusieurs formes de psoriasis chez le même malade. Cette affection peut aussi se rencontrer, quoique rarement, existant avec des éruptions d'un autre ordre. Ainsi nous avons vu à l'hôpital Saint-Louis un cas fort curieux, où le psoriasis du cuir chevelu existait avec le *porrigo favosa.*

Prognostic. Le psoriasis est en général une maladie grave, surtout à cause de sa durée opiniâtre. Le prognostic varie d'ailleurs suivant telle ou telle espèce, suivant l'ancienneté de l'éruption, l'état du malade. Ainsi le *psoriasis guttata*, quoique moins fâcheux, est cependant rebelle ; le *psoriasis diffusa* l'est encore davantage, surtout quand il attaque des vieillards, des individus affaiblis par des privations de tout genre. Enfin, le *psoriasis inveterata* est beaucoup plus grave, quelquefois il résiste à tous les moyens employés pour le combattre.

Terminaisons. = Le psoriasis peut, dans quelques cas, disparaître seul et sans aucun traitement ; les plaques pâlissent, s'affaissent, et la peau reprend son état naturel. D'autres fois une espèce se change en une autre. Ainsi les *psoriasis guttata* et *diffusa* passent à l'état *invétéré*.

Dans la plupart des cas, attaqué par des moyens convenables, il marche peu à peu à une guérison solide ; les squammes tombent, se reforment plus lentement, deviennent plus minces : les élévures sont de moins en moins rouges et proéminentes ; les larges surfaces sont entre-coupées çà et là d'intervalles plus ou moins étendus, où la peau est revenue à son état sain. Enfin petit à petit l'épiderme a partout repris ses caractères normaux : la peau redevient souple, et il ne reste plus, pendant quelque temps, qu'une légère teinte un peu plus foncée aux endroits occupés par les plaques.

Dans quelques cas plus malheureux le psoriasis résiste à tous les moyens : la peau s'épaissit de plus en plus ; elle est atteinte jusque dans ses couches les plus profondes ; les ongles eux-mêmes, comme nous l'avons dit plus haut, participent à l'altération générale de l'appareil tégumentaire. La maladie persiste ainsi des années entières sans entraîner aucun accident incessamment grave ; mais quelquefois les malades finissent par succomber à une inflammation chronique de la muqueuse digestive.

Traitement. == Le traitement du psoriasis est entièrement conforme à celui de la lèpre, et tout ce que nous avons dit à ce sujet est applicable sans aucune restriction à cette maladie; seulement, comme elle est souvent plus rebelle, elle réclame aussi plus souvent l'emploi de moyens énergiques, et particulièrement des préparations arsenicales.

Ce n'est pas sans étonnement, au moins pour ceux qui ont observé des psoriasis combattus de cette manière, que l'on lit dans un traité nouveau, qu'il faut se borner aux narcotiques et aux émolliens dans le *psoriasis invétéré*. Pour nous qui pensons qu'une maladie aussi grave réclame autre chose que l'emploi des palliatifs, et qui croyons qu'il y aurait de l'inhumanité à laisser un malheureux en proie à une affection qui empoisonne et finit par abréger son existence, quand nous l'avons vue cent fois céder à ce genre de traitement, nous ne craignons pas de publier qu'à l'aide des préparations arsenicales, on obtient des cures solides, exemptes d'accidens, quand on sait les administrer, et que souvent c'est le seul moyen à opposer au *psoriasis inveterata.* Cette opinion, du reste, n'est pas l'expression de théories plus ou moins spécieuses; elle est le résultat positif d'un grand nombre de faits.

Nous devons ajouter ici aux *solutions de Pearson* et de *Fowler*, une préparation qui agit plus constamment encore dans le psoriasis invétéré: ce sont les *pilules asiatiques*, qui ont pour base le *protoxide d'arsenic* mêlé au poivre noir dans la proportion de cinquante-cinq grains de protoxide d'arsenic, sur neuf gros de poivre, pour huit cents pilules; on en donne une tous les jours, ce qui fait environ *un treizième de grain.* On peut aller jusqu'à deux, mais on ne doit pas dépasser ce nombre; le plus souvent même il suffit d'en faire prendre une seule. On ne saurait assigner de terme à leur usage : il sera relatif à l'état du malade, à celui de l'éruption. Il faudrait cependant les cesser, si au bout de quinze ou vingt jours elles n'avaient produit aucune amélioration sensible. Dans le ca contraires on peut les continuer pendant six semaines, en les interrompant de temps en temps, et en prenant pour elles les mêmes précautions que pour les solutions de *Pearson* et de *Fowler*.

Enfin M. Biett a fait, en 1819 et 1820, une série d'expériences sur une autre préparation arsenicale, qui n'avait point encore été employée : c'est l'*arseniate d'ammoniaque*, il l'a administrée aux mêmes doses et dans les mêmes circonstances que l'*arseniate de soude*, et il en a obtenu des résultats satisfaisans, particulièrement dans plusieurs cas de *psoriasis inveterata*.

Quelle qu'ait été la méthode employée, souvent à la fin du traitement, il reste quelques plaques rebelles, fixées surtout aux articulations. Dans ce cas, il est bon d'activer un peu la peau par quelques frictions. Le *protonitrate de mercure*, incorporé dans de l'axonge à la dose d'un *scrupule* pour *une once* de graisse, réussit très-bien. On fait faire au malade une friction matin et soir sur les points encore affectés.

Les *variétés locales*, indépendamment du traitement général, qui, le plus souvent pour elles, consiste dans les méthodes purgatives, réclament aussi des moyens particuliers.

Dans le *psoriasis ophtalmica* il sera souvent utile d'appliquer, dans le début du traitement, trois ou quatre sangsues derrière chaque oreille, et plus tard on pourra faire faire, ainsi que dans *celui des lèvres*, des frictions avec une pommade de *protochlorure de mercure* sur les points qui sont le siège de l'éruption.

Des bains locaux émolliens, et aussi des frictions avec la même pommade, seront, dans la plupart des cas, des moyens puissans dans le traitement du *psoriasis preputialis.*

Le *psoriasis du scrotum* est souvent attaqué avec succès par les fumigations sulfureuses. Quelquefois même les fumigations cinabrées sont du plus grand secours.

Enfin dans le *psoriasis palmaria*, après avoir amolli les surfaces par des bains locaux d'eau de son ou d'eau de vaisselle grasse, on aura recours avec beaucoup d'avantage à des frictions légèrement stimulantes et résolutives. Les *iodures* de mercure remplissent cette indication d'une manière tout-à-fait heureuse. (*Protoiodure de mercure*, de douze grains à un scrupule; *deutoiodure*, douze ou quinze grains pour une once d'axonge.) Dans cette dernière variété, on est souvent obligé d'avoir recours aux préparations arsenicales. C'est surtout dans ces variétés locales que l'*iodure de soufre* pourra être avantageux.

Tous ces traitemens généraux et locaux devront toujours être aidés de l'emploi des bains. Ici, les bains de vapeur, et souvent même les douches pour les variétés locales, sont bien préférables à tous les autres; il faut en excepter toutefois le *psoriasis du scrotum*, qui, le plus ordinairement, sera promptement amélioré par certaines fumigations.

PITYRIASIS.

(Dartre furfuracée volante de M. Alibert.)

Le mot *pityriasis*, qui vient de πιτυρον (son), était employé par les médecins grecs pour signifier une exfoliation farineuse de l'épiderme.

Le pityriasis est une inflammation chronique de la peau,

dans laquelle l'épiderme aminci se présente sous la forme de petites squammules blanches extrêmement minces, qui se détachent et se reproduisent avec une facilité et une abondance extraordinaires.

Il peut occuper tous les points de la surface du corps, mais on l'observe le plus souvent à la tête et sur les parties habituellement garnies de cheveux ou de poils. Ainsi, le cuir chevelu, les sourcils, le menton en sont fréquemment le siége.

Symptômes. = Il est difficile de suivre son développement, et on ne le reconnaît guère que par la présence de petites écailles. Il ne s'accompagne jamais d'autres symptômes que d'une démangeaison quelquefois assez vive : le malade se gratte, il fait tomber des parcelles d'épiderme, ces squammules sont presque immédiatement remplacées, et, à leur chute, on n'aperçoit pas de point enflammé; au contraire, si avec l'ongle on enlève une petite squamme, ce qui est très-facile, souvent on trouve au-dessous un point mou; en le grattant on enlève encore une petite lame analogue à la première, et quelquefois on en détache ainsi successivement plusieurs sans arriver à une surface enflammée.

Quoi qu'il en soit, on aperçoit sur la peau une foule de lamelles extrêmement petites et minces, blanches, sèches, adhérant le plus souvent par une extrémité et libres par l'autre. Elles ne sont pas répandues çà et là, mais occupent une large surface; elles ressemblent à une enveloppe unique qui aurait été tellement fendillée qu'elle serait réduite à des lamelles très-minces et très-petites. Le moindre mouvement suffit pour donner lieu à une desquammation furfuracée des plus abondantes.

Quelquefois cette exfoliation se compose de petites portions d'épiderme semblables à de véritables molécules de son, comme au menton, par exemple, et il suffit de passer la main pour les faire tomber; en peu d'instans elles sont reformées. Au cuir chevelu, au contraire, les squammules sont plus étendues; elles égalent quelquefois la largeur d'une petite lentille, dont elles ont assez bien la forme d'ailleurs, si ce n'est qu'elles sont tout-à-fait aplaties.

Causes. = Les causes du pityriasis sont difficilement appréciables. A la tête, il paraît quelquefois coïncider avec le peu de développement ou d'activité des bulbes. On l'observe souvent chez l'enfant qui n'a point encore beaucoup de cheveux, et chez le vieillard dont la tête en est dégarnie, à moins que, dans ce cas, l'impression de l'air ne détermine une légère inflammation sur des parties qui ne sont point encore, ou qui ne sont plus assez abritées. Au menton, il est souvent déterminé et surtout entretenu par le passage du rasoir. Enfin quelquefois on l'a vu survenir spontanément sur tout le corps à la suite d'une impression morale très-vive.

Diagnostic. = La largeur, la proéminence des plaques du *psoriasis*, la forme de celles de la *lèpre* et les caractères bien tranchés de ces maladies, empêcheront qu'il y ait jamais la moindre difficulté pour les distinguer du pityriasis.

On ne confondra pas sans doute l'exfoliation farineuse de cette affection avec la desquammation furfuracée que l'on observe quelquefois à la suite d'autres inflammations de la peau.

Ainsi, dans la desquammation qui a lieu à la suite de certains exanthèmes, ce ne sont pas de petites parcelles d'épiderme remplacées immédiatement par d'autres, ce sont de larges surfaces qui se dépouillent, pour ainsi dire, à la fois, et qui laissent apercevoir des portions étendues de peau saine, entourées d'un liseret blanchâtre très-irrégulier, qui forme la limite de l'épiderme sain et celle de la cuticule qui n'est point encore tombée. D'ailleurs, les symptômes qui auraient existé ne laisseraient pas long-temps dans le doute.

Il se fait quelquefois une desquammation à la suite de l'*eczema chronique* et du *lichen*; mais les vésicules d'une part, les papules et l'épaississement de la peau de l'autre, auront été suffisans pour éclairer le diagnostic; d'ailleurs, l'exfoliation n'est pas tout-à-fait la même, et surtout les squammules ne sont plus remplacées, comme cela arrive dans le *pityriasis*.

La largeur, l'irrégularité, et surtout la coloration des *éphélides* et de quelques altérations de ce genre, dont on a fait à tort des variétés du *pityriasis*, suffiront pour en faire des maladies distinctes.

Enfin on évitera de confondre cette éruption avec l'*icthyose nacrée*, qui pourrait en imposer pour elle, en se rappelant que, dans ce dernier cas, la maladie n'est pas bornée à une altération de l'épiderme, mais que la peau est plus profondément atteinte, qu'elle est rude, épaisse, rugueuse au toucher; que dans le *pityriasis*, au contraire, elle est plutôt ramollie; que les squammes ont une teinte grisâtre, tandis qu'elles sont blanches dans le *pityriasis*; que l'une est, dans la plupart des cas, une maladie congéniale, et l'autre constamment accidentelle.

Prognostic.=Le *pityriasis* peut exister quelquefois avec d'autres inflammations chroniques : c'est souvent une affection d'assez longue durée, mais constamment peu grave. Quand il se termine, les démangeaisons deviennent moins vives, la desquammation est moins abondante, les lamelles se reforment plus lentement; peu à peu l'épiderme cesse d'être fendillé en tous sens, et bientôt il reprend la forme d'une enveloppe lisse et polie.

Traitement. = Quelques tisanes amères rendues laxatives par l'addition du *sulfate de soude* à la dose d'une demi-once par pinte, ou mieux de *sous-carbonate de potasse* à la dose d'un ou deux gros : des *lotions alcalines* sur les parties affectées : des *bains alcalins*, quelquefois des *douches de vapeur*, sont les moyens par lesquels on peut combattre avec succès cette légère affection. Quand elle a son siége au menton, il faut s'abstenir d'y passer le rasoir, et couper la barbe avec des ciseaux.

Chez les enfans, elle est souvent tellement peu grave, qu'il suffit de leur brosser légèrement la tête; la peau, ainsi irritée, prend une activité nouvelle, et l'exfoliation cesse entièrement.

ICTHYOSE.

(*Icthyosis.*)

L'icthyose a été rangée par Willan et Bateman dans l'ordre des squammes; sans doute elle présente quelques symptômes communs avec les espèces de cet ordre; mais elle en diffère sous beaucoup de rapports. Ainsi cette maladie ne consiste pas seulement dans des lamelles d'épiderme accidentellement altéré ou épaissi, mais il y a évidemment une lésion organique, profonde et particulière du derme. Cependant, comme l'ordre des squammes ne repose lui-même que sur des caractères extérieurs, et que ces mêmes caractères appartiennent essentiellement à l'icthyose, qui se manifeste par des *squammes* proprement dites, nous avons cru devoir la laisser à la place que lui avaient assignée ces pathologistes. D'ailleurs, dans l'état actuel de la science, il serait très-difficile de préciser d'une manière exacte pourquoi elle n'appartiendrait pas aussi bien aux *squammes* que le pityriasis, par exemple, qui ne s'accompagne d'aucune chaleur, d'aucune congestion morbide, dont les petites lamelles, arrachées, ne laissent presque jamais voir la moindre rougeur, etc.

*M. le professeur Alibert a divisé les icthyoses en trois espèces : 1° l'*icthyose nacrée*, dont il a fait deux variétés, suivant qu'elle se rapproche de l'aspect de l'enveloppe des poissons ou des serpens, *icthyose nacrée cyprine ; icthyose nacrée serpentine* ; 2° l'*icthyose cornée* qui est constituée par une entière dégénération de la peau ; dont il distingue trois variétés à cause de leur forme : l'*icthyose cornée épineuse*, l'*icthyose cornée onguleuse*, et l'*icthyose cornée ariétine* (dont les excroissances ressemblent à des cornes de bélier; 3° l'*icthyose pellagre*, maladie tout-à-fait particulière, inconnue en France, et qui règne endémiquement dans les plaines de la Lombardie. Nous reviendrons plus tard sur l'histoire de la *pellagre*.

L'icthyose est caractérisée par le développement sur une ou plusieurs parties des tégumens, et le plus ordinairement sur presque tout le corps, de *squammes* plus ou moins larges, dures, sèches, d'un blanc grisâtre, comme imbriquées, formées par l'épiderme épaissi, ne reposant jamais sur une surface enflammée, ne s'accompagnant d'aucune chaleur, d'aucune douleur, d'aucune démangeaison, et constamment liées avec une altération profonde des couches sous-jacentes de la peau.

L'icthyose peut se développer sur toutes les parties du corps; mais la face palmaire des mains, la plante des pieds, et surtout les régions où la peau semble être plus fine, la face interne des membres, les aisselles, les aînes, la figure et principalement les paupières, en sont moins fréquemment atteintes, et même, quand l'icthyose est presque générale, ces parties restent intactes ou ne deviennent souvent le siége de la maladie que par intervalles et à des degrés bien moindres. C'est ainsi que chez un enfant de douze ans, que nous avons observé long-temps dans les salles de M. Biett, et qui était atteint d'une icthyose congéniale occupant tout le corps, la face était entièrement préservée; mais il se passait chez lui un phénomène tout-à-fait remarquable : quand il éprouvait la moindre irritation de l'appareil gastro-intestinal, ce qui d'ailleurs était fréquent malgré le régime sévère, auquel on tenait le petit malade, ou même quelque inflammation d'un organe intérieur quelconque, la figure prenait une teinte sale, puis elle se couvrait de petites écailles grisâtres, sèches, avec un léger épaississement de la peau; ces écailles, beaucoup plus minces que celles qui couvraient tout le reste du corps, qui étaient au contraire dures, larges, comme noirâtres, etc., imprimaient à la figure un caractère particulier : il avait l'air d'un petit vieillard. Peu à peu, à mesure que l'inflammation de la muqueuse digestive se dissipait, ces écailles se détachaient; petit à petit, la face revenait à son état naturel, et les écailles disparaissaient entièrement; il restait seulement un léger épaississement habituel de la peau; on ne remarquait d'ailleurs aucune modification sur l'enveloppe écailleuse du reste du corps, qui présentait une intensité très-grande. Ce petit malade, bien développé pour son âge, jouissait d'une assez bonne santé, que le moindre écart de régime, cependant, venait déranger, à cause de l'extrême susceptibilité des muqueuses.

L'icthyose se manifeste en général de préférence, et l'enveloppe est plus épaisse, sur les faces externes des membres, surtout aux articulations, au coude, au genou, au col, sur les parties postérieure et supérieure du tronc, aux régions où la peau est habituellement plus épaisse.

L'icthyose est le plus ordinairement générale; quelquefois cependant elle est bornée à une région plus ou moins étendue, ce que l'on remarque surtout lorsqu'elle est accidentelle. Ainsi nous l'avons vue plusieurs fois à l'hôpital Saint-Louis, occuper les bras seulement ou les jambes, car l'icthyose accidentelle affecte surtout les membres.

Le plus ordinairement congéniale, l'icthyose dure toute la vie; celle qui s'est développée accidentellement peut aussi se prolonger indéfiniment; quelquefois, cependant, elle disparaît, et dans ces derniers cas, sa durée, toujours très-longue, varie depuis plusieurs mois jusqu'à des années.

L'icthyose *congéniale* est ordinairement peu prononcée à l'époque de la naissance; cependant la peau, au lieu de présenter cette finesse et ce poli que l'on observe chez l'enfant qui vient de naître, est terne, épaisse, et comme chagrinée; peu à peu, à mesure que l'enfant se développe, la maladie se caractérise, et elle peut se présenter sous des aspects différens. Quelquefois la peau, bien qu'altérée et légèrement épaissie, reste molle; elle se recouvre de petites parcelles d'épiderme, inégales, peu résistantes, grisâtres, et la maladie semble se borner à un état de sécheresse bien remarquable, accompagné d'une exfoliation farineuse continuelle, et d'un léger épaississement de la peau. Cet état répond à l'*icthyose nacrée serpentine* de M. Alibert. Suivant cet auteur, cette variété attaquerait presque toujours les vieillards; il est vrai que chez quelques personnes avancées en âge, la peau flétrie, comme fendillée, présente une rudesse assez analogue, mais qui n'est pas une véritable icthyose, et qui manque de caractères essentiels, c'est-à-dire de la présence des squammes.

D'autres fois l'icthyose se présente avec des caractères plus graves, et d'autant plus prononcés qu'on l'observe chez des individus qui s'éloignent davantage de l'époque de la naissance. La peau épaissie, fendillée, est recouverte de véritables écailles, sèches, dures, résistantes, grises, et quelquefois d'un blanc nacré, souvent très-luisantes, et entourées plusieurs fois d'une espèce de cercle noirâtre. Ces *écailles* sont formées par l'épiderme épaissi, qui, sillonné en tous sens, s'est partagé en une foule de petites parcelles irrégulières, plus ou moins larges, libres dans la plus grande partie de leur circonférence, et légèrement imbriquées au point adhérent. Les unes sont petites et entourées d'une foule de petits points farineux qui correspondent aux sillons sans nombre et entrecroisés qui partagent l'épiderme; les autres sont plus larges, et recouvrent, dans une étendue plus ou moins grande, les surfaces sillonnées. Ces squammes peuvent être arrachées impunément, sans occasioner la moindre douleur, si l'on en excepte toutefois les plus larges, qui, adhérentes dans une plus grande étendue, se détachent plus difficilement, et dont l'avulsion détermine ordinairement une sensation sinon douloureuse, au moins désagréable. Aucunes ne laissent après elles la moindre rougeur. Elles donnent à la peau une rudesse souvent telle, qu'en la touchant on croit passer la main sur une peau de chagrin, et quelquefois même, jusqu'à un certain point, sur le dos de quelque poisson (*Icthyose nacrée cyprine de* M. Alibert). Les écailles sont surtout apparentes et épaisses aux membres, à la partie antérieure de la rotule, au coude, aux faces externes des bras et des jambes.

Quelle que soit l'étendue de cette enveloppe écailleuse, qui quelquefois couvre presque tout le corps; quelle que soit son épaisseur, elle ne détermine aucune altération notable de l'économie, aucun trouble réel dans les fonctions; elle ne s'accompagne pas de la plus petite douleur, du moindre prurit; seulement la peau sèche n'est plus le siége d'une transpiration habituelle, qui quelquefois est tout-à-fait nulle, d'autres fois, au contraire, s'est reportée pour ainsi dire tout entière sur certains points, où alors elle est extrêmement abondante. C'est peut-être là la raison qui fait que, la plupart du temps, chez les individus qui sont atteints d'une icthyose générale, les plantes des pieds sont exemptes d'écailles, parce qu'elles sont habituellement humides de sueur.

L'icthyose congéniale subit rarement quelques modifications : cependant il arrive quelquefois, mais ceci est encore plus marqué pour l'icthyose accidentelle, qu'à certaines époques, dans quelques saisons, sous l'influence de l'inflammation d'un organe intérieur, l'icthyose subisse réellement quelques changemens : les écailles deviennent plus minces et moins dures, la peau est moins sèche, moins rugueuse, etc. Mais plus tard, au retour d'une autre saison, après la disparition de l'affection accidentelle, l'icthyose se reproduit avec tous les caractères dont elle ne s'était dépouillée que momentanément.

Nécropsie. == L'examen attentif des organes des individus qui ont succombé avec une icthyose n'a présenté aucune altération pathologique qui parût se lier évidemment avec cette affection : dans le très-petit nombre de cas où l'on a pu faire ces recherches on a trouvé des lésions tout-à-fait différentes dont on ne saurait assigner le rapport avec l'affection cutanée ; quant à la peau elle-même, non-seulement on a trouvé l'épiderme épaissi, et divisé en une foule de petites écailles faciles à détacher, mais encore on a vu qu'elles pénétraient au-delà des couches superficielles, et semblaient tenir à une altération plus profonde de l'enveloppe tégumentaire.

Causes. == L'icthyose peut être congéniale ou accidentelle. L'icthyose congéniale paraît être fréquemment héréditaire ; d'autres fois elle semble reconnaître pour cause une impression morale vive ressentie par la mère; l'icthyose accidentelle, et surtout l'icthyose partielle paraît être susceptible de se développer sous des influences extérieures : ainsi, suivant M. Alibert, elle serait endémique dans quelques climats ; elle se manifesterait surtout dans les pays voisins de la mer, où elle serait déterminée par l'ingestion de poissons putréfiés, d'eaux stagnantes et corrompues, et par l'humidité constante qui environne les habitans de ces contrées : cependant, comme on a observé cette maladie chez des individus qui se trouvaient dans des conditions tout-à-fait différentes, tant pour la nourriture que pour le lieu de leur séjour, il règne encore une grande obscurité sur la cause de l'icthyose accidentelle, qui peut, à ce qu'on assure, survenir à la suite d'une peur, d'un accès de colère, d'un violent chagrin, etc. Elle attaque indistinctement les deux sexes, mais nous l'avons rencontrée beaucoup plus fréquemment chez les hommes. Sur plus de cinquante cas qui ont été admis dans l'hôpital Saint-Louis, ou qui se sont présentés au dispensaire qui en fait partie, M. Biett a constaté que les femmes attaquées d'icthyose étaient aux hommes dans la proportion d'un vingtième.

Diagnostic. = L'icthyose générale, et surtout celle qui se manifeste par des écailles assez larges et dures, se présente avec des caractères assez tranchés pour n'être pas confondue avec aucune autre maladie de la peau : quant à l'icthyose partielle, et surtout celle dans laquelle l'épiderme partagé en lamelles extrêmement minces et petites se présente sous la forme d'une exfoliation presque farineuse, elle pourrait être prise pour la desquammation qui succède à certaines inflammations de la peau, et surtout pour celle que l'on observe assez fréquemment à la suite de l'*eczema* ou du *lichen*, si la sécheresse des surfaces malades, la dureté que présentent ces lamelles, toutes petites qu'elles

sont, la teinte grisâtre de la peau, et surtout son épaississement, n'étaient pas des caractères suffisans pour empêcher
toute erreur; d'ailleurs l'origine de la maladie, l'absence
dans son principe des lésions élémentaires qui caractérisent
ces affections vésiculeuses et papuleuses, aideront puissamment le diagnostic.

Prognostic. = L'icthyose congéniale est au-dessus des
ressources de l'art, qui ne peut lui opposer que des palliatifs à l'aide desquels on corrige la gêne et les inconvéniens qui résultent de la trop grande sécheresse de la peau.
Son pronostic cependant ne présente rien de grave, puisqu'il est vrai qu'elle ne s'accompagne d'aucune altération
des organes intérieurs, et que les personnes qui sont atteintes de l'icthyose jouissent habituellement d'une bonne
santé.

L'icthyose accidentelle et locale qui se présente presque
toujours sous la forme la moins grave, est encore moins
fâcheuse, bien qu'elle soit aussi très-rebelle et qu'elle puisse
durer toute la vie; elle paraît cependant avoir disparu quelquefois sous l'influence de quelques moyens thérapeutiques.

Traitement. = D'après ce que nous avons dit, il est facile de voir que le traitement à opposer à l'icthyose, congéniale est tout-à-fait palliatif, et consiste exclusivement
dans des moyens extérieurs; ainsi des lotions mucilagineuses, des bains souvent répétés, et surtout des bains de
vapeur peuvent être, dans quelques circonstances, d'un
grand secours, en modifiant la rudesse de l'enveloppe tégumentaire, et en excitant légèrement la vitalité de la peau.

Pour l'icthyose accidentelle, on a préconisé plusieurs médicamens, et, entre autres, Willan a vanté l'administration
du goudron à l'intérieur, au moyen duquel il serait parvenu à rendre à la peau toute sa souplesse première. Nous

avons eu occasion de voir à l'hôpital Saint-Louis; dans les salles de M. Biett, plusieurs exemples analogues, et ce moyen, ainsi que plusieurs autres qui ont été tentés dans le traitement, n'ont été suivis d'aucun succès. Les seuls résultats avantageux qu'on ait quelquefois obtenus, ont toujours été dus seulement aux applications extérieures, émollientes, et surtout aux bains.

Nous ne croyons pas devoir rapporter ici l'histoire de ces productions accidentelles, développées à la surface de la peau, de forme et de dimension variables, et produites par une substance cornée, que M. Alibert a rattachées à l'icthyose sous le nom d'*icthiose cornée épineuse*, *onguleuse* et *ariétine*, suivant qu'elles sont coniques et pointues, ou recourbées comme les ergots des volatiles, contournées comme les cornes des beliers : ces appendices, assez curieux sans doute pour occuper une place dans les fastes de l'art, ne sauraient faire partie de cet ouvrage essentiellement pratique, d'autant mieux que le plus souvent au-dessus de toute espèce de traitement, quand par hasard ils réclament quelques secours, ce sont ceux de la chirurgie.

TUBERCULES.

(*Tubercula.*)

Les maladies rangées dans cet ordre sont caractérisées par de petites tumeurs solides, persistantes, circonscrites, plus ou moins volumineuses, qui, toujours primitives, diffèrent bien de ces indurations que nous avons vues succéder a certaines pustules, et constituent une lésion élémentaire fort remarquable.

Ces petites tumeurs ont reçu le nom de *tubercules*, dénomination qui, comme on le voit dans la pathologie cutanée, est prise dans son véritable sens, et entraîne une tout autre idée que celle qu'elle représente si souvent en médecine.

Les maladies essentiellement tuberculeuses se présentent rarement à l'observation, au moins en France, car il en est qui sont au contraire très-communes sous les tropiques, ou dans les contrées équinoxiales.

Elles sont au nombre de trois, l'*Eléphantiasis des Grecs*, le *Frambœsia*, le *Molluscum*. Ce sont les seuls genres que nous ayons cru devoir laisser parmi tous ceux qui y ont été rangés par Willan et Bateman; les autres, en effet, tantôt sont des inflammations pustuleuses qui ont été déjà décrites, (*acné*, *sycosis*, dartre pustuleuse *mentagre*); tantôt, véritables altérations de texture, ce sont des affections qui non-seulement ne sauraient être rapportées à l'ordre des tubercules, mais encore nous semblent déplacées dans un pareil ouvrage (*phyma*, *verruca*); ou bien c'est une maladie qui consiste dans une véritable décoloration (*vitiligo*); ou bien c'est une affection grave, des plus remarquables, qui non-seulement ne doit pas être rangée dans les tubercules, mais même ne peut être rapportée à aucun des ordres indiqués : c'est le *lupus* (dartre rongeante, de M. Alibert), qui débute il est vrai quelquefois par des indurations circonscrites, mais qui souvent aussi se manifeste avec des symptômes tout-à-fait différens.

Quant au *nolime tangere*, qui, sous le nom de *cancer*, se trouve dans un *Traité récent* faire partie des inflammations tuberculeuses, il nous a semblé être une maladie tout-à-fait particulière, bien différente de celles que comporte cet ouvrage, et qui ne paraît avoir de commun avec la peau que son siége. Nous avons cru devoir la laisser dans le domaine de la chirurgie, auquel elle appartient tout entière, et nous n'en parlerons qu'au diagnostic de la *dartre rongeante*, pour la distinguer de cette dernière affection.

Les maladies tuberculeuses affectent toutes une marche chronique; développées d'une manière lente, elles durent des mois et même des années.

Symptômes. Ordinairement rouges dans le *frambœsia*; rougeâtres, et quelquefois sans changement de couleur, dans le *molluscum*, les tubercules présentent une teinte livide dans l'*éléphantiasis*; ils ont un volume très variable; quelquefois de la grosseur d'un pois, ils peuvent dépasser celle d'un œuf. Le plus souvent discrets, isolés, ils sont cependant quelquefois réunis, comme dans le *frambœsia*, par exemple, où ils sont rassemblés en grappes. S'accompagnant rarement de symptômes généraux, excepté dans l'éléphantiasis, qui très-souvent est compliqué d'une inflammation chronique des membranes muqueuses, et surtout de celles qui tapissent les voies digestives, les éruptions tuberculeuses sont le plus souvent bornées à quelques surfaces peu étendues. Dans quelques circonstances cependant elles peuvent devenir générales; elles peuvent rester stationnaires, et alors, ou bien elles disparaissent plus ou moins promptement par une résolution complète, ou bien les tubercules s'ulcèrent à leur sommet, et se recouvrent de croûtes plus ou moins épaisses. Ces croûtes se détachent au bout d'un certain temps, et laissant souvent après elles des ulcérations de mauvaise nature. D'autres fois, ce sont des excoriations très-légères; et il se forme une exsudation peu abondante, qui donne lieu à des incrustations sèches, peu épaisses, mais très-adhérentes.

Causes. = Les causes des affections tuberculeuses sont fort obscures; elles sont toutes très-rares en France; plusieurs, au contraire, sont très-communes dans les pays voisins de l'équateur. Le *frambœsia* et une variété du *molluscum* se transmettent par contagion.

Diagnostic. = Comme on pourra le voir dans la description de chacune d'elles, les maladies tuberculeuses présentent des caractères tellement spéciaux, qu'elles diffèrent, non seulement des éruptions d'une autre ordre, mais encore entre elles, d'une manière bien tranchée. C'est à elles seules qu'appartiennent ces petites tumeurs solides, persistantes, plus ou moins volumineuses; etc. : lésions élémentaires qui sont toujours facilement appréciables. Il y a bien, il est vrai, une variété de la syphilis, dans laquelle cette maladie se manifeste aussi par des tubercules; mais il existe entre ces deux affections des différences bien distinctes, tant pour la forme de l'éruption, la couleur, la marche des tubercules, que pour l'ensemble des symptômes.

Prognostic. = Les maladies tuberculeuses sont en général graves, principalement par leur durée et leur opiniâtreté à résister quelquefois à tous les moyens mis en usage pour les combattre. L'éléphantiasis des Grecs est surtout très-fâcheux, par son influence sur l'économie, par les maladies dont il se complique, qui, quelquefois, s'opposent à toute médication, et souvent entraînent le malade au tombeau.

Traitement. = Comme toutes ces affections sont très-rares en France, que même dans les régions où elles se rencontrent communément, elles ont été peu étudiées, la thérapeutique doit se ressentir nécessairement de l'obscurité qui les entoure; et parmi elles, celle qui est le mieux connue, l'éléphantiasis des Grecs, et pour laquelle on a pu faire une foule d'essais : souvent rebelle, réclame l'emploi de moyens très-énergiques, surtout si, comme cela arrive le plus ordinairement, on ne la combat que lorsqu'elle a déjà fait des progrès considérables.

ÉLÉPHANTIASIS DES GRECS.

(Lèpre tuberculeuse. — *Leontiasis.* — *Satyriasis.*)

M. Alibert a décrit cette maladie sous le nom de *lèpre tuberculeuse*, et elle correspond surtout à la première variété, la *lèpre tuberculeuse léontine* (*lepra tuberculosa leontiasis*) ; la seconde, la *lèpre tuberculeuse éléphantine* (*lepra tuberculosa elephantiasis*), se rapportant surtout à la maladie des Barbades (éléphantiasis des Arabes).

L'éléphantiasis des Grecs est caractérisé par des tubercules plus ou moins larges, saillans, irréguliers, assez mous, rouges ou livides à leur début, mais présentant plus tard une teinte fauve ou bronzée; quelquefois indolens, ils sont d'autres fois au contraire très-sensibles au toucher. Ces tubercules, accompagnés d'un boursoufflement du tissu cellulaire sous-cutané, impriment souvent un aspect hideux aux parties qui en sont le siége.

Cette maladie peut se manifester sur tous les points du corps, mais on l'observe le plus souvent à la face, et surtout aux oreilles et au nez : aux membres, surtout aux membres inférieurs. Tantôt elle est ainsi bornée à un seul siége : tantôt elle est presque générale. Toutefois elle occupe rarement le tronc, même dans les cas où elle a fait beaucoup de progrès sur la face et sur les membres.

Sa durée, ordinairement très-longue, peut être indéfinie; quelquefois, cependant, elle disparaît au bout de peu de temps, surtout quand elle n'est constituée que par quelques tubercules, et quand elle atteint un individu pour la première fois; mais aussi il n'est pas rare alors de la voir paraître de nouveau, et beaucoup plus terrible.

Symptômes. = L'apparition des tubercules est ordinairement précédée de légères taches d'une couleur différente chez les nègres et chez les blancs; chez les premiers, elles sont plus noires que le reste de la peau, ordinairement fauves ou rougeâtres chez les seconds; bientôt ils se manifestent, tantôt spontanément, tantôt au contraire d'une manière lente, sous l'apparence de petites tumeurs molles, rougeâtres ou livides, d'un volume qui varie depuis celui d'un pois jusqu'à celui d'une noix et quelquefois plus. La peau, à cette époque, devient quelquefois tellement sensible, que nous avons entendu dire à des malades que lorsqu'on les touchait, même aux endroits qui n'étaient pas le siége des tubercules, ils ressentaient une douleur qu'ils comparaient à celle que l'on éprouve à la suite de la contusion du nerf cubital, lorsqu'on se frappe le coude. Ces tubercules, comme nous l'avons dit, se développent le plus ordinairement à la face, et y déterminent souvent une bouffissure générale.

Quelquefois ils sont bornés à une surface très-limitée; c'est ainsi que nous les avons vus n'occuper que le nez ou les oreilles : alors le tissu cellulaire sous-cutané était hypertrophié, et ces parties ayant acquis un développement énorme, présentaient des tumeurs inégales, bosselées, faciles à malaxer et d'un aspect hideux.

L'éruption peut, au contraire, être bornée aux jambes : elle occupe alors assez ordinairement la partie inférieure de la cuisse ou la région des malléoles. Dans cette dernière circonstance, elle s'accompagne fréquemment d'une tuméfaction œdémateuse.

La maladie peut rester ainsi stationnaire pendant un temps plus ou moins long; mais quelquefois elle fait des progrès terribles : ce ne sont plus quelques tubercules que l'on rencontre çà et là, mais la face entière se couvre de ces tumeurs noueuses, séparées par des rides très-prononcées. On observe une horrible déformation des traits : les narines se dilatent, et des tubercules tout-à-fait informes se développent sur les ailes et sur le lobe du nez; les oreilles deviennent monstrueuses, les lèvres sont grossies, les sourcils et les cils tombent; la peau prend une teinte bronzée générale, qui s'étend jusque sur les muqueuses qui l'avoisinent. Aux membres, profondément sillonnée, onctueuse et luisante, elle se couvre de tubercules énormes, aplatis, répandus surtout sur les faces externes. Le tissu cellulaire sous-jacent est tuméfié, et ces régions, plus ou moins déformées, présentent un aspect souvent repoussant. La sensibilité, qui était si vive, devient tout-à-fait obtuse, et même peut disparaître entièrement; la voix s'éteint, la vue s'affaiblit, l'odorat est réveillé avec peine par les stimulans les plus énergiques; le tact est singulièrement émoussé et quelquefois perverti de la manière la plus étrange.

L'état général du malade se ressent de cette altération : il est abattu, il a perdu de son énergie morale, il tombe dans une nonchalance, dans un découragement fort re-

marquable.Quant au *libido inexplebilis*,qui, suivant quelques auteurs, accompagnerait presque constamment cette
maladie, nous ne l'avons point rencontré dans le petit
nombre de cas que nous avons observés à l'hôpital Saint-
Louis.

Enfin l'éléphantiasis des Grecs peut se présenter avec
des caractères plus graves encore : les tubercules s'enflamment; ils deviennent le siége d'ulcérations blafardes et de
mauvaise nature; il sont baignés par un liquide sanieux,
qui se concrète et forme des croûtes adhérentes, noirâtres,
plus ou moins épaisses. Ces croûtes laissent quelquefois
des cicatrices après elles, et c'est une des terminaisons
heureuses de cette maladie, quand elle est bornée à de
petites surfaces; mais quand tout le corps en est couvert,
on conçoit facilement ce que présente tout à la fois de hideux et de grave l'état d'un malade en proie à cette horrible affection.

En général, l'éléphantiasis des Grecs est peu étendu et
accompagné d'une susceptibilité extrême des membranes
muqueuses. Il se complique souvent d'ophtalmie, et plus
tard d'iritis. Nous avons vu, chez un malade atteint de la
lèpre tuberculeuse, les cornées entourées d'un cercle bour-
soufflé analogue à celui que l'on observe dans le chemosis,
avec cette différence seulement qu'il présentait une teinte
fauve qui se rapprochait de celle de la peau. Du reste,
les fonctions essentielles à la vie s'exécutent ordinairement
assez bien; les malades n'éprouvent aucune douleur, si
ce n'est dans ces cas extrêmement graves dont nous
avons parlé, et dans lesquels ils ne tardent point à succomber.

Nécropsie. = Les altérations pathologiques observées
chez les individus qui succombent par suite de l'éléphantiasis ou lèpre tuberculeuse sont en général assez varia-

bles : elles paraissent être relatives à l'ancienneté de la maladie, et à l'intensité avec laquelle elle a frappé les organes qu'elle a envahis.

L'enveloppe tégumentaire est, comme nous l'avons dit, parsemée de tubercules de diverses dimensions : les uns paraissent s'être développés dans le tissu dermoïde lui-même, les autres sont la suite de l'inflammation de quelques points du tissu lamineux sous-jacent, inflammation qui le plus souvent reparaît plusieurs fois sur le même point, et laisse une induration tuberculeuse, dont l'aspect est blanchâtre, et le tissu résistant sous le scalpel. La peau qui recouvre ces indurations est le plus ordinairement amincie, ratatinée.

Le *système muqueux* est également le siége de lésions plus ou moins profondes : les lèvres, la conjonctive offrent un développement plus ou moins considérable, avec des changemens de coloration. La muqueuse de la langue est souvent épaissie, fendillée ; celle qui tapisse le voile du palais a offert, chez la plupart des individus dont M. Biett a fait l'autopsie, des tubercules groupés, ulcérés à leur sommet, se prolongeant sur la luette et sur le voile du palais ; chez plusieurs individus, dont la voix avait été profondément altérée, la membrane muqueuse du larynx présentait également des tubercules, soit dans les ventricules latéraux, soit sur les replis qui tapissent les cordes vocales. Chez un jeune homme de la Guadeloupe, qui avait succombé à la suite de cette maladie, on trouva même les cartilages arythénoïdes cariés et détruits en grande partie. La membrane muqueuse gastro-intestinale est presque toujours dans un état pathologique chez les individus qui périssent par suite de la lèpre tuberculeuse. On peut affirmer que dans le plus grand nombre des cas, ce sont des ulcérations qui se manifestent dans l'iléon, sur la valvule iléo-cœcale et dans le colon, qui entraînent inévitablement la mort. Ces ulcérations ont tantôt lieu sur des tubercules développés depuis un temps plus ou moins long, tantôt sur les follicules de Peyer.

Plusieurs sujets ont offert des altérations pathologiques dans les poumons; chez plusieurs on y a trouvé des *tubercules* (1) plus ou moins développés, les uns ulcérés, les autres à l'état de crudité. M. Alibert rapporte dans son bel ouvrage plusieurs exemples semblables, et M. Biett a eu également occasion d'observer les mêmes lésions chez un colon de la Guyane, et chez un autre individu qui avait fait plusieurs fois le voyage de l'Inde.

Des *tubercules* analogues aux *tubercules pulmonaires* ont été observés dans le mésentère par M. Larrey, qui a également constaté dans un cas intéressant, dont il a publié l'histoire, quelques altérations pathologiques dans l'état du foie.

MM. Alibert et Ruelle ont aussi observé que les os étaient quelquefois spongieux, ramollis et privés de substance médullaire; on conçoit en effet que cette maladie, si grave, et qui porte ses effets déplorables sur presque tous les tissus du corps vivant, puisse les altérer d'une manière si profonde.

Toutefois la plupart des recherches pathologiques faites sur ce point ont été particulièrement suivies par les médecins européens, parmi lesquels on doit principalement citer Schilling, Valentin, Raymond, MM. Alibert et Biett: on doit désirer que ces recherches soient reprises et continuées par les médecins qui vont dans les contrées équa-

(1) Nous entendons ici les tubercules pulmonaires proprement dits, les tubercules de Bayle et de Laënnec.

toriales, où cette maladie exerce le plus ordinairement ses
ravages.

Causes. = L'éléphantiasis des Grecs est une maladie peu
commune en France, et même les individus que l'on y
rencontre atteints de cette affection l'ont presque tous ap-
portée des colonies ; il est au contraire assez commun à la
Guadeloupe, à Saint-Domingue, à l'Ile-de-France, etc.

On a dit qu'il était contagieux, héréditaire, que c'était
une syphilis dégénérée. Toutes ces opinions sont loin d'a-
voir été confirmées par l'expérience ; seulement il paraîtrait
constant qu'il peut se transmettre par l'hérédité, et M. Alibert dit avoir vu deux femmes à l'hôpital Saint-Louis qui
avaient reçu la lèpre tuberculeuse de leurs parens. Toutefois elle n'est pas constamment héréditaire, et l'on en
voit des exemples qui le prouvent : M. Biett a donné des
soins à une dame des colonies, atteinte d'un éléphantiasis
des Grecs à un haut degré ; elle a eu plusieurs enfans
après le développement de cette maladie : chez aucun
d'eux il n'a paru la plus légère trace de l'affection tuberculeuse ; ils jouissent au contraire d'une santé excellente.

Quant au caractère contagieux, et à la nature syphilitique qu'on lui a supposée, des faits bien constatés ont
démontré le peu de valeur de cette assertion.

Indépendamment de ces causes générales, quelques
agens plus directs semblent avoir une influence
marquée sur l'apparition de cette maladie, qui attaque
d'ailleurs également les deux sexes, se manifeste dans tous
les âges, quoique moins fréquemment chez les enfans.

L'habitation dans des lieux humides, le voisinage des
marais, l'usage des viandes salées sont autant de causes
qui peuvent agir sur son développement ; dans certaines
colonies on l'attribue généralement à l'ingestion de viande
de porc. Chez les personnes qui en avaient été déjà at-

teintes, où qui y étaient prédisposées, son apparition a
paru déterminée par de grandes fatigues, par le défaut
des évacuations menstruelles, par l'abus de boissons alcooliques, par des affections morales vives. Cette dernière
cause même, s'il faut en croire un pathologiste éclairé,
agissant chez une femme enceinte, a occasioné l'éléphantiasis chez son enfant.

Diagnostic. = Le vague qui devait nécessairement résulter de mêmes dénominations données à des maladies
différentes a jeté depuis long-temps un peu d'obscurité
sur trois affections qui diffèrent essentiellement par leur
nature et par leur forme. Cependant on ne confondra
point sans doute l'éléphantiasis des Grecs (lèpre tuberculeuse) avec la *lèpre* proprement dite, qui a été décrite
à l'ordre des squammes; il suffit d'indiquer ces deux maladies, dont les caractères sont si distincts, pour éclaircir
le doute que pouvait entraîner leur titre commun.

Quant à l'*éléphantiasis des Arabes*, c'est une maladie
tout-à-fait particulière : elle ne présente pas, comme l'éléphantiasis des Grecs, des tubercules plus ou moins volumineux, des petites tumeurs plus ou moins hideuses, séparées par des rides profondes, développées dans l'épaisseur de la peau, et en même temps dans le tissu cellulaire
sous-cutané, mais elle consiste dans un gonflement plus
uniforme d'une des parties du corps et surtout des jambes,
et constitue une affection à laquelle la peau semble être
étrangère, au moins dans le début.

Enfin on a confondu l'éléphantiasis des Grecs avec la
syphilis, et même quelques auteurs l'ont regardé comme
une modification de cette dernière affection : s'il s'agissait
de prouver que l'éléphantiasis des Grecs est entièrement
étranger à la maladie vénérienne, il suffirait de rapporter
un seul cas, et ils ne sont pas rares, où il se serait dé-

veloppé sans que le malade ait jamais eu le moindre symptôme d'infection syphilitique; aussi cette opinion est-elle
détruite depuis long-temps. Quant à ce qui regarde le diagnostic, on évitera de confondre les tubercules de l'éléphantiasis avec ceux des syphilides, en se rappelant que
les derniers sont peu volumineux, durs, cuivrés, tandis
que les autres sont de véritables petites tumeurs plus larges, molles, faciles à malaxer, etc.

Les ulcérations syphilitiques dont les bords sont durs
et taillés à pic, dont le fond est grisâtre et qui, profondément excavées et entourées d'un tissu cellulaire endurci, sont presque toujours exactement circulaires,
sont bien loin de ressembler à ces ulcères unis, superficiels, qui, reposant sur une tumeur molle, comme
fongueuse, etc., constituent l'éléphantiasis des Grecs.

Prognostic. == La lèpre tuberculeuse est une maladie
constamment grave et presque toujours incurable. Au bout
d'un temps plus ou moins long, les malades finissent par
succomber; moroses, tristes, abattus, découragés, privés
de la plupart de leurs sens, qui sont entièrement abolis, ils
sont entraînés par une fièvre lente. D'autres fois l'altération de la peau s'est étendue jusque sur les muqueuses intérieures, et la vie cesse avec les symptômes d'une gastro-
entérite chronique des plus intenses.

Quelquefois cependant l'éléphantiasis des Grecs se termine d'une manière plus heureuse : les tubercules indolens
deviennent le siège d'une inflammation salutaire; la vitalité devient plus grande dans les parties affectées; les petites tumeurs diminuent peu à peu, et au bout d'un temps
plus ou moins long la résolution est complète.

D'autres fois cette inflammation est portée plus loin, elle
détermine des ulcérations superficielles. Celles-ci se recouvrent de croûtes noirâtres assez adhérentes; plus tard, ces

incrustations se détachent, et elles laissent après elles des cicatrices solides.

Malheureusement ces cas sont rares, et ne se rencontrent guère que lorsque la maladie est peu étendue, qu'elle attaque des sujets jeunes, forts, vigoureux, qui ne sont pas restés long-temps soumis à l'influence des causes qui ont pu la produire, et enfin lorsqu'elle se manifeste pour la première fois.

Traitement. = Les divers moyens que l'on oppose à l'éléphantiasis sont le plus souvent infructueux, et cela pour deux raisons : d'abord, les malades qui se présentent portent ordinairement cette affection depuis plusieurs années, et ce n'est qu'après avoir essayé mille moyens qu'ils quittent le pays où ils en ont été atteints pour venir en Europe, dans l'espoir de s'en délivrer : d'un autre côté, l'éléphantiasis des Grecs, parvenu à une période avancée, est souvent, comme nous l'avons dit, compliqué d'une irritation de la membrane muqueuse des voies digestives qui ne permet pas d'avoir recours aux moyens énergiques, qui ont quelquefois triomphé de cette cruelle maladie.

Si la lèpre pouvait être combattue dans son début, à cette époque où elle ne se présente encore que sous la forme de taches accompagnées d'une tuméfaction indolente du tissu cellulaire sous-cutané, il conviendrait de se hâter d'activer la vitalité de ces parties, et, pour y parvenir, on emploierait avec avantage les frictions sèches, ou bien on aurait recours à des linimens volatils, ou mieux encore à l'application de vésicatoires sur les parties malades elles-mêmes. C'est ainsi que, dans un cas où la maladie débutait en quelque sorte chez un jeune homme arrivé des colonies, M. Biett a eu recours aux vésicatoires volans, renouvelés fréquemment sur les parties primitivement affectées, et qu'il a rendu, à l'aide de ce moyen, la sensibilité aux surfaces sur lesquelles elle semblait s'éteindre.

Quand la maladie, quoique plus avancée, est bornée à de petites surfaces, aux oreilles, par exemple, comme nous l'avons vu quelquefois à l'hôpital Saint-Louis, on peut employer avec succès des frictions résolutives, une pommade avec hydriodate de potasse, par exemple, à la dose d'un scrupule pour une once d'axonge; mais surtout on a recours souvent avec beaucoup d'avantage aux douches de vapeur aqueuse dirigées pendant quinze ou vingt minutes sur le siége même du mal, et pendant l'administration desquelles le malade a soin de malaxer continuellement les tubercules, qui ont quelquefois acquis un volume énorme. Si l'éruption était plus générale, ces douches pourraient être remplacées, quoique avec moins de chances de succès, par les bains de vapeur.

Quand la maladie est plus étendue encore, sous quelque état qu'elle se montre, que les tubercules soient encore intacts, ou qu'ils présentent des croûtes plus ou moins épaisses, la médication devra toujours être dirigée dans le même but. Des lotions un peu irritantes, des bains généraux alcalins ou sulfureux pourront souvent être utiles. Mais c'est surtout un traitement intérieur un peu actif qui doit amener des résultats avantageux, si l'état des voies digestives ne s'oppose point à son administration. C'est ainsi que l'on a employé surtout avec succès les *sudorifiques*, la *teinture de cantharides*, et les *préparations arsenicales*.

On pourra faire prendre au malade une décoction de gaïac, de squine, de salsepareille, avec addition d'une petite quantité de *daphne mesereum* ou de *daphne cnidium*, le sirop sudorifique, etc., ou bien on le soumettra à l'usage de la *teinture de cantharides*. Cette préparation, qui réussit très-bien, surtout chez les femmes, serait administrée à la dose de trois, et au bout de quelques jours, de cinq gouttes, le matin, à jeun, en interrogeant avec soin l'état des organes digestifs et génito-urinaires. On pourra, en augmentant tous les huit jours de cinq gouttes, porter cette teinture jusqu'à vingt ou vingt-cinq. Mais de tous les moyens, ceux qui ont une action plus directe et plus manifeste sur la peau, ce sont les préparations arsenicales, telles que la *solution de Fowler*, *de Pearson*, et les *pilules asiatiques*. Elles s'administrent, la première (*solution de Fowler*), à la dose de quelques gouttes aussi, trois ou quatre, qu'on augmente successivement de trois à quatre de huit jours en huit jours, et que l'on peut porter ainsi jusqu'à vingt-cinq ou trente gouttes; la seconde (*solution de Pearson*), à la dose d'un scrupule à un gros; enfin, quand on veut employer les pilules asiatiques, on en donne une tous les jours, quelquefois deux, mais rarement.

Souvent on est dans l'impossibilité de mettre aucun de ces moyens en usage; et le malade a, comme nous l'avons dit, indépendamment de l'altération de la peau, une irritation continuelle des membranes muqueuses qui ne quitte l'une que pour se porter vers l'autre. Dans ces circonstances, il faut renoncer, au moins pour long-temps, à toute idée de traitement énergique, et il faut adapter au traitement de chaque catarrhe les médications qui lui sont appropriées. En général, les boissons adoucissantes et mucilagineuses, un régime sévère, quelques bains tièdes, et surtout les opiacés, sont les moyens les plus convenables et les plus utiles dans ces circonstances.

Quelle que soit la constitution du sujet, l'ancienneté et l'état de l'éléphantiasis, il est toujours avantageux de faire quitter au malade le pays où il a été atteint de cette affection.

FRAMBŒSIA.

(Pian. — *Yaws.*)

La maladie qui règne en Amérique, et qui a reçu le nom de *pian* ou *epian*, et celle que l'on désigne dans la Guinée sous le nom de *yaws*, paraissent être absolument identiques; elles ont été décrites par Bateman sous le titre commun de *frambœsia*, qui, comme le mot *yaws*, correspond à une forme fréquente de cette maladie, dans laquelle elle ressemble à des *framboises* ou à de grosses mûres. M. Alibert en a aussi tracé l'histoire, et il a admis deux variétés, le *pian ruboïde* et le *pian fongoïde*. La première (le pian ruboïde) se rapporte exactement au *frambœsia*, et n'est pas, comme on l'a dit à tort dans une note qui accompagne l'ouvrage de Bateman, un *porrigo* négligé ou un *sycosis* du cuir chevelu. Quant à la seconde (le pian fongoïde), elle se rapporte évidemment au *molluscum*.

Cette maladie, du reste, est extrêmement rare en Europe; elle paraît être indigène en Afrique, et très-commune dans les Indes occidentales et en Amérique. Nous avons eu occasion, à l'hôpital Saint-Louis, dans les salles de M. Biett, d'en observer un cas bien remarquable.

Le frambœsia est caractérisé par des surfaces plus ou moins étendues, couvertes de tubercules, semblables à de petites végétations rouges, ordinairement isolées à leur sommet et réunies par leur base, et présentant le plus souvent assez bien la forme, la couleur, et quelquefois le volume de *framboises* ou de *mûres*.

Le frambœsia peut se manifester sur toutes les parties du corps; mais on l'a observé le plus souvent au cuir chevelu, à la face, aux aisselles, aux aines, à la marge de l'anus, aux organes de la génération. Sa durée ne saurait être déterminée d'avance; elle est ordinairement très-longue; du reste, elle varie suivant l'état des individus, et elle se prolonge d'autant plus que les malades qui en sont atteints sont plus affaiblis. Il persiste ordinairement des années entières, et même un temps infini.

Symptômes. = Le plus souvent sans être précédé d'aucuns symptômes généraux, mais quelquefois cependant après un peu de malaise et quelques douleurs dans les lombes, le framboesia se manifeste par de petites taches d'un rouge obscur, semblables à des piqûres de puces, ordinairement groupées en certain nombre les unes autour des autres. Chacune de ces macules devient le siége d'une éminence d'abord comme papuleuse, l'épiderme est détruit par une exfoliation légère; les éminences deviennent de plus en plus saillantes, et l'on aperçoit une surface plus ou moins étendue, quelquefois très-large, hérissée de végétations exactement isolées par leur sommet et réunies par leur base; elles sont d'un rouge blafard et indolentes. Quelquefois bornées à une petite surface, elles simulent par leur aspect, des framboises ou des mûres; dans d'autres circonstances, au contraire, elles sont plus étendues, et dans l'exemple que nous avons vu, l'éruption occupait toute la partie moyenne, antérieure et inférieure de la cuisse; l'épiderme était entièrement détruit, et la maladie semblait constituée non pas par des tumeurs accidentelles développées dans le tissu de la peau, mais par la peau elle-même, hypertrophiée et divisée en une multitude de végétations.

Les parties qui avoisinent les surfaces qui sont le siége de l'éruption sont endurcies et comme calleuses; les tubercules eux-mêmes sont durs et résistans; l'inflammation y est très-peu vive, et ils se recouvrent habituellement de squammes minces, sèches et adhérentes. Dans quelques circonstances cependant, les surfaces s'enflamment davantage, ces végétations s'ulcèrent à leur sommet, et dans les différens points de leur circonférence il s'en écoule un liquide jaunâtre, quelquefois comme sanieux, souvent d'une odeur infecte. Cette humeur se répand dans les petits intervalles qui séparent les tubercules; bientôt elle se concrète, et forme des croûtes quelquefois très-épaisses, qui peuvent, pendant un certain temps, masquer le véritable caractère de la maladie.

Telle semble être la marche la plus commune du frambœsia. On conçoit cependant que pour une maladie si peu observée, au moins dans nos pays, il doit se présenter une foule d'états, de variétés, qui s'éloignent plus ou moins de cette description, et qui cependant appartiennent au frambœsia.

C'est ainsi que nous avons vu, dans les salles de M. Biett, chez une jeune fille assez bien constituée, une éruption qui ne semblait pouvoir se rapporter qu'à cette affection, et qui se présentait sous la forme de *tubercules* arrondis, violacés, dont le volume variait depuis celui d'un pois jusqu'à celui d'une noisette; ils occupaient la partie interne et inférieure de la cuisse, et, réunis en cercle, formaient une espèce de bourrelet comme fongueux, fort adhérent aux parties sous-jacentes, et entouré de tous côtés de cicatrices qui avaient succédé à d'anciens tubercules. Quelques tubercules se rencontraient aussi sur le dos et sur la face dorsale du pied.

Enfin, dans quelques cas, quand l'éruption a atteint son plus haut période, un des tubercules devient plus large que les autres; il égale quelquefois les dimensions d'un petit écu. Considérablement déprimé, il se change en une vaste ulcération qui est baignée d'une humeur de mauvaise nature, âcre, et qui corrode les parties voisines. Ce tubercule a reçu, dans les colonies, le nom de *mama-pian* ou *mère des pians*.

Cette maladie peut durer un temps infini sans produire le moindre dérangement notable dans la santé que des démangeaisons quelquefois assez vives.

Causes. = Le frambœsia paraît être contagieux, et il ne se communiquerait que par le contact immédiat de la matière qui s'écoule des tubercules ulcérés. On a pensé que dans les contrées brûlantes, où il est si fréquent, il pouvait être inoculé par des insectes qui, tantôt chez des personnes saines, tantôt chez des individus malades, se reposaient sur les parties qui sont habituellement découvertes. Enfin on a dit que le même individu ne pouvait en être atteint qu'une fois dans sa vie. Il se développe aussi spontanément.

Le frambœsia attaque tous les âges, les deux sexes ; cependant on a remarqué que les enfans y étaient plus sujets que les adultes et les vieillards. Certaines causes extérieures, et entre autres les influences atmosphériques, la mauvaise nourriture des nègres, leur malpropreté, l'habitude qu'ils ont de se frotter le corps avec un mastic huileux, leur séjour dans des habitations sales, malsaines, toujours humides paraissent favoriser le développement de cette maladie.

Enfin le frambœsia attaque le plus ordinairement des individus faibles, mous, languissans, scrofuleux et souvent rachitiques.

Indépendamment de la part qu'il faut faire aux localités, il est à remarquer qu'il se développe de préférence chez les nègres, et que même la contagion semble plus difficile chez les blancs.

Diagnostic. = Les caractères du frambœsia lui appartiennent d'une manière trop exclusive pour qu'on puisse jamais le confondre avec aucune autre maladie. Cependant il n'est peut-être pas inutile de s'arrêter un instant sur les différences qui le distinguent de la *syphilis*, d'autant mieux que quelques auteurs ont confondu ces deux affections, et croyant trouver entre elles des rapports manifestes, les ont prises pour des maladies identiques.

D'abord, si l'on examine les caractères généraux, on voit qu'il ne peut y avoir le moindre rapprochement. La *syphilis*, il est vrai, comme le framboesia, se communique par contact immédiat, et quelquefois elle se présente sous la forme tuberculeuse; mais, bien différente de cette éruption, elle attaque aussi bien les blancs que les nègres : elle n'est jamais spontanée. Enfin, bien loin de n'atteindre qu'une seule fois le même individu, elle peut se manifester chez lui dix fois, vingt fois peut-être, et même la forme *tuberculeuse*, la seule qui pourrait être confondue, accompagne presque toujours une syphilis consécutive.

D'un autre côté, les signes particuliers eux-mêmes de la syphilide tuberculeuse diffèrent beaucoup de ceux qui caractérisent le framboesia. Ainsi, ce ne sont jamais des tubercules rouges, comme fongueux, réunis par leur base sur des surfaces plus ou moins étendues, mais bien des indurations isolées, d'une teinte cuivrée ou violacée, circonscrites, etc., accompagnées d'ailleurs d'une foule de symptômes qui n'appartiennent qu'à la syphilis elle-même.

Prognostic. = Le framboesia, en général, ne paraît pas immédiatement dangereux. Il est moins grave quand il attaque les blancs que quand il se manifeste chez les nègres. Certaines formes semblent plus rebelles que les autres. Il disparaît ordinairement plus vite chez les femmes que chez les hommes, chez les jeunes gens que chez les vieillards. Enfin sa durée et son danger sont souvent en rapport direct avec l'état et l'étendue de l'éruption.

Quand le frambœsia n'est pas très-grave, la nature en opère quelquefois la guérison. Les tubercules disparaissent peu à peu par une résolution insensible; mais le plus souvent les végétations sont détruites par des ulcérations naturelles ou par des applications plus ou moins caustiques, et laissent après elles des cicatrices indélébiles. Dans quelques circonstances, le frambœsia résiste à tous les moyens; et la maladie peut persister un temps infini sans déterminer aucun accident. Il paraît que quelquefois, au contraire, elle a fini par s'étendre plus profondément, et, attaquant les cartilages et les os, elle a déterminé des ramollissemens, des caries, etc., et la mort a été le résultat d'une désorganisation plus ou moins étendue.

Traitement. = Le frambœsia réclame surtout un traitement extérieur. Cependant on a vanté quelques médicamens internes. Ainsi, il paraît que l'on a employé avec avantage les sudorifiques et les purgatifs; mais, de tous les moyens, celui que l'on a le plus préconisé, et qui aurait eu le succès le plus heureux, c'est le *mercure*. Quelques auteurs pensent, au contraire, que non-seulement il n'est d'aucune efficacité, mais encore qu'il peut augmenter cette maladie, et que les cas où il a si bien réussi étaient des affections syphilitiques qui ont été prises pour des frambœsia.

Quoi qu'il en soit, on se bornera le plus ordinairement à tenir le malade à un régime approprié à son état. On aura soin de le mettre aux amers, et de lui faire prendre quelques préparations toniques, si, comme cela arrive souvent, il est scrofuleux ou d'une constitution grêle et affaiblie.

On pourrait peut-être employer avec avantage les préparations arsenicales, et entre autres les *solutions de Fowler* ou de *Pearson*, qui réveillent avec tant d'énergie la vitalité de la peau. On administrerait la première à la dose de trois ou quatre gouttes d'abord, dans un véhicule inerte ; et en l'augmentant successivement tous les huit jours de trois ou quatre, on pourrait la porter jusqu'à vingt-cinq et trente gouttes ; la seconde, à la dose de douze gouttes ou un scrupule, en augmentant progressivement jusqu'à un gros. Ces moyens peuvent être très-utiles ; il faudrait les interrompre s'il survenait quelques symptômes d'irritation des muqueuses ; mais c'est surtout par des moyens extérieurs qu'il convient d'attaquer le frambœsia. Ainsi, pour activer la résolution, on fera faire avec avantage au malade des frictions avec les pommades de *protoïodure* ou de *deutoïodure* de mercure, le premier à la dose d'un scrupule à un demi-gros, et le second à celle de *douze grains* à un *scrupule* pour une once d'axonge.

Souvent l'on est obligé d'avoir recours à des applications plus énergiques ; les tubercules ne tendent point à la résolution, et il devient urgent de les détruire. Les meilleurs caustiques à employer dans ces circonstances sont la *pâte arsenicale du frère Côme* et le *nitrate acide de mercure*. Dans un cas très-grave, où tous les autres moyens avaient échoué, M. Biett a eu recours au cautère actuel avec un succès complet.

La *pâte arsenicale du frère Côme* est un excellent moyen, et nous l'avons vu employer bien des fois dans les salles de M. Biett pour d'autres maladies, sans jamais déterminer les moindres accidens ; mais il est indispensable de l'appliquer sur de très-petites surfaces à la fois, dans une étendue, par exemple, qui ne dépasse pas les dimensions d'une pièce de deux francs.

Le *nitrate acide de mercure* agit aussi fort énergiquement, et il est également convenable de ne toucher que des surfaces peu étendues.

Enfin les bains, et surtout les bains de vapeur, et principalement les douches, peuvent seconder très-avantageusement les divers moyens employés, en activant aussi la vitalité de la peau.

MOLLUSCUM.

On a donné à cette maladie le nom de *molluscum* à cause de l'analogie des tubercules qui la caractérisent avec les proéminences nuciformes qui se développent sur l'écorce de l'erable.

L'histoire du molluscum est très-obscure, et Bateman est le premier qui ait appelé sur elle l'attention des pathologistes. C'est l'éruption fongoïde de Bontius, et c'est à cette affection aussi que se rapporte le *pian fongoïde de M. Alibert*. Avant et depuis ces auteurs, le molluscum paraît avoir été observé et décrit sous d'autres noms ; mais il se présente trop rarement pour que l'on ait pu encore grouper ces variétés autour d'un genre bien distinct et bien tranché.

Le molluscum est caractérisé par des tubercules en général très-nombreux, à peine sensibles, dont le volume varié depuis celui d'un pois jusqu'à celui d'un œuf de pigeon, tantôt arrondis, tantôt, au contraire, aplatis et irréguliers, offrant le plus ordinairement une large base, mais quelquefois présentant une sorte de pédoncule, enfin d'une couleur brunâtre dans quelques cas, mais le plus souvent conservant la couleur de la peau.

Ces tubercules se développent d'une manière très-lente, suivent une marche tout-à-fait chronique ; ils peuvent durer un temps infini, et même toute la vie. Ils peuvent se manifester sur tous les points de la surface du corps, qu'ils occupent dans quelques cas à la fois. On les rencontre surtout à la face et au col.

Bateman a divisé cette maladie en *molluscum contagieux* et *molluscum non contagieux*.

Le *molluscum non contagieux* consistant en de petites tumeurs indolentes, de forme et de volume variables, dont plusieurs sont portées sur une sorte de pédoncule, est moins rare que l'autre variété. Cependant on n'est point d'accord sur leur nature, et ce nom a été donné à des affections très-différentes, mais qui se ressemblent par la présence de ces tubercules. M. Tilesius a publié un cas très-extraordinaire de cette affection, occupant le visage et toute la surface du corps, sous la forme de petites tumeurs qui contenaient une matière athéromateuse. M. Biett a vu plusieurs cas analogues; mais les tubercules étaient durs, consistans, et paraissaient ne point contenir de liquide. Dans ses salles, à l'hôpital Saint-Louis, nous avons observé, chez un malade affecté de *prurigo senilis*, une foule de petites tumeurs indolentes qui existaient en grand nombre sur différentes parties du corps. La plus forte avait à peine le volume d'une noisette; d'autres étaient grosses comme un petit pois : elles paraissaient formées par une substance dense, fibreuse. La pression ne produisait aucune douleur.

M. Biett a rencontré une autre forme de molluscum non contagieux, chez quelques individus, et surtout chez de jeunes femmes à la suite des couches; elle consistait dans de petites tumeurs aplaties, fendillées légèrement à leur sommet, irrégulières, d'une couleur brunâtre ou fauve; ces tubercules aplatis et indolens étaient plus particulièrement répandus sur le col.

Le *molluscum contagieux* est une affection très-rare, et qui paraît n'avoir point encore été observée en France; Bateman lui-même n'en a vu que deux cas. Elle est caractérisée par des tubercules arrondis, proéminens, durs, de différentes grosseurs, lisses, transparens, sessiles, laissant couler par leur sommet un liquide blanc, etc.

L'un des exemples rapportés, par Bateman s'est présenté chez une jeune femme dont la face et le col étaient couverts d'un grand nombre de petites tumeurs comme tuberculeuses; leur volume variait depuis celui d'une forte tête d'épingle jusqu'à celui d'une petite fève; elles étaient dures, semi-opaques, leur surface égale et luisante, leur couleur à peu près semblable à celle de la peau, et leur base plus rétrécie que le corps. En comprimant les plus volumineuses de ces tumeurs, on en faisait sortir, par une ouverture centrale qui devenait visible seulement alors, une très-petite quantité d'un fluide lactescent. La maladie existait déjà depuis un an, et cependant un fort petit nombre de ces tumeurs avait augmenté; parmi ces dernières quelques-unes semblaient tendre à la suppuration. La santé générale était mauvaise, et depuis qu'elle était ainsi malade, cette jeune femme avait beaucoup maigri. Dans ce cas le molluscum s'était développé à la suite d'une communication directe avec un enfant que cette femme allaitait, et qui offrait à la face une semblable tumeur. D'après les renseignemens obtenus, cet enfant avait lui-même gagné la maladie d'un domestique qui l'avait à la figure.

Le second cas, observé par Bateman, s'est présenté chez un enfant qui fut affecté du molluscum, après avoir été souvent porté par un autre enfant plus âgé, atteint lui-même de cette éruption.

Le docteur Carswell de Glascow nous a communiqué un cas remarquable de molluscum, analogue à ceux qui ont été rapportés par Bateman. Il fut observé par le docteur Carswell à Edimbourg, conjointement avec M. Thomson, sur un enfant à la mamelle, auquel la maladie paraissait avoir été transmise par son frère, qui l'avait contractée, selon toute apparence ; d'un jeune garçon de l'école qu'il fréquentait. Une chose très-remarquable, c'est qu'après s'être montré sur la figure de ce très-jeune enfant, la maladie parut sur les seins de sa mère qui l'allaitait, et sur les mains de deux autres membres de la même famille. L'enfant mourut, mais il fut impossible de faire l'autopsie cadavérique. Du reste, dans tous ces cas, la maladie a présenté toujours les caractères qui ont été indiqués par Bateman.

Causes. = On ne sait rien de positif sur les causes de cette maladie.

Diagnostic. = La forme, la couleur, la disposition, la marche des petites tumeurs qui constituent le molluscum, suffisent sans doute pour les distinguer des tubercules syphilitiques, de ceux du frambœsia et de l'éléphantiasis des Grecs. Certainement les caractères bien tranchés qui appartiennent au molluscum contagieux le distinguent tout-à-fait de celui qui ne l'est point ; et peut-être même, si l'on avait un certain nombre d'observations exactes sur ces deux maladies, on trouverait qu'elles ont peu d'analogie ensemble. Leur histoire, du reste, est encore trop obscure pour que nous n'ayons pas dû les laisser comme Bateman les avait classées.

Prognostic. = Le prognostic du molluscum ne présente rien de grave pour celui qui n'est pas contagieux ; le développement et les progrès des tubercules ne paraissent se lier à aucun dérangement intérieur ; ils deviennent rarement le siége d'un irritation marquée, et, parvenues à un certain degré d'accroissement, ils restent stationnaires pendant un temps infini, et même toute la vie, sans entraîner aucune conséquence fâcheuse. Le molluscum contagieux paraît être beaucoup plus grave. En général c'est une maladie très-rebelle.

Traitement. — Le traitement doit naturellement se ressentir du petit nombre de faits observés, et ne saurait être établi d'une manière exacte sur le peu de connaissances que nous possédons sur cette maladie. M. Biett a essayé une foule de moyens sur le molluscum non contagieux. Dans la première variété, il a cherché à déterminer une modification quelconque dans les tubercules ; il n'a jamais pu produire le moindre changement.

Quant à la seconde forme il a pu obtenir une amélioration à l'aide de lotions stimulantes, styptiques. Ainsi, par des lotions plusieurs fois répétées par jour, avec une dissolution de sulfate de cuivre, il a pu faire disparaître complétement, au bout de quelques semaines, des petites tumeurs de molluscum, chez une jeune femme dont toute la partie antérieure du col en était couverte.

Enfin dans le *molluscum contagieux*, Bateman paraît avoir obtenu de bons effets de l'emploi des préparations arsenicales, et notamment de la solution de Fowler.

MACULES.

(*Maculæ.*)

La peau peut, comme nous l'avons vu, être le siég ed'inflammations aiguës ou chroniques qui se manifestent par
une foule de caractères extérieurs si variés, mais elle peut
encore présenter dans sa *coloration* des altérations importantes, et qui diffèrent essentiellement de ces congestions
morbides qui accompagnent, constituent ou suivent ces inflammations diverses. Mais s'il est du ressort de la pathologie
cutanée de décrire ces *teintes* que la peau présente quelquefois, et qui semblent dépendre d'une altération du pigment,
nous sommes loin de penser qu'elle comporte aussi ces changemens de couleur, qui ne sont que des symptômes d'une
autre maladie, et n'ont aucune liaison avec l'enveloppe tégumentaire. Ainsi nous nous garderons bien, dans la crainte
de grossir inutilement cet ordre, d'y rapporter les affections
de ce genre, comme l'a fait un auteur moderne, la *chlorose*
et *l'ictère* par exemple ; nous sommes trop bien convaincus
que l'une et l'autre n'ont aucun lien qui les rapproche des
maladies cutanées ; que l'une (la chlorose), symptôme
d'une affection beaucoup plus grave, n'est que le résultat
d'un trouble plus ou moins considérable dans la circulation ; que l'autre, signe évident d'une maladie tout-à-fait
étrangère, n'est produite que par la présence de la bile
dans les vaisseaux capillaires, et ne constitue pas plus une
lésion exclusive de la peau, que des autres membranes qui
comme elle offrent la même teinte ; que ni l'une ni l'autre, enfin, ne dépendent ni d'un *défaut* ni d'une *dimi-*

nution de sécrétion du pigment. D'ailleurs comment parler de *l'ictère* sans être entraîné à des descriptions tout-à-fait étrangères au sujet de ce volume, à moins de faire comme ce pathologiste, et de décrire le symptôme seulement, en laissant de côté la maladie réelle qui l'a produit; mais il nous semblerait aussi bizarre de faire l'histoire de *l'ictère*, sans celle des lésions de l'appareil digestif dont il est le résultat, que de décrire comme une maladie de la peau l'abolition du sentiment dans cette membrane, séparée de la description des lésions du système nerveux qui peuvent la produire.

Nous ne comprendrons donc, dans l'ordre des macules, que des altérations de couleur, dépendant à leur tour d'une altération du pigment de la peau.

Les maladies rangées dans cet ordre sont caractérisées par des *colorations* ou des *décolorations* de la peau, qui se présentent sous la forme de taches plus ou moins étendues, et diffèrent d'une manière plus ou moins tranchée de la teinte des parties environnantes; ou au moins de la couleur habituelle de l'enveloppe cutanée.

Les macules sont générales ou partielles; quand elles sont partielles, elles peuvent, il est vrai, occuper presque toute la peau; mais alors ce n'est pas une surface continue comme dans les macules générales, mais ce sont des taches plus ou moins larges, qui laissent entre elles des intervalles où la couleur naturelle reste intacte; quelquefois elles sont répandues sur une seule région, comme on le voit souvent pour le *lentigo* à la face. Dans d'autres circonstances, enfin, il n'y a qu'une seule macule bornée à un siége unique : les *nœvi*, par exemple.

La durée de ces affections varie suivant telle ou telle espèce, celle des colorations ou décolorations congéniales, celle des macules générales, celle de quelques-unes qui sont partielles, est le plus ordinairement indéfinie; il n'y a guère que les *Ephélides* proprement dites, auxquelles on puisse jusqu'à un certain point assigner un terme, qui ordinairement varie depuis un jusqu'à deux ou trois mois.

Ces macules paraissent avoir leur siége spécial dans la couche du corps muqueux qui est chargée de matière colorante (*gemmules*, Gaultier), et elles dépendent évidemment d'une altération du pigment. Il est donc important de les distinguer de ces teintes dont la production est sous l'influence du système vasculaire, et qui dépendent tantôt d'une congestion plus grande dans les capillaires, tantôt, au contraire, d'un afflux moins considérable, et dans d'autres cas enfin de la présence de matières étrangères dans l'appareil circulatoire. Bien que, malgré les travaux d'anatomistes habiles, malgré les recherches savantes de Gaultier, l'anatomie de la peau laisse encore à désirer; bien que la nature et la formation du pigment ne soient sans doute pas les points les moins obscurs, en attendant des découvertes plus positives, il est raisonnable de penser qu'entre l'*éphélide* et l'*ictère*, le *vitiligo* et le *chlorose*, il y a différence de nature et de siége.

Causes. = La cause de la plupart des macules est encore tout-à-fait inconnue : ainsi, l'on a bien remarqué que l'administration, à l'intérieur, du *nitrate d'argent* déterminait quelquefois une teinte bronzée générale, mais jusqu'à présent les travaux des chimistes, les observations des médecins et les recherches des anatomistes, n'ont pu expliquer ce phénomène singulier.

On ne possède aucun moyen de se rendre compte des *nœvi materni*, et pour leur cause occasionelle même, il faut encore se contenter de ces croyances vulgaires, qui les attribuent à des impressions morales ressenties par la mère. Certes on ne saurait croire, dans la plupart des cas, à ces effets d'une imagination frappée, effets qu'on attribue souvent à une cause passagère, et à laquelle on fait attention, alors seulement qu'on veut la chercher. Cependant il y a des exemples si bien constatés, et où l'on rencontre des rapports tellement exacts entre les objets qui ont frappé la mère lors de la gestation et l'empreinte qui existe sur le corps de l'enfant, que malgré soi on serait tenté de croire à une certaine influence exercée dans quelques circonstances sur le fœtus, par les impressions reçues par celle qui le porte dans son sein.

Les *éphélides* se développent le plus souvent sous l'influence d'une cause jusqu'à un certain point appréciable.

Diagnostic. = Les macules se présentent avec des caractères assez tranchés, pour être facilement distinguées des autres maladies de la peau.

Les symptômes de chacune des variétés suffisent toujours pour empêcher de les confondre entre elles.

Il y a cependant quelques colorations que l'on pourrait prendre pour des *taches syphilitiques*, mais comme ces dernières ne sauraient être confondues qu'avec les éphélides, nous établirons au diagnostic de cette maladie les différences qui les distinguent.

Prognostic et *traitement.* = Les macules, bien qu'elles soient pour la plupart incurables, ne sont jamais incessamment graves; elles n'ont en général aucune influence sur l'économie.

Les *éphélides* qui paraissent être les seules, jusqu'à présent, qui soient susceptibles d'être guéries, sont peu rebelles, et cèdent ordinairement à une médication très-simple.

Quant aux autres variétés, l'obscurité qui règne encore sur leur nature explique le peu de succès des moyens thérapeutiques employés pour les combattre.

L'ordre des macules correspond aux éphélides de M. Alibert, qu'il a divisées en *éphélide lentiforme* (lentigo) *éphélide hépatique* (éphelide proprement dite), et *éphélide scorbutique ;* cette dernière espèce ne saurait se rapporter aux *macules*, elle répond au *purpura* qui constitue une affection bien distincte.

Sous le titre commun d'*éphélides*, M. Alibert ne décrit qu'une espèce de *coloration.*

Nous diviserons les macules en *colorations* et en *décolorations.*

COLORATIONS.

Indépendamment des changemens de couleur que nous avons dit plus haut dépendre de la circulation capillaire et ne pas constituer réellement une maladie de la peau, cette membrane présente une foule de teintes diverses qui succèdent aux maladies dont elle est le siége, ou qui les accompagnent, et dont l'étude serait certainement du plus haut intérêt : ainsi les taches qui succèdent au *pemphigus*, la couleur fauve de l'*éléphantiasis des Grecs*, cette teinte particulière qui accompagne les éruptions syphilitiques, etc., présentent assurément des différences qui n'échappent point à l'observateur attentif, mais qu'il serait actuellement impossible de décrire. Un jour viendra sans doute, où la structure intime de la peau étant mieux connue, on pourra préciser avec plus d'exactitude ces différentes lésions.

Les colorations de la peau, qui sont réellement des maladies idiopathiques de cette membrane, sont ou générales ou partielles ; la teinte bronzée constitue seule les colorations générales : au nombre des colorations partielles sont le *lentigo*, les *éphélides* proprement dites et les *nœvi.*

TEINTE BRONZÉE DE LA PEAU.

Il existe des exemples assez nombreux d'individus dont la peau a pris plus ou moins subitement une teinte *bronzée*. Cette coloration morbide a surtout été observée assez souvent à la suite de l'administration à l'intérieur du nitrate d'argent; mais on a vu ce changement de couleur survenir accidentellement chez des individus qui n'avaient nullement fait usage de ce médicament, et nous-mêmes nous l'avons rencontré deux fois sur des malades chez lesquels il était survenu presque spontanément et sous l'influence d'une cause inconnue. M. Biett en a aussi observé plusieurs exemples. Dans ces cas au reste la coloration est bien moins foncée que lorsqu'elle est le résultat de l'ingestion du nitrate d'argent : la peau même semble plutôt présenter une teinte sale qu'une teinte bronzée.

La teinte bronzée est au contraire très-foncée, lorsqu'elle a succédé à l'administration de ce sel d'argent, employé depuis un certain nombre d'années contre l'épilepsie. Suivi quelquefois d'une guérison complète, et fréquemment au moins d'une amélioration manifeste, l'emploi de ce médicament laisse, il est vrai, quelquefois sur la peau une coloration d'un gris ardoisé, qui prend à la lumière une teinte verdâtre, et qui diffère essentiellement dans son ensemble de la coloration des mulâtres, à laquelle on l'a mal à propos comparée. M. Biett l'a employé avec succès chez plusieurs épileptiques, et chez plusieurs aussi son usage a été suivi de cette teinte bronzée. Parmi un plus grand nombre, trois de ces cas sont à notre connaissance. Dans deux, les accès qui étaient tellement répétés que chez un des épileptiques ils revenaient plusieurs fois par jour et semblaient menacer son existence, ils furent éloignés au point que ces malades n'en ont plus qu'un tous les trois ou quatre mois, et encore très-légers; chez l'autre la maladie a entièrement disparu, et n'a manifesté aucun symptôme qui pût faire craindre son retour depuis près de dix ans. Le nitrate d'argent a bien laissé la teinte bronzée, mais il n'a détérioré en rien la santé de ces trois malades, dont l'un fait le sujet d'une observation rapportée avec inexactitude et des circonstances entièrement imaginaires, dans un ouvrage récemment publié.

C*** fut en effet reçu à l'hôpital Saint-Louis pour une épilepsie dont les accès étaient devenus tellement fréquens qu'il ne devaient pas tarder à compromettre la vie du malade. Il fut soumis à l'usage du nitrate d'argent, qu'il continua pendant quinze mois, et non pas pendant trois ans, comme on le dit dans cette observation. Ce moyen, interrompu de temps en temps, et administré à la dose d'un demi-grain d'abord, fut porté progressivement jusqu'à huit grains par jour. Son administration ne détermina jamais le plus petit accident, et c'est à tort que l'on a avancé qu'il avait occasioné une gastro-entérite qui aurait duré tout une année, et dont il ne serait pas encore aujourd'hui parfaitement rétabli. Ce qu'il y a de positif, c'est que C*** n'a éprouvé aucun des symptômes d'une inflammation gastro-intestinale, que l'état de maigreur dans lequel il est aujourd'hui existait avant son entrée à l'hôpital Saint-Louis, que ses fonctions digestives sont très-actives et dans l'état tout-à-fait normal. Le nitrate d'argent a donc eu pour effet, chez ce malade, d'éloigner tellement les accès qu'ils ne reviennent plus qu'au bout de quelques mois, qu'ils sont extrêmement légers et sans perte de connaissance, et qu'il n'a été suivi d'aucun autre inconvénient que de la coloration bronzée.

Cette coloration se manifeste ordinairement assez long-temps après que l'on a commencé l'usage du nitrate d'ar-

gent : la peau prend d'abord une teinte bleuâtre, et peu
à peu elle devient légèrement bronzée, ce qui est surtout
sensible lorsque les parties ainsi colorées sont exposées au
soleil. Cette coloration apparaît sur tous les points de la
surface du corps en même temps, mais elle est en général
plus sensible dans les parties où la peau est plus fine, surtout dans celles qui sont exposées à la lumière, à la figure
et aux mains par exemple. Peu à peu la coloration devient
plus foncée, au point qu'elle est quelquefois presque noire.
Il est à remarquer que les conjonctives présentent ordinairement une teinte livide cuivrée, que la muqueuse de
la bouche, dans les points de jonction avec la peau qui sont
exposés à la lumière, est le siége d'une coloration analogue.

Un phénomène très-remarquable, c'est qu'au visage la
teinte bronzée devient accidentellement plus foncée d'une
manière bien évidente, sous l'influence de toutes les causes
qui dans l'état ordinaire déterminent la pâleur : elle est
au contraire bien moindre dans toutes les circonstances où
habituellement le visage rougit.

La teinte bronzée peut avoir une durée considérable et
même se prolonger toute la vie en conservant toute son intensité. M. Biett a vu à Genève deux individus chez qui cette
coloration existait depuis plus de vingt ans avec la même
intensité, et depuis quatorze ans qu'il a tenté un des premiers
en France des expériences sur l'emploi du nitrate d'argent
dans l'épilepsie, il a pu observer un certain nombre d'individus chez qui la teinte bronzée est encore tout aussi
foncée que dans les premières années. On a vu cependant
quelques personnes chez qui la coloration a un peu diminué
progressivement, mais il n'existe encore aucun exemple
qui prouve qu'elle ait disparu complétement.

Du reste, elle ne s'accompagne d'aucuns symptômes
généraux, d'aucun trouble dans l'économie ; les parties

même qui sont liées à l'appareil tégumentaire n'éprouvent aucune altération. Ainsi, les cheveux et les poils restent tout-à-fait intacts; cependant les ongles sont le plus ordinairement colorés d'une teinte bleuâtre.

Ordinairement les cicatrices qui existaient avant cette coloration en sont atteintes elles-mêmes; quelquefois cependant elles n'y participent point; mais pour celles qui ont lieu après, M. Biett a eu l'occasion d'observer qu'elles restaient blanches, surtout quand elles étaient un peu profondes.

Cette coloration, dont la cause a été révoquée en doute, même dans ces derniers temps, a été observée par une foule de praticiens dignes de foi qui ont eu occasion d'employer le nitrate d'argent contre les maladies convulsives. Sans parler de Fourcroy, qui le premier a éveillé l'attention sur ce point important de physiologie pathologique, on peut citer Powell, Marcet, Roget, en Angleterre; Albers, Reimar, Schleiden, en Allemagne; MM. Butini, Delarive et Odier, en Suisse; en France, M. Biett, qui à lui seul en a observé vingt-trois cas, sept femmes et quinze hommes, sans parler de ceux qu'il a eu occasion de voir en Angleterre et en Suisse. La plupart de ces individus ont pu être observés plusieurs années après l'apparition de la première coloration, et il a pu constater que chez le plus grand nombre elle conservait son intensité première.

Quelle est l'influence du nitrate d'argent sur la sécrétion du pigment? Faut-il attribuer ces effets à une combinaison chimique dans laquelle la lumière semblerait avoir une grande part? Dans l'état actuel de nos connaissances, ce phénomène n'est point susceptible d'une explication suffisante; toutes les hypothèses qui ont été imaginées peuvent être combattues par des objections plus ou moins solides. La plupart des questions que l'illustre Albers, de

Brême, adressait à la société médico-chirurgicale de Londres à ce sujet, sont encore à résoudre.

La teinte bronzée ne présente rien de fâcheux; elle ne constitue pas une maladie véritable.

La thérapeutique ne possède encore aucun moyen qui ait réussi à détruire cette coloration morbide, et à faire reprendre à la peau sa teinte naturelle. Jusqu'à présent les essais qui ont été tentés pour la modifier n'ont eu aucun résultat. Les bains excitans qu'on propose dans un ouvrage récent ne peuvent avoir aucun effet; M. Biett a fait prendre à deux de ses malades, auxquels il donne des soins depuis près de quatorze ans, des bains de mer, des bains chargés de sels alcalins ou de sels ferrugineux, sans jamais avoir obtenu le moindre changement. C'est à tort aussi que le docteur Badeley affirme que les vésicatoires, appliqués sur les points colorés, rendent à la peau sa couleur primitive. M. Biett, qu'il faut encore citer à ce sujet, a appliqué chez un de ses malades des vésicatoires sur les mains, et la peau a toujours conservé sa teinte bronzée. Cependant il est probable que des applications réitérées, en ayant soin d'essuyer à plusieurs reprises la surface dénudée, pourraient diminuer considérablement l'intensité de cette couleur ardoisée, puisqu'on a vu des cicatrices produites par des excoriations reprendre une couleur d'un blanc mat. Toutefois on ne doit point se dissimuler que si on voulait avoir recours à des applications successives de vésicatoires pour enlever cette teinte bronzée, au moins au visage, où elle frappe davantage, on rencontrerait des obstacles presque insurmontables aux paupières, aux bords du cartilage tarse, et à la conjonctive. L'individu, ainsi décoloré en partie, présenterait donc une sorte de *barriolage* plus désagréable qu'une couleur uniforme, bien qu'extraordinaire. C'est ce motif qui jusqu'à présent a empêché M. Biett de pousser plus loin les essais qu'il avait entrepris depuis plusieurs années.

LENTIGO.

(Taches de rousseur. — Éphélide lentiforme, Alibert.)

Le lentigo, connu vulgairement sous le nom de *taches de rousseur*, est caractérisé par de petites macules ordinairement d'un jaune fauve, ne dépassant jamais la largeur d'une lentille, le plus souvent beaucoup moindres. Congéniales dans beaucoup de cas, et dans quelques circonstances se développant après l'âge de neuf ou dix ans, elles durent toute la vie; seulement elles semblent plus prononcées à certaines époques. C'est ainsi qu'elles sont très-nombreuses et plus marquées dans la jeunesse : elles occupent ordinairement les mains, le col, le devant de la poitrine, et surtout la face. Comme on le voit, elles affectent de préférence les parties qui sont exposées à la lumière, elles peuvent cependant couvrir presque toute la surface du corps, et nous avons vu des individus dont toute la peau était ainsi tachetée.

Symptômes. = Développées avec l'âge, elles se présentent sous la forme de petites taches assez exactement arrondies, jaunâtres, quelquefois comme ignées, répandues çà et là sans ordre, et laissant entre elles des intervalles plus ou moins grands dans lesquels la coloration de la peau est naturelle. Quelquefois elles se réunissent, surtout au nez et aux pommettes, et forment des taches plus ou moins larges. Elles ne sont nullement proéminentes, ne déterminent aucune douleur, pas même de démangeaison, et nuisent plutôt à la beauté qu'elles ne constituent un symptôme maladif.

Causes. = On n'observe le lentigo que chez les individus blonds, roux ou rouges, chez ceux dont la peau est fine, blanche et délicate, plus rarement chez les bruns. Il est quelquefois déterminé par l'insolation. C'est ainsi qu'il n'est pas rare de rencontrer de petites taches jaunes, etc., chez les personnes qui habitent la campagne, surtout chez les enfans, et chez ceux qui s'exposent à l'ardeur des rayons du soleil; dans ces cas, il est accidentel, et peut disparaître avec l'âge ou en changeant de climat. Il est plus commun dans les pays chauds; on le rencontre surtout chez les individus d'un tempérament lymphatique; il est rare de le voir chez les bruns, chez ceux qui sont forts, vigoureux, sanguins. Il est le plus ordinairement congénial.

Diagnostic. = Les caractères assignés au lentigo sont trop bien tranchés, et c'est d'ailleurs une maladie trop connue, pour que l'on puisse jamais s'y tromper. Cependant, au tronc, il pourrait bien, en quelques circonstances, être pris pour une forme du *purpura.* En effet, cette dernière maladie se manifeste quelquefois par des petites taches exactement arrondies, ne dépassant point la largeur d'une lentille, quelquefois aussi beaucoup moindres; mais les taches purpurines sont d'un rouge livide : elles sont jaunes dans le lentigo; les premières peuvent occuper le tronc et les membres inférieurs sans se montrer à la face, qui n'en est, au contraire, que très-rarement le siége; les secondes, au contraire, n'existent presque jamais sur la poitrine et sur le ventre sans qu'on les rencontre en même temps au col et à la figure. Enfin les taches du purpura sont accidentelles, et dans ces circonstances, ordinairement de peu de durée, elles coïncident toujours avec quelque trouble de l'économie, tandis que celles du lentigo, presque toujours congéniales, durent toute la vie, et ne s'accompagnent pas du moindre dérangement dans la santé.

Quand plusieurs taches du lentigo sont réunies ensemble, elles pourraient en imposer pour des *éphélides*; mais la présence de petites macules isolées, leur durée, l'absence des démangeaisons, sont des caractères plus que suffisans pour les distinguer.

Le lentigo disparaît quelquefois à des époques indéterminées; le plus souvent il persiste : dans tous les cas, il ne constitue pas une maladie proprement dite, et ne réclame aucun traitement.

ÉPHÉLIDES.

(Pityriasis versicolor, taches hépatiques.)

(Éphélides hépatiques, Alibert.)

Les éphélides sont des taches irrégulières beaucoup plus étendues que celles du lentigo, d'un jaune safrané, accompagnées le plus souvent de démangeaisons, et donnant lieu quelquefois à une exfoliation légère.

Les éphélides peuvent se développer sur tous les points de la surface du corps; mais on les rencontre le plus ordinairement à la partie antérieure du col, à la poitrine, au sein chez les femmes, sur l'abdomen, aux aines, et à la partie interne des cuisses. On ne les rencontre guère à la figure que chez les femmes enceintes, coïncidant évidemment avec la grossesse.

Leur durée varie depuis quelques jours jusqu'à un, deux mois et plus. Survenues quelquefois accidentellement et d'une manière spontanée, elles disparaissent promptement; dans d'autres circonstances, développées peu de temps avant l'apparition des règles, elles s'évanouissent lors de l'arrivée de cette évacuation. Mais le plus ordinairement, apparaissant peu à peu et d'une manière lente, elles durent plusieurs septénaires, et même, si on ne leur oppose aucune médication, elles peuvent persister des mois entiers.

Symptômes. = Précédées d'un léger prurit, les éphélides se manifestent par de petites taches assez régulièrement arrondies, grisâtres d'abord, mais prenant peu à peu une teinte jaune, quelquefois aussi prononcée que celle du safran. Leur couleur, du reste, varie beaucoup, suivant les individus et suivant les endroits qui en sont affectés. Elles offrent, dans le principe, des diamètres différens ; les unes sont de la largeur d'une pièce de dix sous, d'autres sont beaucoup plus petites ; celles-là, au contraire, beaucoup plus larges. D'abord isolées et discrètes, elles sont répandues çà et là, et laissent entre elles de grands intervalles dans lesquels la peau a conservé sa couleur naturelle ; mais bientôt elles se multiplient, s'élargissent, se joignent, se confondent, et forment de larges plaques irrégulières qui occupent quelquefois des surfaces si étendues, que si l'on se contentait d'un examen superficiel, souvent prenant la teinte morbide pour celle de la peau, on serait tenté de considérer les points peu étendus où elle a conservé sa couleur naturelle pour les parties malades que l'on croirait être le siége d'une décoloration. Les éphélides ne sont pas proéminentes, et ne s'élèvent pas au-dessus du niveau des points qui les environnent ; cependant quelquefois le doigt, promené sur leur surface, semble percevoir la sensation d'une légère saillie qui dépend sans doute d'une desquammation furfuracée dont elles sont souvent le siége.

Les éphélides ne s'accompagnent d'aucuns symptômes généraux, ne donnent lieu à aucun trouble de l'économie, mais elles déterminent habituellement des démangeaisons incommodes. Le prurit est considérablement augmenté par

les moindres impressions morales, et surtout par les plus petits écarts dans le régime. Il est ordinairement plus vif chez
les femmes et chez les jeunes filles lorsqu'elles approchent
des époques de la menstruation. Il devient quelquefois assez
insupportable pour que les malades ne puissent résister
au désir impérieux de se gratter, ce qui, loin de le calmer,
l'accroît encore davantage. Ces démangeaisons, augmentées le plus ordinairement par la chaleur du lit, occasionent quelquefois des insomnies longues et pénibles.

Quelquefois les éphélides, accidentelles et passagères, se
terminent par résolution et disparaissent en peu de jours,
dans quelques cas même au bout de quelques heures;
dans d'autres circonstances, elles donnent lieu à une exfoliation épidermique, et suivant une marche assez lente,
elles persistent plus ou moins long-temps.

Causes. == Les éphélides se manifestent chez tous les
individus; elles attaquent indifféremment les deux sexes,
mais on les rencontre surtout chez les femmes, et principalement chez celles qui sont blondes, qui ont la peau fine
et délicate, bien qu'il ne soit pas rare de les trouver aussi
chez celles qui sont dans des conditions tout-à-fait opposées, dont les cheveux sont très-noirs et la peau brune:
dans ces derniers cas, elles présentent une teinte bien
plus foncée. Déterminées quelquefois par l'insolation, par
des écarts de régime, par l'ingestion de certains alimens
salés, fumés, etc., elles coïncident souvent avec une suppression ou une diminution de flux habituel, soit menstruel, soit hémorroïdal; il est même des femmes chez lesquelles, tout-à-fait fugitives, elles ne paraissent que dans
ces dernières circonstances. On a rencontré ces taches chez
des individus qui étaient atteints en même temps de quelque inflammation chronique du foie, et on a attribué leur
origine à l'affection de cet organe (*éphélides hépatiques*).

Cette complication, qui ne se rencontre que dans les cas les plus rares, est loin de constituer une seule et même maladie dont l'une ne serait que le symptôme de l'autre. Les *éphélides hépatiques* ne sont pas plus sous la dépendance du foie que sous celle de l'*estomac* ou des *poumons*. Dans la plupart des cas, les personnes qui en sont atteintes jouissent d'une très-bonne santé, et la maladie consiste tout entière dans une altération du pigment de la peau. Ce sont les éphélides qui constituent ce *masque* que l'on rencontre quelquefois sur la figure des femmes enceintes.

Diagnostic. = Les caractères assignés aux éphélides sont assez tranchés pour ne pas, dans la plupart des cas, rendre leur *diagnostic* difficile. Il y a cependant quelques maladies de la peau tout-à-fait différentes qui, dans certaines circonstances, pourraient être confondues avec elles : tels sont le *pityriasis* (*dartre furfuracée volante de M. Alibert*), les *taches syphilitiques*, et les *nævi*, dont la teinte se rapprocherait des éphélides.

Pityriasis. = Le pityriasis est une maladie *squammeuse* ; ce n'est plus ici seulement une exfoliation légère, farineuse, mais c'est une desquammation formée par la chute de petites lamelles plus ou moins larges de l'épiderme altéré. L'absence de cette teinte jaune qui caractérise les éphélides suffira pour distinguer la dartre furfuracée volante de ces taches qui, au premier coup d'œil, semblent s'en rapprocher beaucoup et par leur exfoliation et par la légère inégalité qui est appréciée par le doigt, promené sur leur surface. Le *pityriasis* ne s'accompagne jamais de ces démangeaisons qui sont constantes dans les éphélides.

Taches syphilitiques. = La teinte livide ou cuivrée, le défaut d'exfoliation épidermique, l'absence de toute démangeaison, des circonstances antérieures et souvent des

symptômes concomitans, distingueront toujours les colorations qui dépendent d'un principe vénérien.

Nævi. = Quelques *nævi* dont la couleur serait d'un
jaune plus ou moins foncé et se rapprocherait de celle des
éphélides, et qui en même temps ne dépasseraient pas le
niveau de la peau, pourraient quelquefois être confondus
avec les éphélides ; mais on conçoit facilement qu'indépendamment de leur petit nombre, et quelquefois de leur
existence unique, de l'absence de toute démangeaison ;
leur origine congéniale et leur incurabilité sont des caractères qui ne sauraient permettre long-temps le moindre
doute et la moindre erreur.

Prognostic. = Les éphélides constituent une maladie
très-légère ; celles qui se montrent dans les premiers temps
de la grossesse disparaissent quelquefois dans les premiers
mois ; d'autres fois elles persistent jusqu'après l'accouche-
ment, mais elles ne doivent donner aucune inquiétude, et
ne réclament aucune espèce de traitement. Celles qui précèdent ou accompagnent les époques menstruelles, extrêmement fugaces, n'ont qu'une durée éphémère. Dans les
autres circonstances, les éphélides n'entraînent d'autre
inconvénient que de déterminer des démangeaisons assez
vives qui, la plupart du temps, cèdent facilement à une
médication appropriée.

Traitement. = Des lotions astringentes, des linimens
détersifs, les pommades alcalines, et toutes les applications résolutives ou qui ont pour but de redonner du ton
à la peau, sont toutes pour le moins inutiles, et peuvent
même n'être pas sans inconvéniens. Le traitement des éphélides est des plus simples : de l'eau sulfureuse à l'intérieur,
celles d'Enghien ou de Cauterets, par exemple, deux ou
trois bains sulfureux par semaine, et dans certains cas
quelques légers laxatifs ; tels sont les moyens auxquels elles

cèdent le plus ordinairement. En commençant l'usage de
l'eau d'Enghien, le malade doit la couper d'abord avec
deux tiers d'eau d'orge ou de lait, puis il augmente peu à
peu la dose d'eau sulfureuse jusqu'à ce qu'il soit arrivé à
la prendre pure.

Dans quelques circonstances où les éphélides occupant
certaines régions, la partie interne des cuisses, par exemple,
et les aines, détermineraient une démangeaison presque
insupportable, lemalade pourrait, les jours où il ne prend
point de bains, faire des lotions sur ces divers points avec
une once de sulfure de potasse dissous dans deux livres
d'eau. Il est inutile d'ajouter que le malade doit éviter les
écarts de régime, et surtout les boissons stimulantes.

NÆVI MATERNI.

Il faut entendre sous la dénomination commune de
nævi materni toutes ces empreintes congéniales de la peau
qu'on attribue vulgairement aux impressions éprouvées
par la mère et transmises au fœtus. Ces différentes affections ont été désignées sous les noms de *spili*, de σπίλος
(macula), de *nævi* proprement dits, et de *signes*. Ainsi,
on rencontre quelquefois sur différentes parties de la surface du corps des points colorés dont la forme, la teinte
et la structure sont tout-à-fait remarquables.

1° Tantôt ce sont des taches qui ne dépassent point le
niveau de la peau (*spili*), et qui consistent évidemment
dans une altération du pigment; elles peuvent se développer sur les différens points de la surface du corps sans
qu'on puisse se rendre compte pourquoi elles occupent
plutôt tel ou tel siége. On les rencontre cependant plus
communément à la face. Congéniales, elles peuvent diminuer d'intensité, mais elles ne disparaissent jamais tout-à-

fait, et durent toute la vie. Elles présentent une foule de nuances, une foule de formes et de dimensions différentes qu'il serait impossible de décrire. Il est peu de teintes que ces *nævi* n'aient affectées, mais le plus communément ils sont jaunâtres et tout-à-fait noirs ; dans ces derniers cas surtout, ils se recouvrent habituellement de poils durs et courts. Leur forme est le plus souvent assez irrégulière ; quelquefois cependant elle se rapproche exactement de celle de certains objets usuels, ce qui n'a pas peu contribué à accréditer l'hypothèse de leur formation. Enfin quelquefois bornées à de très-petits espaces, ces taches peuvent, au contraire, dans quelques circonstances, occuper des surfaces très-étendues, la moitié de la figure, par exemple, un membre tout entier, une grande partie du corps. Ces *nævi pigmentaires* ne déterminent aucune douleur, ne s'accompagnent d'aucune démangeaison. Quelquefois leur teinte diminue un peu ; d'autres fois elle reste la même, et dure toute la vie.

2° Tantôt ces empreintes de la peau (*nævi*) ne sont plus une simple altération du pigment, mais elles sont sous la dépendance du système vasculaire, et alors elles peuvent se présenter sous deux états différens.

Dans l'un, tout-à-fait superficielles, elles constituent des taches dont la teinte est entièrement sous l'influence de toutes les causes qui accélèrent la circulation. Ordinairement rouges ou violettes (taches de vin), elles augmentent d'intensité par un écart de régime, par une impression morale vive, à l'approche de la menstruation, etc. ; la peau même, dans quelques circonstances, semble légèrement tuméfiée.

Dans l'autre, plus ou moins saillantes au-dessus du niveau de la peau, obrondes, étendues, aplaties ou pédiculées, elles constituent presque toutes les tumeurs érectiles du célèbre professeur Dupuytren. Aussi nous nous bornons ici à indiquer ces *nævi vasculaires* parce qu'ils tiennent jusqu'à un certain point aux macules; mais leur histoire et les moyens qu'il convient de leur opposer appartiennent à la chirurgie.

3° Enfin on a décrit sous le nom de *signes* de petites taches brunes, quelquefois superficielles, dans d'autres cas, au contraire, légèrement proéminentes, ordinairement exactement arrondies, dépassant rarement la largeur d'une lentille, et sur lesquelles on voit presque toujours implantés un ou plusieurs poils. Les signes participent tantôt des *nævi pigmentaires*, tantôt des *nævi vasculaires*. Le plus souvent cependant ils tiennent de cette seconde variété, car ils peuvent quelquefois déterminer quelques démangeaisons, se gonfler, et devenir douloureux sous la moindre influence irritante. Le plus ordinairement développés chez le fœtus, on les aurait vus quelquefois se manifester après la naissance, et dans ce cas ils seraient susceptibles et d'augmenter et de disparaître.

On ignore entièrement quelle peut être la cause prochaine des *nævi*, et en accordant même, suivant les croyances vulgaires, quelque influence aux affections morales de la mère, influences qui sont évidemment nulles dans le plus grand nombre des cas, mais qu'on ne saurait rejeter entièrement dans quelques circonstances, il resterait encore à connaître leur mode de formation. On a cru voir que les *nævi* étaient plus fréquens chez les enfans dont les mères étaient sujettes à des inflammations de la peau. Cette observation, si elle était rigoureusement vraie, ce qui n'est point démontré, serait une simple remarque qui n'éclairerait en rien l'étiologie de ces altérations cutanées.

Les *nævi* ne réclament en général aucune espèce de traitement; il faut les abandonner à eux-mêmes, au moins ceux qui dépendent d'une altération du pigment (*spili*). On ne saurait en effet les détruire que par des caustiques ou en les enlevant à l'aide de l'instrument tranchant; mais ces opérations, qui n'auraient évidemment pour but que de faire disparaître des taches désagréables, puisque les *nævi* pigmentaires ne constituent point de maladie, seraient certainement inutiles, puisqu'elles laisseraient après elles des cicatrices aussi difformes, et souvent plus désagréables que les macules elles-mêmes.

Quant aux *nævi vasculaires* et surtout ceux qui constituent des tumeurs plus ou moins saillantes, leur siége et le danger qu'ils pourraient faire courir par leurs moindres lésions en exposant à une hémorragie souvent difficile à arrêter, sont tels qu'il est quelquefois indispensable de les faire disparaître, et leur traitement appartient tout entier à la chirurgie; il consiste, pour la plupart des cas, dans la compression de la tumeur, dans sa ligature, dans son ablation avec l'instrument tranchant, et enfin dans la ligature du tronc de l'artère dont elle reçoit le sang. Les cautérisations ont paru dans ces circonstances devoir entraîner des accidens assez graves.

DÉCOLORATIONS.

Non-seulement la peau peut présenter des changemens dans sa coloration habituelle, qui dépendent d'une altération de son pigment, mais encore, dans quelques circonstances, elle est entièrement décolorée, comme si elle était privée du réseau muqueux de Malpighi ou du pigment déposé à sa surface : cette décoloration peut être congéniale ou accidentelle, partielle ou générale.

ALBINISME.

La *décoloration générale et congéniale* constitue cet état fort singulier connu sous le nom d'*albinisme*, d'autant plus remarquable que les *albinos* ne forment pas une espèce séparée, et qu'on les observe, quoi qu'en aient dit quelques auteurs, dans toutes les races humaines.

La peau de ces hommes décolorés est d'un blanc mat, offrant assez bien l'aspect du lait ; les cheveux lisses, soyeux, ressemblent souvent aux poils blancs de la chèvre ; ordinairement droits et rudes, ils sont quelquefois d'une blancheur éclatante ; les sourcils, les cils, les poils de la barbe, ceux des aisselles et des parties génitales sont de la même couleur ; tout le corps du reste est couvert d'un même duvet laineux d'un blanc de neige et d'une mollesse tout-à-fait remarquable. L'iris est d'une couleur rose, et la pupille offre une rougeur prononcée, changemens qui dépendent de l'absence du pigment, de la choroïde et de l'uvée. Les yeux ne peuvent supporter l'éclat de la lumière dont l'impression paraît être douloureuse aux albinos. Aussi, quand ils sont exposés au grand jour ils clignottent sans cesse, et la pupille est le siége d'oscillations rapides et continuelles. Ordinairement, au contraire, à l'approche de la nuit et lorsque le temps est couvert, les albinos distinguent très-facilement tous les objets. Le développement physique et moral des albinos, comme la décoloration de leur enveloppe cutanée, se ressent d'une faiblesse générale de leur organisation. Ordinairement petits, peu développés, ils sont grêles, et leur constitution est très-délicate. Les facultés intellectuelles sont en général assez obtuses, et même le phénomène rare de l'albinisme s'est rencontré plusieurs fois chez des idiots.

Nous ne connaissons aucun exemple de véritable décoloration générale accidentelle.

Les décolorations paraissent, comme nous l'avons dit, tenir à l'absence du pigment; quant à la cause première elle est tout-à-fait inconnue. L'albinisme ne paraît pas être plus essentiel à certaines races qu'à certains climats, et de même qu'il affecte les blancs comme les nègres, on le rencontre aussi bien en Europe que dans l'Afrique, quoiqu'il soit cependant beaucoup plus commun dans certaines parties du monde.

L'albinisme se présente avec des caractères tellement spéciaux qu'il est impossible de jamais le confondre : c'est un état qu'on ne saurait méconnaître à la première inspection : il est, comme on le pense bien, au-dessus des ressources de l'art, et ne réclame l'emploi d'aucun moyen thérapeutique.

VITILIGO.

La peau peut aussi devenir le siége de décolorations partielles, et cette maladie, connue sous le nom de *vitiligo*, peut être congéniale ou accidentelle.

Le vitiligo congénial ne se rencontre que chez les nègres qui présentent quelquefois sur diverses régions du corps des taches blanches de formes et de dimensions variées. Lorsque ces taches ont lieu sur les points couverts de poils, ceux-ci sont eux-mêmes décolorés. Les nègres qui présentent cette particularité sont connus sous le nom de *nègres pies*.

Le vitiligo est le plus souvent accidentel, et même c'est le seul que l'on observe chez les blancs ; il peut se développer sur toutes les parties du corps, mais on le rencontre surtout chez l'homme ayant son siége aux bourses ; il se manifeste par des taches d'un blanc laiteux, tout-à-fait irrégulières, et se présente quelquefois sous la forme de stries longitudinales. Dans d'autres circonstances, au contraire, ce sont des plaques plus ou moins larges, superficielles, qui ne s'accompagnent d'aucune chaleur, d'aucune démangeaison. Ces taches, qui se manifestent surtout chez les vieillards, peuvent augmenter progressivement au point d'acquérir souvent une étendue très-considérable.

Causes. = Le vitiligo se développe constamment sous une influence qu'on ne peut apprécier.

Diagnostic. = Il se présente avec des caractères qui n'appartiennent qu'à lui, et que par conséquent on ne saurait confondre. On se gardera bien de prendre pour des taches de vitiligo ces lignes blanchâtres que l'on rencontre sur la peau des mamelles quand elle a été fortemeut distendue pendant l'allaitement, ni celles qui sur le ventre succèdent à une hydropisie ascite, ou à la grossesse : ces lignes blanches, auxquelles on a donné le nom de vitiligo (*vitiligo hydropicorum, gravidarum,* J. Franck.) bien loin d'être des décolorations, résultent de la destruction du corps muqueux dans ces points, à la suite de déchirures plus ou moins grandes produites par une distension forcée.

Traitement. = Nous avons vu plusieurs exemples de vitiligo dans le service de M. Biett à l'hôpital Saint-Louis ; mais c'était rarement pour cette affection que les malades venaient réclamer les secours de la médecine, et même la plupart se sont présentés au traitement externe, où ils n'ont fait que passer. Quant à ceux qui ont été traités dans les salles, les divers moyens employés contre ces décolorations, et entre autres les bains excitans n'ont amené aucun résultat avantageux ; en un mot, nous ne connaissons pas un seul cas où elles aient disparu, et nous ne saurions présenter contre elle aucune médication. Du reste, c'est une affection, suivant toutes les apparences, très-légère, et qui ne doit réclamer dans la plupart des cas aucune espèce de traitement.

MALADIES

QUI PAR LEUR NATURE NE PEUVENT SE RAPPORTER A AUCUN DES ORDRES DÉCRITS CI-DESSUS.

LUPUS.

(Dartre rongeante; lupus vorax; herpes exedens.)

Cette maladie a été décrite sous le nom de dartre ron-geante, par M. Alibert, qui en a admis trois variétés, ba-sées sur les causes qui la produisent. 1° *Dartre rongeante idiopathique*; 2° *dartre rongeante scrophuleuse*; 3° *dartre rongeante vénérienne* : cette dernière appartient évidem-ment à l'histoire des syphilides, et cet auteur lui-même y renvoie sa description.

Le *lupus* est une maladie qui s'annonce au début, quelquefois par des taches d'un rouge violacé, mais le plus ordinairement par des tubercules plus ou moins vo-lumineux, livides, indolens, et caractérisée surtout par sa tendance à détruire les parties environnantes et même les tissus sous-jacens, sous la forme d'ulcères ichoreux de mauvaise nature, se recouvrant de croûtes brunâtres or-dinairement très-adhérentes, qui laissent voir à leur chute des destructions nouvelles.

Le *lupus* présente de grandes différences, non-seulement suivant son siége, la rapidité de sa marche, et l'étendue de la destruction qu'il produit, mais encore suivant le mode

même de cette destruction et la forme que revêt l'ulcération. Ainsi, tantôt il étend ses ravages en surface ; tantôt
il envahit successivement les parties sous-jacentes ; d'autres
fois enfin il s'accompagne d'une véritable hypertrophie de
la peau : aussi M. Biett distingue-t-il la dartre rongeante
en trois variétés principales. 1º Celle qui détruit en surface ; 2º celle qui détruit en profondeur ; 3º dartre rongeante avec hypertrophie. Cette division est tout-à-fait
pratique, et facilite beaucoup l'étude et la description de
cette maladie.

Le siége le plus ordinaire de la dartre rongeante est la
face, et le nez est le point sur lequel elle exerce le plus
ordinairement ses ravages, sans que l'on puisse expliquer
en aucune manière une prédilection aussi singulière et
aussi fâcheuse : les joues, les lèvres et le menton sont ensuite les parties qu'elle semble attaquer de préférence,
bien qu'elle puisse affecter certaines régions soit du tronc,
soit des membres. Au tronc on l'observe surtout sur la
poitrine et sur les épaules ; aux membres, la peau voisine
des articulations, celle de la face externe de l'avant-bras,
du dos de la main et du pied en sont le plus fréquemment
le siége. Enfin il n'est pas rare de voir le lupus se développer au cou soit à la partie antérieure, soit à la partie postérieure. Dans certains cas le lupus est borné à une seule partie ;
dans d'autres il attaque à la fois ou progressivement un plus
ou moins grand nombre de régions chez le même individu.

C'est ordinairement par un point d'un rouge obscur,
élevé, dur, en général peu étendu, que se développe le
lupus dans le plus grand nombre de cas. Ces petites tumé-
factions indolentes de la peau, dont la marche est lente et
progressive, ont été désignées sous le nom de tubercules.
Ces tubercules peuvent rester long-temps peu développés ;
quelquefois au contraire leur volume est de prime abord

très-considérable : dans tous les cas ils ont une teinte d'un rouge obscur, et paraissent dans le commencement n'affecter que les couches les plus superficielles du derme. Ils se recouvrent quelquefois à leur sommet de petites squammes blanchés et sèches ; souvent plusieurs se réunissent, et forment ainsi une surface plus ou moins étendue, nullement douloureuse, mollasse au toucher, et qui s'ulcère au bout d'un espace de temps très-variable.

Bien que ce soit le mode de développement le plus ordinaire du lupus, il ne se manifeste cependant pas dans tous les cas avec ces caractères, et c'est à tort que l'on a rangé cette maladie parmi les inflammations tuberculeuses, car il est constant que dans plusieurs circonstances ces tubercules ne sont pas les lésions élémentaires de la dartre rongeante. Ainsi quelquefois il débute par une inflammation de la muqueuse des fosses nasales, accompagnée de rongeur et de gonflement du nez ; il s'y forme une croûte minee, on l'arrache, elle est remplacée par une autre plus épaisse, et la destruction a déjà commencé. Dans quelques circonstances il se manifeste d'abord une rougeur violacée sur tel ou tel point de la face, mais surtout à l'extrémité du nez, qui, en même temps, est le siége d'une légère tuméfaction pendant plusieurs mois ; la teinte augmente peu à peu ; la surface s'anime ; il s'établit une ulcération légère, et il s'y forme une croûte qui devient bientôt épaisse et qui recouvre une ulcération tendant à devenir de plus en plus profonde. Enfin la peau peut s'amincir par degrés insensibles, et offrir l'apparence d'une cicatrice sans avoir été précédée de tubercules ni d'ulcérations, et sans avoir présenté d'autres lésions qu'une teinte livide, surmontée de temps à autre d'une desquammation légère, et souvent presque point appréciable.

Dartre rongeante qui détruit en surface. Le lupus étendu

ur une surface plus ou moins large offre quelques va-
iétés qui méritent d'être décrites. Ainsi, dans quelques cas
ien rares, la maladie semble n'affecter que les couches les
lus superficielles du derme. On observe cette variété à la
ace et aux joues en particulier : il ne se développe pas de
uberculés, il ne se forme pas de croûtes, mais la peau
rend une teinte rouge; des exfoliations épidermiques
nt lieu sur la surface malade; la peau s'amincit graduel-
ement; elle est lisse, luisante, rouge, et offre ensuite l'ap-
arence d'une cicatrice qui se serait formée après une
rûlure superficielle : la rougeur disparaît sous la pression
lu doigt; le malade n'éprouve aucune douleur, mais le
oucher en développe. La surface devient sensible après un
iolent exercice et des excès de boisson. Lorsque la mala-
lie cesse de faire des progrès, la rougeur disparaît; il ne
e forme plus de légères exfoliations épidermiques, mais
a peau reste mince et luisante; elle est lisse au toucher et
araît avoir perdu de son épaisseur.

Dans d'autres cas il se développe sur la peau un ou plu-
ieurs petits tubercules mous, d'un rouge obscur; après
tre restés stationnaires pendant un temps plus ou moins
ong, tout à coup ils prennent de l'accroissement, ils se
nultiplient, la peau devient le siége d'un léger gonflement
omme œdémateux dans les intervalles qui les séparent;
eurs bases se confondent, leur sommet s'ulcère, et bientôt
e n'est plus qu'une surface continue, qui présente une ul-
ération irrégulière de mauvaise nature. Cette ulcération
e recouvre d'une croûte noirâtre fort adhérente; elle ga-
ne de proche en proche. Le plus souvent, quand la ma-
adie tend ainsi à envahir les surfaces circonvoisines, il
s'établit progressivement, aux points de départ, des cicatrices blanches, bridées, irrégulières, qui ressemblent assez
bien à celles qui sont le résultat de larges brûlures. Ce

phénomène a lieu surtout à la suite de médications bien dirigées. Le lupus peut envahir ainsi de proche en proche des surfaces très-étendues, tout le visage, par exemple; souvent il se présente encore avec plus d'intensité, et pendant qu'il envahit sans cesse les parties saines, les cicatrices anciennes sont détruites de nouveau. En effet, elles viennent toujours se rendre à des tubercules plus ou moins volumineux, souvent très-saillans, rouges, qui semblent leur fournir un point d'attache, et c'est l'ulcération qui s'établit au sommet de ces petites tumeurs indolentes, qui gagne bientôt les cicatrices elles-mêmes, et les détruit très-promptement. C'est toujours par la formation de nouveaux tubercules qui circonscrivent les ravages du lupus par une espèce de bourrelet dur, rugueux et tuméfié, et au bout d'un certain temps par leur ulcération, que la dartre rongeante s'étend et fait de nouveaux progrès. Nous avons vu à l'hôpital Saint-Louis un lupus de ce genre, commencer dans la région sous-maxillaire, s'étendre lentement de proche en proche, malgré le traitement employé, et dans l'espace de quelques années envahir tout le menton, une grande partie des joues et toute la partie antérieure du col. Quelquefois, c'est vers l'une ou l'autre commissure des lèvres que se développent les tubercules; des incrustations épaisses succèdent aux ulcérations, et le malade, alors, ne peut ouvrir la bouche qu'avec difficulté. Le nez, qui est rarement le siége primitif de cette variété du lupus, n'est pas respecté dans ses ravages, et souvent les croûtes qui s'y forment entraînent à leur chute une partie de ses ailes et de son extrémité. Lorsque les croûtes sont enlevées et qu'un traitement convenable est mis en usage, il ne s'en reforme pas de nouvelles. Quelquefois la surface est rugueuse et parsemée de petits tubercules rouges, blafards; d'autres fois elle présente un meilleur aspect :

elle se recouvre de petites desquammations minces, comme épidermiques, et on ne tarde pas à y observer une cicatrice blanche, solide dans plusieurs points. A cet état d'amélioration, quand les ravages de la dartre rongeante ont été fort étendus, la figure présente un aspect tout-à-fait remarquable : elle offre une foule de cicatrices irrégulières, souvent très-étendues, d'un blanc quelquefois rosé, tendues, luisantes, assez épaisses dans quelques points, mais dans d'autres tellement minces, qu'elles paraissent comme transparentes, et qu'on dirait qu'elles sont sur le point de se rompre. On retrouve ces derniers caractères sur les parties qui ont été envahies plusieurs fois, et dont les cicatrices ont été détruites par des ulcérations successives. Presque toujours ces cicatrices viennent se rendre à des distances plus ou moins éloignées à la base de quelques tubercules entre lesquels elles semblent comme bridées. D'autres fois on observe, sur divers points de leur circonférence, des croûtes noirâtres et qui souvent tardent beaucoup à se détacher.

Cette variété du lupus peut également occuper de larges surfaces sur la poitrine, sur les membres, à la partie antérieure des cuisses, et même ces diverses régions ne sont ordinairement le siége que du lupus qui détruit en surface.

Dartre rongeante qui détruit en profondeur. Cette variété occupe en particulier le nez, et se développe sur les ailes ou bien à son extrémité; dans un grand nombre de cas, son apparition est précédée de rougeur et de gonflement de cette partie, avec coryza. L'une des ailes du nez se tuméfie, devient douloureuse : elle est le siége d'une rougeur violacée. Il s'établit une ulcération légère, puis il se forme une petite croûte; on l'arrache, elle est remplacée par une autre plus épaisse, et chaque fois elle entraîne avec elle une véritable perte de substance peu appréciable d'abord, mais qui devient bien sensible au bout d'un temps plus ou moins long.

Cette rougeur, ce gonflement, s'étendent souvent à l'extrémité du nez et à l'autre aile: les parties sont alors couvertes d'une croûte dont l'épaisseur augmente graduellement; le malade souffre peu ou à peine; la peau et les cartilages se détruisent sous la croûte, et en faisant tomber celle-ci on trouve une ulcération d'un mauvais caractère, d'où suinte un fluide séro-purulent en assez grande abondance. Un écoulement fétide a souvent lieu par le nez; on distingue difficilement la perte de la substance à cause de la tuméfaction; mais quand celle-ci diminue on l'aperçoit facilement. Dans d'autres cas il n'existe pas de coryza ni de tuméfaction; un seul point tuberculeux, rouge, lisse, mou, se développe et s'ulcère dans un espace de temps plus ou moins long.

L'étendue de la partie détruite est très-variable; quelquefois la presque totalité du nez a disparu; d'autres fois l'extrémité seulement a été détruite : mais la maladie ne borne pas là ses ravages : des tubercules se forment sur les cicatrices, de nouvelles ulcérations leur succèdent. Alors les parties qui furent jadis épargnées sont entièrement détruites, et le nez peut disparaître tout-à-fait, ainsi que la cloison elle-même : une seule ouverture, conduisant dans les fosses nasales, le remplace lorsque la cloison se trouve également détruite. Souvent le nez est seulement rongé à sa superficie, mais d'une manière égale, en sorte qu'à la place d'un nez de volume ordinaire on en trouve un effilé et pointu, dont les narines tendent constamment à se boucher; habituellement rouge, excepté à l'angle qui réunit en haut les deux portions latérales, ou le cartilage saillant présente une teinte jaunâtre que l'on aperçoit très-bien au travers de la cicatrice transparente. Du reste, cette disposition des narines à se fermer est encore plus remarquable dans la dartre rongeante avec hypertrophie. Dans d'autres cas le nez ne se trouve pas ainsi rapetissé, mais on dirait qu'une partie en a été enlevée avec l'instrument tranchant.

La destruction produite n'est point en rapport avec la durée du mal; quelquefois, après plusieurs années, une petite étendue du nez seulement se trouve détruite, tandis que dans d'autres il est presque entièrement rongé dans un espace de dix à quinze jours. Nous avons vu dans le service de M. Biett un cas remarquable par la rapidité de l'ulcération : c'était celui d'une femme âgée de trente-six ans, chez laquelle un lupus avait détruit, depuis plusieurs mois, une partie de l'aile gauche du nez; le mal fut borné au moyen de la cautérisation avec la *pâte arsenicale* : mais l'extrémité de cette partie prenait de temps en temps une teinte d'un rouge livide; des croûtes se formaient dans l'intérieur des fosses nasales d'où il se faisait un écoulement puriforme. La teinte rouge livide de l'extrémité du nez disparaissait quelquefois presque entièrement; elle était d'autres fois très-marquée. On ne peut mieux la comparer qu'à celle qu'offre cette partie chez les personnes affectées d'*acné rosacea*, et une chose importante à noter, c'est qu'il ne s'y trouvait pas de tubercules. Enfin cette teinte devint de plus en plus foncée; il s'y établit une ulcération légère, suivie d'une petite croûte, qui, dans quelques jours, était déjà très-épaisse; il existait en même temps de vives douleurs. Cette croûte fut enlevée quatre ou cinq jours après sa formation, au moyen de lotions et de cataplasmes émolliens; mais l'extrémité du nez était déjà détruite. On arrêta le mal en cautérisant avec une solution de *nitrate acide de mercure*; mais environ trois semaines après, la partie presque cicatrisée devint d'un rouge vif, et une nouvelle ul-

cération commença sur ce point. Il se développa sur
la moitié droite de la lèvre supérieure, un point rouge
qui produisit une assez vive douleur et se recouvrit
d'une croûte épaisse. L'ulcération marcha rapidement, et
une partie de la lèvre fut détruite en moins de quinze jours.
Les antiphlogistiques, les adoucissans, les lotions avec la
liqueur de Labarraque, n'ayant produit aucun effet, on
arrêta le mal de nouveau en le cautérisant avec de la pâte
arsenicale. On voit dans ce cas combien la marche du lupus peut être rapide, et qu'il n'est pas toujours précédé de
tubercules. Une rougeur morbide, avec une légère tuméfaction de l'extrémité du nez, préexistaient seulement à
l'ulcération et à la destruction de cette partie; mais à la
lèvre supérieure, la rougeur a seulement précédé de quelques jours l'ulcération.

Dans presque tous les cas du lupus au nez il existe en
même temps une affection des muqueuses des fosses nasales, et même dans quelques circonstances toute la cloison
intermédiaire peut être détruite avant que le nez soit rongé
au dehors. D'autres fois cette destruction commence à la
peau, s'étend sur la muqueuse pituitaire, parcourt tout le
plancher des fosses nasales, se propage en revenant sur
la muqueuse palatine qu'elle altère, et mine jusqu'aux gencives qu'elle attaque et sillonne profondément.

Nous avons parlé des cas où le nez seul est affecté, mais
trop souvent le mal gagne en même temps la face, et y produit des ravages plus ou moins considérables.

Dartre rongeante avec hypertrophie. Cette variété présente des phénomènes tout-à-fait remarquables; elle débute ordinairement à la face, qui en est le siége presque ex-
clusif, par des tubercules peu saillans, mous, indolens;
ordinairement assez nombreux, ils occupent des surfaces
assez étendues, une grande partie de la joue, par exemple;

et quelquefois toute la figure ; ils ne s'ulcèrent point à leur sommet, ou au moins les ulcérations qu'on rencontre quelquefois sont rares et presque accidentelles ; mais peu à peu la base de ces tubercules s'élargit, la peau et le tissu cellulaire sous-jacent deviennent le siége d'un engorgement indolent ; si bien que les surfaces malades, tuméfiées, présentent une sorte de bouffissure tout-à-fait remarquable ; au bout d'un certain temps la figure est parsemée de points rougeâtres qui ne sont autres que les tubercules qui, par suite de la tuméfaction des parties sous-jacentes, sont devenus du niveau de la peau ; on remarque çà et là au milieu d'eux des points blancs, véritables cicatrices qui ont remplacé des tubercules anciens. Ce qu'il y a de singulier dans cette affection, c'est la formation de ces cicatrices qui succèdent à de petites tumeurs circonscrites, sans qu'elles aient été détruites préalablement par des ulcérations, ni recouvertes de croûtes. En effet les tubercules sont le siége d'une exfoliation insensible et constante, et il semble que toutes les couches de la peau hypertrophiées soient poussées progressivement au dehors et détruites peu à peu par des desquammations successives.

Le visage peut, dans ces circonstances, acquérir un volume vraiment prodigieux ; les joues molles et flasques deviennent énormes, faciles à malaxer ; elles présentent un tissu qui conserve jusqu'à un certain point l'impression du doigt, et offrent assez bien un état analogue à celui des parties qui sont le siége de l'éléphantiasis. Le front, les paupières sont boursoufflés, et les yeux, comme perdus au fond de leur orbite, sont presque entièrement couverts par ces masses hypertrophiées. Les lèvres, considérablement tuméfiées, forment deux énormes bourrelets qui laissent à découvert la membrane muqueuse renversée au dehors par suite de cette distension forcée. Enfin les oreilles participent quelquefois à cette tuméfaction générale du visage.

Nous avons vu, entre autres, cet état porté au plus haut point chez deux malades qui sont actuellement dans les salles de M. Biett, à l'hôpital Saint-Louis, et à la figure desquels cette maladie imprimait un aspect tout à la fois singulier et vraiment hideux.

Ces tubercules, comme nous l'avons dit plus haut, deviennent rarement le siége d'ulcérations; quand il en survient, elles sont ordinairement légères, et se recouvrent de croûtes peu épaisses et très-adhérentes. Ordinairement leurs surfaces sont sèches; elles présentent une coloration bleuâtre, et sont habituellement le siége d'une exfoliation légère.

La maladie peut durer et persiste habituellement un temps infini; mais quand les parties reviennent à l'état naturel, ce qui n'a jamais lieu spontanément, et ce qui ne peut être que la suite d'un traitement méthodique et toujours fort long, il s'établit une vitalité plus grande dans les parties malades; la tuméfaction diminue peu à peu; il se fait une résolution lente dans les tubercules; la circulation devient plus active dans la peau, qui, de moins en moins hypertrophiée, se rapproche petit à petit de sa texture et de son état habituel, état qu'elle ne reprend, du reste, presque jamais complétement.

Il existe une variété de la dartre rongeante avec hypertrophie, tout-à-fait différente, dans laquelle les ulcérations qui ont succédé soit à des taches violacées, soit à des tubercules, se recouvrent de petites tumeurs rouges, molles, comme fongueuses, très-proéminentes, et dont les saillies impriment au visage quelque chose de repoussant. Cette variété est ordinairement grave.

Les diverses variétés de la dartre rongeante peuvent

exister simultanément chez le même individu, et souvent
le lupus qui détruit en étendue peut envahir une partie de
la face, par exemple, tandis que le nez est en même temps
détruit par celui dont les ravages s'exercent de dehors en
dedans, ou bien encore pendant que l'autre joue est le
siége de la dartre rongeante avec hypertrophie. Il y a
même des cas où la dartre rongeante étend ses ravages en
surface en même temps qu'elle s'accompagne d'une véritable hypertrophie. C'est surtout dans ces circonstances
graves qu'il s'établit de plus grands désordres; un des accidens redoutables, et qui n'est pas très-rare alors, c'est la
destruction de la paupière inférieure par un ou plusieurs
tubercules qui s'y seraient développés, et qui se seraient,
comme dans les autres points du visage, terminés par une
ulcération plus ou moins large. La peau de la joue se continue alors directement avec la conjonctive oculaire; mais
on conçoit bien que cet état n'est pas seulement hideux,
et qu'il est encore grave pour le malade. En effet, sans
parler de l'*épiphora*, qui est inévitable dans ces circonstances, l'œil, qui n'est plus protégé en grande partie,
devient le siége d'une inflammation chronique, la conjonctive s'épaissit, la cornée est de plus en plus opaque, et la
cécité devient complète. Dans quelques cas, la paupière
n'est pas détruite en totalité, mais les petites ulcérations
dont elle a été le siége en se cicatrisant en ont opéré le
renversement. Les yeux alors semblent offrir deux fois leur
volume naturel, ce qui, joint à la vive rougeur des conjonctives ainsi renversées, ajoute sensiblement à cet aspect
vraiment repoussant.

Dans d'autres circonstances, des croûtes épaisses fixées
depuis long-temps sur le nez ont laissé voir à leur chute,
indépendamment d'une destruction plus ou moins étendue, des parties qui sont le siége d'un gonflement qui obli-

térerait complétement les ouvertures nasales, soit par leur tuméfaction, soit par les cicatrices qui pourraient s'y former, si l'on n'avait soin de prévenir cet accident.

D'autres fois enfin des ulcérations ont détruit une grande partie des commissures de la bouche et ont envahi une portion plus ou moins étendue des lèvres : les surfaces, dépouillées des croûtes qui les recouvraient, se sont rapprochées; il s'y est établi des cicatrices solides, et l'ouverture de la bouche a été considérablement diminuée.

Tous ces accidens sont liés d'une manière intime à la nature de la maladie, qui dans tous les cas, tout-à-fait locale, ne s'accompagne d'aucuns symptômes généraux. Les malades, au contraire, qui sont atteints d'une dartre rongeante, jouissent d'une assez bonne santé ; seulement la menstruation, chez les femmes, paraît, dans quelques circonstances, être dérangée, surtout quand le lupus occupe une certaine étendue.

Une maladie qui complique très-fréquemment cette affection est l'érysipèle de la face. Dans quelques circonstances, il peut offrir des inconvéniens graves; mais le plus souvent, bien loin de constituer une complication fâcheuse, c'est un accident heureux. Nous avons vu, en effet, plusieurs fois, surtout dans les cas de dartre rongeante avec hypertrophie, l'apparition de cet exanthème être suivie des résultats les plus avantageux; nous avons vu, sous l'influence de cette inflammation accidentelle, les surfaces affectées changer d'aspect, la vitalité de la peau devenir plus grande, la résolution plus active, et la maladie se terminer d'une manière aussi promptement heureuse qu'inattendue.

Enfin, dans les cas extrêmement graves où la dartre rongeante fait des progrès toujours croissans, où, détruisant non-seulement la peau, mais encore les cartilages et les os, elle a étendu au loin ses ravages, les malades finissent par éprouver les symptômes d'une gastro - entérite chronique, et ils succombent à une fièvre lente, accompagnée d'une diarrhée colliquative. Cette terminaison funeste est extrêmement rare, et même le lupus peut résister pendant bien des années en envahissant sans cesse des portions de peau encore saines, ou en détruisant de nouveau des surfaces cicatrisées.

Il peut avoir envahi les cartilages du nez et cependant respecter les os; il semble en effet que cette maladie affreuse appartienne spécialement à la peau. Nous avons pu observer à l'hôpital Saint-Louis un grand nombre de malades atteints de dartre rongeante qu'ils portaient même depuis bien des années, sans qu'on leur eût opposé aucun moyen énergique, et rarement avons-nous rencontré des destructions du système osseux, si l'on en excepte toutefois les os propres du nez, qui assez souvent, au contraire, ont entièrement disparu, si bien qu'on n'observe plus qu'une ouverture triangulaire divisée en deux parties par la portion restante de la cloison des fosses nasales.

Causes. = Le lupus est une maladie qui affecte surtout les enfans et les adultes; on le voit très-rarement se développer au-delà de l'âge de quarante ans : il atteint indistinctement l'un et l'autre sexe, à peu près dans des proportions égales. On l'observe plus souvent à la campagne qu'à la ville, sans qu'on puisse se rendre compte de cette singulière prédilection, dont on ne pourrait trouver la cause peut-être que dans les mauvais alimens dont les individus s'y nourrissent le plus ordinairement; dans les lieux malsains qu'ils habitent. Très-souvent il se manifeste chez de jeunes enfans scrophuleux, et persiste bien au-delà de l'époque de la puberté. Quelquefois les individus qui en furent attaqués dans l'enfance en sont atteints de nouveau quand ils sont parvenus à l'âge adulte. Cependant s'il est vrai que souvent le développement du lupus coïncide évidemment avec une constitution scrophuleuse, il est constant que dans un assez grand nombre de cas il se manifeste chez des personnes dans la force de l'âge, robustes et qui ont toujours joui d'une excellente santé. Quant aux maladies de la peau qui auraient existé antérieurement, et entre autres la *teigne muqueuse*, elles ne paraissent avoir aucun rapport avec l'apparition de la dartre rongeante.

La variété que M. Biett désigne sous le nom de lupus avec hypertrophie est surtout celle qui se lie avec une constitution éminemment scrophuleuse. Enfin les causes sous l'influence desquelles la maladie a paru se développer dans quelques cas ne peuvent tout au plus être regardées que comme des causes déterminantes.

Diagnostic. == La dartre rongeante pourrait être confondue avec plusieurs éruptions qui auraient leur siége à la face, et desquelles il est fort important de la distinguer.

Les indurations circonscrites qui succèdent aux pustules de la *couperose* pourraient, dans quelques cas, en imposer pour les tubercules naissans du lupus, si leur couleur rouge, l'auréole érythémateuse qui les entoure, la préexistence des pustules qui se rencontrent souvent encore en nombre variable autour d'eux, n'étaient pas des caractères suffisans pour les distinguer des tubercules lividés, indolens, de la dartre rongeante, dont l'apparition n'a été précédée d'autre lésion que d'une légère teinte violacée.

On pourrait quelquefois confondre certains cas du lupus, et surtout de celui qui existe avec hypertrophie, avec l'éléphantiasis des Grecs ; mais la teinte fauve de la peau, la forme des tubercules eux-mêmes, qui se présentent sous l'apparence de petites tumeurs bosselées, inégales, et ces accroissemens partiels qui déforment telle ou telle partie du visage, distinguent l'éléphantiasis de cette variété du lupus; qui s'accompagne, il est vrai, d'une espèce de bouffissure analogue, mais égale et uniforme. Les mêmes caractères serviraient à éclairer le diagnostic dans les cas où la lèpre tuberculeuse se serait ulcérée dans divers points, et présenterait çà et là des croûtes noirâtres. Ces ulcérations d'ailleurs sont toujours plus superficielles que celles de la dartre rongeante, et ne tendent point comme elles à envahir les parties saines. Enfin l'éléphantiasis des Grecs existe en même temps, dans le plus grand nombre des cas, sur beaucoup d'autres points de la surface du corps, et d'ailleurs, quand il est parvenu à cet état, il s'accompagne d'une foule de symptômes, tant locaux que généraux, qui ne sauraient appartenir à la dartre rongeante.

Les incrustations qui recouvrent les ulcérations du lupus pourraient, après un examen superficiel, être prises pour des croûtes d'*impétigo*; mais sans dire que ces dernières, qui sont jaunes, saillantes, rugueuses, souvent peu adhérentes, surtout à la face, diffèrent bien des croûtes brunâtres, épaisses et très-adhérentes du lupus, on ne resterait point dans le doute en ayant égard aux lésions qui ont précédé les incrustations, en faisant attention aux cicatrices que l'on rencontre dans le lupus; et enfin les ulcérations qui, dans cette dernière maladie, succèdent à la chute des croûtes, ne sauraient permettre la moindre erreur.

Dans tous ces cas, comme on le voit, avec un peu d'attention il est impossible de s'y méprendre; mais il y a deux maladies desquelles il est souvent bien plus difficile de distinguer la dartre rongeante, et dont le diagnostic est de la plus haute importance : ce sont le *noli me tangere* et certaines variétés de la *syphilide*.

Sous le nom de *noli me tangere* on a confondu la dartre rongeante et les affections cancéreuses de la face. Il existe cependant entre ces deux maladies des différences notables ; et comme M. Biett l'a dit depuis long-temps, le *noli me tangere* paraît ne devoir s'appliquer qu'aux affections cancéreuses proprement dites.

Les tubercules cancéreux, durs, ordinairement indolens, mais le plus souvent douloureux, qui se développent chez les personnes plus ou moins avancées en âge, soit aux lèvres, soit aux joues, soit encore sur le nez où ils restent quelquefois un temps considérable avant de s'ulcérer, offrent en effet, sous ces rapports, beaucoup de ressemblance avec ceux de la dartre rongeante ; mais le lupus ne se montre presque jamais chez les personnes avancées en âge ; c'est au contraire à cette époque qu'apparaît le plus ordinairement le *noli me tangere*. Cette maladie se manifeste par un tubercule solitaire ; il y en a le plus souvent plusieurs dans la dartre rongeante. Dans le lupus, les tubercules situés dans les couches les plus superficielles sont constamment indolens, tandis que les tubercules cancéreux, entourés d'une base dure et circonscrite, sont le plus ordinairemement le siége de douleurs lancinantes très-aiguës. Enfin le *noli me tangere* s'accompagne d'une tuméfaction inflammatoire, souvent considérable, des parties molles ; il est exaspéré le plus souvent par les cautérisations, et une fois ulcéré, non-seulement il envahit la peau et les cartilages du nez, mais encore il attaque les os et les détruit profondément : phénomènes que l'on n'observe jamais dans la dartre rongeante. Les ulcères cancéreux sont renversés, humides, douloureux ; ils présentent un aspect fongueux, et ne se recouvrent pas de croûtes sèches et épaisses comme ceux du lupus.

La *syphilide* se présente à la face avec des symptômes tellement analogues à ceux de la dartre rongeante qu'ils pourraient embarrasser au premier aspect.

Lorsque ces deux affections ne sont caractérisées que par des tubercules dont le sommet n'est point ulcéré, il est quelquefois assez difficile de les distinguer : cependant les tubercules syphilitiques sont plus volumineux, arrondis ; ils sont d'un rouge cuivré ; ils ne sont le siége d'aucune exfoliation, et tendent bien moins à l'ulcération presque ceux du lupus, qui d'ailleurs sont plus mous, aplatis, accompagnés d'un léger boursoufflement de la peau et presque toujours recouverts d'une petite lamelle épidermique sur le point de se détacher. Enfin, les tubercules syphilitiques à la face, qui sont des symptômes consécutifs de l'infection vénérienne, ne se rencontrent ordinairement que chez les individus déjà d'un certain âge, tandis que le lupus se développe au contraire le plus souvent chez de jeunes sujets. Nous nous garderons bien d'ajouter, comme moyen de diagnostic, celui que l'on trouve dans un ouvrage récent, où l'on donne pour caractère distinctif de la dartre rongeante son siége plus fréquent sur les joues et sur les ailes du nez : les exemples contraires sont trop fréquens, et il faut avoir observé peu de cas de ce genre pour ignorer que la présence d'un tubercule à l'aile du nez est au contraire, dans le plus grand nombre des cas, un signe presque pathognomonique de la syphilis.

Quant aux ulcérations syphilitiques qui succèdent à ces tubercules, elles diffèrent aussi d'une manière bien tranchée de celles de la dartre rongeante : elles sont profondes ; leurs bords tuméfiés, d'un rouge cuivré, sont taillés à pic ; celles qui succèdent aux tubercules du lupus présentent une couleur d'un rouge obscur, et elles semblent n'occuper que la superficie de la peau. Quant à celles qui caractérisent le lupus *qui détruit en profondeur*, et qui se rapprocheraient mieux encore des ulcères syphilitiques, surtout dans les cas où le nez est entièrement détruit, elles en diffèrent par le mode de destruction lui-même. Ainsi, dans le lupus, c'est le plus ordinairement la peau qui est affectée la première ; les cartilages et les os ne sont détruits que consécutivement et souvent après un temps fort long. Dans la syphilis, au contraire, au moins dans ces circonstances la maladie a commencé par attaquer les os ; ce n'est que lorsqu'ils ont été frappés de carie et de nécrose qu'elle s'est étendue à la peau, et tous ces tissus de nature différente ont été détruits d'une manière bien plus rapide.

Enfin, qu'elle ne se manifeste que par des tubercules ou qu'elle soit caractérisée par la présence d'ulcérations plus ou moins étendues et plus ou moins profondes, la syphilis s'accompagne presque constamment, dans ces cas, de symptômes concomitans bien prononcés, parmi lesquels il faut mettre en première ligne des douleurs ostéocopes, des exostoses, l'iritis, et souvent des ulcérations, soit au pharynx soit au voile du palais.

Prognostic. == Le prognostic du lupus est toujours grave, non parce que cette maladie met en danger les jours du malade, mais parce que, le plus ordinairement très-rebelle, elle ne cède souvent qu'après des destructions plus ou moins considérables, et après avoir fait acheter sa guérison par des cicatrices nombreuses, indélébiles et difformes. Il est d'autant moins fâcheux qu'on est appelé plus tôt à le combattre, et qu'il a fait des progrès moins considérables. Il est plus grave quand il s'accompagne d'une hypertrophie extrême, quand de nouvelles ulcérations succèdent aux anciennes, lorsque les cicatices déjà formées sont rouvertes. Du reste, tant que ces cicatrices restent molles, bleuâtres, et qu'elles font éprouver au doigt un sentiment de fluctuation ; tant qu'elles sont circonscrites par des tubercules plus ou moins volumineux, le retour de la maladie est à craindre ; et même nous avons vu plusieurs fois

M. Biett prédire sur ces caractères le retour de l'ulcération.

L'établissement des règles, à l'époque de la puberté, ne produit pas de modifications assez heureuses pour permettre d'établir un prognostic favorable sur leur apparition.

Traitement. = Le traitement de la dartre rongeante est général ou local. Le traitement général est le plus ordinairement très-simple; il consiste seulement dans quelques boissons amères, l'administration de quelques bains et des soins hygiéniques bien entendus : aussi le plus ordinairement est-il incapable de faire disparaître seul cette maladie grave et rebelle.

Cependant, dans quelques circonstances, le traitement général paraît être important. C'est ainsi que lorsque la dartre rongeante attaque des individus évidemment scrophuleux, il est bon de soumettre le malade à une médication appropriée : on retire alors quelques avantages d'une solution de l'hydrochlorate de chaux, dans la proportion d'un gros par livre d'eau ; qu'on a proposé comme pouvant être substitué avec avantage à l'hydrochlorate de baryte dont l'activité est souvent à redouter : on en fait prendre d'abord au malade une cuillerée tous les matins, puis on augmente tous les quatre ou cinq jours d'une cuillerée, et l'on peut porter progressivement ces préparations jusqu'à douze cuillerées par jour, et même plus sans inconvénient. Dans le même but on peut encore avoir recours aux préparations martiales, au sulfure de fer par exemple : enfin, on donnera au malade des alimens de bonne qualité, du vin généreux, et on le tiendra dans des lieux où il puisse respirer un air vif.

Dans d'autres circonstances, dans le but de hâter la résolution des tubercules, on a eu recours à des moyens actifs, qui, employés en même temps qu'un traitement local bien dirigé, ont quelquefois puissamment contribué à la guérison de cette maladie ; tels sont l'huile animale de Dippel, qu'on administre à la dose de cinq ou six gouttes d'abord, qu'on peut porter progressivement jusqu'à vingt et vingt-cinq gouttes, la décoction de Feltz, les pilules asiatiques, la solution de Pearson à la dose d'un scrupule porté progressivement jusqu'à un gros, celle de Fowler, administrée par gouttes, trois ou quatre d'abord, et que l'on peut porter successivement, en augmentant tous les huit jours de trois ou quatre encore, jusqu'à vingt et vingt-cinq gouttes par jour ; mais l'utilité de ces divers médica-mens serait bien douteuse si elle n'était aidée d'applications locales.

Quant aux autres moyens généraux ils consistent dans des soins hygiéniques bien entendus ; ainsi il importe que les malades ne s'exposent pas à une chaleur trop ardente, à un froid trop rigoureux ; car c'est précisément dans ces circonstances que l'on voit se rouvrir les cicatrices déjà obtenues chez les femmes. Il serait fort avantageux de rap-peler les évacuations menstruelles si elles avaient cessé d'a-voir lieu, et d'entretenir leur écoulement périodique.

Le traitement local consiste : 1° dans des applications ré-solutives plus ou moins irritantes, à l'aide desquelles on se propose de modifier la vitalité de la peau et de hâter la résolution des tubercules ; 2° dans des caustiques plus ou moins énergiques, dans le but de changer l'état des sur-faces malades, de borner les ravages et d'obtenir des ci-catrices solides.

Il convient d'avoir recours aux applications résolutives, quand les tubercules ne sont point ulcérés, et lorsqu'il en existe encore autour des cicatrices. Enfin, c'est surtout la médication qu'il convient d'opposer au lupus avec hyper-trophie. Les préparations qui remplissent surtout cette médication sont le *protoïodure de mercure* incorporé dans de l'axonge, à la dose d'un scrupule à un demi-gros pour une once de graisse. Le *deutoïodure de mercure* à la dose de douze ou quinze grains à un scrupule, pour la même proportion d'axonge. On fait faire aux malades des frictions légères avec ces pommades sur tous les points qui sont recouverts de tubercules. Mais un moyen qui réussit surtout, et qui active la résolution d'une manière éner-gique, c'est l'*iodure de soufre*, à la dose de douze ou quinze grains à un scrupule dans une once d'axonge. Nous l'avons vu employer plusieurs fois par M. Biett dans ses salles; et, entre autres, dans deux cas très-graves du lupus avec hypertrophie, nous avons vu des frictions faites avec cette pommade modifier la maladie d'une manière très-avantageuse.

Un auteur moderne craint, après l'emploi de ces fric-tions, le développement d'un *érythême* et quelquefois d'un *érysipèle*; mais c'est une objection par trop puérile: ces inflammations ne peuvent entraîner aucun accident, et même elles ne pourraient être que salutaires.

Souvent ces moyens ne sont point assez efficaces; et quelquefois même il y aurait quelques inconvéniens à in-sister sur leur usage, surtout lorsqu'ils n'ont amené aucune amélioration, et que les tubercules s'ulcèrent à leur som-met. Dans ces cas, ils ont paru quelquefois favoriser l'ac-croissement des ulcérations.

Il faut alors, avoir recours à des cautérisations, elles peuvent être pratiquées à l'aide de l'huile animale de Dippel, du nitrate d'argent, de la potasse, du beurre d'antimoine, de la poudre de Dupuytren, de la pâte arsenicale du frère Côme, et du nitrate acide de mercure.

Quel que soit le caustique que l'on ait choisi, il y a cer-taines indications à suivre. D'abord on conçoit aisément que, lorsque la maladie est étendue, la cautérisation ne doit être pratiquée d'abord que sur un point limité, et qu'ensuite, successivement on attaque peu à peu le reste des surfaces malades. D'un autre côté, il faut avoir égard à l'état des parties affectées avant de procéder à l'application du caustique. Ainsi, lorsque la surface est ulcérée, humide et nettoyée, on peut l'appliquer immédiatement; si, au contraire, elle est recouverte de croûtes, il faut les faire tomber par des cataplasmes émolliens; enfin, si les points que l'on veut cautériser sont le siége de tubercules indolens, non ulcérés; s'ils présentent des plaques violacées, sèches, accompagnées d'une tuméfaction plus ou moins considérable de la peau, ou bien enfin, si c'est un cas de lupus avec hypertrophie, il convient de dépouiller les surfaces par l'application de vésicatoires.

L'*huile animale de Dippel* agit moins comme caustique que comme un corps irritant, et qui modifie *à sa manière*, quelquefois très-avantageusement, les parties sur lesquelles on l'applique. Il convient surtout dans ces cas où le nez est le siége d'un gonflement indolent et chronique, et présente une coloration violacée, surmontée habituellement d'une exfoliation épidermique. Pour l'appliquer on trempe un petit pinceau dans cette liqueur, et on le promène légèrement et à plusieurs reprises sur toute l'étendue de la maladie : nous avons vu ce moyen, employé plusieurs fois dans les salles de M. Biett, amener une amélioration notable, mais rarement une guérison complète.

Les cautérisations avec le *nitrate d'argent*, la *potasse* et le *beurre d'antimoine* ont été suivies de résultats variables, et dans tous ces cas elles réussissent bien moins avantageusement que les préparations suivantes :

La *poudre de Dupuytren*, qui est un mélange de protochlorure de mercure et d'acide arsenieux, dans la proportion d'un ou deux centièmes d'arsenic, est un caustique tout à la fois très-utile et très-doux; il convient d'y avoir recours dans les dartres rongeantes peu étendues chez les enfans, chez les femmes, chez les individus irritables. Pour l'appliquer, on saupoudre la surface convenablement préparée, avec une petite houppe chargée de ce mélange, de manière à la couvrir d'un millimètre au plus. Bien que le plus ordinairement ce caustique ne détermine presque aucune douleur, qu'il ne s'accompagne souvent d'aucun gonflement des parties environnantes, il est bon toutefois de ne pas l'appliquer sur des régions trop étendues. Les surfaces saupoudrées ne doivent pas être plus larges qu'une pièce de trente sols; il se forme une incrustation grisâtre très-adhérente, qui ne tombe souvent qu'au bout d'un temps fort long, à moins qu'on ne provoque sa chute par des applications émollientes.

La *poudre arsenicale du frère Côme* est un moyen plus précieux encore et beaucoup plus énergique; il demande à être manié avec prudence. Il convient surtout dans ces cas de lupus anciens et rebelles dont les ravages n'ont pu être bornés par des applications moins actives. C'est souvent à lui qu'il faut avoir recours de prime abord dans cette variété grave de la dartre rongeante qui détruit les tissus de dehors en dedans. Pour l'appliquer on en délaie une petite quantité sur un corps solide, sur une ardoise, par exemple, ou sur un morceau de faïence, et, à l'aide d'une spatule, on étend cette pâte liquide sur une surface qui ne doit pas dépasser l'étendue d'un franc. Nous l'avons vu appliquer un grand nombre de fois dans les salles de M. Biett, à l'hôpital Saint-Louis, et il ne s'est pas offert à notre observation un seul exemple où son application ait été suivie de ces phénomènes généraux, graves et véritablement dangereux, dont on a supposé à tort que son usage dût être constamment suivi; mais dans presque tous les cas ; cette cautérisation détermine quelques accidens locaux qui se composent quelquefois d'un appareil de symptômes qui semblent effrayans, et qui le plus ordinairement cèdent avec facilité et très-promptement aux moyens employés pour les combattre. Ainsi l'application de la pâte arsenicale du frère Côme est constamment suivie d'un érysipèle, quelquefois très-léger, d'autres fois, au contraire, très-intense : tout le visage est alors énormément tuméfié ; le malade se plaint de céphalalgies assez violentes, et au bout de quelques jours, à l'aide de pédiluves irritans, de quelques sangsues appliquées derrière les oreilles, de la diète, de quelques lavemens émolliens ou laxatifs, sans que le plus souvent on ait besoin d'avoir recours aux saignées générales, tous les symptômes disparaissent, le visage revient à son état naturel, et il ne reste plus de l'application caustique qu'une croûte noirâtre, fort épaisse, très-adhérente, qui persiste souvent très-long-temps.

Enfin le *nitrate acide de mercure* est aussi un caustique très-énergique, et qui a été employé également avec beaucoup de succès à l'hôpital Saint-Louis. Il détermine, comme la pâte arsenicale, une inflammation érysipélateuse ; mais en général elle est moins intense et cède encore plus facilement. On peut l'appliquer, non-seulement sur l'ulcération, mais encore sur les tubercules eux-mêmes et sur les cicatrices, qui, restées mollasses, bleuâtres, comme fluctuantes, menacent de se rouvrir. On cautérise en promenant, sur des surfaces dont l'étendue peut aller jusqu'à une pièce de cinq francs, un petit pinceau de charpie trempé dans cet acide ; on applique de la charpie râpée sur les parties cautérisées, et on humecte cette charpie avec la même solution. Les surfaces qui ont été touchées deviennent blanches aussitôt. Peu à peu il se forme une croûte jaunâtre qui n'est pas très-adhérente, et qui se détache au bout de huit ou quinze

jours. Cette cautérisation est ordinairement très-douloureuse; mais ses effets ne sont qu'instantanés.

Quant à la cautérisation avec le fer rouge, elle est constamment suivie de résultats peu avantageux, et souvent,
au contraire, elle aggrave la maladie : les cartilages se
gonflent, et deviennent le siége d'une inflammation chronique qui ajoute encore à la gravité du lupus.

Quel que soit le caustique que l'on ait employé,
lorsque les croûtes se détachent elles laissent au-dessous
d'elles une ulcération de bonne nature, et souvent la cicatrisation ne tarde pas à s'effectuer; mais dans la plupart
des cas, une seule cautérisation ne suffit point; on est
obligé d'y revenir un plus ou moins grand nombre de fois,
et cela même pendant des années entières quand la maladie est très-étendue. Dans ces derniers cas la plus grande
patience est nécessaire, tant de la part du médecin que
du malade, et l'on n'en vient à bout qu'à force de persévérance. Nous avons vu entre autres, dans les salles de
M. Biett, chez une jeune fille, un cas de lupus extrêmement grave, qui avait envahi successivement toute la face,
et qui n'a cédé qu'après plusieurs années à plus de cinquante cautérisations successives.

Il est des précautions indispensables dans le traitement
de la dartre rongeante; par exemple, il est de la plus grande
importance de surveiller la formation des cicatrices pour
empêcher l'établissement de difformités dangereuses, et
l'occlusion d'ouvertures naturelles. Ainsi, entre autres, on
devra veiller avec le plus grand soin à ce que les narines
ne se bouchent point; et pour cela on y introduira jour-
nellement de petits cylindres d'éponge préparée. Ce
moyen devra être continué long-temps, car il ne faut pas
oublier que la tendance que ces ouvertures ont à s'ef-
facer, n'existe pas seulement pendant l'époque de l'ulcéra-

tion, mais encore long-temps après la formation de cicatrices solides.

Enfin le traitement local et général de la dartre rongeante sera quelquefois avantageusement secondé par l'usage des bains simples ou de vapeur; mais de tous ceux qui sont les plus utiles, ce sont, sans contredit, les douches de vapeur qui conviennent surtout très-bien dans les cas de dartre rongeante avec hypertrophie.

PELLAGRE.

Nous n'avons jamais eu occasion d'observer cette affection, qui est particulière à certaines contrées de l'Italie; la description que nous en donnons ici est tirée principalement des leçons cliniques de M. Biett, et d'un article inséré par le docteur Holland, dans le huitième volume *of the medico-chirurgical Transactions.*

M. Biett, qui a observé la pellagre en Italie, la regarde comme symptomatique de lésions de divers organes intérieurs, et surtout des voies digestives. Cette même opinion a été développée avec un talent très-remarquable, par le docteur Giovani Strambio, dans l'ouvrage qu'il a récemment publié.

La pellagre règne endémiquement dans les plaines de la Lombardie, et le nom de *pellagrosi* a été donné par les Italiens aux malheureux qui en sont atteints. L'affection cutanée n'existe que pendant le printemps et dans l'été; elle disparaît vers le milieu de l'automne; mais les autres symptômes persistent toujours. Aussi c'est pendant les premières saisons de l'année que les médecins qui visitent l'Italie, et qui désirent étudier la pellagre, devront se rendre à Milan, où l'on trouve de très-nombreuses occasions pour l'observer.

La marche de la pellagre est toujours chronique, et sa durée est ordinairement de plusieurs années.

Un état d'abattement général tant physique que moral, la perte de l'appétit, des douleurs épigastriques, la diarrhée, des douleurs vagues et contusives dans les membres, des lassitudes spontanées, la céphalalgie, des étourdissemens sont les symptômes qui précèdent ordinairement l'apparition de l'affection cutanée; celle-ci se manifeste sur le dos des mains ou des pieds, sur les membres, sur le cou, plus rarement à la face, sous la forme de petites taches rouges qui s'étendent graduellement, et sont accompagnées d'une légère tuméfaction de la peau, ainsi que d'un sentiment de tension et de prurit. La rougeur des plaques est plus foncée que celle de l'érysipèle, et leur surface, d'abord luisante, se recouvre bientôt d'écailles qui ressemblent à celles du psoriasis. Après un certain temps les plaques se réunissent et en forment ainsi de plus grandes. La peau, dans ces points, est épaissie et présente des fentes, des gerçures plus ou moins profondes. Peu à peu les écailles tombent et laissent à découvert une surface rouge et luisante; il s'en forme rarement de nouvelles la première année. Vers la fin de l'été, ou dans le commencement de l'automne, la peau a repris son état naturel; mais il est rare que la santé générale se rétablisse complétement.

Les symptômes généraux qui accompagnent l'affection cutanée que nous venons de décrire sont presque toujours des symptômes d'irritation gastro-intestinale, et parmi ces derniers la diarrhée est ordinairement le plus remarquable; rarement on observe de la fièvre, et ordinairement les règles coulent aux époques accoutumées.

L'année suivante la maladie reparaît avec des symptômes encore plus intenses; la faiblesse et l'abattement sont plus marqués; la diarrhée est souvent fort incommode; le malade ne peut plus se livrer à ses travaux accoutumés; il y a des crampes dans les membres et d'autres symptômes spasmodiques. L'affection cutanée reparaît également et s'étend encore plus loin; les gerçures sont plus profondes, et ordinairement il s'en trouve de bien marquées aux articulations des doigts, comme cela se voit aussi dans le *psoriasis inveterata* quand il affecte ces parties. Vers le milieu ou à la fin de l'automne ces symptômes commencent à disparaître, mais leur rémission est moins marquée que dans la première année.

Dans la troisième année la maladie revient avec une nouvelle intensité; la faiblesse est extrême, et les membres perclus de douleur peuvent à peine soutenir le malade; la diarrhée persiste, et souvent on observe une véritable dysenterie; l'anasarque des membres inférieurs arrive fréquemment; d'autres fois on observe l'ascite, ou bien des épanchemens séreux dans les cavités thoraciques. Fréquemment il se développe des symptômes qui dénotent une affection quelconque des organes encéphaliques : tels sont des vertiges, des tintemens d'oreilles; quelquefois des accès épileptiformes, un état d'idiotisme ou de manie; et il paraît que dans ces derniers cas la marche de la maladie est en quelque sorte retardée.

Cette affection continue ainsi à s'aggraver d'année en année, jusqu'à ce que les forces se trouvent entièrement épuisées; alors une diarrhée colliquative, un état de maigreur extrême avec des symptômes cérébraux plus ou moins prononcés terminent les souffrances du malade.

La durée de la pellagre est toujours de plusieurs années; elle peut se prolonger indéfiniment depuis six jusqu'à dix ou douze ans et encore au-delà. La terminaison peut avoir lieu par le retour à la santé, pourvu que les moyens appropriés soient mis en usage à temps; d'autres fois la maladie se termine par un état d'idiotisme ou de folie, ou bien par la mort après un temps très variable.

Nécropsie. = L'examen des cadavres des personnes mortes à la suite de cette affection donne presque toujours pour résultat des lésions organiques plus ou moins étendues, et surtout dans les voies digestives. Cependant ici, comme dans beaucoup d'autres cas, la plupart des auteurs qui ont traité de la pellagre, regardent ces lésions, non comme la cause de la maladie, mais comme les suites de cette affection.

M. Biett ne partage point cette opinion; il regarde au contraire l'affection cutanée comme l'un des symptômes nombreux d'une maladie dans laquelle un ou plusieurs des organes intérieurs sont constamment affectés.

Deux cas de nécropsie de *pellagrosi*, recueillis à l'hôpital de Milan par M. Carswell de Glascow qui a bien voulu nous les communiquer, confirme, ce nous semble, cette manière de voir, qui est du reste entièrement partagée par M. Carswell. On a rencontré sur ces individus, qui avaient présenté des symptômes évidens d'irritation chronique des voies digestives, une large perforation de l'estomac, résultant du ramollissement gélatineux des tuniques de ce viscère, et sur les autres points la membrane muqueuse offrait des traces non équivoques d'inflammation chronique.

Causes. = Les deux sexes sont également sujets à cette affection, qui est particulière aux adultes; quelques auteurs la regardent comme pouvant être héréditaire. On l'observe presque exclusivement dans les dernières classes du peuple, surtout parmi les paysans et ceux qui se livrent aux travaux de l'agriculture. La cause immédiate de son développement paraît être un état particulier et inconnu de l'atmosphère ou plutôt du sol. L'humidité et les miasmes qui s'élèvent des marais où croît le riz que l'on cultive en si grande abondance dans les plaines de la Lombardie, jointe à la grande chaleur, sont peut-être les principales causes de cette singulière maladie.

Traitement. = Le traitement consiste surtout dans l'éloignement des lieux et des travaux qui sont évidemment la cause du développement de la pellagre ; mais il est nécessaire que cet éloignement, pour être efficace, puisse s'effectuer dès le début de la maladie, car plus tard il n'atteint pas le but proposé. Plus tard le traitement à suivre sera entièrement conforme à la nature des symptômes prédominans, qui sont surtout des symptômes d'irritation des voies digestives.

SYPHILIDES.

Les éruptions vénériennes datent de l'origine de la syphilis elle-même, ou du moins elles sont les premiers symptômes par lesquels cette maladie se soit manifestée en Europe. En effet, les premiers auteurs qui ont écrit sur la syphilis, à la fin du quinzième siècle, ne parlent que de pustules qui auraient eu leur siége à la peau ; et leurs dénominations de pustules *croûteuses*, *humides*, *ulcéreuses*, semblent indiquer qu'il y en avait déjà plusieurs espèces distinctes. Confondues dans la foule des formes diverses que peut revêtir la syphilis, elles traversèrent plusieurs siècles sans presque attirer d'attention particulière, et tout au plus indiquées très-légèrement dans tous les auteurs. Au commencement du dix-neuvième siècle, M. Alibert en fit une famille à part, qu'il désigna sous le nom de syphilides ; mais il étendit cette dénomination à toutes les altérations de la peau produites par le virus vénérien ; et groupant les espèces d'après leur forme, et souvent d'après leurs différens états, sans tenir compte des élémens primitifs, il réunit des variétés entièrement distinctes, il admit des espèces entières (*syphilide ulcéreuse*) sur des caractères qui ne sont que tout-à-fait secondaires(*l'ulcération*), et qui peuvent succéder à des altérations différentes.

Depuis quelques années, M. Biett, s'occupant spécialement de ces maladies, étudia avec soin leur marche, et leur développement ; s'attachant surtout aux caractères premiers, il les groupa d'après leurs lésions élémentaires, et parvint à en faire des variétés bien distinctes, exemptes de toute confusion.

C'est d'après cette doctrine, qu'il enseigne du reste depuis plusieurs années, que nous envisagerons les syphilides.

Nous réserverons essentiellement cette dénomination aux affections vénériennes qui, ayant la peau pour siége spécial, constituent de *véritables éruptions*, et par l'étendue des surfaces qu'elles occupent, et par les altérations primitives qui se rapportent toutes aux lésions élémentaires des *éruptions* d'une autre nature, rejetant ainsi toutes ces productions saillantes ; tous ces symptômes, plus ou moins locaux, qui nous semblent tout-à-fait différens, et que l'on a, à tort peut-être, confondus pêle-mêle avec les véritables *éruptions vénériennes*, et n'admettant non plus, dans les syphilides, d'autres ulcérations que celles qui succèdent à des croûtes, ou qui viennent se fixer sur le sommet d'un tubercule.

Ainsi, pour nous, le *chancre vénérien*, qui s'établit seul sans être précédé d'aucun soulèvement de l'épiderme, d'aucune vésicule, comme on l'a avancé depuis long-temps, et répété tout récemment encore ; les rhagades, les verrues, les choux-fleurs, etc. ; ne doivent pas trouver place dans les syphilides. Ils constituent des symptômes essentiels, tout-à-fait différens.

Nous entendons donc par syphilide toute éruption proprement dite, survenue à la peau sous l'influence du virus vénérien.

Elle peut être *exanthématique*, *vésiculeuse*, *pustuleuse*, *tuberculeuse*, *papuleuse* et *squammeuse*.

Elle est tantôt *primitive*, c'est-à-dire qu'elle accompagne d'autres symptômes, et se développe avec eux peu de temps après l'infection ; quelquefois même elle est le seul symptôme par lequel la syphilis se manifeste.

Tantôt, et le plus souvent, elle est consécutive, c'est-à-dire qu'elle se développe soit immédiatement après la disparition des symptômes primitifs, soit quelques semaines, quelques mois, quelques années plus tard.

Sa marche est le plus souvent chronique ; la syphilide primitive peut cependant quelquefois se présenter à l'état aigu, surtout sous la forme exanthématique.

Tous les âges y sont exposés, depuis l'enfant qui, puni en naissant des fautes de ceux qui lui ont donné le jour, apporte avec lui une infection qui ne tarde point à se manifester sur tout son corps, et la plupart du temps l'entraîne au tombeau, jusqu'au vieillard qui veut à peine croire dans son étonnement, qu'après tant d'années il faille encore payer un plaisir qu'il a oublié.

Les symptômes par lesquels les syphilides se présentent peuvent être rapportés à trois ordres ; au premier appartiennent ceux qui sont communs aux syphilides en général ; dans le second viennent se ranger les symptômes particuliers à chaque espèce. Ainsi la syphilide papuleuse présente un aspect différent de la pustuleuse, etc. Enfin, dans le troisième ordre, nous parlerons de cet appareil presque constant de symptômes généraux, triste et fréquent apanage de ce genre d'éruption.

Symptômes communs. == Les syphilides présentent en

général une *teinte cuivrée;* dans quelques cas seulement
de syphilides aiguës, cette teinte est moins prononcée, mais
encore ne présentent-elles jamais la couleur rouge franchement inflammatoire.

Elles affectent presque toujours la *forme circulaire,* soit
que cette forme existe dans des plaques isolées d'un petit
diamètre, soit qu'elle se retrouve aux extrémités d'une
éruption plus ou moins étendue, dessinée à grands traits.
Quelquefois le cercle n'est pas complet, surtout dans ces
derniers cas, mais il est toujours facile de saisir à l'œil qu'il
ne manque souvent qu'un très-petit segment pour complé-
ter l'anneau, dont on retrouve, du reste, ou la moitié,
ou les trois quarts, souvent dans une grande étendue.

Les *squammes* sont toujours minces, sèches et grisâtres :
les *croûtes,* épaisses, verdâtres, quelquefois noires, toujours dures et sillonnées.

L'éruption peut affecter tous les points de la peau, mais
la face et surtout le front et les ailes du nez, le dos et les
épaules, sont sans contredit leurs siéges d'élection. On a
dit que la main et les poignets en étaient souvent affectés ;
parmi les faits extrêmement nombreux que nous avons pu
observer dans les salles de M. Biett, ces cas, au contraire,
se sont offerts très-rarement.

La peau, dans les intervalles sains, est le plus souvent
terreuse, et le malade, le plus ordinairement, exhale une
odeur infecte et tout-à-fait particulière.

Le froid favorise leur développement, la chaleur le
réprime.

Symptômes particuliers.⹀Nous avons dit que la syphilide pouvait affecter la forme exanthématique, vésiculeuse,
pustuleuse, tuberculeuse, papuleuse et squammeuse ; nous
allons examiner ces espèces en particulier, ou du moins exposer les symptômes qui les caractérisent individuellement.

Syphilide exanthématique. == La syphilide exanthématique présente deux variétés, l'une primitive et aiguë, l'autre consécutive et chronique.

La première (*roséole syphilitique; syphilide pustuleuse ortiée* de M. Alibert) se présente sous la forme de petites taches grisâtres irrégulières, d'un rouge *cuivreux*, légèrement confluentes, et disparaissant quoique lentement sous la pression du doigt. Cette variété se manifeste principalement sur le tronc et sur les membres; elle accompagne toujours des symptômes primitifs, et surtout la blennorrhagie. Développées sans aucuns symptômes généraux, ces petites taches apparaissent spontanément, souvent dans une seule nuit; elles s'accompagnent d'un léger prurit et sont en général de peu de durée; elles se dissipent peu à peu, et bientôt il ne reste plus qu'une teinte légèrement grisâtre qui persiste quelquefois plusieurs mois. Cette éruption est le plus souvent fugace, éphémère, et disparaît ordinairement en peu de jours.

Dans d'autres circonstances la syphilide exanthématique est consécutive à une infection première plus ou moins éloignée (*maculæ syphiliticæ: taches, éphélides syphilitiques*). Elle se manifeste aussi sur le tronc et les membres, mais on la rencontre très-souvent à la face et surtout au front. Cette variété se présente sous la forme de taches quelquefois irrégulières, mais le plus ordinairement assez exactement arrondies, d'une teinte cuivrée très-foncée, jamais confluentes, et ne disparaissant qu'incomplètement sous la pression du doigt. Leur largeur, dans la plupart des cas, égale celle d'un écu de trois francs; elles se recouvrent quelquefois, mais rarement, d'une exfoliation légère, et s'accompagnent d'un peu de démangeaison. Ces taches peuvent exister seules, mais le plus souvent elles accompagnent d'autres symptômes syphilitiques qui ont leur siége soit à la peau, soit sur d'autres tissus.

La syphilide exanthématique se termine par résolution ou par une desquammation légère ; mais ses plaques, malgré l'assertion de quelques pathologistes, ne deviennent jamais le siége d'ulcérations, et si dans quelques cas rares on les a vues se recouvrir de croûtes, celles-ci avaient succédé à des pustules accidentelles.

Syphilide vésiculeuse. = Cette variété est une des formes les plus rares que puisse revêtir la syphilide ; M. Biett, qui a vu un si grand nombre d'éruptions vénériennes, ne l'a rencontrée que trois ou quatre fois ; nous-mêmes nous avons eu occasion de l'observer chez une jeune malade couchée dans ses salles. L'exposition des symptômes que présentait cette jeune fille, servira ici de description.

J***, âgée de 16 ans, d'une forte constitution, bien réglée, d'un tempérament sanguin, souffrait depuis quelques jours de la gorge ; elle ressentait au fond de la bouche une chaleur et une cuisson insolites ; elle avait quelque difficulté à avaler sa salive ; elle s'aperçut bientôt de quelques petits boutons qui avaient paru çà et là sur différens points de la surface du corps. Elle n'avait eu, du reste, que de très-légers symptômes généraux, qui avaient consisté dans un peu d'anorexie et dans quelques petits mouvemens fébriles. C'est dans cet état qu'elle se présenta à l'hôpital Saint-Louis, dans le courant du mois de juillet de l'année dernière ; la présence de vésicules (car c'était en effet de petits soulèvemens de l'épiderme formés par l'épanchement d'une sérosité transparente) dont l'apparition avait été précédée d'une angine et d'un peu de fièvre, fit diagnostiquer une varicèle. La malade était à son sixième jour : l'éruption couvrait presque tout le corps, et les vésicules, qui laissaient entre elles quelquefois des intervalles fort grands, se présentaient à différens états : les unes

étaient naissantes, tandis que d'autres étaient déjà flétries.
Il n'y avait, du reste, d'autres symptômes concomitans que
l'angine.

M. Biett ayant examiné cette jeune fille trouva beaucoup d'analogie entre l'éruption dont elle était atteinte et
une syphilide vésiculeuse qu'il avait eu déjà occasion d'observer deux fois dans des circonstances analogues. Un examen attentif et les modifications ultérieures qu'éprouva
cette maladie confirmèrent bientôt ce diagnostic. En effet,
les vésicules étaient petites; leur base, assez large, était
entourée d'une auréole d'un rouge évidemment cuivré:
elles n'étaient pas franchement inflammatoires, leurs progrès étaient extrêmement lents, et elles ne déterminaient
aucun symptôme local, aucune démangeaison, presque
point de chaleur. Peu à peu elles se flétrirent, et le liquide
fut résorbé. Dans quelques-unes, il devint opaque, se
concréta, et donna lieu à une petite squamme qui se dé-
tacha au bout d'un temps plus ou moins long; mais de
quelque manière qu'elles se fussent terminées, elles lais-
sèrent toutes après elles une injection cuivrée qui présentait tous les caractères des taches syphilitiques.

Mais ce qui vint s'adjoindre à ces phénomènes singu-
liers, et ce qui contribua puissamment avec eux à déceler
la véritable nature de la maladie, ce fut l'examen attentif
de la gorge lors de l'entrée même de cette jeune fille. On
découvrit sur la membrane muqueuse du pharynx une
ulcération arrondie, à fond grisâtre, dont les bords étaient
coupés à pic, etc. Cette jeune malade fut soumise aux délayans seulement, et l'on attendait pour voir si quelques
symptômes se présenteraient avec des caractères plus
tranchés encore, quand elle voulut sortir au bout de
quinze jours, ennuyée, dit-elle, que la maladie n'avançât
pas. Aucun aveu, du reste, de la part de cette jeune fille,

ne confirma le diagnostic, qui d'ailleurs était assez justifié par les symptômes que l'on avait pu observer.

Persuadé que cette maladie devait se dessiner de plus en plus, l'un de nous alla voir cette jeune malade chez elle un mois après sa sortie, et là il put se convaincre qu'elle avait tout le corps couvert de véritables *pustules syphilitiques*. Elle était alors entre les mains d'un empirique, et elle ne voulut point rentrer à l'hôpital.

Syphilide pustuleuse. == Cette variété est caractérisée par la présence de petites tumeurs à base plus ou moins large, remplies d'une matière ichoreuse ou purulente. Ces pustules, dont le plus souvent le liquide s'est concrété et a formé des croûtes, laissent après elles tantôt une tache grisâtre, tantôt une cicatrice, tantôt une ulcération plus ou moins profonde.

C'est la première forme que la syphilis paraît avoir revêtue dès son apparition en Europe.

Dans quelques cas, ces pustules (*psydraciées*) sont petites, étroites, groupées les unes à côté des autres (*syphilide pustuleuse miliaire*). Elles sont extrêmement nombreuses, ordinairement allongées, conoïdes; leur base est dure, entourée d'une auréole cuivrée; elles-mêmes présentent une couleur d'un rouge terne : elles se développent d'une manière successive, et l'on trouve tout près les unes des autres des pustules naissantes, d'autres qui sont flétries, et enfin des traces de celles qui viennent de disparaître. Leurs progrès sont lents, l'inflammation peu vive; cependant elle s'étend quelquefois assez profondément pour détruire le derme et laisser une petite cicatrice blanche, circulaire, déprimée au centre, de la largeur d'une tête d'épingle. C'est sans doute parce que l'on a confondu ces lésions élémentaires avec des *papules* que l'on a décrit comme appartenant à une affection papuleuse ces cicatrices, qui sont au moins, dans la grande majorité des cas, le résultat de véritables pustules.

Cette variété peut occuper tous les points de la surface de la peau; mais on l'observe le plus souvent à la face et au front, où elle simule assez bien l'*acne rosacea* (couperose) au premier aspect; les pustules se dessèchent, forment une petite croûte d'un jaune grisâtre. Cette croûte se détache, tombe, et laisse quelquefois une cicatrice, mais le plus souvent on observe seulement après elle une injection plus ou moins prononcée du réseau vasculaire. Il est rare que ces pustules *psydriaciées* se terminent par des ulcérations, et celles-ci ne se remarquent guère que quand plusieurs pustules se sont réunies.

Nous avons vu quelquefois, et entre autres chez un malade couché dans les salles de M. Biett, ces pustules, fixées aux jambes, être précédées de taches violacées, presque noires; elles se rapprochaient, finissaient par se confondre, et la peau présentait de véritables engorgemens sanguins noirâtres, de la largeur d'un écu de six francs. Dans les intervalles, elle offrait une couleur particulière, elle était d'une nuance terreuse. Ces véritables hémorrhagies cutanées avaient lieu à la face interne de la jambe. C'est surtout dans ces circonstances qu'une foule de petites pustules se réunissent et donnent lieu à des ulcérations.

La syphilide pustuleuse se présente le plus souvent avec des caractères différens (*syphilide pustuleuse lenticulaire* de M. Alibert.—*Ecthyma syphilitique*). Elle se manifeste sous la forme de pustules plus larges (*phlysaciées*), aplaties, le plus souvent isolées, peu saillantes, semblant, au contraire, déprimées au centre.

Quelquefois de la largeur d'une lentille (*syphilide pustuleuse lenticulaire*), ces pustules sont assez nombreuses, peu proéminentes. Leur base est dure, et elles ne renferment que peu de liquide purulent, dont la couleur, d'un blanc jaunâtre, tranche d'une manière remarquable au milieu de cette petite élévation cuivrée. Elles se manifestent surtout à la poitrine et à la face, ne sont que très-rarement suivies d'ulcérations ; il se forme une petite croûte qui tombe, et laisse après elle souvent une cicatrice, dans quelques cas seulement une injection livide, et quelquefois une petite induration chronique. Cependant il arrive, dans quelques circonstances, que les pustules de cette variété s'enflamment dans une plus grande étendue, le liquide purulent est plus abondant, plusieurs pustules se réunissent, elles s'ouvrent, le liquide qu'elles contenaient se concrète, et forme des croûtes épaisses, verdâtres, entourées d'une large auréole violacée, très-adhérentes, et qui semblent même pénétrer dans l'épaisseur du derme : des ulcérations profondes succèdent constamment à ces croûtes.

D'autres fois les pustules sont plus larges encore (*ecthyma syphilitique*); elles se rapprochent tout-à-fait de celles de l'ecthyma, dont elles diffèrent du reste, comme nous le verrons, par plusieurs caractères. Elles sont ordinairement rares, discrètes, peu nombreuses ; elles se montrent surtout aux membres, et principalement aux jambes, d'abord sous la forme d'une tache livide de la largeur d'un franc, quelquefois plus. L'épiderme se soulève dans une grande étendue de la plaque ; il est distendu par un liquide grisâtre, séro-purulent : la tumeur se développe lentement; elle est entourée d'une large auréole constamment cuivrée, bien différente de celle de l'*ecthyma vulgare*, qui présente une teinte d'un rouge pourpre. Au bout de quelques jours, elle s'ouvre, et donne issue à un liquide qui se concrète et forme une croûte noirâtre, très-dure; celle-ci peu à peu devient très-épaisse, se sillonne circulairement, et le plus souvent est exactement arrondie. Ce développement

a presque lieu même sans symptômes inflammatoires locaux; il y a peu de chaleur; les parties voisines ne sont
point douloureuses; le plus souvent le malade éprouve
seulement une légère cuisson. Ces croûtes sont très-adhérentes, et elles peuvent rester un temps infini sans se détacher. Lorsqu'elles tombent, soit naturellement, soit à
la suite d'applications émollientes, elles laissent à découvert des ulcérations arrondies, le plus ordinairement profondes, dont les bords, exactement coupés à pic, sont
constitués par un tissu dur, comme violacé, et le fond
grisâtre, blafard, présente un mauvais aspect. Ces ulcérations ne tendent point à s'agrandir. Peu à peu la croûte se
reforme pour tomber de nouveau, jusqu'à ce qu'enfin, à
l'aide de médications appropriées, les incrustations devenues moins épaisses, les surfaces ulcérées se détergent, et
soient remplacées par une cicatrice ronde et indélébile.
C'est la forme la plus commune de la syphilide pustuleuse.

  C'est cette espèce de syphilide que présentent le plus souvent les enfans qui naissent infectés. Dans ce cas, les pustules sont assez larges, superficielles, aplaties, ovales, très-nombreuses; elles se recouvrent de croûtes noirâtres, le plus
souvent peu épaisses, suivies de petites ulcérations. Il y a
en même temps un certain ensemble de la physionomie
bien caractéristique, et qu'il serait difficile de décrire : la
peau est terreuse, les enfans sont maigres, étiolés, leurs traits
sont tirés; des rides profondes sillonnent leur visage, ils ont
l'air de petits vieillards; ils exhalent une odeur infecte.

  Quelquefois la peau qui avoisine les ongles devient le siége
de pustules syphilitiques; il s'en forme même au-dessous
d'eux. A ces pustules succèdent des ulcérations qui laissent
écouler une suppuration sanieuse qui excorie les parties
voisines; les ongles finissent par se détacher. Ils repoussent lentement, mais d'une manière vicieuse; ils devien-

nent petits, étroits, chagrinés, minces, grisâtres et friables. Les ulcérations se cicatrisent; la peau, dans ces parties, est d'un rouge vif, elle saigne au moindre contact, et elle est quelquefois le siége de douleurs très-vives.

La syphilide pustuleuse est le plus souvent consécutive.

Syphilide tuberculeuse. (Syphilide pustuleuse en grappe. — Syphilide pustuleuse merisée, Alibert.) = C'est une des formes les plus fréquentes de la syphilide. Dans cette variété, l'éruption vénérienne se manifeste par des tubercules d'un volume variable, rouges ou cuivrés, obronds, aplatis, ou coniques, quelquefois épars, mais, dans le plus grand nombre des cas, rassemblés en groupes, et même le plus souvent disposés de manière à former des cercles bien marqués. Ces indurations circonscrites peuvent rester indolentes pendant un temps infini, et se montrer toujours lisses et polies; d'autres fois elles sont le siége d'une desquammation légère, ou bien elles sont suivies d'ulcérations qui se recouvrent de croûtes épaisses, et, tantôt bornées à une surface peu étendue, peuvent devenir plus ou moins profondes, tantôt, au contraire, envahissant les régions voisines, peuvent sillonner une partie de l'enveloppe cutanée.

La syphilide tuberculeuse peut se développer sur tous les points de la surface du corps; mais elle affecte de préférence le visage, et même le nez et les commissures des lèvres, en sont un siége tellement fréquent que la présence d'un tubercule dans ces régions est presque un signe pathognomonique d'une infection vénérienne. Elle se manifeste quelquefois dans les sourcils, au cuir chevelu, et détermine la chute des cheveux par les ulcérations qui en sont la suite. Nous l'avons vue occuper à la fois toute la surface du corps chez un malade couché dans les salles de M. Biett.

La syphilide tuberculeuse peut se présenter à une foule

d'états différens ; nous indiquerons ceux qui s'offrent le plus souvent à l'observation.

Quelquefois ce sont de petits tubercules, dont le volume varie depuis celui d'une tête d'épingle jusqu'à celui d'un pois, obronds, d'une teinte cuivrée, le plus souvent rangés exactement à côté les uns des autres, laissant entre eux peu d'intervalle, et formant des cercles parfaits, d'un diamètre variable. Chaque tubercule se recouvre d'un petit disque squammeux, dur, grisâtre, qui n'en remplit pas exactement tout le sommet ; le milieu de chaque cercle est entièrement sain. Cette variété est très-rarement suivie d'ulcération ; quand elle marche à la guérison, peu à peu les tubercules s'affaissent, ils se rapprochent de plus en plus du niveau de la peau. Bientôt il ne reste plus qu'une teinte d'un rouge livide, qui elle-même finit par disparaître ; et au bout d'un temps plus ou moins long, la résolution est complète. Cette variété se rencontre surtout au front et au col : elle n'est jamais primitive.

.D'autres fois ce sont des tubercules plus volumineux, rassemblés en groupes et sans ordre, sur une surface plus ou moins étendue : ovales ou pyriformes, ils sont très-préominens : ils peuvent égaler le volume d'une petite olive. Lisses, luisans et polis à leur sommet, ils ne se recouvrent d'aucune exfoliation, ne déterminent aucune douleur, et peuvent rester ainsi stationnaires pendant plusieurs années. Ils ne deviennent jamais le siége d'ulcérations, ou au moins sont-elles très-rares dans ces circonstances. Cette variété se rencontre surtout à la face, et principalement aux joues et à l'extrémité du nez. Elle est toujours consécutive.

Dans une foule de cas, ce sont de larges tubercules isolés, arrondis, peu nombreux, d'un rouge violacé, entourés d'une auréole cuivrée, qui se développent surtout au visage, et principalement à la lèvre supérieure et au nez. Ils restent stationnaires pendant un espace de temps variable. Mais plus tard ils deviennent douloureux, comme tendus ; autour d'eux se dessine un plaque érythémateuse, plus ou moins large, qui présente quelque chose de particulier dans sa coloration : ce n'est point une rougeur habituelle, c'est une teinte violacée. Bientôt leur sommet s'ulcère : l'ulcération s'étend en profondeur, elle se recouvre d'une croûte épaisse : de nouveaux tubercules se développent auprès des premiers, leur marche est plus rapide, les ulcérations se confondent, et une incrustation dure, noirâtre, fort adhérente, présente une surface plus ou moins large. Si l'on fait tomber cette croûte, on voit au-dessous d'elle un ulcère inégal, mais dont les bords arrondis sont taillés à pic, et constitués par un tissu dur, violacé, comme engorgé. Le centre est plus ou moins profond. De nouvelles croûtes se reforment, et souvent à leur chute elles découvrent des destructions nouvelles, surtout quand elles ont leur siége sur des parties peu épaisses. C'est ainsi que souvent on voit tomber une aile du nez, ou bien qu'une portion de la lèvre se trouve rongée. Les surfaces qui restent sont d'un rouge violacé, exactement coupées, et, chose digne de remarque, elles présentent des formes évidemment arrondies, un quart, une moitié de cercle parfaits. Quant aux cas d'ulcères qui ont détruit entièrement le nez, ses cartilages et ses os, de manière à laisser l'ouverture des fosses nasales de niveau avec l'une et l'autre joue, comme nous en avons vu un grand nombre d'exemples à l'hôpital Saint-Louis, le mal a toujours commencé, ou au moins dans la grande majorité des cas, par une altération des os et des tissus intérieurs ; il s'est établi des nécroses, des caries, des ulcérations de la muqueuse ; la maladie a fait des progrès au dehors, la peau a bientôt participé à l'altération profonde des parties sous-jacentes; elle s'est amincie, ulcérée, et dès-lors, tout obstacle étant franchi, les ravages ont été rapides. Cette variété est toujours consécutive.

Dans d'autres circonstances, ce sont de gros tubercules rouges, durs, arrondis, dispersés çà et là sur différens points du corps, et principalement sur le dos; ils égalent quelquefois la grosseur d'une petite noisette. Ils ne se recouvrent point de squammes, et peuvent rester plus ou moins long-temps stationnaires; mais au bout d'un certain temps quelques-uns deviennent le siége d'ulcérations qui, parties de leur sommet, envahissent les surfaces voisines, et se contournent en spirales dans leur marche, sillonnent la peau souvent dans une grande étendue, se cicatrisant à une de leurs extrémités pendant que l'autre s'étend sans cesse (*syphilide pustuleuse serpigineuse*, Alibert). Ces ulcérations, qui décrivent des circonvolutions de formes diverses, des segmens de cercle, des cercles entiers, des zigzags, des spirales, des espèces de chiffres ou lettres, etc., sont superficielles, et leur largeur ne dépasse pas ordinairement quelques lignes. Elles se couvrent de croûtes épaisses, dures, noires, très-adhérentes, et laissent après elles des cicatrices indélébiles et difformes : quelquefois ce sont des espèces de brides. Le plus souvent il se reforme incessamment des tubercules nouveaux, et tous d'ailleurs ne s'ulcèrent pas à la fois, de sorte qu'en même temps on peut voir sur le même individu tous les différens états de cette éruption. Nous avons observé dans les salles de M. Biett un malade qui était couvert depuis la tête jusqu'aux pieds de cette variété de la syphilide tuberculeuse. Le visage, le cuir chevelu, les bras, et surtout le dos, étaient couturés de longues cicatrices difformes, interrompues çà et là par des tubercules saillans, rouges et volumineux, et de temps en temps des *ulcérations serpigineuses* venaient sillonner

les surfaces malades , et se recouvraient de croûtes épaisses.
Cette variété est toujours consécutive.

Enfin la syphilide tuberculeuse se présente encore sous
une autre forme qui constitue quelquefois un symptôme
primitif. Ce sont des tubercules ronds, épais, aplatis , et
dont le sommet devient le siége de petites ulcérations li-
néaires (*pustules plates* de M. Cullerier). Quelquefois ces
tubercules ne dépassent pas la largeur d'une lentille : tels
sont ceux qui surviennent au point de jonction de l'aile
du nez et de la joue, ou bien à la commissure des lèvres.
D'autres fois, au contraire, ils acquièrent le diamètre
d'une pièce d'un franc; ils présentent en outre quelques
lignes d'épaisseur; leur couleur est d'un rouge livide très-
foncé : ils se manifestent surtout, dans ce dernier cas , au
scrotum, sur la verge, au pubis, aux cuisses et à l'anus.
Bientôt leur sommet devient le siége d'une petite ulcération linéaire; ils sont comme fendillés, et laissent suinter
un liquide sanieux qui exhale une odeur nauséabonde particulière. Quelquefois tout le scrotum en est couvert; ils
sont isolés, et très-exactement arrondis ; ils font une saillie
très-remarquable. Quelquefois, surtout au pourtour de
l'anus, ils se joignent par quelques points de leur circonférence, et présentent des surfaces plus larges, mais dont
les ulcérations sont toujours superficielles. Cette variété
peut être primitive : le plus souvent elle constitue un
symptôme consécutif.

Syphilide papuleuse. (Lichen syphilitique.) = La syphilide papuleuse consiste en une éruption de petites élévations pleines, peu saillantes au-dessus du niveau de la
peau, dures, solides, ne contenant aucun liquide, n'étant
jamais suivies de véritables ulcères ni de cicatrices, et se
terminant par résolution et par desquammation.

Elle peut se présenter à deux états différens : dans l'un,

elle est aiguë, et constitue presque toujours un symptôme primitif; dans l'autre, elle est constamment consécutive, et suit une marche tout-à-fait chronique.

Dans la première variété (*lichen syphilitique*, *scabies venerea* de quelques auteurs), les papules sont très-petites, très-nombreuses, légèrement coniques, souvent innombrables; elles présentent une teinte cuivrée, et, dans quelques points, les auréoles violacées qui se confondent donnent assez bien à la peau l'apparence d'une large surface cuivrée, hérissée d'une foule de petits points saillans, et d'une couleur un peu moins foncée. Elles accompagnent souvent une blennorrhagie, ou se développent peu de temps après la disparition de l'écoulement, ce qui est tout-à-fait en rapport avec les opinions de M. Carmichael. Ces papules se manifestent ordinairement sur tout le corps, et principalement à la face; leur apparition; bien loin de se faire d'une manière successive, comme on le dit dans un ouvrage récent, est, au contraire, presque simultanée, et l'éruption se fait en vingt-quatre ou quarante-huit heures. Le plus souvent elle ne s'accompagne d'aucuns symptômes généraux. Nous l'avons vue cependant quelquefois précédée de céphalalgie, de malaise général, d'un peu de fièvre, et compliquée d'une démangeaison assez vive. Nous avons entre autres observé ces phénomènes d'une manière très-remarquable chez un malade qui fut évacué à l'hôpital Saint-Louis. C'était un jeune homme de vingt ans, qu'on avait envoyé à l'hôpital de la Pitié comme atteint de la variole, mais l'éruption présentait évidemment les caractères d'un lichen syphilitique; elle accompagnait une blennorrhagie. C'est une des variétés de la syphilide les moins graves. Bateman a dit que les papules s'ulcéraient quelquefois à leur sommet, et dans un traité tout nouveau on les décrit comme finissant toujours par s'ulcérer quand elles sont abandonnées à elles-mêmes, et comme *étant remplacées par des cicatrices violacées.* C'est une erreur manifeste. D'abord abandonnées à elles-mêmes, souvent elles sont de peu de durée, et disparaissent en se terminant par résolution. Il est possible que leur sommet puisse quelquefois s'ulcérer comme on l'observe pour le *lichen agrius.* Dès lors il exsuderait un liquide qui se concrèterait, et formerait de petites croûtes extrêmement légères; mais ces exemples sont excessivement rares, et d'ailleurs les ulcérations du lichen ne laissent aucune cicatrice. On peut dire qu'il n'en existe jamais à la suite des papules syphilitiques. Dans presque tous les cas, l'éruption se flétrit au bout de quelques jours; il se fait une desquammation légère, presque insensible, les papules disparaissent, et ne laissent après elles que de petites taches qui tardent peu à se dissiper.

Dans la seconde variété, cette syphilide affecte une marche tout-à-fait chronique; elle se manifeste par des papules plus larges, aplaties, du volume de petites lentilles, d'une teinte cuivrée. Elles sont légèrement proéminentes au-dessus du niveau de la peau, et très-régulièrement arrondies. Développées d'une manière lente et successive, elles se présentent d'abord sous la forme de petites taches jaunes qui s'élèvent peu à peu et constituent des papules indolentes, sans auréole à leur base, ordinairement réunies en grand nombre, et séparées par des intervalles dans lesquels la peau est comme terreuse et flétrie, et n'excitant aucune démangeaison. Elles occupent les membres, surtout dans le sens de l'extension; mais le front et le cuir chevelu en sont aussi très-fréquemment le siége. Toujours consécutives, elles accompagnent très-souvent d'autres élémens de syphilide, et surtout des pustules. Il est rare que cette variété se termine par délitescence. Le plus ordinairement elle est d'une très-longue durée, et le sommet de chaque papule se recouvre d'une pellicule sèche, grisâtre. Ces pellicules tombent et se reforment sans cesse, jusqu'à ce qu'enfin les petites élévations qu'elles surmontent soient redevenues de niveau avec le reste de la peau, qui ne présente plus que des taches d'un blanc grisâtre toujours longues à disparaître. Nous avons vu quelquefois à l'hôpital Saint-Louis ces papules, extrêmement nombreuses, couvrir presque tout le corps; elles laissaient peu d'intervalle entre elles; la peau, flétrie et ridée, était sèche, et offrait une teinte cuivrée générale; les papules étaient le siége d'une desquammation tellement marquée qu'en diminuant de volume, lorsqu'elles s'étaient rapprochées du niveau de la peau, les intervalles se trouvaient masqués par les petites pellicules, et la maladie présentait au premier coup-d'œil tout l'aspect des affections *squammeuses*.

Syphilide squammeuse. == La syphilide se manifeste quelquefois par des écailles sèches, grisâtres, qui surmontent de petites élévations d'une couleur cuivrée, etc., et dans ces cas elle peut affecter plusieurs formes que nous avons vues appartenir aux maladies *squammeuses*. Ainsi, elle peut se présenter sous les apparences de la *lèpre* ou sous celles du *psoriasis*. Cette espèce constitue toujours un symptôme consécutif; elle affecte une marche chronique : sa durée est ordinairement très-longue. Elle se termine par résolution et par desquammation, jamais par ulcération; elle ne laisse pas de cicatrices à sa suite.

Une des formes les plus remarquables, c'est celle qui non-seulement se présente avec les plaques de la *lèpre*, mais encore dont les disques offrent une teinte grisâtre très-foncée, presque noire, et qui a été décrite comme une simple variété de cette dernière maladie (*lepra nigricans*). Cette syphilide est extrêmement rare. Nous avons eu occasion d'en observer un cas fort curieux dans les salles de M. Biett à l'hôpital Saint-Louis, et chez ce malade l'éruption ayant disparu sous l'influence d'une irritation abdominale, et s'étant manifestée de nouveau avec tous ses caractères quelque temps après, nous avons pu suivre exactement son développement.

Cette syphilide s'est présentée sous la forme de plaques exactement arrondies, dont le diamètre variait depuis deux ou trois lignes jusqu'à un demi-pouce et même plus, élevées sur les bords, déprimées au centre, offrant une teinte noirâtre très-remarquable, plus foncée dans le milieu de la plaque que sur les points élevés qui en constituent la circonférence. Les squammes qui les recouvraient étaient minces, sèches, cassantes, et adhéraient fort peu ; à leur chute elles laissaient voir des élévations lisses et polies. Cette éruption ayant disparu peu à peu sous l'influence d'une inflammation interne, les squammes, qui d'ailleurs se reformaient lentement, ont cessé d'être reproduites, les bords sont devenus de moins en moins saillans, et bientôt il n'est plus resté qu'une tache noirâtre, arrondie, dont la teinte a diminué un peu, mais qui n'a point disparu. Au bout de six semaines, la maladie accidentelle ayant été guérie, l'éruption reparut, et les plaques se reformèrent vers le milieu des taches anciennes, de manière à présenter bientôt les mêmes caractères qu'elles avaient offerts auparavant. Les points élevés qui peu à peu formaient une espèce de bourrelet saillant n'étaient pas, au début, de la même couleur que la plaque; mais ils présentaient une teinte rouge cuivrée. Quelques disques se manifestèrent sur des parties où la peau était restée saine, et leur développement n'était pas précédé d'une petite tache d'un rouge vif, comme dans la lèpre, mais d'une injection grisâtre, sans chaleur, sans cuisson, sans démangeaison. La peau qui n'était pas le

28

siége des plaques squammeuses présentait une teinte terreuse, et le malade exhalait une odeur particulière. Cette
éruption peut se développer sur tous les points du corps.
Dans le cas dont nous avons parlé, elle était générale, et
ces plaques noires très-nombreuses, séparées par des intervalles où la peau saine offrait une coloration jaunâtre,
cuivrée, imprimaient au malade un aspect tout-à-fait remarquable.

Des circonstances antérieures, quelques exemples analogues observés par M. Biett, et surtout les caractères positifs que présentait cette variété, ne pouvaient laisser le
moindre doute sur sa nature vénérienne.

Dans le plus grand nombre des cas, la syphilide
squammeuse se présente avec d'autres caractères qui appartiennent plus spécialement au *psoriasis*, et le plus ordinairement au *psoriasis guttata*. Les plaques peuvent être
bornées à une seule région; mais le plus souvent on les
rencontre à la fois au col, au dos, à la poitrine, à la partie
antérieure de l'abdomen, sur les membres, à la face, et
surtout au front, quelquefois même au cuir chevelu. Leur
largeur varie depuis un centime jusqu'à celle d'une pièce
de trente sols. Le plus souvent elles sont isolées, discrètes,
irrégulièrement arrondies; elles sont légèrement saillantes
au-dessus du niveau de la peau; elles se recouvrent de
squammes minces, dures, blanchâtres, peu adhérentes,
et qui laissent voir à leur chute des élévations non pas
rouges et fendillées, comme dans le psoriasis, mais lisses,
luisantes et d'une teinte cuivrée. Quand elles ressemblent
à celles du *psoriasis guttata*, elles présentent un caractère
que M. Biett regarde depuis long-temps comme un signe
pathognomonique; c'est un petit liseret blanc, exactement
semblable à celui qui indique la trace d'une vésicule dans
les affections vésiculeuses, et qui entoure la base de cha-

que disque au point où il s'élève au-dessus du niveau de la peau. Quelquefois, mais plus rarement, plusieurs plaques se réunissant par quelques points de leur circonférence, ne forment plus qu'une seule surface cuivrée, et présentent çà et là des portions de squammes qui se détachent et se reforment lentement. Cette éruption commence ordinairement à paraître d'abord sur le bras, puis elle s'étend sur la poitrine, le dos, et enfin à la face : elle se manifeste au début par de petits points d'une teinte cuivrée, accompagnés quelquefois de beaucoup de démangeaisons; peu à peu ils s'étendent, s'élèvent, et se recouvrent de squammes, etc.

Enfin la syphilide squammeuse se présente, dans quelques cas très-rares aussi, à la paume des mains, et surtout à la plante des pieds, sous une forme tout-à-fait remarquable. Elle est constituée par un amas de squammes sèches, cassantes, qu'il suffit de soulever un peu avec l'ongle par un des points de leur circonférence pour les enlever en totalité, et qui laissent au-dessous d'elles, à leur chute, non pas des surfaces élevées, mais une teinte violacée, et en même temps un véritable endurcissement. Cette variété existe rarement seule; elle accompagne le plus ordinairement d'autres éruptions syphilitiques, et surtout des éruptions squammeuses.

Souvent des formes différentes se rencontrent en même temps sur le même malade. Ainsi l'on retrouve fréquemment des papules à côté de pustules syphilitiques, celles-ci avec des tubercules. En général, la syphilide squammeuse se complique rarement d'éruption vénérienne d'une autre nature; mais comme toutes les autres, elle est presque constamment accompagnée de symptômes syphilitiques fournis par d'autres tissus.

Symptômes concomitans. = Ces diverses éruptions

peuvent être compliquées de tous les symptômes qui appartiennent à la syphilis, qui, comme on le sait, n'épargne presque aucun tissu, aucun organe, et même nous avons vu à l'hôpital Saint-Louis plusieurs individus qui ont succombé à la réunion pour ainsi dire complète de toutes les altérations que peut présenter cette maladie. Heureusement ces cas sont assez rares; mais aussi on peut avancer qu'il est très-peu de syphilides qui ne s'accompagnent d'un ou de plusieurs symptômes d'une infection générale. Nous nous garderons bien de décrire ici toutes les altérations que peut déterminer la syphilis dans l'économie ; mais nous croyons devoir indiquer succinctement quelques-uns de ses symptômes, qui forment un apanage presque inévitable des éruptions vénériennes.

Parmi ceux que l'on rencontre le plus souvent dans ces circonstances, il faut citer en première ligne les ulcérations de la gorge, et surtout celles que l'on observe sur les amygdales et sur la membrane muqueuse qui tapisse la paroi postérieure du pharynx, bien reconnaissables par leur forme et leur aspect, et qui consistent, comme le dit Hunter, en une véritable perte de substance, comme si une portion de l'amygdale ou de la muqueuse pharyngienne eût été enlevée, dont les bords sont exactement taillés, et le centre profond présente une matière grisâtre, très-adhérente.

Viennent ensuite les douleurs ostéocopes, les périotoses et les exostoses; elles ont principalement leur siége dans les parties qui sont le plus rapprochées des surfaces extérieures, aux os du crâne, aux tibia, aux cubitus, et c'est toujours par les couches les plus superficielles qu'elles se manifestent au début. Hunter a pensé que le voisinage de ces parties avec la peau, et leur exposition au froid, pourraient expliquer pourquoi elles étaient plus

promptement exposées à subir les effets de la syphilide,
que celles qui sont plus profondes. Plus récemment on a
attribué ces lésions à l'administration du mercure; mais
comme il existe une foule d'exemples de malades qui ont
présenté ces symptômes sans avoir jamais pris aucune préparation mercurielle, on ne saurait accorder à cette opinion la moindre valeur.

Un symptôme qui accompagne fréquemment les éruptions vénériennes, et qui mérite une grande importance
parce qu'il peut devenir grave, c'est l'*iritis* si bien décrite
par Béer, et sur la nature syphilitique de laquelle
MM. Saunders et Wardrop ont appelé l'attention. Nous n'en
dirons que quelques mots. L'iritis s'annonce par de violens maux de tête, des douleurs sourdes, profondes et pe-
santes dans l'œil, augmentées par l'impression de la lumière: d'abord la pupille se contracte d'une manière uniforme, et les mouvemens de l'iris diminuent graduellement; les cercles de cette membrane éprouvent des changemens dans leur couleur; ils prennent une teinte plus
foncée, quelquefois rougeâtre; le bord de la pupille ne
paraît plus aussi uni. Plus tard celle-ci se déforme, elle devient plus ou moins anguleuse : l'iris se tuméfie et s'a-
vance vers la cornée : il se forme de petits abcès qui s'ouvrent dans la chambre antérieure, etc.; enfin si l'on ne se
hâte d'entraver sa marche, la maladie fait des progrès rapides; pendant que d'une part l'inflammation gagne la cap-
sule crystalline, qui peu à peu perd sa transparence; la
cornée, de son côté, devient opaque, et l'iris paraît comme
caché dans un brouillard; enfin il s'exhale une petite couche d'une lymphe coagulable qu'on peut le plus souvent
apercevoir à la loupe, et l'iris contracte des adhérences
indestructibles, etc.

Tels sont les symptômes syphilitiques généraux qui ac-

compagnent le plus ordinairement les éruptions vénériennes, qui, d'ailleurs, peuvent se compliquer d'une foule
d'autres affections, soit de la même nature, soit étrangères
à la syphilis. C'est ainsi qu'au bout d'un certain temps il
s'établit des ulcérations dans le canal intestinal, et les malades finissent par succomber le plus ordinairement à une
diarrhée chronique, accompagnée souvent de douleurs
abdominales très-vives; d'autres fois il survient quelques
accidens plus ou moins locaux. L'érysipèle de la face, par
exemple, complique souvent une syphilide qui aurait son
siége sur cette partie, et alors l'éruption disparaît momentanément; dans tous les cas, c'est plutôt une modification
heureuse, qu'un symptôme à redouter. Enfin les syphilides
peuvent être accompagnées d'ozènes, de la carie des cartilages de l'oreille, d'engorgemens squirrheux des testicules;
elles sont souvent interrompues dans leur marche par
l'apparition d'une inflammation intérieure, sous l'influence
de laquelle on voit peu à peu l'éruption disparaître, et reparaître insensiblement aussitôt que l'organe enflammé est
revenu à son état normal.

Elles déterminent souvent l'alopécie.

Les syphilides peuvent se compliquer de maladies de la
peau d'une tout autre nature, et nous avons vu plusieurs
fois l'eczéma, l'herpès, et surtout la gale, accompagner
une syphilide pustuleuse, papuleuse, etc. Enfin les lésions
élémentaires des syphilides se compliquent aussi fréquemment entre elles; ceci est surtout remarquable pour
quelques-unes; aussi il est très-fréquent de rencontrer
des papules avec des pustules ou des tubercules syphilitiques. La syphilide squammeuse se présente le plus souvent seule.

Nécropsie. == Il est rare de voir des individus succomber à des syphilides seulement, mais il l'est beaucoup

moins de rencontrer des malades qui meurent atteints depuis long-temps d'une éruption vénérienne, à laquelle se sont joints plus tard des symptômes plus graves d'une syphilis constitutionnelle, symptômes dont l'ensemble les entraîne peu à peu au tombeau. Dans plusieurs autopsies faites par M. Biett, il nous a fait observer une foule d'altérations diverses : des nécroses; des exostoses ramollies, et dans ce dernier cas le tissu osseux présentait l'aspect des os spongieux ou de ceux qui sont à moitié détruits par des caries, avec cette différence, toutefois, que la matière qui remplissait les intervalles cellulaires était demi-liquide, d'un blanc jaunâtre; des caries, surtout aux os du pied, des fistules. Chez un malade qui avait présenté tous les symptômes d'une phthisie laryngée, il y avait des ulcérations à la muqueuse de cet organe, une carie de ses cartilages, et un trajet fistuleux qui s'ouvrait à la partie antérieure. Dans d'autres cas M. Biett a trouvé dans le canal intestinal, et surtout à la région iléo-cœcale, des ulcérations qui présentaient évidemment un cachet particulier. Dans presque tous nous avons observé un épanchement plus ou moins considérable de sérosité dans une des cavités splanchniques, et souvent dans toutes à la fois; enfin la plupart des cadavres des individus qui succombent à cette réunion de symptômes présentent une teinte terreuse; ils exhalent une odeur particulière et fétide, ils se putréfient avec la plus grande rapidité.

Causes. = Les syphilides peuvent se manifester à la suite d'une foule de causes occasionelles; ainsi elles se développent fréquemment après des écarts de régime, un exercice forcé, une affection morale vive, etc. Quelquefois, au contraire, on a observé des éruptions syphilitiques sans que leur apparition ait été évidemment provoquée par aucune influence occasionelle appréciable; mais dans tous les cas elles reconnaissent une cause première incontestable, qui est une et identique, et que nous continuerons à appeler *virus* jusqu'à ce que l'on ait remplacé cette dénomination par une autre réellement plus exacte, d'autant mieux que le mot de *virus vénérien* nous semble tout-à-fait en rapport avec un genre d'affections qui se manifestent toujours avec les mêmes formes, dans les mêmes circonstances, et qui se présentent avec des caractères qui n'appartiennent qu'à elles. Nous aimons mieux, sauf à *passer pour routiniers*, admettre le virus que d'être obligés d'expliquer les symptômes consécutifs par une sympathie dont les effets ne se manifesteraient qu'au bout de dix, de vingt, de trente ans; d'autant mieux qu'en adoptant une théorie aussi subtile, il resterait encore à prouver de quelle nature était l'affection première qui a pu déterminer ces résultats sympathiques.

Quant à l'opinion qui attribue les symptômes syphilitiques consécutifs, et parmi eux surtout ceux qui ont l'enveloppe cutanée pour siége, au mercure administré pour combattre la syphilis; elle n'est pas mieux fondée: et il faut avoir vu peu d'éruptions syphilitiques pour n'avoir rencontré, nous ne disons pas quelquefois, mais souvent, des malades qui en étaient couverts, et qui, cependant, n'avaient jamais pris de mercure.

Enfin serait-ce, comme on le dit, de simples inflammations de la peau, déterminées le plus souvent par un agent direct, ou l'inflammation d'un organe intérieur? S'il en était ainsi, on devrait rencontrer aussi souvent des éruptions dites syphilitiques chez des individus qui n'auraient point eu de maladies vénériennes, que chez ceux qui ont été atteints de la syphilis; comment se fait-il donc qu'on ne les retrouve *jamais* que dans ce dernier cas?

Nous continuerons donc à croire que les syphilides,

quelle qu'ait été leur cause occasionelle, soit qu'elles se
se montrent en même temps que les symptômes primitifs,
soit qu'elles se manifestent des mois et même des années
après l'infection ; se développent dans tous les cas sous une
influence unique, *sui generis*, sous celle d'un *virus*.

A certains états elles sont évidemment contagieuses ;
elles peuvent être héréditaires, et il n'est pas rare de voir
des enfans couverts, en naissant, de pustules syphilitiques, et chez d'autres même cette éruption se développer
quelque temps après la naissance.

. Dans d'autres circonstances, beaucoup d'enfans sont
couverts d'une éruption analogue, qu'ils ont contractée
par la voie de l'allaitement ; souvent aussi ils communi-
quent cette maladie à leur nourrice, et M. Alibert cite le
cas d'une femme de trente ans, qui, ayant allaité un enfant sain d'abord, mais né d'une mère infectée, fut couverte quatre mois après de pustules vénériennes.

Dans le plus grand nombre des cas, les syphilides se
manifestent au bout d'un temps plus ou moins long, sans
aucune cause occasionelle appréciable, et lorsque les malades semblaient jouir d'une parfaite santé.

Quant au rapport qui existerait entre elles et les symptômes primitifs, l'expérience a démontré qu'elles pouvaient
tout aussi bien se développer à la suite d'une blennorrhagie, qu'après des chancres, des bubons, *et vice versâ*.

Diagnostic. =Les syphilides, bien qu'elles se présentent
dans la plupart des cas avec des caractères des plus tranchés, sont cependant de toutes les éruptions peut-être
celles que l'on méconnaît le plus souvent, et par un contraste singulier, celles qui sont aussi le plus fréquemment
supposées ; ce qui dépend sans doute de ce qu'elles affectent
presque toutes les formes des éruptions d'une autre nature, cependant elles se manifestent avec des symptômes

bien distincts ; et de plus, il existe constamment un certain ensemble, certaine nuance qui frappent l'œil exercé, avant même qu'il ait eu le temps de recourir aux détails ; ces nuances, qu'il serait impossible de décrire, existent surtout dans la coloration, dans la manière dont l'éruption est disposée pour ainsi dire, dans l'état général du malade.

Quant à la valeur que certains pathologistes ont accordée pour le diagnostic au succès et à l'insuccès des préparations mercurielles, elle est évidemment nulle, car bien que le mercure soit encore le moyen le plus précieux que nous possédions pour combattre la syphilis, ses résultats sont subordonnés à tant de modifications diverses, qu'il serait au moins singulier de baser sur eux le jugement que l'on pourrait porter sur la nature d'une maladie ; d'ailleurs, comme nous le verrons, ces syphilides présentent, dans la plupart des cas, des caractères assez positifs pour les faire distinguer des éruptions qui pourraient être confondues avec elles, sans que l'on ait besoin d'avoir recours à ce moyen aussi peu sûr qu'il doit se trouver souvent peu convenable.

Les syphilides peuvent être confondues avec un certain nombre d'éruptions, qui se rapportent plus ou moins à telle ou telle forme, à tel ou tel état.

Celles qui pourraient en imposer surtout pour la *syphilide exanthématique* sont la roséole et l'urticaire, pour la syphilide exanthématique aiguë, et les éphélides pour celle qui suit une marche chronique.

Roséole. = Cet exanthème diffère des plaques grisâtres de la syphilide, et par sa couleur rosée, et par les symptômes généraux qui l'accompagnent.

Urticaire. = Les plaques de l'urticaire, peu étendues, développées spontanément et accompagnées de démangeaison, simulent assez bien jusqu'à un certain point celles de la syphilide exanthématique aiguë : cependant la coloration n'est pas la même : dans l'urticaire elles sont ou plus rouges ou plus blanches que le reste de la peau, mais jamais grisâtres comme dans la syphilide : dans l'urticaire elles sont plus saillantes : la démangeaison est bien plus vive : enfin, elles cessent brusquement pour reparaître d'une manière spontanée, au bout d'un temps plus ou moins long ; caractères qui ne se retrouvent pas dans l'éruption vénérienne.

La syphilide exanthématique aiguë accompagne presque toujours des symptômes primitifs, et surtout la blennorrhagie, ou au moins elle se manifeste presque immédiatement après sa disparition.

Ephélides. = Les éphélides diffèrent des taches syphilitiques par plusieurs points. En général elles sont plus larges, irrégulières ; elles sont répandues sur une plus grande surface : elles occupent plus spécialement le ventre et la partie antérieure de la poitrine. Les taches syphilitiques, ordinairement arrondies, dépassent rarement la largeur d'un écu de trois francs, elles sont le plus souvent peu nombreuses, se rencontrent surtout au visage, et principalement au front et dans les sourcils. Les éphélides sont jaunes, accompagnées de démangeaisons quelquefois assez vives, et recouvertes habituellement d'une exfoliation furfuracée. Les taches vénériennes sont d'un rouge cuivré, quelquefois comme noirâtres ; elles n'occasionent que très-peu de prurit ; elles ne deviennent que rarement le siège d'une desquammation très-légère. Enfin, elles ne forment jamais en se réunissant, comme les éphélides, des plaques continues, à bords irréguliers, qui recouvrent des surfaces énormes.

Les taches syphilitiques sont presque toujours accompagnées de quelques symptômes d'une infection générale, et souvent elles sont compliquées surtout d'une iritis.

La *syphilide vésiculeuse* s'est présentée un trop petit nombre de fois à notre observation pour que nous puissions tracer ici ses caractères distinctifs d'une manière bien positive. Cependant, l'auréole cuivrée qui entoure la base des vésicules ; leur siége, leur nombre et leur disposition, les progrès lents de l'inflammation, les signes précurseurs et surtout les symptômes concomitans, sont autant de caractères qui pourront contribuer à éclairer le diagnostic. Parmi le peu d'exemples qui existent, on a trouvé dans presque tous une ulcération des amygdales.

La *syphilide pustuleuse* pourrait surtout être confondue avec l'acné et avec l'ecthyma.

Acné. = Les pustules de l'acné, surtout celles qui auraient leur siége au visage, et principalement au front, pourraient quelquefois être prises pour des pustules psydraciées de la syphilide, d'autant mieux que, comme elles, souvent elles ne présentent qu'un très-petit point purulent ; mais elles sont plus saillantes dans l'acné, rouges, et quelquefois entourées d'une auréole érythémateuse (couperose) très-prononcée, tandis qu'elles offrent une teinte violacée dans la syphilide, et que leur base présente une injection cuivrée. La peau qui les sépare dans l'*acné* est rouge, animée, luisante, huileuse, et parsemée de petits points noirs ; elle est terreuse et comme flétrie dans l'éruption vénérienne. Enfin, les pustules psydraciées syphilitiques laissent souvent après elles de petites cicatrices, ce qui ne se rencontre que très-rarement dans l'acné, si l'on en excepte toutefois l'*acné indurata*, qui d'ailleurs présente des caractères différens.

Ecthyma. = Les pustules phlysaciées de la syphilide se rapprochent beaucoup dans certaines circonstances de celles de l'ecthyma ; il est quelquefois difficile de les distinguer. Cependant l'auréole qui entoure la base des pustules ecthymoïdes est d'un rouge pourpre, elle est constamment *cuivrée* dans les pustules syphilitiques. Les croûtes de ces dernières sont plus épaisses, plus adhérentes, quelquefois presque noires; elles sont sillonnées circulairement. Les ulcérations qui leur succèdent sont arrondies, profondes : leurs bords sont coupés perpendiculairement, etc. Elles sont constamment suivies d'une cicatrice déprimée et indélébile. Enfin, il est très-rare que le malade ne présente pas en même temps quelques symptômes concomitans de la même nature.

Syphilide tuberculeuse. = Les éruptions qu'on pourrait surtout prendre pour la syphilide tuberculeuse sont la lèpre, quelques variétés de psoriasis, l'*acne indurata*, et le lupus.

Lèpre. = Nous avons vu que des tubercules syphilitiques pouvaient, rangés exactement à côté les uns des autres, et laissant entre eux peu d'intervalles, former des cercles parfaits, et bien capables d'en imposer pour ceux de la lèpre; mais ce n'est plus, comme dans l'affection squammeuse, un cercle continu : ce sont des tubercules isolés, lisses, saillans, d'une teinte cuivrée ou violacée, recouverts de lamelles minces et dures, toujours plus petites que l'induration au sommet de laquelle elles sont fixées; tandis que celles de la lèpre sont plus larges, qu'elles s'étendent de manière à couvrir ces bords saillans et quelquefois une partie du centre de la plaque, ou même la plaque tout entière.

Psoriasis gyrata. = Des tubercules syphilitiques à moitié guéris, et qui ne subsistent encore que dans des débris de cercles dont le reste a complètement disparu, ont été pris souvent pour un *psoriasis gyrata*, ou encore pour la *lèpre* en voie de guérison. Les caractères que nous avons décrits plus haut pour les distinguer de cette dernière maladie sont entièrement applicables ici.

Psoriasis guttata. — Il est évident que l'on a pris souvent pour un psoriasis guttata fixé au scrotum certains tubercules syphilitiques qui se rencontrent si souvent dans cette partie, qui n'est, au contraire, que très-rarement le siége de cette affection squammeuse. Cependant il sera toujours facile de distinguer ces tubercules ronds, épais, aplatis (*pustules plates* de M. Cullerier), qui s'ulcèrent à leur sommet et laissent écouler un liquide sanieux, d'une odeur infecte, des élévations comme papuleuses du psoriasis guttata, qui, toujours sèches, se recouvrent de squammes plus ou moins larges, et ne sont jamais le siége d'aucune ulcération.

Acne indurata. — Cette variété peut, comme nous l'avons vu, laisser sur le dos, qu'elle occupe le plus ordinairement, des indurations circonscrites, quelquefois assez volumineuses, qui en imposeraient d'autant mieux pour des tubercules syphilitiques, qu'elles sont entremêlées çà et là d'une foule de cicatrices : mais ordinairement ces derniers, lorsqu'ils occupent cette région, sont durs, d'un rouge cuivreux, arrondis; ils égalent souvent la grosseur d'une petite noisette; ils n'ont pas, comme les indurations circonscrites de l'acné, succédé à des pustules; ordinairement ils deviennent le siége d'ulcérations qui envahissent les surfaces voisines, labourent la peau dans une étendue plus ou moins grande (*ulcères serpigineux*), se couvrent de croûtes épaisses, et qui laissent après elles non pas des petites cicatrices arrondies et de la largeur d'un pois, comme celles de l'acné, mais des espèces de brides informes, contournées en zigzags ou en spirales.

Lupus. — Il est quelquefois difficile de distinguer les tubercules naissans de la dartre rongeante d'avec ceux de la syphilide. Néanmoins dans le lupus ils sont rougeâtres, mous, peu développés; leur sommet est comme flétri et fendillé; la peau qui les avoisine est le siége d'un léger gonflement comme œdémateux : ceux de la syphilide sont d'une teinte cuivrée, plus saillans, durs, lisses, luisans. Le lupus débute ordinairement sur les joues : c'est le plus souvent au front, au contraire, ou aux ailes du nez, que se manifeste cette syphilide. Enfin la dartre rongeante attaque surtout les individus scrophuleux, d'une constitution molle, et on la rencontre le plus ordinairement chez les sujets encore jeunes, tandis que la syphilide tuberculeuse, qui est, dans le plus grand nombre des cas, un symptôme consécutif, attaque ordinairement les individus déjà d'un certain âge; elle est d'ailleurs presque constamment accompagnée d'autres éruptions de la même nature (de papules, de pustules, etc.), et surtout de symptômes d'infection syphilitique constitutionnelle.

Syphilide papuleuse. = Les éruptions cutanées avec lesquelles on pourrait surtout confondre la syphilide papuleuse sont la gale et le lichen.

Gale. = Dans quelques circonstances, les papules syphilitiques sont très-petites, légèrement coniques, et on pourrait d'autant mieux les confondre avec la gale que dans plusieurs descriptions elles ont été présentées comme offrant de petites collections séreuses, transparentes, analogues à celles qui constituent les lésions élémentaires de cette maladie; mais indépendamment des autres caractères qui sont des mieux tranchés, il ne faudra qu'un peu d'attention pour se convaincre que ce sont des boutons pleins, solides, en un mot, des *papules*, ce qui suffira pour les distinguer de la gale, qui est une affection *vésiculeuse.*

Lichen. = On distinguera le lichen syphilitique du *lichen simplex* en ce que, dans l'éruption vénérienne, les papules, très-petites, légèrement coniques, innombrables ; sont plus foncées, et que dans quelques points leurs auréoles violacées se confondent et donnent à la peau l'apparence d'une large surface cuivrée et chagrinée de petits points légèrement saillans, et d'une teinte plus claire. Dans le lichen simplex, l'éruption est ordinairement bornée à une seule région plus ou moins étendue, et surtout aux membres. Dans la syphilide papuleuse, elle couvre tout le corps, et principalement la face, et l'apparition des papules est presque simultanée.

Il serait superflu, nous le pensons au moins, de rapporter ici les caractères qui distinguent la syphilide papuleuse de la *variole* ; car nous ne croirions pas qu'on pût confondre ces deux maladies, si nous n'en avions vu un exemple, comme nous l'avons dit plus haut : mais en admettant que les caractères énoncés ci-dessus ne suffisent pas pour distinguer ces deux maladies à leur début, ce qui n'est pas probable ; les progrès ultérieurs de l'éruption ne laisseraient pas long-temps dans le doute et dissiperaient l'erreur.

Enfin quelquefois les papules syphilitiques, plus larges, aplaties, très-nombreuses, se recouvrent de petites écailles qui cachent les intervalles et impriment à l'éruption l'aspect d'une *syphilide squammeuse* ; mais il ne pourrait y avoir du doute qu'à une certaine époque de la maladie, car au début les papules sont très-distinctes, et plus tard elles le redeviennent évidemment quand les squammes sont tombées. Ainsi les antécédens ou les changemens ultérieurs suffiraient pour faire connaître la forme première de l'éruption.

Syphilide squammeuse. = La syphilide squammeuse peut prendre, comme nous l'avons dit, plusieurs formes des maladies qui appartiennent à l'ordre des squammes ;

mais celles avec lesquelles on pourrait la confondre sont
la lèpre, et surtout le psoriasis.

Lèpre. = Il existe une forme de la syphilide squammeuse dont les bords sont saillans et le centre déprimé, et
qui pourrait d'autant mieux en imposer pour la lèpre (dartre furfuracée arrondie de M. Alibert) qu'elle a été décrite
comme une variété de cette dernière affection sous le nom
de *lepra nigricans* ; mais les plaques sont presque noires,
comme l'indique la dénomination qui lui avait été donnée, et ce caractère est plus que suffisant pour le diagnostic.

Psoriasis. = Quelquefois la syphilide se présente avec
l'apparence d'un *psoriasis*, et surtout du *psoriasis guttata*;
mais dans l'éruption vénérienne les plaques offrent une
teinte évidemment cuivrée; elles se recouvrent de squammes petites, minces, grisâtres, bien moins épaisses que
celles du psoriasis, et ne laissant pas comme elles de profondes gerçures. De plus elles présentent un signe pathognomonique : c'est un petit liseret blanc, autour de la
base de chaque plaque, exactement semblable à celui
qui indique la trace d'une vésicule dans les affections vésiculeuses.

Telles sont les différentes éruptions avec lesquelles on
pourrait éprouver quelque difficulté à distinguer les formes
diverses de la syphilide, et nous devons ajouter ici qu'indépendamment de leurs caractères le diagnostic est presque
toujours puissamment aidé par quelques symptômes concomitans, des ulcérations à la gorge, par exemple, des
douleurs ostéocopes, des exostoses, l'iritis, etc.

Enfin il existe encore deux états qui peuvent correspondre à plusieurs espèces de syphilide, et dans lesquels
les éruptions vénériennes pourraient être confondues avec
des affections cutanées d'une tout autre nature : ce sont

ceux où elles se présentent avec des croûtes plus ou moins épaisses et des ulcérations plus ou moins étendues.

A l'état crustacé. = Les incrustations qui succèdent quelquefois aux pustules, mais le plus souvent aux tubercules syphilitiques, pourraient, comme nous l'avons vu quelquefois, en imposer pour les croûtes de l'*impétigo*; mais dans l'affection impétigineuse elles sont jaunes, faciles à séparer; elles ne semblent, pour ainsi dire, que déposées à la surface de la peau; dans la syphilide, elles sont verdâtres et presque noires, quelquefois sillonnées circulairement, dures, et toujours très-adhérentes elles pénétrent plus ou moins profondément dans l'épaisseur du derme.

A l'état ulcéré. = Les ulcérations syphilitiques pourraient quelquefois être confondues avec celles de la *dartre rongeante*. Cependant les premières présentent une réunion de caractères que n'offrent jamais celles du lupus; elles sont profondes, excavées : leurs bords sont durs, calleux, taillés à pic, entourés d'une auréole cuivrée. Celles du lupus sont plus superficielles : quelquefois même les surfaces qui succèdent aux croûtes sont comme hypertrophiées; leurs bords sont mous et violacés; la peau qui les entoure est ordinairement le siége d'un engorgement mou, chronique, comme œdémateux. Quand ils tendent à envahir les surfaces voisines, les ulcères de la dartre rongeante ne présentent pas ces contours, ces segmens de cercle, ces spirales qui caractérisent les ulcères syphilitiques dits *serpigineux*.

Mais c'est surtout quand ces deux maladies sont fixées à une région peu étendue, au nez, par exemple, et qu'elles détruisent les parties qu'elles ont choisies pour siége; qu'il est souvent plus difficile de les distinguer. Cependant, indépendamment des caractères que nous venons d'énumérer; on se rappellera que dans ces circonstances les ravages partent toujours de la peau dans le lupus, qu'au contraire, dans la syphilis, ce sont ordinairement les parties intérieures, et surtout les os, qui sont affectées primitivement; que la peau ne s'ulcère que plus ou moins long-temps après; on remarquera que la destruction fait des progrès beaucoup plus rapides dans les ulcérations syphilitiques, et qu'enfin ces dernières sont presque constamment accompagnées d'autres symptômes vénériens.

Prognostic. == Les syphilides ne sont pas extrêmement fâcheuses par elles-mêmes, et l'état du malade ne devient réellement grave que quand il s'y joint les symptômes alarmans d'une infection générale. La forme tuberculeuse est sans contredit la plus grave; la syphilide squammeuse est ordinairement assez rebelle; quant aux autres variétés, elles sont le plus ordinairement d'une durée moindre. En général, le prognostic est d'autant plus fâcheux que l'époque de l'infection est plus éloignée, que la maladie a récidivé un plus grand nombre de fois, qu'elle est compliquée de symptômes vénériens, plus nombreux et plus avancés; enfin, comme nous l'avons dit, les malades peuvent succomber à une réunion de symptômes affreux qui les font périr au milieu de souffrances que rien ne peut plus calmer; alors le pouls devient faible, le visage pâle et décoloré, l'habitude du corps est sale et terreuse; il survient de la diarrhée, des hémorragies nasales, des sueurs fétides qui ne tardent pas à entraîner la mort.

Traitement. == Il est peu de maladies pour lesquelles on ait plus vanté et employé tour à tour de médicamens que pour les symptômes syphilitiques secondaires, et entre autres les syphilides. Nous ne saurions rapporter ici tous ceux qui ont été proposés; nous nous contenterons d'in-

diquer les plus vantés et ceux dont l'emploi est le plus ordinairement suivi de succès.

Quant à la méthode anti-phlogistique, et aux émolliens que l'on a proclamés dans ces derniers temps, comme
devant suffire dans la plupart des cas, nous nous empres-
sons de dire que, d'après un certain nombre de faits, on
peut avancer 1° qu'ils sont souvent utiles, quelquefois
même indispensables comme moyens auxiliaires ; 2° que
quelquefois, mais très-rarement, les éruptions vénériennes
ont paru céder à leur influence ; 3° que dans la presque
totalité des cas ils sont insuffisans ; bien entendu que nous
exceptons ici la syphilide exanthématique et papuleuse aiguë, qui ne sont le plus souvent que des éruptions éphé-
mères qui accompagnent les symptômes primitifs, et sont
dissipées avec eux.

Le traitement des syphilides consiste dans l'emploi des
médicamens internes, et dans des applications extérieures.

Les médicamens qui, d'après un assez grand nombre de
faits observés à l'hôpital Saint-Louis, dans les salles de
M. Biett, ont donné les résultats les plus avantageux sont
surtout les suivans :

1° *Mercure* = Les préparations mercurielles sont encore sans contredit les moyens les plus utiles que la thérapeutique possède pour combattre les syphilides ; s'il est des
circonstances où elles échouent évidemment, elles réusis-
sent le plus souvent d'une manière admirable, et nous ne
serions pas éloignés de croire que dans bien des cas leurs
insuccès dépendent en grande partie de la manière dont
elles sont administrées. Ainsi, elles ne devraient jamais être
employées dans la période d'acuité des symptômes ; les doses ne sauraient point être fixées d'avance d'une manière générale ; elles doivent être relatives à la gravité des accidens,
aux forces du sujet, à l'action même du médicament, etc. On

peut avoir recours soit à la *liqueur de Van-Swieten* ou aux pilules de *deuto-chlorure* et d'*opium* (deuto-chlorure de mercure, douze grains ; extrait aqueux d'opium, un scrupule : pour trente-six pilules ; on en fait prendre au malade une par jour).

Lorsque les malades sont faibles, irritables, et qu'on craint d'éveiller la susceptibilité des muqueuses des voies digestives, on a recours avec avantage au *mercure soluble de Hanheman*, qui convient surtout dans les syphilides peu invétérées ; on l'administre à la dose d'un grain par jour (mercure soluble de Hanheman, un scrupule ; poudre de guimauve, un scrupule : pour vingt-quatre pilules).

Mais de toutes les préparations de ce genre, celle que nous avons vue suivie le plus constamment d'heureux résultats, c'est sans contredit le sirop de Larrey : on l'administre à la dose d'une once le matin à jeun.

Les préparations mercurielles, administrées sagement et à petites doses, déterminent rarement des accidens ; il est bon toutefois, pendant leur administration, de surveiller l'état des organes digestifs, et s'il survenait quelques symptômes d'irritation gastrique ou abdominale, il faudrait en interrompre l'usage, que l'on pourrait recommencer lorsque les symptômes seraient dissipés. Quant au temps pendant lequel il faut les continuer, on ne saurait le désigner d'avance ; il dépend de leurs effets et de la ténacité des symptômes. Du reste, nous ne pensons pas qu'il faille, comme on l'a recommandé, pour prévenir les récidives, continuer ce traitement un mois et plus après leur disparition.

Sudorifiques. = Les sudorifiques ont été souvent fort utiles, employés quelquefois seuls, mais le plus souvent combinés avec d'autres moyens. Dans ce but, on administre la décoction de *gaïac*, ou de *squine*, ou de *salsepareille*, à la dose d'une once pour une pinte et demie d'eau ;

qu'on fait réduire jusqu'à une pinte; on peut y ajouter un scrupule de *daphné mezereum* ou *cnidium*, enfin on peut faire prendre en même temps au malade une once de si- rop sudorifique dans la première tasse le matin à jeun.

Tisane de Feltz. = La tisane de Feltz a quelquefois très-bien réussi, surtout dans les cas où le mercure avait échoué; on en fait prendre au malade deux ou trois verres par jour. Quelquefois au bout de très-peu de temps on observe une amélioration sensible; dans d'autres circon-stances, elle reste sans effet.

Muriate d'or. = Le muriate d'or a été vanté comme un excellent succédané des préparations mercurielles, mais il est loin d'avoir produit les effets avantageux qu'on lui a attribués; il échoue dans un plus grand nombre des cas. On fait faire au malade deux fois par jour des frictions sur la langue, avec un dixième de grain pour chaque fric-tion.

Sous-carbonate d'ammoniaque. = On a quelquefois ob-tenu des guérisons très-promptes à l'aide du sous-carbonate d'ammoniaque, selon la méthode du professeur Perylhe, surtout dans les cas où les préparations mercurielles avaient échoué. M. Biett, qui a rappelé dans ses leçons cliniques l'attention sur ce médicament énergique, en a quelquefois obtenu de très-bons effets; il l'administre à la dose d'un gros d'abord, dans un véhicule mucilagineux, et progressi-vement il porte la dose jusqu'à deux ou trois gros.

Indépendamment des médications intérieures, il y a certaines formes, certains états des syphilides qui récla-ment l'emploi d'applications extérieures appropriées.

Ainsi, il est quelquefois utile de hâter la résolution des tubercules, et pour parvenir à ce but, on peut se servir avantageusement de plusieurs pommades, soit du *proto-nitrate de mercure*, à la dose d'un scrupule à un demi-gros, soit du *proto-iodure*, ou du *deuto-iodure de mercure*, à la dose le premier d'un scrupule, et le second de douze grains pour une once d'axonge. On fait faire au malade de légères onctions avec le bout du doigt sur les tubercules les plus volumineux.

Mais de toutes les préparations de ce genre la plus utile et celle qui est suivie d'une résolution plus prompte, c'est la pommade avec l'*iodure de soufre*, incorporé dans de l'axonge à la dose de vingt à trente grains sur une once de graisse; nous avons vu ce moyen, employé par M. Biett, amener des résultats très-avantageux chez un malade dont tout le dos et presque tout le corps était couturé de cicatrices et de gros tubercules.

Quant aux lotions faites avec des solutions mercurielles, plus ou moins concentrées, telles que l'*eau rouge*; avec les solutions de *sulfate de zinc* ou de *sulfate de cuivre*, les lotions alcoolisées, les linimens muriatiques : tous ces moyens sont en général inutiles, et peuvent même n'être pas quelquefois sans inconvéniens.

Enfin, les ulcères syphilitiques réclament quelquefois aussi des moyens particuliers; c'est ainsi que dans quelques circonstances, il est avantageux de changer l'état des surfaces, ou de borner les ravages, soit par l'application de pommades excitantes, telles que celles qui seraient faites avec le *deutoxide*, le *deuto-iodure* ou le *cyanure de mercure*. Quelquefois il faut les attaquer plus énergiquement, et l'on s'est souvent bien trouvé de cautérisations légères, pratiquées à l'aide du *nitrate-acide de mercure*, que l'on applique sur la surface ulcérée, en y promenant la barbe d'une plume préalablement humectée de ce caustique; enfin, nous avons vu plusieurs fois M. Biett calmer des douleurs très-vives que déterminaient ces ulcérations, en appliquant de petits plumasseaux de charpie enduits de *cérat hydrocyanique* (acide hydrocyanique, vingt gouttes; cerat, deux onces.).

Tels sont les moyens qu'il convient, dans la plupart des cas, d'opposer aux syphilides; ils peuvent être tous en général puissamment aidés par l'emploi de quelques bains ; ainsi les douches de vapeur dirigées pendant douze ou quinze minutes sur les parties affectées, sont surtout très-avantageuses pour hâter la résolution des tubercules; les bains alcalins conviennent surtout dans la plupart des cas de pustules syphilitiques. Les bains de vapeur contribuent puissamment à la guérison de la syphilide squammeuse. Enfin, l'emploi des bains, dans quelques circonstances, suffit pour faire disparaître quelques-unes de ces éruptions; les fumigations cinabrées, par exemple, surtout les fumigations cinabrées partielles administrées avec l'appareil de M. Biett, procurent seules le plus ordinairement la résolution et la disparition complète de ces tubercules qui viennent si fréquemment au scrotum, à la marge de l'anus, que M. Cullerier a désignés sous le nom de pustules plates.

Quant aux bains de sublimé, sur lesquels on a fait depuis quelques années de nouvelles expériences dont les résultats ne sont pas encore suffisamment connus, nous pensons qu'ils offrent un moyen dont les effets sont environnés de beaucoup d'inexactitude. Le plus souvent ce sel est délayé dans de l'eau chargée de sels alcalins, il y éprouve nécessairement quelques modifications qu'on n'a point encore examinées ; la dissolution n'est certainement point complète, et dans ce cas, comment s'assurer de ses effets? Mais en supposant que le *deuto-chlorure* pût être dissous complétement, son action serait encore très-variable, non-seulement sur un grand nombre d'individus, mais même sur un seul malade. Ne sait-on pas combien l'énergie des vaisseaux absorbans offre de différences selon l'état physiologique de la peau? Dans certains cas, ce sel si dangereux pourrait être absorbé à des doses très-considérables, et exercer alors une action funeste sur l'économie. D'autres fois son absorption pourrait être nulle, de manière à ne pas permettre l'introduction d'un seul atome. On doit donc attendre que des expériences bien faites puissent mettre à même de prononcer sur ce mode de traitement.

Dans quelques circonstances, qui se présentent très-souvent à l'observation, les syphilides résistent à tous les moyens que nous venons d'indiquer, et elles sont compliquées de symptômes alarmans d'une infection générale. Dans ces cas, nous avons vu plusieurs fois dans les salles de M. Biett réussir un moyen qui a été vanté depuis long-temps, et dont l'expérience confirme tous les jours les bons effets; nous voulons parler de l'opium; on l'administre d'abord à la dose d'un demi-grain par jour, puis en augmentant progressivement tous les trois ou quatre jours d'un demi-grain. On peut le porter (extrait aqueux d'opium) jusqu'à quatre grains et plus; il n'est pas rare, à l'aide de ce précieux médicament, de voir s'amender promptement des symptômes réellement graves, qui avaient résisté à une foule de préparations diverses, et même de voir disparaître entièrement des affections profondes et invétérées.

Enfin quelquefois, quand les moyens les plus rationnels ont échoué, et que la maladie semble devoir résister à toute médication, on la voit céder promptement à des préparations empiriques; c'est ainsi que nous avons été témoins de plusieurs succès remarquables obtenus dans les salles de M. Biett par la décoction d'Arnoult, et surtout par celle de Zittmann. On peut voir les détails sur ce dernier mode de traitement dans l'excellent traité dont M. Lagneau vient de publier une nouvelle édition.

Quelquefois, à la suite de l'administration de la décoction de Zittmann, il survient une diarrhée assez abondante qui force de la suspendre ou d'y renoncer; mais, dans la plupart des cas que nous avons pu observer, cette préparation a pu être supportée par les malades, et elle a été presque sans exception suivie d'un succès inespéré.

C'est à l'aide de ces divers moyens qu'il convient le plus souvent de combattre les éruptions vénériennes et leurs symptômes concomitans ; quelques-uns de ces derniers cependant réclament encore quelquefois certains moyens particuliers.

Pour les ulcérations de la gorge, du voile du palais, etc., il est souvent très-avantageux d'avoir recours à de légères dissolutions de sublimé pour gargarismes, en y ajoutant quelques gouttes de laudanum.

Dans l'*iritis*, cette complication si fréquente des syphilides, il faut quelquefois employer les saignées générales, les sangsues appliquées derrière les oreilles ; mais un moyen dont les pathologistes anglais ont signalé les bons effets, et que nous avons vu un grand nombre de fois employer avec beaucoup de succès dans ces circonstances, c'est le *calomel* à haute dose, à huit, dix ou douze grains, par exemple.

Quand les syphilides attaquent un enfant non sevré, il faut traiter la mère ou la nourrice soit en lui administrant la *liqueur de Van-Swieten*, ou mieux encore en lui faisant faire alternativement sur les jambes et les cuisses des frictions avec un mélange d'*onguent napolitain* et de *camphre* (onguent napolitain, deux onces; camphre, un demi-gros; pour vingt-quatre paquets).

Enfin si la mère ou la nourrice elles-mêmes étaient trop faibles pour suivre ce traitement, il faudrait faire prendre à l'enfant le lait d'une chèvre à laquelle on ferait ces frictions.

Nous avons vu ces diverses méthodes être mises en usage au dispensaire de l'hôpital Saint-Louis, et être suivies du succès le plus complet.

PURPURA.

On a désigné sous le nom de *purpura* une éruption caractérisée par des plaques tantôt d'un rouge vif, tantôt d'une teinte violacée, d'une étendue bornée quelquefois à une ligne, d'autres fois large de plusieurs pouces, conservant leur couleur sous la pression du doigt la plus forte, répandues le plus ordinairement sur la peau, d'autres fois sur les membranes muqueuses en même temps, et accompagnées le plus souvent, dans ce dernier cas, d'hémorragies plus ou moins considérables.

La dénomination de purpura, en usage chez quelques auteurs du dix-septième siècle pour désigner quelques modifications des formes exanthématiques, a été appliquée d'une manière spéciale par Willan aux éruptions dont nous venons d'énumérer les caractères. Les dénominations d'*hemorræa petechialis*, d'*ecchymome*, d'*hemacelinose*, etc., proposées par Adair, Franck, M. Perquin, peuvent être plus exactes et plus harmonieuses à l'oreille; mais nous pensons qu'on doit préférer les noms consacrés par les pathologistes qui se sont occupés d'une manière spéciale de cette matière, et qui par cela même ont acquis une autorité non contestée. Nous n'avons pas cru devoir, à l'exemple du pathologiste anglais, ranger cette éruption parmi les *exanthèmes*; il nous a semblé que si elle s'en rapprochait dans certains cas par quelques prodromes, elle en différait par plusieurs caractères, et notamment par l'absence de la fièvre. Dans les exanthèmes, les plaques, rouges, nombreuses, répandues sur l'enveloppe tégumentaire, sont produites par l'inflammation et *l'injection* du système capillaire cutané; dans le purpura, il n'y a point d'inflammation, ni d'injection des vaisseaux, mais bien *épanchement* sanguin dans les couches superficielles du derme. Nous avons donc cru devoir placer ce genre, qui n'a point d'analogue, dans les maladies indéterminées.

Les plaques rouges qui forment le caractère du genre purpura sont fréquemment désignées par les auteurs sous le nom de *pétéchies*. Elles ont été signalées en général par les pathologistes comme des symptômes graves, qui se manifestent dans des épidémies de fièvre de mauvais caractère. C'est ainsi qu'on les voit souvent mentionnées dans les auteurs qui ont traité de la peste, et que dans ces derniers temps on a pu les observer dans les cas de typhus. On les a vues plusieurs fois compliquer des maladies éruptives, et dans la plupart des circonstances elles sont toujours considérées comme un symptôme fâcheux, et qui se rattache à des désordres profonds de l'économie. La dénomination de *pétéchies* entraînant pour ainsi dire avec elle l'idée d'une lésion grave, nous ne l'employons point ici, croyant devoir borner son acception aux cas où ces taches sont symptomatiques d'une maladie plus fâcheuse et générale.

Willan a composé le genre purpura des espèces suivantes : 1° purpura simplex; 2° purpura hemorrhagica; 3° purpura urticans; 4° purpura senilis; 5° purpura contagiosa.

Purpura simplex. = Dans cette espèce, désignée par

quelques auteurs sous le nom de *petechiæ sine febre*, les plaques sont d'un rouge plus clair, d'une étendue peu considérable. L'éruption se manifeste en quelques heures, le plus ordinairement pendant la nuit et successivement, de sorte que, peu nombreuses d'abord, les taches augmentent d'une manière notable en peu de jours. Les membres sont les parties le plus ordinairement affectées, particulièrement les cuisses et les jambes; les bras et les épaules le sont plus tard, presque toujours avec moins d'intensité.

Les éruptions s'enchaînent ordinairement entre elles, de manière que lorsque les taches pâlissent et s'effacent, on en voit de nouvelles qui paraissent. D'autres fois les éruptions successives sont séparées par des intervalles plus ou moins considérables, et c'est ainsi que M. Biett a vù chez une infirmière de ses salles, âgée de trente-huit à quarante ans, et d'une constitution athlétique, ces éruptions se succéder depuis plus de deux ans à de courts intervalles sans que sa santé générale ait paru souffrir d'une manière notable. Cette femme est seulement sujette à une disménorrhée qui laisse après elle un état pléthorique remarquable.

La durée du purpura simplex peut varier depuis trois à quatre septénaires jusqu'à dix-huit mois ou deux ans; celle des plaques est d'environ six à huit jours, quelquefois de deux septénaires.

Le plus ordinairement le purpura simplex est précédé d'un peu de malaise, d'anorexie, de léger embarras de la tête, de lassitude; mais sans trouble appréciable des fonctions circulatoires. Chez d'autres individus, l'éruption n'est précédée d'aucuns symptômes notables.

Les taches sont, dans les premiers jours, d'un rouge vif, surtout chez les jeunes sujets; elles sont plus foncées chez les vieillards, elles sont irrégulièrement arrondies, discrètes. Après quelques jours, elles prennent une teinte plus foncée; livide; puis jaunâtre, et disparaissent peu à peu.

Causes. = Le purpura simplex peut avoir lieu dans tous les âges. Il se montre plus fréquemment dans l'adolescence et la jeunesse, rarement dans l'âge mûr, quelquefois dans la vieillesse. Il existe dans des conditions souvent opposées. Tantôt il a lieu chez des individus vigoureux, sanguins, chez lesquels le cœur a une grande énergie, et tous les tissus une fermeté remarquable; d'autres fois il se manifeste chez des individus faibles, débilités par une foule de causes énervantes. En général, les peaux blanches, douces, halitueuses, y sont plus sujettes que les peaux brunes, sèches et bilieuses.

Relativement aux saisons, le purpura simplex se montre plus fréquemment en été, dans les jours secs, qu'en hiver ou en automne; nous avons vu quelquefois, pendant les chaleurs du mois de juillet et d'août, un certain nombre d'individus, atteints de cette maladie avec plus ou moins d'intensité, se présenter au dispensaire de l'hôpital Saint-Louis.

Le régime et les affections de l'âme doivent également influer sur son développement, mais il est difficile d'apprécier l'action que ces causes peuvent exercer.

Diagnostic. == Pour peu qu'on examine avec attention les plaques du purpura simplex, on ne pourra les confondre avec celles des autres espèces du genre, ni surtout avec les formes variées des exanthèmes. Le caractère fondamental, qu'on rencontre toujours, est la persistance de couleur sous la pression la plus forte; caractère qui n'existe jamais dans les exanthèmes simples, et qui ne peut se montrer que dans les cas de complication que nous avons signalés ailleurs; il est donc inutile de s'arrêter à examiner les différences tranchées que ces espèces peuvent offrir pour les faire distinguer du purpura. Faut-il rappeler qu'il est quelquefois possible de confondre les taches rouges foncées du purpura simplex, avec les piqûres d'insectes, surtout avec celles des puces? Mais dans ces dernières il sera toujours facile de distinguer un point central plus foncé, qui est le point de la piqûre; le reste de la tache est plus clair.

Prognostic. = Le purpura simplex ne peut jamais être considéré comme une maladie grave, même quand il existe chez des individus faibles et épuisés; presque toujours il cède à des conditions hygiéniques meilleures, et à quelques moyens appropriés aux médications.

Traitement. = On conçoit que le traitement d'une maladie qui peut se présenter dans des circonstances si opposées doit offrir aussi des modifications nombreuses.

L'éruption se montre-t-elle sur un individu vigoureux, jeune, sanguin; a-t-elle eu lieu après un exercice forcé, ou l'abus des stimulans; les émissions sanguines sont les meilleurs moyens à lui opposer, surtout en les secondant par l'emploi de quelques bains frais, du repos, d'un régime sévère.

A-t-elle lieu au contraire chez des individus faibles, mous, dont les tissus sont relâchés, ou qui ont été énervés par des excès, par des privations, ou par le séjour dans des lieux bas et humides, les émissions sanguines, loin d'être avantageuses, ajouteraient encore à la débilité générale; c'est dans ces cas qu'il est utile d'avoir recours à un régime tonique, à l'usage des vins généreux, aux amers, aux ferrugineux, aux frictions stimulantes, aux fumigations alcooliques dans l'appareil de Darcet, en ayant soin de ne pas porter la température au-delà de 40 à 44 degrés Réaumur. M. Biett a surtout fait usage de ce moyen avec avantage dans plusieurs cas de ce genre.

Purpura hemorragica.=(*Morbus maculosus hemorra-*

gicus de Werlhlof.)== Cette espèce est caractérisée par des taches plus nombreuses, plus foncées, parmi lesquelles se trouvent de larges plaques irrégulières, livides, et quelques autres qui ont l'aspect de contusions récentes.

Elles se montrent d'abord sur les extrémités inférieures, puis sur les bras et le tronc; les mains en sont plus rarement le siége; ainsi que le visage; cependant nous avons vu plusieurs fois cette partie se couvrir de petites taches autour des paupières. Les points de l'enveloppe tégumentaire sur lesquels elles apparaissent ne sont pas élevés. Cependant, comme l'a observé Bateman, auquel on doit une excellente description de cette maladie, il arrive quelquefois que l'épiderme forme des espèces d'ampoules ou bulles qui renferment une certaine quantité de sang liquide. M. Biett a vu un cas de ce genre à l'hôpital Saint-Louis, et l'on en trouve d'autres exemples dans la collection de Reil et dans les rapports de Willan. Des taches de même nature se manifestent sur une étendue plus ou moins considérable du système muqueux, plus fréquemment sur la membrane muqueuse gastro-pulmonaire ; ces membranes plus fines, plus ténues, se déchirent le plus ordinairement, et il en résulte des hémorragies plus ou moins considérables par la bouche, les narines, l'urètre, le rectum et le vagin.

Ces hémorragies peuvent être excessives et devenir promptement fatales, selon la remarque de Bateman; mais le plus ordinairement elles sont peu copieuses, reviennent à plusieurs reprises, et s'arrêtent spontanément. Quelquefois elles sont périodiques, et dans quelques cas elles surviennent à des intervalles irréguliers. Enfin l'écoulement peut être presque continuel et peu abondant. Ces hémorragies sont ordinairement fournies par les larges ecchymoses qui sont répandues sur les gencives, à la paroi in-

terne des joues, sur la langue, et même dans les bronches,
dans l'estomac, les intestins, l'utérus et la vessie. Du reste,
ces épanchemens peuvent avoir lieu dans d'autres systè-
mes. Nous avons vu un exemple où le sang était accumulé
sous l'arachnoïde.

Le purpura hemorragica est souvent précédé de lassitudes dans les membres, de douleurs vagues, d'un certain
malaise général avec inaptitude aux exercices du corps ;
d'autres fois on le voit se développer sans aucun symptôme
précurseur et sans aucune transition apparente de la
santé à la maladie. Dans un cas, dont M. Biett rapporte
l'histoire dans ses leçons, un jeune homme vigoureux s'é-
tait couché bien portant après son travail accoutumé, et
le lendemain sa peau était couverte d'ecchymoses, le sang
s'échappait en abondance par les narines et par la bouche. En général, le purpura hemorragica est toujours
accompagné d'un état d'abattement, de dépression des
forces, de tristesse ; tantôt le pouls est faible, facile à dé-
primer, tantôt il est plein et résistant. Dans quelques cas,
il s'accompagne de légers symptômes fébriles, avec des exacerbations. Chez quelques malades, l'apparition des taches
est précédée d'anxiété précordiale, de douleurs dans les
lombes ou du ventre ; chez d'autres, elle est annoncée par
une toux sèche et fréquente. L'état des organes digestifs
présente aussi des variations nombreuses : quelques malades éprouvent un gonflement des hypocondres, de la
tension à l'épigastre, et alternativement de la constipation
ou du dévoiement. Toutefois, dans un grand nombre de
cas, les fonctions digestives restent dans l'état normal. Si
les symptômes s'aggravent ou se prolongent, les malades
tombent dans l'émaciation, et la peau présente un aspect
de bouffissure, particulièrement aux membres inférieurs
et au visage, lorsque la position horizontale est constante.

Il en est de la durée du purpura hemorragica comme de celle du *purpura simplex* : c'est dire qu'elle présente une variation notable. Quelquefois la maladie se termine en peu de jours ; d'autres fois, elle peut se prolonger plusieurs mois, et même selon Bateman plusieurs années.

Lorsque la maladie se termine d'une manière fâcheuse, c'est presque toujours par une hémorragie considérable, qui a lieu dans un organe important, et qui se déclare en même temps par plusieurs points à la fois. Ainsi, on voit des malades atteints de purpura succomber soudainement à la suite d'une hémoptisie considérable ; chez d'autres, c'est l'hématémèse ou l'hémorragie intestinale qui survient avec une effrayante intensité ; dans quelques cas plus rares, ce sont des pertes utérines qui se manifestent quelquefois à la suite des couches, ou à l'époque critique. Dans un cas dont notre collègue M. Gustave Monod a publié l'histoire, la mort fut occasionée par un épanchement qui avait son siége au-dessus de la glotte, et était lacé de manière à intercepter la respiration.

Causes. = Les causes du purpura hemorragica sont environnées, comme celles de plusieurs autres maladies, d'une grande obscurité. On le voit se manifester dans des circonstances très-différentes et souvent opposées. C'est ainsi qu'il peut survenir chez des hommes qui vivent à l'air libre, qui jouissent de tous les avantages de l'aisance, c'est-à-dire de la propreté, d'un bon régime et d'un calme habituel, presque aussi fréquemment que chez ceux qui habitent des lieux bas, mal aérés, humides, infects, qui se nourrissent d'alimens malsains, ou sont tantôt exposés à des privations, tantôt livrés à des écarts de régime, et souvent en proie aux affections morales profondes et débilitantes.

Dans quelques cas, on a vu cette maladie succéder à une autre, particulièrement à des éruptions exanthématiques ;

d'autres fois, le purpura hemorragica a paru à la suite de couches. Cette diversité de circonstances si opposées dans l'étiologie du purpura, comme le remarque judicieusement Bateman, jette une sorte d'obscurité sur la nature propre de cette affection.

En général, le purpura hemorragica paraît se manifester plus fréquemment chez les femmes, et chez les enfans avant l'époque de la puberté. A l'hôpital Saint-Louis, les faits offrent une sorte de moyenne proportionnelle entre les femmes et les hommes. Quelques personnes paraissent avoir une prédisposition marquée pour cette affection : tel est le cas de ce jeune homme dont parle Bateman, et chez lequel une fort légère pression de la peau déterminait aussitôt des ecchymoses, sans que sa santé en parût aucunement altérée. Il succomba subitement à une hémorragie pulmonaire.

On a attribué la cause prochaine, immédiate de la maladie, à un défaut de ton des extrémités vasculaires, qui laissent échapper le sang à la surface cutanée, et sur celle du système muqueux. On conçoit cette faiblesse du système vasculaire chez les individus qui ont vécu au milieu de causes débilitantes; mais il est difficile, sinon impossible, d'expliquer comment elle peut survenir en quelques heures chez les individus forts et vigoureux, et jouissant auparavant d'une santé complète. En outre, on doit reconnaître que, si ce défaut de résistance des solides existe, il y a en même temps dans le plus grand nombre de cas, une altération particulière du sang qui favorise son passage à travers les mailles relâchées des extrémités vasculaires. Chez plusieurs individus, dont l'autopsie a été faite avec soin à l'hôpital Saint-Louis, on a trouvé que le sang avait une fluidité remarquable, même dans les tissus où il était épanché en certaine quantité.

Quelques pathologistes anglais ont pensé que les taches pourprées devaient être nécessairement précédées par une congestion dans le système veineux : cette opinion ne laisse pas d'offrir quelque probabilité. M. Biett a vu chez un plâtrier piémontais, chez lequel le pourpre hémorragique s'était déclaré soudainement, la langue offrir un volume de plus du double de celui qui lui est ordinaire, et il a observé une couleur bleue foncée qui dépendait évidemment de la stase du sang veineux. Les lèvres présentaient la même coloration, ainsi que quelques points du visage.

Nécropsie. == Sur les cadavres des personnes mortes du pourpre hémorragique , on voit que les taches purpurines et les ecchymoses sont formées par des épanchemens de sang dans le tissu cutané et sous-cutané ; les unes sont superficielles , et semblent n'occuper que la surface ; d'autres sont situées plus profondément. Le sang s'enlève facilement à l'aide de lotions ; nous n'avons pas pu dans ce cas trouver de ramifications vasculaires voisines de ces épanchemens, et des recherches faites par M. Fourneaux ont eu le même résultat. Les membranes muqueuses de la bouche et du pharynx offrent quelquefois des taches purpurines. Celle de l'estomac et des intestins en est souvent parsemée. De semblables plaques se rencontrent moins souvent sur le péritoine et sur les plèvres ; elles sont toujours moins nombreuses ; on en trouve jusque sous le péricarde, sur la surface du cœur et des ventricules ; quelquefois il y a en même temps anévrisme.

Les poumons sont quelquefois sains, mais ordinairement on y trouve des épanchemens sanguins plus ou moins étendus, et qui constituent de véritables apoplexies pulmonaires. Enfin, dans quelques cas, on trouve des épanchemens partiels, plus ou moins abondans, dans les muscles, au milieu des viscères, dans le tissu sous-séreux, etc. Enfin, on peut voir à la fois sur le même cadavre presque tous les organes être le siége de pareils épanchemens sanguins. Dans l'exemple de notre collègue M. Monod, dont nous avons déjà parlé, et que nous avons observé à l'hôpital Saint-Louis, le cerveau, les poumons, le foie, les reins la rate, en un mot presque tous les organes tant parenchymateux que membraneux, offraient des amas plus ou moins considérables de sang épanché. Ces exemples sont rares; une observation à peu près analogue, mais encore plus remarquable peut-être, par le nombre des épanchemens intérieurs, a été publiée par notre collègue M. Robert.

Diagnostic. = Il existe certains cas d'ecthyma syphilitique aux membres inférieurs, dans lesquels les pustules très-rapprochées laissent après elles de larges plaques d'un rouge pourpré, et quelquefois même de petites taches qui simulent, à s'y méprendre au premier coup d'œil, les taches pourprées et les larges ecchymoses qui peuvent les accompagner : la préexistence des pustules et la marche de la maladie dissiperaient toute espèce de doute.

Quant aux ecchymoses par violence extérieure, il n'y a que le fait de cette violence qui puisse les distinguer des ecchymoses spontanées. Dans ces deux cas, d'ailleurs, l'absence des hémorragies est un caractère bien tranché.

Le pourpre hémorragique, caractérisé par la présence de taches purpurines et d'ecchymoses avec des hémorragies plus ou moins abondantes à la surface des muqueuses, ne pourra être confondu avec aucune autre maladie. Dans les épistaxis, les hémoptysies, etc., simples, il n'y a pas de taches à la peau.

Toutefois on a pu méconnaître cette maladie, dans des cas même où les symptômes qui la caractérisent étaient évidens. Chez une jeune personne de douze ans, pour la-

quelle M. Biett fut appelé dans une des maisons royales,
on avait considéré le *purpura hemorragica*, survenu prompte-
tement et sans cause appréciable, comme une maladie gangréneuse, qui devait avoir immédiatement une issue funeste. Cependant la peau était couverte de taches et d'ecchymoses, et les hémorragies étaient fréquentes. Cette
jeune fille se rétablit en peu de semaines, sous l'influence
des moyens qui furent indiqués par M. Biett. Le chirurgien qui avait commis l'erreur a publié depuis cette observation, en s'attribuant tout l'honneur d'un diagnostic
qu'il n'avait pas seulement soupçonné, et d'une guérison
à laquelle il n'avait eu aucune part.

Le *scorbut*, avec apparition d'ecchymoses spontanées et
d'hémorragies, et le purpura hemorragica ne paraissent
être qu'une seule et même maladie. Les différences établies par les auteurs entre ces deux affections consistent :
1° en ce que le scorbut ne se développe que sous l'influence d'un régime débilitant, de fatigues, de veilles, de l'exposition au froid et à l'humidité, d'affections morales débilitantes, tandis que le pourpre peut se manifester chez des
individus qui sont étrangers à toutes ces causes, 2° en ce
que le scorbut cède à l'emploi des toniques et de végétaux
frais, tandis que le pourpre hémorragique résiste souvent
à ces moyens. Mais en avançant que le scorbut et le
pourpre hémorragique sont deux maladies distinctes, il
faudrait baser son opinion sur des différences plus tranchées que celles que nous venons de citer. En effet, les
causes auxquelles on attribue le scorbut sont les mêmes sous
l'influence desquelles se développe souvent le pourpre, et si
le traitement tonique ne réussit pas toujours dans cette
dernière maladie, il s'en faut que son emploi soit constamment suivi de succès dans le scorbut. Mais tout en admettant l'identité complète entre beaucoup de cas de pourpre

hémorragique et de scorbut, il est sans doute très-difficile d'expliquer pourquoi ce dernier peut se manifester chez des personnes aisées·et placées dans des conditions absolument opposées à celles au milieu desquelles se développe le scorbut. Peut-être que chez ces individus une nourriture trop succulente et le défaut d'exercice produisent dans la circulation et dans les autres fonctions un trouble à peu près analogue à celui qui résulte des causes directement débilitantes, ou bien on devra rapporter ces cas à une idiosyncrasie particulière. D'ailleurs, en assimilant le pourpre hémorragique au scorbut, nous n'entendons par ce dernier que les affections scorbutiques accompagnées d'ecchymoses et d'hémorragies spontanées; car, comme le fait observer avec beaucoup de justesse dans sa thèse notre ancien collègue, M. le docteur Fourneaux, de Caen, le nom de scorbut a été donné● des maladies tout-à-fait différentes, et la phrase suivante de Willis en est une preuve évidente.

« *Si accidens quoddam inusitatum nec prius auditum in* » *corpore humano eveniat, cum ad aliud certum morbi* » *genus referri nequit, sine dubio statim, illud scorbuticum* » *pronuntiamus.* » (Willis, de scorbuto. cap. I, p. 14.)

Le diagnostic des affections concomitantes offre souvent beaucoup de difficultés, et demande une grande attention. Les douleurs épigastriques et abdominales, les nausées pourraient très-souvent faire croire à l'existence d'une inflammation gastro-intestinale, si la lenteur du pouls, le défaut de chaleur à la peau n'indiquaient que c'est plutôt à la congestion qu'à une inflammation qu'il faut rapporter ces symptômes.

Prognostic. == Le prognostic du pourpre hémorragique doit toujours être établi avec beaucoup de réserve ; car souvent cette affection, en apparence peu fâcheuse au début, peut devenir promptement très-intense, ou même mortelle. Il n'existe cependant rien qui puisse permettre au médecin de prononcer que telle ou telle terminaison aura lieu. Du reste, l'âge, la constitution du malade, la durée de la maladie, la fréquence des hémorragies rendent le prognostic plus ou moins grave ; il en est de même des affections concomitantes.

La quantité de sang que perd le malade doit surtout fixer l'attention. Du reste, le pourpre hémorragique est le plus ordinairement une maladie fâcheuse et souvent mortelle.

Traitement. — Le traitement du pourpre hémorragique est environné des plus grandes difficultés, et on a proposé tour à tour des médications tout-à-fait opposées.

La faiblesse générale dont il s'accompagne, sa nature asthénique ont paru indiquer exclusivement l'emploi des *toniques* actifs, d'une diète succulente, d'un vin généreux, et de tous les moyens capables de restaurer et de corroborer la constitution ; mais, dans beaucoup de cas, leur usage, loin de produire l'amélioration désirée, a paru au contraire augmenter le mal. Cette médication, employée avec réserve, et conjointement avec les moyens hygiéniques convenables, n'a paru utile que dans les cas où la maladie s'était développée chez des enfans, ou chez des personnes âgées, et chez des individus affaiblis par une mauvaise nourriture, par des fatigues, etc. Les toniques qui pourraient être employés sont la décoction de quinquina, l'extrait de ratanhia, à la dose d'un scrupule à un gros par jour, le vin généreux, les acides minéraux, une nourriture succulente en proportion avec les habitudes et l'âge du malade. Lorsqu'au contraire la maladie s'est développée chez des adultes, chez des jeunes gens non

affaiblis, dont les habitudes ne sont pas sédentaires, qui se
nourrissent bien, qui habitent des endroits bien aérés, ce
traitement n'a aucun succès. Son emploi doit être rejeté
encore mieux pour les personnes robustes et pléthoriques.
Enfin quel que soit l'état du malade, son âge, sa constitution,
l'existence de certains symptômes, tels que des douleurs
épigastriques, plus ou moins vives, avec tension de cette
région et de l'abdomen, la constipation, le cholera, des
douleurs précordiales, la dureté du pouls avec ou sans accélération, contr'indiquent également l'emploi des *toniques*.
Ce n'est pas seulement d'après la théorie et le raisonnement
que plusieurs auteurs, et entr'autres Bateman, Harty,
Duncan, Buxton et M. Plumbe ont basé leur opinion sur l'i-
nutilité, et même le danger des toniques; mais sur des faits
positifs, et par conséquent elle mérite toute notre attention;
d'ailleurs elle n'est point en opposition avec les idées généralement reçues à l'époque actuelle. Les observations de
M. Biett sont tout-à-fait conformes à cette opinion.

En est-il de même de celle qui consiste à regarder les
purgatifs comme les moyens dont l'emploi est suivi le
le plus souvent d'effets avantageux? D'après les mêmes pathologistes, les douleurs épigastriques et celles que l'on
ressent dans les hypochondres, ou dans toute autre région
de l'abdomen, avec ou sans tension de ces parties, les dé-
rangemens observés dans les fonctions digestives, y résultent
non pas d'une inflammation, mais d'une congestion établie
sur ces points, et l'absence complète de fièvre paraît un argument sans réplique en faveur de cette opinion. On peut y
ajouter les succès nombreux qu'ils paraissent avoir obtenus
de ce mode de traitement.

Les autopsies cadavériques ne démentent point cette manière de voir. On trouve, en effet, dans les intestins des traces
évidentes de congestion, d'épanchement, mais pas d'inflam-

mation. Les purgatifs qui ont été le plus préconisés sont le jalap, l'huile de ricin, le calomel, l'huile de térébenthine, à des doses fortement purgatives.

La *saignée* est un moyen qui a été souvent employé dans le traitement du pourpre hémorragique, et son usage paraît, en effet, souvent indiqué, sinon par l'existence d'une phlegmasie des viscères, au moins à cause d'une congestion évidente; et de plus son emploi diminue promptement la gêne de la respiration. Néanmoins on peut avancer, d'après des faits très-positifs, que des émissions sanguines tant locales que générales ne doivent être employées qu'avec beaucoup de précaution dans le traitement de cette maladie, tant à cause de l'augmentation de la faiblesse générale qu'elles déterminent, que des hémorragies très-difficiles à arrêter qui suivent leur emploi. Les seuls cas où elles pourraient être mises en usage sont ceux où le pourpre se développerait chez des adultes forts et robustes, lorsqu'il existe des symptômes évidens d'inflammation, tels que de vives douleurs locales, de l'accélération du pouls, de la chaleur à la peau, etc., et lorsque les hémorragies tant cutanées que muqueuses sont peu abondantes.

M. Biett a eu plusieurs fois dans ses salles des malades atteints du pourpre hémorragique, et depuis long-temps le traitement qui lui a le mieux réussi, et qui même a été quelquefois couronné d'un plein succès dans des cas graves, consiste dans les boissons acidulées et les laxatifs; dans quelques cas, il a employé avec avantage l'extrait de ratanhia uni à la glace. Ce dernier moyen a été également préconisé par un habile médecin de Lyon, M. le docteur Brachet, auquel on doit un excellent mémoire sur le *morbus maculosus*.

Les hémorragies qui se font par les diverses voies natu-

relles réclament l'emploi de lotions ou d'injections d'eau
à la glace, acidulées et rendues styptiques, et plus tard le
tamponnement, si elles continuent. C'est surtout dans ces
circonstances qu'il devra être fait avec le plus grand soin,
car le sang n'offre pas cette tendance à se coaguler et à
former des masses fibrineuses, comme dans les cas ordinaires. Les ablutions d'eau froide sur tout le corps ont
paru quelquefois très-utiles, et peut-être des bains de
pluie froids ne seraient-ils pas moins avantageux.

Sur les taches purpurines et les ecchymoses on peut
appliquer avec avantage des compresses imbibées d'oxycrat
froid, ou de chlorure de chaux, ou bien d'eau alcoolique.

Quant aux douleurs qui existent dans différentes parties
du corps, on les combattra par des potions opiacées, des
lotions émollientes, des cataplasmes ou bien des vessies de
lait chaud. S'il y avait de l'inflammation là ou existent
des ecchymoses, on aurait recours à des applications
adoucissantes.

Les moyens hygiéniques consistent à respirer un bon
air, à habiter un endroit frais et sec, à suivre un régime
doux, composé de gelées animales, d'un peu de viandes
blanches rôties, de bon vin étendu d'eau, et bu à la glace.

Enfin, c'est surtout dans la convalescence qu'on peut
alors avoir recours à l'emploi de quelques toniques, à quelques boissons ferrugineuses, par exemple.

Quant aux autres espèces admises par Villan, l'une,
le *purpura urticans*, est fondée sur ce que, dans quelques
circonstances, les taches arrondies, au lieu de rester au niveau de la peau, se tuméfient lentement; mais cette légère
tuméfaction disparaît dans l'espace d'un ou deux jours, et
les surfaces redeviennent unies, en même temps que la
couleur rouge violacée se prononce davantage. Ce n'est
pour ainsi dire qu'un accident, qui n'empêche pas que

cette variété ne se rapporte entièrement à l'histoire du *purpura simplex*, et à celle du *purpura hemorragica*. L'autre, le *purpura senilis*, ne présente rien de particulier que d'avoir été observée chez des individus avancés en âge, et ses symptômes, sa marche, et les moyens qu'elle réclame ont été indiqués souvent dans les descriptions que nous avons données plus haut.

La troisieme, le *purpura contagiosa*, n'est autre chose, à ce qu'il paraît, que l'éruption pétéchiale qui accompagne quelquefois les fièvres typhoïdes, et sur laquelle nous avons déjà dit que nous ne pensions pas qu'il fût nécessaire de nous arrêter.

ÉLÉPHANTIASIS DES ARABES.

(Lèpre tuberculeuse éléphantine de M. Alibert; jambes des Barbades.)

Comme nous avons déjà eu occasion de le dire, on a appelé éléphantiasis deux maladies tout-à-fait différentes, et entre lesquelles la ressemblance des noms seule a pu jeter quelque confusion. L'une, comme nous l'avons vu, *l'éléphantiasis des Grecs*, est caractérisée par des tubercules plus ou moins saillans, plus ou moins volumineux, accompagnés d'une teinte fauve, de la chute des poils, de la diminution de la sensibilité, etc.; l'autre, qui a été décrite plus tard par les Arabes, et dont nous allons nous occuper ici, présente des caractères différens, et est constituée par un gonflement dur, plus ou moins étendu du tissu cellulaire sous-cutané, avec une déformation plus ou moins considérable des parties qui en sont le siége.

L'éléphantiasis des Arabes, indiqué depuis long-temps par Rhazès, et décrit plus exactement dans le dix-huitième siècle par Town, Hillary et Hendy, sous le nom de *maladie glandulaire des Barbades*, se trouve présenté sous toutes ses formes et avec les détails les plus intéressans dans une excellente monographie publiée sur ce sujet en 1806, par M. Alard, qui a groupé une foule de maladies éparses et connues sous des noms différens, qu'il regarde comme ayant une analogie complète avec cette affection ; tels sont, par exemple, l'hydrocèle et le pédartrocace de Kœmpfer, le senky ou colique du Japon, les hernies charnues de Prosper Alpin, le sarcocèle d'Egypte de Larrey, la fièvre érysipélateuse de Sennert et d'Hoffman. Comme cette maladie n'est pas très-commune, qu'elle ne s'est offerte qu'un petit nombre de fois à notre observation, et qu'enfin l'ouvrage de M. Alard en présente l'histoire complète, nous avons dû le consulter pour plusieurs points de sa description.

L'éléphantiasis des Arabes est caractérisé par une tuméfaction de la peau, du tissu cellulaire et du tissu adipeux sous-jacent, plus ou moins considérable, dure, permanente, accompagnée d'une déformation des parties qui en sont le siége, quelquefois telle qu'elle justifie très-bien le nom qu'on lui a donné (éléphantiasis).

Cette maladie peut se manifester sur toutes les parties du corps ; on l'a rencontrée à la face, au col, à la poitrine, aux parois de l'abdomen, au scrotum, au penis, à la marge de l'anus, aux grandes lèvres chez la femme ; mais c'est sur les membres qu'elle se développe le plus fréquemment. Elle attaque surtout les membres inférieurs, et principalement les jambes ; elle leur donne une forme quelquefois si bizarre et un volume si disproportionné, qu'elle les rend tout-à-fait méconnaissables. Il est rare que l'éléphantiasis attaque les deux jambes à la fois ; il se fixe le plus souvent sur un seul côté.

L'éléphantiasis des Arabes est ordinairement d'une très-
longue durée ; souvent même il persiste à l'infini. Quelquefois il disparaît pour se manifester de nouveau quelque
temps après dans les mêmes parties qui en étaient primitivement affectées ; d'autres fois, après avoir entièrement
quitté une région, il se porte sur une autre. Du reste,
quoique développé avec une certaine activité dans son début, il suit une marche tout-à-fait chronique, et en supposant la terminaison la plus heureuse, il persiste toujours plusieurs mois.

Symptômes. = On a décrit sous le nom d'éléphantiasis
des Arabes plusieurs maladies que M. Alard ne considère
pas comme telles, ou au moins dans lesquelles le début
n'est pas toujours caractérisé par des symptômes-inflamm-
matoires aigus des vaisseaux lymphatiques, et dont les
phénomènes, cependant tout-à-fait analogues, sont constitués par une tuméfaction du tissu cellulaire sous-cutané,
endurci, comme hypertrophié à la suite d'inflammation
chronique, ou par toute autre cause à laquelle, d'ailleurs,
le système lymphatique ne reste probalement pas étranger ;
tel était le cas de deux malades que nous avons eu occasion d'observer dans les salles de M. Biett, et qui étaient
atteints l'un et l'autre d'un gonflement des jambes qui présentait tous les caractères de l'éléphantiasis. Chez l'un, jeune
encore ; le tissu cellulaire sous-cutané était devenu le siége
d'une inflammation chronique avec gonflement et dureté
du membre ; chez l'autre, homme fait, marinier de profession, habitué à avoir constamment les jambes dans l'eau,
on avait observé, à la suite de la cicatrisation d'un ulcère va-
riqueux, l'hypertrophie et l'endurcissement de la peau et
du tissu cellulaire sous-jacent, qui s'était propagés de telle
sorte que la jambe et presque toute la cuisse, doublées de
volume, étaient dures, tendues, luisantes, peu ou point

douloureuses. Dans le dernier exemple, la maladie s'était bien accompagnée d'un engorgement des glandes de l'aine, mais il était tout-à fait consécutif, et le système lymphatique n'avait présenté aucun symptôme d'inflammation aiguë dans le début de la maladie. Tel est aussi l'exemple observé par M. le docteur Bouillaud, chez une femme dont les membres inférieurs s'étaient engorgés, pour ainsi dire, à la suite de l'oblitération des veines crurales et de la veine cave elle-même, de manière à devenir extrêmement durs, très-tuméfiés et à peu près semblables aux jambes d'un éléphant. (1)

Dans le plus grand nombre des cas, toutefois, l'éléphantiasis des Arabes présente les symptômes qui ont été si bien décrits par M. Alard, et peut-être même l'éléphantiasis consiste-t-il uniquement dans ce genre d'affection.

Ordinairement ne s'annonçant par aucun symptôme précurseur, cette affection se manifeste d'une manière brusque et inattendue ; le malade éprouve une douleur vive et profonde qui, s'étendant plus ou moins, suit le trajet connu des vaisseaux lymphatiques ; bientôt on peut sentir une espèce de corde dure, tendue, interrompue çà et là par des espèces de nodosités. Cette corde, souvent très-douloureuse au toucher, va se rendre à des glandes volumineuses et engorgées, soit aux aisselles, soit à l'aine, etc. Quand la maladie, comme cela arrive le plus ordinairement, attaque les membres, la partie affectée devient le siége d'une inflammation érysipélateuse, le tissu cellulaire lui-même s'enflamme, et il s'établit une tuméfaction plus ou moins considérable. Ces symptômes sont accompagnés de phénomènes généraux : il survient de la fièvre, beaucoup de soif, des nausées, des vomissemens qui accom-

(1) Archives générales de Médecine, tome VI, page 567.

pagnent un frisson prolongé auquel succède une chaleur intense, et souvent même des sueurs des plus copieuses ; quelquefois le cerveau est affecté sympathiquement, et le malade a du délire. Tous ces phénomènes, tant locaux que généraux, si l'on en excepte toutefois une légère tuméfaction qui persiste, cessent entièrement, pour revenir à des intervalles plus ou moins éloignés. A la fin de chaque accès, la rougeur érysipélateuse qui suivait le trajet des vaisseaux lymphatiques disparaît; mais chaque fois le gonflement augmente, et persiste même après que les autres symptômes ont cessé; de sorte qu'au bout d'un temps plus ou moins long, de quelques mois, par exemple, les régions affectées présentent un engorgement assez mou d'abord, et qui finit par s'endurcir au point de résister à l'impression du doigt. La maladie fait ainsi des progrès pendant quelque temps ; plus tard, elle s'arrête, et peut rester stationnaire pendant plusieurs années; c'est alors qu'elle se manifeste avec tous les caractères qui la constituent, et qu'elle imprime aux parties où elle est fixée des déformations quelquefois monstrueuses. Tantôt c'est une tuméfaction uniforme du bras et de la jambe, qui non-seulement a fait disparaître toutes les saillies du membre, mais encore recouvre en partie la main ou le pied, sur lesquels elle retombe, et qui semblent comme atrophiés, comparativement; tantôt la tumeur est pour ainsi dire par étages, et des gonflemens tout-à-fait inégaux et informes, séparés entre eux par des sillons plus ou moins profonds, impriment au membre un aspect quelquefois vraiment hideux, et le rendent tout-à-fait méconnaissable. Quelquefois la maladie tend évidemment à envahir des surfaces nouvelles, et développée le plus ordinairement à l'avant-bras ou à la jambe, elle gagne de proche en proche de manière à occuper toute la cuisse ou le bras. Le tissu cellulaire continuant à s'altérer, se convertit en une masse informe, fongueuse et comme lardacée. Dans d'autres circonstances cependant, l'éléphantiasis reste borné à un seul siége, et même il peut ne déterminer qu'un développement médiocre; mais dans tous les cas la paume des mains et la plante des pieds ne participent point à la tuméfaction, tandis que le dos de ces parties est fortement gonflé, ce qui dépend du tissu cellulaire, qui dans ces régions est d'une texture très-serrée.

La peau, qui, comme on le voit, n'est pas le point de départ de la maladie, peut se présenter alors à des états différens; ainsi elle peut rester tout-à-fait intacte, et offrir seulement une teinte plus blanche et une rénitence très-marquée; d'autres fois les veines sous-cutanées, distendues et élargies, la sillonnent de toutes parts, et présentent une foule de tumeurs variqueuses qui lui impriment une espèce de coloration violacée; cependant cette membrane peut présenter de véritables altérations. Ainsi elle devient souvent le siége d'une inflammation erythémateuse et quelquefois même vésiculeuse: dans ce dernier cas il s'établit un léger suintement, et plus tard de petites squammes, minces, mollasses, jaunâtres; d'autres fois elle devient de plus en plus rugueuse, et présente des espèces d'écailles assez analogues à celles de l'icthyose, ou bien encore elle se recouvre de petites végétations, molles, fongueuses; enfin dans quelques circonstances, elle présente des fissures, des crevasses, des ulcérations, qui sont recouvertes de croûtes jaunes, épaisses.

On a vu des glandes lymphatiques, engorgées et restées dures et squirrheuses, tomber en suppuration, quelquefois même en gangrène; des abcès indolens, et qui donnent lieu à des suppurations profondes, fétides, intarissables, se former au milieu d'un membre qui à cette époque est devenu énorme,

31

Nous né savons pas trop jusqu'à quel point ces tumé-
factions du col, de la poitrine, du ventre, etc., admises par
M. Alard, constituent de véritables éléphantiasis : comme
ces cas sont excessivement rares, et que d'ailleurs il y a sans
doute des distinctions à établir entre les différentes maladies qui ont été décrites pour des éléphantiasis, nous ren-
verrons pour leur étude à cet ouvrage, en nous bornant
à indiquer ici la forme la plus constante de cette maladie,
celle qui attaque les membres. Cependant un siége de l'éléphantiasis qui est encore assez fréquent, c'est la verge, que
l'on a vue quelquefois acquérir un volume énorme, et
prendre des formes démesurées et incroyables. M. Biett
en a observé un cas, où elle était quadruplée de volume.
Dans ces circonstances, il est rare que la maladie né s'é-
tende pas au scrotum. Enfin les *mamelles* paraissent aussi
être évidemment atteintes quelquefois de l'éléphantiasis
des Arabes, et alors elles augmentent tellement de volume, que l'on est obligé de les soutenir avec des bandages
passés derrière le col. D'après quelques auteurs elles
deviendraient aussi dans ces cas le siége de petites tumeurs
squirrheuses, isolées, capables de s'ulcérer, et dont les ulcérations seraient incurables.

La sensibilité ordinairement n'est pas détruite dans les
parties malades, mais souvent les articulations voisines deviennent le siége d'inflammations chroniques; il s'y établit
des adhérences, et les mouvemens articulaires étant nuls,
le membre n'est plus qu'un poids inerte et incommode
pour le malade.

Causes. ＝ L'éléphantiasis des Arabes n'est ni contagieux
ni héréditaire; il attaque indifféremment les hommes et les
femmes, on le rencontre le plus souvent chez les adultes,
mais il peut exister chez les jeunes gens, les enfans; et
même l'endurcissement du tissu cellulaire des nouveau-

nés, semble se rapprocher beaucoup de ce genre d'affection.
Il paraît se développer dans toutes les conditions sociales.
Il serait endémique à la zône torride au voisinage de la ligne
équatoriale, et on l'attribue dans ce cas à l'impression des
vents frais qui dans ces climats brûlans s'élèvent ordinairement avec le soleil, et font, avec la température du jour
un contraste qui exerce une grande influence sur la santé
des habitans de ces contrées. Il est rare en Europe.

L'éléphantiasis paraît, comme nous l'avons dit, pouvoir survenir sans présenter les symptômes d'une inflammation aiguë du système lymphatique, et dans ce cas il
reconnaît une foule de causes diverses ; ainsi on l'a vu se
développer sous une influence qu'on ne pouvait apprécier ;
d'autres fois, il a été le résultat de l'oblitération des vaisseaux destinées à la circulation veineuse dans les régions
qui en étaient le siége; dans d'autres circonstances enfin, il
a paru coïncider avec la cicatrisation d'un ancien ulcère.

Nécropsie. = La peau est le plus ordinairement endurcie, tantôt elle est couverte de squammes jaunâtres, ou
de croûtes épaisses, et quelquefois elle est fendillée, et présente de petites squammules dures, quelquefois analogues
à celles de l'*icthyose*. 1°. L'épiderme est très-épais, fendillé
et très-adhérent: 2°. Le corps muqueux alors très-distinct,
a pu être observé par M. Andral (1), qui a pu constater
la présence des diverses couches admises par Gaulthier, et
depuis par M. Dutrochet, entre le derme et l'épiderme.
3° Le corps papillaire est très-développé, excessivement distinct du derme ; les papilles sont entièrement allongées,
élargies et proéminentes, au moins c'est ce qui résulte
des recherches de M. Andral, et de M. Th. Chevaleir (2).

(1) Archives générales de Médecine, mars 1827.
(2) Medico-chirurgical transactions, volume xi, page 63.

4°. Le derme présente un volume considérable; on l'a trouvé quelquefois tellement hypertrophié qu'il avait une épaisseur de plus d'un demi-pouce. 5°. Quant au tissu cellulaire, considérablement développé, il contient quelquefois dans ses aréoles une matière demi-liquide, comme gélatineuse; mais le plus souvent il est endurci, légèrement squirrheux, et présente l'aspect d'un tissu lardacé, et de plus en plus dense à mesure qu'il devient plus voisin du derme. Les muscles sont ordinairement pâles, décolorés, amollis et surtout considérablement amincis. Quelquefois enfin on a trouvé les veines du membre oblitérées, et même dans le cas rapporté par M. Bouillaud cette oblitération se retrouvait jusque dans la veine cave elle-même.

Quant à l'état général du reste de la constitution, on ne connaît encore aucune altération qui se rapporte à ce genre de maladie: seulement on trouve souvent des engorgemens glanduleux, plus ou moins éloignés du siége du mal.

Diagnostic. = Lorsque la maladie débute par des symptômes inflammatoires développés sur des vaisseaux lymphatiques, il est extrêmement facile de reconnaître quel est le siége de l'inflammation ; mais il serait difficile de diagnostiquer si elle n'est que le symptôme précurseur de l'éléphantiasis, car on rencontre assez fréquemment l'inflammation des vaisseaux lymphatiques, bien facile à reconnaître par cette corde noueuse, tendue, qui suit le trajet connu de ces vaisseaux, sans qu'on la voie se terminer par un endurcissement du tissu cellulaire et une tuméfaction considérable des parties affectées.

Mais quand l'éléphantiasis des Arabes, quelle qu'ait été la cause réelle, quel qu'ait été le point de départ de la maladie, se présente avec tous ses caractères, c'est-à-dire avec ce gonflement plus ou moins difforme, indolent, et accompagné d'une induration telle que souvent la peau ne

cède point à l'impression du doigt, on pourrait très-bien
le confondre avec l'anasarque ou avec l'œdème, et même il
est bien probable que certains cas de cette dernière affection ont été souvent pris pour un éléphantiasis : cependant,
d'une part la présence de quelques symptômes généraux,
quelques signes fournis par certains organes intérieurs,
ou au moins la mollesse de la tumeur, la manière dont
elle s'est développée, l'état général du malade, etc., et de
l'autre la marche de la maladie, qui est tout-à-fait locale,
l'intégrité du reste des organes, et surtout la forme, la
résistance, et principalement la dureté des parties tuméfiées, sont des caractères auxquels on ne doit point méconnaître ces différentes maladies.

Prognostic. = L'éléphantiasis des Arabes est en général une maladie fâcheuse, et qui devient d'autant plus grave
qu'elle existe depuis plus long-temps, qu'elle a envahi de
plus grandes surfaces, que la peau et le tissu cellulaire
sont altérés plus profondément ; elle serait d'autant plus
à craindre qu'elle reconnaîtrait pour cause des lésions plus
graves ; ainsi l'éléphantiasis survenu à la suite d'oblitération
des vaisseaux est une maladie très-fâcheuse.

Traitement. = Au début l'inflammation des vaisseaux
lymphatiques devrait être combattue par les antiphlogistiques et les émolliens ; si elle était très-étendue on pratiquerait une ou plusieurs saignées ; ce qui n'empêcherait
pas d'avoir recours à un moyen qui suffit seul dans la plupart des cas, à l'application des sangsues tout le long de
la corde enflammée, non pas positivement sur son trajet
lui-même, mais un peu au-delà et de chaque côté ; on appliquerait de larges cataplasmes émolliens.

L'éléphantiasis des Arabes à l'état chronique, auquel du
reste il se rencontre le plus communément, présente plus
de difficultés pour son traitement ; ici on a encore vanté les

émissions sanguines; mais elles sont loin de répondre aux succès qu'on leur a attribués; les saignées générales ne procurent aucune espèce d'amendement, et peuvent même dans quelques cas n'être pas sans influence sur les progrès de la maladie; quant aux saignées locales et surtout aux scarifications que l'on a beaucoup vantées aussi, elles paraissent avoir eu des résultats divers : ainsi, nous avons vu plusieurs fois des malades atteints d'éléphantiasis, dont les membres étaient couturés de cicatrices qui étaient le résultat des scarifications, que l'on avait pratiquées sans que la maladie en eût éprouvé le moindre amendement.

Les vésicatoires, les cautères ont aussi complètement échoué dans le plus grand nombre des cas; il en est de même des traitemens mercuriels, qui ont été employés par quelques médecins pour combattre cette affection ; les frictions d'onguent napolitain seules nous sembleraient devoir présenter quelques chances de succès, comme résolutives. D'après plusieurs faits que nous avons pu observer à l'hôpital Saint-Louis, et d'après les expériences de quelques praticiens, le meilleur mode de traitement à employer contre l'éléphantiasis paraîtrait consister dans la *compression*, quelques *frictions résolutives*, et l'*emploi des douches de vapeur*.

La *compression* est un des meilleurs moyens que l'on puisse opposer à cette maladie. Elle devrait être faite avec une bande large de deux ou trois travers de doigt, médiocrement serrée. Le plus ordinairement elle diminue très-promptement la tuméfaction des parties, et si elle ne les ramène pas certainement à leur état naturel, elle facilite l'emploi d'autres moyens.

Les *frictions résolutives* peuvent être mises en usage avec quelques chances de succès; de toutes les préparations de ce genre auxquelles on pourrait avoir recours, l'*iode* surtout présenterait des avantages réels. Ainsi on frictionnerait la tumeur avec une pommade composée d'un scrupule à un demi-gros d'*hydriodate de potasse*, et d'une once d'*axonge*. On cesserait cette médication si les parties malades devenaient le siége d'une inflammation aiguë, accident qui est très-fréquent dans l'éléphantiasis des Arabes.

Les *douches de vapeur* enfin sont surtout très-utiles dans ces circonstances ; développant dans les régions affectées une vitalité plus grande, elles activent la résolution, et contribuent puissamment à la guérison de cette maladie ; elles seront dirigées pendant un quart d'heure sur les parties tuméfiées, et l'on recommandera au malade pendant l'administration de cette douche, de masser fortement et à plusieurs reprises toutes les parties gonflées et endurcies.

Quant au traitement intérieur, en général il est tout-à-fait nul ; cependant, dans quelques circonstances, l'administration de quelques purgatifs a paru procurer des résultats très-avantageux.

Enfin l'état de la peau elle-même devra amener une foule de modifications dans le choix des moyens à employer. Ainsi souvent elle est le siége d'un érythème, ou bien elle se recouvre de vésicules, qui déterminent et laissent après elles une inflammation assez vive. Dans ces cas il faut avoir recours aux applications émollientes et aux bains simples. Plus tard, les bains sulfureux au contraire peuvent devenir fort utiles. En un mot on ne peut préciser d'avance les modifications qu'il devient nécessaire d'apporter au traitement de cette maladie, qui dans la plupart des cas résiste à tous les moyens employés pour la combattre.

Quant à l'amputation, qui a été quelquefois pratiquée, nous pensons que les cas où elle serait rationnelle, sont

excessivement rares, et mêmè nous avons vu une malade
admise dans les salles de M. Biett qui avait subi l'amputation à la jambe pour un éléphantiasis des Arabes fixé à
cette partie, et chez laquelle, quelque temps après, la
même maladie se manifesta sur le bras gauche.

MALADIE DES FOLLICULES SÉBACÉS.

Si les sécrétions de la peau offrent un champ vaste au
physiologiste, elles ne sont pas un sujet d'étude moins intéressant quand on les envisage sur le point de vue pathologique ; mais nos connaissances sont encore bien peu
avancées à cet égard, et on doit attendre que de nouveaux
faits, recueillis avec soin, viennent éclairer plusieurs points
obscurs, avant de chercher à considérer ces sécrétions
d'une manière générale : en attendant, nous croyons devoir consacrer ici quelques lignes à l'histoire d'une maladie qui nous a paru avoir évidemment son siége dans les
follicules sébacés, répandus sur toute l'enveloppe tégu-
mèntaire, et dont les effets les plus apparens consistent
dans une sécrétion beaucoup plus considérable du fluide
onctueux qu'ils fournissent habituellement.

Cette maladie, que M. Biett a observée plusieurs fois
dans ses salles, lui paraît consister dans une phlegmasie,
plus ou moins marquée des organes folliculaires: elle présente des nuances depuis une simple excitation, qui augmente l'exhalation du fluide, jusqu'à une inflammation
plus intense, qui donne lieu à une altération notable de
même qu'à une abondance extraordinaire du produit sécrété.

Le plus ordinairement ce sont les follicules de la face
qui sont plus spécialement affectés; cependant dans plu-

sieurs cas la maladie a été plus générale, et s'est étendue à tous les follicules de l'enveloppe tégumentaire.

Lorsque les follicules sont atteints sur une surface peu étendue, ils éprouvent d'abord une excitation légère qui ne donne lieu à aucun changement de couleur à la peau : seulement celle-ci devient comme huileuse sur les points affectés : bientôt l'excitation augmente, de même que la sécrétion qui en est la suite; le liquide versé sur la surface cutanée y séjourne, prend une sorte de consistance, et par une accumulation successive, finit par former une sorte de couche squammeuse plus ou moins étendue. Dans les premiers jours cette couche est molle, peu adhérente, elle est facilement enlevée: mais elle acquiert bientôt plus de consistance, et on ne peut la détacher qu'en produisant une sorte de douleur. Sous cette enveloppe accidentelle la peau est plus rouge, plus animée : les ouvertures des canaux folliculaires examinés à la loupe, paraissent dilatées, et quelquefois obstruées par le fluide sébacé solidifié. Quelquefois cette couche se détache spontanément, surtout pendant l'été, lorsque le système dermoïde est fréquemment humecté par une sueur copieuse : d'autres fois elle s'établit d'une manière permanente pendant des mois entiers, surtout lorsqu'elle a le nez pour siége; c'est lorsque ces couches existent depuis long-temps, qu'elles prennent une couleur noirâtre, qui donne bientôt un aspect très-singulier, et qui a pu expliquer les méprises que quelques praticiens peu attentifs ont pu commettre.

Cette phlegmasie des follicules s'étend rarement aux tissus de l'enveloppe tégumentaire; c'est-à-dire, qu'on ne voit presque jamais avec elle, même dans les cas les plus graves, quelques-unes des lésions élémentaires que nous avons déjà signalées: cependant l'inflammation des folli-

cules peut être portée au point de donner au fluide sécrété
une altération qui se rapproche du liquide séro-purulent
des vésicules de l'*eczema*. Au moment où nous écrivons
ces lignes il y a dans les salles de M. Biett un individu
dont le front est couvert d'une couche sébacée qui participe jusqu'à un certain point des croûtes sqammeuses de
l'eczema impétiginodes. La peau se présente évidemment
sous les mêmes apparences que dans les simples inflammations des follicules. La durée de cette phlegmasie folliculaire
est variable: nous l'avons vue dans plusieurs circonstances
se modifier en quelques semaines, et d'autres fois, prolonger sa durée des années entières.

Causes. ═ Elle a été particulièrement observée dans
la jeunesse et l'âge adulte, jamais dans l'enfance ni dans
la vieillesse : les individus d'un tempérament sanguin ou
lymphatique y paraissent plus disposés, ou du moins on
ne l'a guère vue jusqu'à présent que chez ceux dont la
peau était était blanche, fine, et naturellement onctueuse.
Elle s'est manifestée plusieurs fois chez des femmes jeunes
et lymphatiques, à la suite de couches. M. Biett a gardé
long-temps dans ses salles une femme de la campagne, âgée de
28 ans, chez laquelle les follicules s'étaient emflammés sur
toute l'étendue de l'enveloppe dermoïde, et avaient donné
lieu à une couche épaisse, et permanente : cette jeune
femme avait éprouvé en même temps une affection rhumatismale de toutes les articulations. Dans quelques cas,
certaines conditions atmosphériques peuvent contribuer
au développement de l'inflammation des follicules. C'est
ainsi que chez un négociant de Nantes, que M. Biett a eu
occasion d'observer récemment, les follicules de toute la
face s'enflammèrent rapidement sous l'influence d'un vent
du nord très-vif, auquel il avait été exposé pendant plusieurs heures. Le visage éprouva une sorte de tension assez

marquée pendant deux jours, puis la peau se couvrit d'une sécrétion onctueuse abondante, qui ne tarda pas à se transformer en une couche épaisse, adhérente, brunâtre et couvrant comme un masque toute la partie supérieure de la face. Jusqu'à présent on n'a point de connaissances précises sur les influences que le régime peut exercer sur le développement de cette irritation des follicules.

Diagnostic. = Par cela même que cette maladie se présente assez rarement, et qu'elle n'a pas été observée avec assez de soin, il est nécessaire d'indiquer les traits qui lui sont propres, et qui peuvent la faire distinguer des formes différentes avec lesquelles elle peut être confondue.

Les follicules de la face sont-ils seuls affectés, il sera toujours facile de distinguer leur inflammation simple des pustules de l'*acné*, quoique celles-ci soient le plus souvent une suite de l'inflammation des mêmes organes. Faut-il dire que des praticiens inattentifs ont quelquefois pris une couche sébacée, épaisse et adhérente, recouvrant une partie du nez, pour un *noli me tangere*, et qu'ils ont gravement proposé des cautérisations profondes ou même l'excision? M. Biett a vu deux cas de ce genre, qui inspiraient aux malades les plus vives inquiétudes, et qui cependant se terminèrent au bout de quelques semaines, par un traitement très-simple. Les follicules enflammés sont-ils nombreux, répandus sur une grande surface; la couche qui en résulte est-elle très-consistante, épaisse, noirâtre, divisée de manière à présenter l'aspect d'écailles imbriquées, il est possible de confondre cette maladie avec quelques formes de l'icthyose : cependant cette méprise sera difficile si l'on se rappelle que dans l'icthyose les écailles sont implantées profondément dans le derme par un de leurs bords, qu'elles sont sèches, très-adhérentes, et que pour les détacher il faut en quelque sorte les arracher, ce qui n'a jamais lieu pour la couche sébacée. Toutefois nous avons dû mentionner ces différences, puisqu'il y a des exemples de cette méprise.

Prognostic. == Dans le plus grand nombre des cas cette phlegmasie des follicules sébacés ne présente aucune gravité elle n'a d'autre inconvénient qu'une durée qui peut se prolonger assez long-temps; cependant lorsque ces petits organes sont affectés sur toute l'enveloppe tégumentaire, on {peut concevoir que cette maladie n'est pas sans quelque gravité.

Traitement. — Lorsque les follicules affectés sont en petit nombre, et répandus sur une surface peu considérable, on peut espérer une modification plus facile et plus prompte que lorsque cette phlegmasie est très-étendue. M. Biett a vu plusieurs fois les irritations folliculeuses de la face céder au bout de quelques semaines à l'emploi des douches de vapeur dirigées pendant quinze à vingt minutes sur les points malades. Sous l'influence de ce moyen efficace la couche sébacée se ramollissait promptement et se détachait avec facilité, celle qui lui succédait était en général plus légère, moins consistante, et se détachait souvent d'elle-même. Quelques lotions avec des infusions narcotiques d'abord, et plus tard rendues styptiques par l'addition du sulfate d'alumine ou de quelques acides végétaux, contribuaient encore à rétablir ces organes dans leur état naturel. Dans quelques cas il est utile d'aider l'action de ces moyens locaux, par quelques révulsions légères sur le canal alimentaire, mais on doit avoir recours à ces médications avec une grande réserve, lorsque cette phlegmasie des follicules occupe toute la peau : le plus souvent alors la membrane muqueuse gastro-intestinale présente quelques traces d'irritation, ou du moins, d'après les ob-

servations de M. Biett, l'emploi des toniques et des purgatifs, est-il ordinairement suivi de chaleur plus ou moins
prononcée à l'épigastre, et dans quelques autres points du
canal intestinal. Dans ces cas plus graves, les bains gélatineux, ou chargés de mucilage, les frictions douces, répétées chaque jour, suffisent pour détacher la couche sébacée : plus tard on a recours avec plus d'avantage encore
aux bains alcalins, aux frictions légèrement stimulantes,
aux bains de vapeur, lorsque les forces du malade ne s'y
opposent point. On aide ces moyens par un régime adoucissant, et proportionné à l'état des organes, par l'usage
de la diète lactée, et enfin par toutes les circonstances hygiéniques qui peuvent concourir à augmenter les forces
générales.

KÉLOÏDE.

(Cancroïde.)

Les formes des maladies de la peau sont si nombreuses,
si diversifiées, qu'il est réservé presque à tous les pathologistes qui s'occupent spécialement de cette affection de
signaler quelques variétés nouvelles. La kéloïde a été décrite pour la première fois par M. le professeur Alibert,
qui la désigna d'abord sous le nom de cancroïde, et qui
plus tard lui a imposé la dénomination de *kéloïde*, qui
lui restera définitivement.

Cette maladie paraît assez rare, puisqu'elle n'a point été
observée par les auteurs qui ont écrit ex professo ; Bateman va même jusqu'à douter de son existence, et, au lieu
de convenir avec candeur qu'il n'a point eu occasion de
la voir, il fait entendre que l'auteur français du magnifique
ouvrage sur les maladies de la peau a commis quelque
méprise. Mais la kéloïde existe véritablement, quoiqu'on

ne l'ait rencontrée jusqu'à présent que chez un petit nombre d'individus : elle existe, et les caractères qui lui sont propres sont tellement tranchés, tellement bien exprimées, que non-seulement on peut la reconnaître dans tous les cas, mais encore il est difficile de la confondre avec d'autres espèces plus ou moins analogues.

La kéloïde se manifeste par une légère tuméfaction de la peau, qui bientôt prend plus de saillie et d'étendue : elle forme de petites tumeurs aplaties, souvent irrégulières, le plus ordinairement ovales, avec une légère dépression centrale. D'autres fois elle est allongée, anguleuse; elle est luisante; l'épiderme qui la recouvre paraît aminci, et légèrement ridé de manière à lui donner l'aspect d'une cicatrice de brûlure au troisième degré : elle est dure, et résistante au toucher : sa couleur est quelquefois d'un rouge foncé, d'autres fois d'un rose pâle. Du reste cette coloration présente quelques différences selon la température, et chez les femmes aux époques menstruelles. Ces tumeurs aplaties ont une saillie d'une ou deux lignes, le plus ordinairement, plus marquées en général à leur circonférence qu'au centre.

Dans le plus grand nombre de cas la kéloïde forme une plaque unique : d'autres fois on en rencontre plusieurs; M. Biett a vu une jeune demoiselle, dont il a communiqué l'observation à M. Alibert, qui présentait huit petites tumeurs aplaties, au col, et sur la partie latérale de la poitrine. Dernièrement encore le même pathologiste a vu chez un homme distingué des environs de Caen deux kéloïdes sur la partie antérieure de la poitrine.

La kéloïde peut acquérir une étendue d'un pouce et demi à deux pouces, dans son grand diamètre : elle peut aussi ne dépasser jamais quelques lignes, surtout quand elle est multiple.

Elle donne lieu chez quelques malades à des douleurs
assez vives, à des élancemens profonds, et qui se manifestent surtout aux variations atmosphériques, à des pico-
temens douloureux après les repas : mais il est vrai de dire
aussi que chez quelques individus aucuns de ces symptômes ne se manifestent. Les petites tumeurs naissent et
s'accroissent sans être accompagnées d'aucune douleur.

La kéloïde, abandonnée à elle-même, fait des progrès assez lents : il est très-rare de la voir se terminer par ulcération ; on peut dire même que les exemples rapportés n'ont
pas été suffisamment constatés. Dans quelques cas, ainsi
que le remarque M. Alibert, elle peut s'affaisser, disparaître et laisser pour trace de son existence une cicatrice
blanche et ferme.

Le siége le plus ordinaire de la kéloïde est à la partie
antérieure de la poitrine. Cependant on l'a vue se manifester sur le col et sur les bras.

Causes.= La kéloïde a été trop rarement observée, pour
qu'on ait pu acquérir quelques connaissances exactes sur
son étiologie. Chez quelques-uns des individus qui en
étaient atteints, la maladie avait commencé sans aucune
espèce de dérangement, ni local ni général : précédée
d'une légère cuisson, la kéloïde commençait par un point
à peine saillant, qui s'étendait peu à peu. Dans quelques
cas elle paraît avoir été la suite d'une cause extérieure :
chez une dame, dont M. Alibert a rapporté l'observation,
et qui avait été suivie par M. Biett, la kéloïde se manifesta
à la suite d'une égratignure profonde qu'elle avait reçue à
la poitrine.

Jusqu'à présent, la kéloïde n'a point été observée dans
l'enfance : elle s'est presque toujours montrée chez des individus encore dans la jeunesse, en s'approchant de l'âge
mûr. M. Alibert croit que la kéloïde est plus fréquente chez

les femmes que chez les hommes, mais en réunissant les observations que M. Biett rapporte dans ses leçons cliniques et celles qui sont consignées dans l'ouvrage de M. Alibert, on trouve que sur neuf personnes il y a quatre hommes et cinq femmes, ce qui ne fait pas une disproportion assez considérable pour qu'on puisse admettre que cette fréquence est plus marquée chez un sexe que dans l'autre.

Diagnostic. == La kéloïde doit être soigneusement distinguée des *affections cancéreuses*, avec lesquelles elle ne présente véritablement que très-peu d'analogie. Dans le plus grand nombre des cas, les cancers de la peau forment des tubercules proéminens, arrondis, violacés, s'ulcérant à leur sommet, environnés de veines dilatées qui rampent sur une peau dure et flétrie. Les glandes voisines s'engorgent et acquièrent quelquefois un volume énorme. La kéloïde, surtout celle qui a pour siége la partie antérieure de la poitrine, consiste, dans le plus grand nombre des cas, dans une plaque saillante, aplatie, relevée sur ses bords, rénitente au toucher, et le plus ordinairement la peau sur laquelle elle s'élève est saine, d'une couleur naturelle, etc., etc.

Jamais la kéloïde ne pourra être confondue avec les *tubercules syphilitiques.* Ceux-ci sont toujours multiples, souvent rassemblés en groupes, arrondis à leur sommet, d'une couleur cuivrée ou livide, entremêlés, dans un grand nombre de cas, de cicatrices avec perte de substance, et accompagnés, du reste, de symptômes généraux, soit sur le système osseux, soit sur le système muqueux, qui viennent éclairer le diagnostic.

Lorsque la kéloïde consiste dans de petites tumeurs plus nombreuses, celles-ci sont séparées plus ou moins les unes des autres par des intervalles dans lesquels la peau est saine; elles ont une couleur rosée : elles sont tantôt carrées, tantôt triangulaires; elles n'ont jamais la forme arrondie qui est propre aux syphilides.

On ne confondra pas non plus la kéloïde avec les tumeurs sanguines. En effet, celles-ci forment tantôt des végétations vasculaires; elles sont éparses ou disposées en groupes : elles ne dépassent pas d'abord le niveau de la peau; plus tard, elles s'étendent, jaunissent, et prennent la forme de véritables végétations. Les *tumeurs érectiles* du professeur Dupuytren ne présentent non plus aucune analogie avec la kéloïde; elles sont brunâtres, le plus ordinairement granulées à leur surface; leur base est large, quelquefois profondément implantée dans le tissu dermoïde : elles sont *molles au toucher*; la kéloïde est rénitente. Elles présentent souvent des mouvemens isochrones à ceux des pulsations artérielles. Rien de semblable n'a lieu dans la kéloïde.

Prognostic.=La kéloïde n'est jamais une maladie grave; c'est-à-dire qu'elle ne peut jamais faire courir un danger réel aux malades qui en sont atteints, et si, dans un cas rapporté par M. Alibert, cette tumeur a fini par prendre un aspect fâcheux, c'est moins à ses progrès naturels qu'aux moyens intempestifs qui ont été employés qu'il faut en attribuer la cause. Chez la plupart des individus chez lesquels on l'a observée, ces petites tumeurs de la peau ont coïncidé avec une santé parfaite.

Traitement. = Les méthodes thérapeutiques opposées à la kéloïde en sont encore au même point indiqué par M. Alibert. Les moyens chirurgicaux, tels que l'extirpation, la cautérisation, n'ont eu aucun résultat avantageux. Les applications de diverse nature n'ont pas eu non plus de succès bien marqués. Les douches sulfureuses paraissent avoir quelquefois diminué la rénitence de ces petites tumeurs. On pourrait peut-être employer avec avantage

32

des frictions avec l'hydriodate de potasse, moyen actif, énergique, à l'aide duquel on a quelquefois obtenu la ré-solution de tumeurs plus profondes. S'il se présente quel-que occasion favorable, M. Biett se propose de tenter quel-ques essais de ce genre.

FIN.

TABLE DES MATIÈRES

leurs résultats, 302. —Il a trouvé des tubercules pulmonaires chez plusieurs individus et entre autres chez un colon de la Guyane qui avait succombé à l'*éléphantiasis des Grecs*, 341. —Il a rencontré une nouvelle forme du molluscum non contagieux, 356. —Il a tenté un des premiers en France, des expériences sur le nitrate d'argent dans l'épilepsie, 367. —Il a observé vingt-trois cas de coloration bronzée à la suite de l'usage du nitrate d'argent, 368. — Il a divisé le *lupus* en trois variétés principales basées non pas sur leurs causes, mais sur leur forme, leur marche, 1° Celui qui détruit en surface. 2° Celui qui détruit en profondeur. 3° Lupus avec hypertrophie, 385. —Il a observé la *pélagre* en Italie. Il la regarde comme symptomatique, 410. —Il a classé les *siphilides* d'après leurs lésions élémentaires, et est parvenu à en faire des variétés bien distinctes, 415. — Il a observé plusieurs cas de *siphilide vésiculeuse*, 419. — Il a rappelé l'attention sur le *sous-carbonate d'ammoniaque*, dont il a obtenu de très-bons effets dans les siphilides, 445. — Il a vu un cas de *purpura hemorragica*, compliqué de *bulles* remplies de sang liquide, 464. — Il a vu une jeune demoiselle, chez laquelle la keloïde présentait huit petites tumeurs au col, 494.

Bronzée (teinte de la peau). Cette coloration a surtout été observée à la suite de l'administration à l'intérieur du nitrate d'argent. Elle peut survenir aussi accidentellement. On a comparé à tort cette teinte avec celles des mulâtres. Effets du nitrate d'argent dans l'épilepsie, 365. —La coloration se manifeste assez long-temps après que l'on a commencé l'usage de ce médicament, 366. —Symptômes. Phénomène remarquable que présente la coloration du visage sous l'influence des impressions morales. Cette teinte peut durer toute la vie avec la même intensité, 367. —Les ongles sont le plus ordinairement colorés. Quelle est la coloration des cicatrices. La cause de cette coloration a été révoquée en doute. Elle a été observée par une foule de praticiens qui ont employé le nitrate d'argent. Quelle est l'influence de cette préparation sur la sécrétion du pigment? 368. — La teinte bronzée ne présente rien de fâcheux. On n'est pas encore parvenu a détruire cette coloration morbide. Les bains excitans, les vésicatoires, n'ont aucun effet; expériences de M. Biett à ce sujet, 369.

Bryce. Il pense que la varicelle doit être distinguée de la variole, 62.

Bulles. Caractères des maladies bulleuses.— Le *rupia* a été à tort classé par Bateman parmi les vésicules. — C'est une maladie bulleuse. — C'est aussi à tort qu'on a voulu ranger le *zona* parmi les bulles, 125. — Symptômes, 126. — Causes. — Il est en général facile de distinguer ces affections.—Elles deviennent quelquefois graves. — Elles réclament des moyens de traitement variés, 127.

C

Cancroïde. V. Kéloïde, 493.

Carswell de Glascow. Observations de molluscum contagieux, 357.—Deux cas de nécropsie d'individus morts à la suite de la *pellagre*, 413.

Colorations. (1re division. De l'ordre des macules). Elles sont gé-

D

E

F

qui le distinguent de la syphilis. Prognostic. Il ne paraît pas en général immédiatement dangereux. Il est moins grave chez les blancs, 352. — Ses divers modes de terminaison. Traitement: On a préconisé le mercure. On pourrait peut-être avoir recours avec avantage aux préparations arsenicales, 353-354. — Il réclame surtout un traitement extérieur. Pommades iodurées. Utilité des caustiques. Cautère actuel. Pâte du frère Côme. Nitrate acide de mercure, 354. — Utilité des bains, 355.

G

Gale. Ses caractères, 112. — Quelques auteurs la regardent comme une affection pustuleuse ; d'autres en ont admis une variété de cette nature. C'est une erreur. Elle a certains sièges de prédilection. On ne la rencontre jamais à la figure. Elle ne se développe jamais spontanément ; elle n'est point épidémique ; elle est essentiellement contagieuse, 113. — Elle présente des circonstances très-remarquables dans le temps qui s'écoule entre la contagion et l'invasion, 113-114. — Symptômes. Les causes sont prédisposantes ou prochaines, 115. — La cause prochaine est encore entièrement inconnue. Elle a été le sujet de plusieurs hypothèses. Quelle valeur il faut attribuer à celles qui l'attribuent à la présence d'un insecte, 116. — Expériences de M. Galès, de M. Alibert, de M. Biett. Leurs résultats divers, 117. — Ce que l'on en peut conclure. Son diagnostic est de la plus haute importance. Elle peut surtout être confondue avec le prurigo. Manière de les distinguer, 118. — Avec le lichen simplex. En quoi elle en diffère, 118-119. —

Avec le lichen urticatus , avec l'eczema , 119. — Elle peut se compliquer de plusieurs éruptions différentes : de quelques affections générales. Quelle est leur influence. C'est une maladie légère. Elle ne se termine jamais spontanément. Elle n'est jamais critique, 120. — Elle ne se change jamais en une autre éruption. Elle ne réclame la plupart du temps qu'un traitement local , 121. — Toutes les préparations mercurielles doivent être rejetées. Pourquoi, 121. — Résumé des meilleurs moyens à employer avec la durée moyenne du traitement, 122-123. — Les bains sont de très-bons auxiliaires. Les fumigations sulfureuses ne répondent point aux succès qu'on leur a attribués, 123. — Modifications à apporter au traitement suivant les complications. Moyens qu'il faut employer pour maintenir la guérison , 124.

Galès. Ses expériences sur l'acarus à l'hôpital Saint-Louis, 117.

Galons. Voyez Porrigo granulata, 261.

Gilibert. Il a prouvé que le pemphigus existait à l'état aigu, 128.

H

Hauptmann. Il a dessiné l'acarus d'après nature, 116.

Helmeric (Méthode d'), pour guérir la gale, 123.

Herpes, 91. A quelle espèce il correspond dans la classification de M. Alibert. Willan en a restreint la signification. Ses caractères, 91. — Il constitue des espèces et des variétés bien tranchées, 92.

I

J

K

loïde n'est jamais une maladie grave. Traitement. Les moyens chirurgicaux n'ont eu aucun résultat avantageux. Utilité des *dou-* ches *sulfureuses*, 497. — Les frictions d'hydriodate de potasse pourraient être utiles, 498.

L

Larrey. Il a rencontré des tubercules dans le mésentère, et quelques altérations pathologiques du foie, chez des individus qui avaient succombé à l'éléphantiasis des Grecs, 341.

Lentigo. Ephélide lentiforme de M. Alibert. Ses caractères. Il affecte de préférence les parties exposées à la lumière. Symptômes, 370. — Causes. Diagnostic. Il pourrait quelquefois être pris pour une forme du *purpura*, 371. — Pour des *éphélides*. Il ne réclame aucun traitement, 372.

Leontiasis. Voyez Eléphantiasis des Grecs, 336.

Lèpre tuberculeuse éléphanthière (Alibert). V. Eléphantiasis des Arabes, 478.

Lèpre tuberculeuse Léontine (Alibert) *Voyez* Eléphantiasis des Grecs, 336.

Lèpre tuberculeuse éléphantine. Lepra tuberculosa elephantiasis (Alibert) *Voyez* Eléphantiasis des Arabes, 478.

Lepra vulgaris (Willan). V. Lèpre, 291.

Lepra alphoïdes. (Willan). V. Lèpre, 292.

Lepra nigricans. (Willan). V. Lèpre, 292-297, et *Syphilide squammeuse.*

Lèpre. (Dartre furfuracée arrondie de M. Alibert.) Willan a rendu au mot *lèpre* son véritable sens. Caractères de la lèpre, 291. — Les variétés qui ont été admises ne sauraient être conservées. Symptômes de la lèpre, 292-293. — Dans quelques cas nous avons vu la lèpre dessinée à grands traits, et entièrement dépouillée de squammes. Il ne s'établit jamais d'ulcérations dans la lèpre. Elle n'est jamais suivie de cicatrices, 294. — Elle marche à la guérison d'une manière lente, et constante. Ses causes. Elle affecte plus fréquemment les hommes, 295. — Elle peut être héréditaire. Le diagnostic est dans la plupart des cas très-facile. En quoi elle diffère du *porrigo scutulata*, 296. — Des *syphilides*. De la *Lepra nigricans*, qui n'est autre chose qu'une variété de la syphilide squammeuse, 297. — Dans quelques cas il est difficile de distinguer la lèpre du *proriasis guttata*. La lèpre est en général une affection très-rebelle. Son traitement se compose de moyens extérieurs, de moyens intérieurs, et de moyens hygiéniques. Précautions auxquelles il faut avoir recours avant de commencer le traitement, 298. — Il faut quelquefois avoir recours à des évacuations sanguines. L'application des sangsues, telle qu'on l'a proposée, est impraticable et sans heureux résultats. Médications extérieures. En général elles sont inutiles, et quelquefois même pas sans inconvéniens. Quelle valeur il faut ajouter aux topiques d'onguent de poix, 299. — Il faut rejeter également les vésicatoires et les cautérisations. Bons effets de l'*iodure de soufre*. Quand et comment il convient de l'employer. Utilité des bains, surtout des bains de vapeur, 300. — Quelle valeur il faut accorder aux fumigations sulfureuses. Il faut avoir recours à un traitement interne. Moyens que l'on a trop vantés. Expériences

M

N

P

R

S

vénériennes pourraient être confondues avec celles de la dartre rongeante, 450-451. *Prognostic, traitement*, 451. — Résultats de la méthode antiphlogistique. *Mercure.* Les préparations mercurielles sont encore sans contredit les moyens les plus utiles pour combattre les syphilides. Quand et comment elles doivent être employées, 452. — Formes diverses sous lesquelles on peut l'administrer. Heureux effets du sirop de Larrey. Durée du traitement mercuriel, 453. — *Sudorifiques*, 453-454. — *Tisane de Feltz.* Ses effets. *Muriate d'or.* Il échoue dans le plus grand nombre des cas. *Sous-carbonate d'ammoniaque.* Ses effets. Son mode d'administration. Il faut quelquefois avoir recours à des applications extérieures, 454. — *Pommades résolutives. Iodures de mercure et de soufre.* Inutilité de certaines lotions dans le plus grand nombre des cas. *Pommades excitantes. Cautérisations.* Bons effets du *cérat hydrocyanique*, 455. — On retire souvent beaucoup d'avantages de l'emploi de certains bains, de quelques fumigations. Ce que l'on doit penser des *bains de sublimé*, 456-457. — Quelquefois les syphilides résistent à tous ces moyens, et se compliquent de symptômes alarmans. Heureux effets de l'*opium* dans ces circonstances. Décoctions d'Arnoult, de Zittmann, 457. — Traitement des ulcérations de la gorge. De l'iritis. Traitement de la syphilide chez un enfant non sevré, 458-459.

Squammes. Caractères des inflammations squammeuses. Les *lamelles* qui les constituent sont bien différentes des *squammes* que l'on observe dans les éruptions vésiculeuses. Les maladies décrites par M. Alibert sous le nom de *dartre squammeuse* ne se rapportent pas toutes à cet ordre. D'un autre côté, il faut y ajouter deux éruptions qui constituent un ordre particulier du même auteur. Les inflammations squammeuses suivent toutes une marche chronique, 288. — Symptômes. Les squammes paraissent être, dans tous les cas, le résultat d'un vice de sécrétion de l'épiderme, 290. — Causes. Les affections squammeuses ne sont jamais contagieuses. Elles peuvent être héréditaires. Une d'elles est le plus souvent congéniale, 290. — Diagnostic. En quoi elles diffèrent de certaines inflammations aiguës qui présentent aussi des squammes, 290-291. — L'ordre des squammes contient quatre genres. Pourquoi nous avons conservé avec Willan l'icthyose dans l'ordre des *squammes*, 291.

T

W

Y

Z

FIN DE LA TABLE DES MATIÈRES.

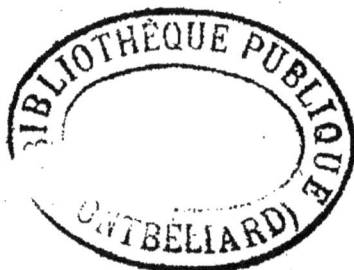

ERRATA.

Page 4, ligne 26, au lieu de la forme de taches, *lisez* : la forme des taches.

Page 15, ligne 6, au lieu de la plus haute, *lisez* : son plus haut.

Page 83, ligne 23, au lieu de avec le licben, *lisez* : avec le lichen.

Page 101, ligne 4, au lieu de l'herpes zotter, *lisez* : herpes zoster.

Page 111, ligne 27, au lieu du dizième, *lisez* : du dixième.

Page 112, ligne 29, au lieu de légèrement accuminées, *lisez* : légèrement acuminées.

Page 114, ligne 28, au lieu de quant la gale, *lisez* : quand la gale.

Page 140, ligne 28 et 29, au lieu de qui continue, *lisez* : qui se continue.

Page 145, ligne 16, au lieu de il faudrait continuer, *lisez* : il faudrait cautériser.

Page 160, ligne 19, au lieu de des hémothysies, *lisez* : des hémopthysies.

Page 160, ligne 28, au lieu de pneumonies, *lisez* : des pneumonies.

Page 197, ligne 1, au lieu de saillantes au-dessous, *lisez* : saillantes au-dessus.

Page 201, ligne 32, au lieu de impétido, *lisez* : impétigo.

Page 209, ligne 30, au lieu de admis comme, *lisez* : admise comme.

Page 224, ligne 17, au lieu de bulles participent, *lisez* : bulbes participent.

Page 238, ligne 31, au lieu de déterminer à de, *lisez* : déterminer de.

Page 254, ligne 12, au lieu de épaises, molles, *lisez* : épaisses, molles.

Page 255, ligne 5, au lieu de supurer, *lisez* : suppurer.

Page 256, ligne 33, au lieu de cette alopécée, *lisez* : cette alopécie.

Page 259, ligne 31, au lieu de un saignée, *lisez* : une saignée.

Page 260, lignes 11 et 12, au lieu de ces lotions et ces onctions légères, *lisez* : ces lotions légères.

Page 272, ligne 1, au lieu de véritable, *lisez* : de véritables.

Page 301, ligne 29, au lieu de le docteur Chricten, *lisez* : le docteur Chricton.

Page 302, ligne 5, au lieu de par Chricten, *lisez* : par Chricton.

Page 309, ligne 10, au lieu de il résista, *lisez* : il résiste.

Page 309, ligne 18, au lieu de très-rouges, *lisez* : très-rouge.

Page 315, ligne 31, au lieu de psoriacis gyrata, *lisez* : psoriasis gyrata.

Page 319, lignes 5 et 6, au lieu de dans le ca, *lisez* : dans les cas.

Page 335, ligne 7, au lieu de et laissant, *lisez* : et laissent.

Page 404, ligne 18, au lieu de obtenues chez les femmes. Il seroit, *lisez* : obtenues chez les femmes, il seroit.

Page 454, ligne 14, au lieu de dans un plus grand nombre, *lisez* : dans le plus grand nombre.